Achim Franzen

Hals-Nasen- und Ohrenheilkunde

Für Christiane
Ruth Erna
und Jan

Achim Franzen

Hals-Nasen- und Ohrenheilkunde

Kurzlehrbuch für den GK3

2., aktualisierte Auflage

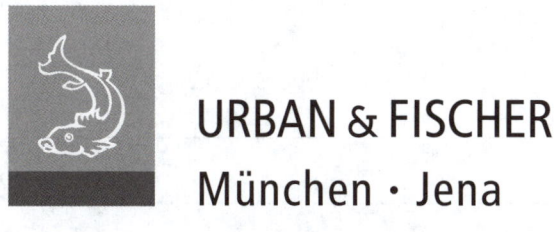

URBAN & FISCHER

München · Jena

Zuschriften und Kritik an:
Urban & Fischer, Lektorat Medizinstudenten, z. Hd. Kerstin Popp, Karlstraße 45, 80333 München

Wichtiger Hinweis für den Benutzer
Die Erkenntnisse in der Medizin unterliegen laufendem Wandel durch Forschung und klinische Erfahrungen. Herausgeber und Autoren dieses Werkes haben große Sorgfalt darauf verwendet, daß die in diesem Werk gemachten therapeutischen Angaben (insbesondere hinsichtlich Indikation, Dosierung und unerwünschten Wirkungen) dem derzeitigen Wissensstand entsprechen. Das entbindet den Nutzer dieses Werkes aber nicht von der Verpflichtung, anhand der Beipackzettel zu verschreibender Präparate zu überprüfen, ob die dort gemachten Angaben von denen in diesem Buch abweichen und seine Verordnung in eigener Verantwortung zu treffen.

Die Deutsche Bibliothek – CIP-Einheitsaufnahme
Ein Titeldatensatz für diese Publikation ist bei
der Deutschen Bibliothek erhältlich

ISBN 3–437-42960-4

Alle Rechte vorbehalten
1. Auflage, August 1996
2. Auflage, September 2001

© 2001 Urban & Fischer Verlag München · Jena

00 01 02 03   5 4 3 2 1 0

Progammleitung: Dr. med. Dorothea Hennessen
Lektorat: Nathalie Blanck, Kerstin Popp
Herstellung: Christine Jehl
Satz: Mitterweger & Partner GmbH, Plankstadt
Druck und Bindung: Bosch-Druck, Landshut
Umschlaggestaltung: prepress ulm GmbH, Ulm

Aktuelle Informationen finden Sie im Internet unter der Adresse:
Urban & Fischer: http://www.urbanfischer.de

Vorwort zur 2. Auflage

Die erste Auflage des HNO-Kurzlehrbuchs fand so viel Anklang, daß ich mich freue, nun die 2. Auflage vorlegen zu können.

Es erfolgte eine komplette inhaltliche Überarbeitung der Erstausgabe. Die wichtigsten Schwerpunkte des Fachs, insbesondere die Onkologie, wurden vor dem Hintergrund aktueller Entwicklungen grundlegend überarbeitet. Die in den vergangenen Jahren gewachsene Bedeutung von Themen wie z. B. der Schlafmedizin spiegelt sich in der ausführlicheren Darstellung der jeweiligen Kapitel wider. Neue Erkenntnisse und Techniken (sentinel node oder PET) werden erstmals dargestellt. Fehler der ersten Auflage wurden selbstverständlich korrigiert.

Die CT-, Röntgen- und MRT-Bilder der Erstauflage werden nun in verbesserter Qualität dargeboten und durch zahlreiche Aufnahmen ergänzt. Neu sind auch Farbabbildungen HNO-spezifischer Erkrankungen und Operationstechniken.

Die Markierung prüfungsrelevanter Lerninhalte und die didaktische Überarbeitung ermöglicht eine gezielte Vorbereitung auf das 2. Staatsexamen. Die inhaltliche Gewichtung der Themen dem klinischen Alltag entsprechend ist für das Studium vor der mündlichen Prüfung von großer Bedeutung.

Dem Verlag Urban und Fischer danke ich für die Möglichkeit zur Erstellung einer 2. Auflage des Buches. Der Großzügigkeit des Verlages ist es ebenfalls zu danken, daß das Buch jetzt nicht nur erheblich reichhaltiger mit Röntgen-, CT- und MRT-Bildern ausgestattet werden konnte, sondern auch einen Farbbildabschnitt erhielt. Den Mitarbeitern des Verlages danke ich für die redaktionelle Überarbeitung. Meinen Kollegen, Herrn Dr. med. D. Prokop und Herrn Dr. med. R. Parsche danke ich für ihren Beitrag zum Bildmaterial.

Neuruppin, im Juni 2001   Achim Franzen

Vorwort zur 1. Auflage

Unser hier vorgelegtes Kurzlehrbuch der Hals-Nasen-Ohren-Heilkunde wendet sich sowohl an den Studenten im klinischen Abschnitt des Medizinstudiums als auch an den klinisch und ambulant tätigen Kollegen.

Kurz gefaßt soll einerseits das Basiswissen des Fachgebietes dargelegt und ein Bogen zwischen den für ein Verständnis unerläßlichen anatomisch-physiologischen Grundlagen und der Klinik des Faches gespannt werden. Andererseits sind wesentliche Krankheitsbilder ausführlicher dargestellt. So werden die neuen Erkenntnisse über die Funktion von Innen- und Mittelohr umfassend dargestellt und diagnostische sowie therapeutische Möglichkeiten erläutert. Auch die malignen Tumoren des oberen Aerodigestivtraktes sind Schwerpunkte des Buches.

Zur Verbesserung der Übersicht und zur Herausstellung wichtiger Details sind zahlreiche Merkkästen und Übersichtstabellen eingefügt. Die Abschnitte über Leitsymptome, Anamnese und Untersuchungsmethoden sowie die allgemeinen Hinweise bezüglich der Antibiotika- und Analgetikatherapie sollen dem Lernenden die Einarbeitung in die klinische Arbeit erleichtern.

Dementsprechend ist es nicht vorrangiges Ziel des Buches, ausschließlich und in knappster Form den Stoff zu präsentieren, der zur Beantwortung der bisher gestellten Multiple-choice Fragen erforderlich ist. Rechnung getragen wird vielmehr den auch für den Medizinstudenten zunehmend wichtiger werdenden mündlichen Prüfungssituationen, im Rahmen derer eher klinische Zusammenhänge als exotische Details abgefragt werden.

Bedanken möchte ich mich bei den Verlegern des Kurzlehrbuches, Herrn Dr. H. Jungjohann und Herrn Dr. A. Schäffler, sowie den Verantwortlichen des Gustav-Fischer Verlages, die die Publikation des Buches überhaupt möglich gemacht haben.

Weiterhin bedanke ich mich bei Frau Korinna Beringer für ihre Mitarbeit beim Kapitel Nase und Nasennebenhöhlen sowie den Mitarbeitern der HNO-Klinik am Katholischen Krankenhaus in Essen-Werden für die kritische Durchsicht des Textes.

Mein ganz besonderer Dank gilt der Lektorin des Buches, Frau Elisabeth Dominik, für ihre sowohl fachlich als auch menschlich hervorragende Betreuung, die für das Gelingen von ganz wesentlicher Bedeutung war.

Essen, im Juni 1996   Achim Franzen

Inhaltsverzeichnis

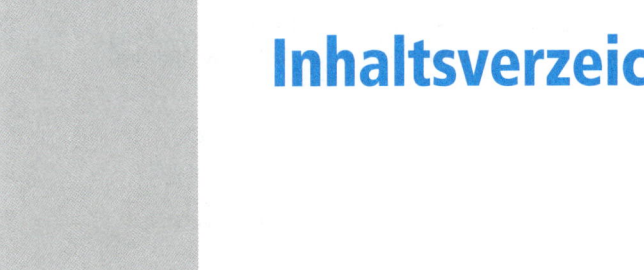

1	Ohr	1

1.1	Anatomie und Physiologie	1
1.1.1	Äußeres Ohr	1
1.1.2	Mittelohr	2
1.1.3	Innenohr	4
1.1.4	Der Hörvorgang	6
1.1.5	Zentrale Verbindungen von Hör- und Gleichgewichtsorgan	8

1.2	Leitsymptome	9
1.2.1	Schmerzen – Otalgie	9
1.2.2	Ohrenlaufen – Otorrhö	10
1.2.3	Schwerhörigkeit, Ertaubung	10
1.2.4	Tinnitus – Ohrgeräusch	10
1.2.5	Schwindel	11
1.2.6	Nystagmus	11
1.2.7	Formveränderungen, Schwellung und Tumor	11

1.3	Morphologische Diagnostik und Funktionsprüfungen des Hörorgans	12
1.3.1	Inspektion und Palpation	12
1.3.2	Otoskopie	12
1.3.3	Bildgebende Untersuchungsverfahren	13
1.3.4	Tubenfunktionsprüfungen	14
1.3.5	Klassische Hörprüfungen	15
1.3.6	Elektroakustische Hörprüfungen	16
1.3.7	Impedanzmessung	19
1.3.8	Elektrische Reaktionsaudiometrie (ERA)	20
1.3.9	Evozierte otoakustische Emissionen (OAE)	21
1.3.10	Screeninguntersuchungen bei kindlichen Hörstörungen, pädaudiologische Aspekte	22
1.3.11	Simulationsprüfungen	23

1.4	Untersuchungen des vestibulären Systems	24
1.4.1	Prüfung der vestibulo-spinalen Reflexe	24
1.4.2	Nystagmusprüfungen	24

1.5	Der Nervus facialis	26
1.5.1	Anatomie	26
1.5.2	Untersuchungsmethoden	27
1.5.3	Fazialisparesen	28

1.6	Klinik des äußeren Ohres	29
1.6.1	Anomalien und Fehlbildungen	29
1.6.2	Traumen und nicht-entzündliche Erkrankungen	30
1.6.3	Entzündungen des äußeren Ohres	32

1.7	Klinik des Mittelohres	34
1.7.1	Fehlbildungen	34
1.7.2	Traumatologie	34
1.7.3	Tubenfunktionsstörungen	36
1.7.4	Entzündliche Mittelohrerkrankungen	38
1.7.5	Otosklerose	45
1.7.6	Tumoren des Mittelohres	46

1.8	Klinik des Innenohres	47
1.8.1	Fehlbildungen und angeborene Innenohrerkrankungen	47
1.8.2	Traumatologie	48
1.8.3	Entzündungen des Innenohres: Labyrinthitis	50
1.8.4	Immunkrankheiten des Innenohres	51

Inhaltsverzeichnis

1.8.5	Toxische Innenohrschädigungen	52
1.8.6	Morbus Menière	52
1.8.7	Hörsturz	54
1.8.8	Chronischer Tinnitus: diagnostische und therapeutische Aspekte	55
1.8.9	Neuropathia vestibularis	55
1.8.10	Altersschwerhörigkeit (Presbyakusis)	56
1.9	Schwerhörigkeit und Hörgerätversorgung	56
1.10	Cochlear Implant	57
1.11	Akustikusneurinom	58

2 Nase, Nasennebenhöhlen, Gesichtsschädel und Hauterkrankungen ... 59

2.1	Anatomie	59
2.1.1	Äußere Nase	59
2.1.2	Innere Nase	59
2.1.3	Gefäße, Nerven, Lymphbahnen	61
2.1.4	Nasennebenhöhlen	61
2.2	Physiologie, Funktion	63
2.2.1	Nasenatmung	63
2.2.2	Riechen	63
2.2.3	Reflex- und Immunorgan	63
2.2.4	Sprache	63
2.3	Leitsymptome	64
2.3.1	Behinderung der Nasenatmung	64
2.3.2	Rhinorrhö	64
2.3.3	Geruchstörung (Dysosmie)	64
2.3.4	Schmerz	65
2.4	Untersuchungsmethoden	66
2.4.1	Inspektion, Palpation	66
2.4.2	Anteriore Rhinoskopie	67
2.4.3	Posteriore Rhinoskopie	67
2.4.4	Prüfung der Nasenatmung, Rhinomanometrie	67
2.4.5	Olfaktometrie (Riechprüfung)	68
2.4.6	Allergietest	68
2.4.7	Bildgebende Verfahren	69
2.4.8	Spülungen und Endoskopie	69
2.5	Klinik	71
2.5.1	Fehlbildungen	71
2.5.2	Erkrankungen der Nasen- und Gesichtshaut	72
2.5.3	Formvarianten der äußeren Nase	75
2.5.4	Traumatologie der äußeren Nase	75
2.5.5	Erkrankungen der Nasenhaupthöhlen	76
2.5.6	Entzündungen der inneren Nase	79
2.5.7	Entzündliche Erkrankungen der Nasennebenhöhlen	83

2.5.8	Geruchsstörungen – therapeutische Aspekte	88
2.5.9	Tumoren der inneren Nase und der Nasennebenhöhlen	88
2.5.10	Frakturen des Gesichtsschädels und der Rhinobasis	92

3 Mundhöhle und Pharynx 96

3.1	Anatomische Grundlagen	96
3.1.1	Mundhöhle	96
3.1.2	Pharynx	98
3.2	Physiologie und Funktion	99
3.2.1	Waldeyer-Rachenring	99
3.2.2	Nahrungsaufnahme	99
3.2.3	Geschmackssinn	100
3.2.4	Lautbildung	100
3.3	Leitsymptome	100
3.3.1	Schmerz	100
3.3.2	Globusgefühl	100
3.3.3	Schwellung, Tumor	101
3.3.4	Zungenveränderungen	101
3.3.5	Schleimhautbeläge	101
3.3.6	Geschmacksstörungen	101
3.3.7	Foetor ex ore – Ursachen	102
3.4	Untersuchungsmethoden	102
3.4.1	Inspektion und Palpation	102
3.4.2	Starre und flexible Endoskopie, Müller-Manöver	103
3.4.3	Geschmacksprüfung (Gustometrie)	103
3.4.4	Bildgebende Untersuchungsverfahren	103
3.4.5	Mikrobiologische Untersuchungen	103
3.5	Klinik der Erkrankungen von Mundhöhle und Pharynx	103
3.5.1	Fehlbildungen	103
3.5.2	Traumatologie	104
3.5.3	Hyperplasien der lymphoepithelialen Organe	105
3.5.4	Entzündliche Schleimhauterkrankungen	108
3.5.5	Tonsillitis („Angina")	111
3.5.6	Erkrankungen durch Herpesviren	114
3.5.7	Aphthenerkrankungen	116
3.5.8	Diphtherie (echter Krupp)	116
3.5.9	Spezifische Infektionen	117
3.5.10	Dermatosen und Schleimhautveränderungen	117
3.5.11	HIV-Manifestationen im HNO-Bereich	118
3.5.12	Gutartige Tumoren	119
3.5.13	Maligne Tumoren	120

4	**Hypopharynx und Ösophagus**	125
4.1	Anatomische Grundlagen	125
4.2	Leitsymptome	127
4.2.1	Dysphagie (Schluckstörungen)	127
4.2.2	Schmerzen	128
4.2.3	Blutung	128
4.3	Untersuchungsmethoden	128
4.3.1	Inspektion und Palpation	128
4.3.2	Spiegeluntersuchung und endoskopische Verfahren	128
4.3.3	Bildgebende Untersuchungsverfahren . . .	129
4.3.4	Ösophagusmanometrie und -pH-Metrie . .	129
4.4	Klinik	129
4.4.1	Kongenitale Ösophaguserkrankungen	129
4.4.2	Traumatologie	130
4.4.3	Hypopharynxdivertikel (Zenker)	132
4.4.4	Ösophagusdivertikel, Hernien, Motilitätsstörungen und Ösophagusvarizen	132
4.4.5	Entzündliche Ösophaguserkrankungen . . .	134
4.4.6	Gutartige Tumoren des Hypopharynx und Ösophagus	134
4.4.7	Maligne Tumoren des Hypopharynx	134
4.4.8	Ösophaguskarzinome	136
5	**Larynx**	138
5.1	Anatomische und physiologische Grundlagen	138
5.1.1	Morphologie und Embryologie	138
5.1.2	Einteilung und Begrenzungen	139
5.1.3	Histologie	140
5.1.4	Muskulatur	140
5.1.5	Nerven	140
5.1.6	Gefäßversorgung	141
5.1.7	Lymphdrainage	141
5.1.8	Physiologie und Funktion	141
5.2	Leitsymptome	142
5.2.1	Störungen des Stimmklangs (Dysphonie) .	142
5.2.2	Atemnot (Dyspnoe), Stridor	142
5.2.3	Hustenreiz	143
5.2.4	Schmerzen	143
5.3	Diagnostik	143
5.3.1	Inspektion und Palpation	143
5.3.2	Indirekte Laryngoskopie	143
5.3.3	Direkte Laryngoskopie	144
5.3.4	Stroboskopie	145
5.3.5	Bildgebende Verfahren	145

5.4	Klinik	145
5.4.1	Kongenitale Anomalien	145
5.4.2	Störungen der Stimmlippenfunktion	146
5.4.3	Traumatologie	149
5.4.4	Entzündliche und allergische Kehlkopferkrankungen	150
5.4.5	Gutartige Tumoren	154
5.4.6	Maligne Tumoren des Larynx	156
6	**Trachea und Bronchialbaum**	165
6.1	Anatomische und physiologische Grundlagen	165
6.2	Leitsymptome	166
6.2.1	Schmerzen	166
6.2.2	Hustenreiz	166
6.2.3	Stridor und Dyspnoe	166
6.2.4	Hämoptoe	166
6.3	Diagnostik	167
6.3.1	Tracheobronchoskopie	167
6.3.2	Bildgebende Untersuchungsverfahren . . .	167
6.3.3	Mediastinoskopie	168
6.4	Klinik	168
6.4.1	Kongenitale Anomalien	168
6.4.2	Verletzungen	168
6.4.3	Fremdkörper	168
6.4.4	Tracheitis	169
6.4.5	Tracheomalazie und chronische Trachealstenose	169
6.4.6	Trachealtumoren	169
6.5	Wichtige operative Verfahren	170
6.5.1	Koniotomie	170
6.5.2	Tracheotomie/Tracheostomie	170
7	**Stimm-, Sprech- und Sprachstörungen**	172
7.1	Sprache und Sprachbeurteilung	172
7.1.1	Sprechakt	172
7.1.2	Diagnostik und Therapie	173
7.2	Stimmstörungen/Dysphonien	173
7.2.1	Anatomisch-dysplastische Dysphonie	173
7.2.2	Organische Erkrankungen des Kehlkopfes .	174
7.2.3	Neurogene Stimmstörungen	174
7.2.4	Hormonelle Dysphonie	174
7.2.5	Funktionelle Dysphonie	174
7.2.6	Therapieprinzipien	175

7.3	Sprach- und Sprechstörungen	175
7.3.1	Sprachentwicklungsstörungen	175
7.3.2	Dysarthrie	177
7.3.3	Dysglossie	177
7.3.4	Orofaziale Dysfunktion	177
7.3.5	Rhinophonie (Näseln)	178
7.3.6	Poltersyndrom	178
7.3.7	Balbuties (Stottern)	178
7.4	Aphasie	178
7.4.1	Broca-Aphasie	179
7.4.2	Wernicke-Aphasie	179
7.4.3	Globale Aphasie	179
7.4.4	Amnestische Aphasie	179
7.4.5	Sonderformen	179

8	**Hals**	**180**
8.1	Anatomische und physiologische Grundlagen	180
8.1.1	Topographie	180
8.1.2	Gefäßversorgung	181
8.1.3	Lymphgefäße und Lymphknotenstationen	181
8.1.4	Nerven	182
8.2	Leitsymptome	183
8.2.1	Schwellung/Tumor	183
8.2.2	Schmerzen	183
8.3	Untersuchungsmethoden	183
8.3.1	Inspektion und Palpation	183
8.3.2	Bildgebende Untersuchungsverfahren	183
8.3.3	Sentinel-node-Biopsie	184
8.4	Klinik	185
8.4.1	Fehlbildungen	185
8.4.2	Entzündungen der Halsweichteile	186
8.4.3	Halslymphknotenerkrankungen	187
8.4.4	Gutartige Tumoren der Halsweichteile	190
8.4.5	Schilddrüse	191

9	**Kopfspeicheldrüsen**	**194**
9.1	Morphologie und Physiologie	194
9.1.1	Glandula parotis	195
9.1.2	Glandula submandibularis	195
9.1.3	Glandula sublingualis	195
9.1.4	Kleine Speicheldrüsen	196
9.1.5	Lymphknoten	196

9.2	Leitsymptome	196
9.2.1	Schwellung, Tumor	196
9.2.2	Schmerzen	196
9.2.3	Mundtrockenheit (Xerostomie)	196
9.3	Untersuchungsmethoden	196
9.3.1	Inspektion und Palpation	196
9.3.2	Speicheluntersuchungen (Sialometrie)	197
9.3.3	Bildgebende Untersuchungsverfahren	197
9.3.4	Histologische Diagnostik	198
9.4	Klinik	198
9.4.1	Akut entzündliche Speicheldrüsenerkrankungen	198
9.4.2	Chronisch entzündliche Speicheldrüsenerkrankungen	199
9.4.3	Sialolithiasis	200
9.4.4	Sialadenose	201
9.4.5	Ranula (Fröschleingeschwulst)	201
9.4.6	Tumoren	201

10	**Begutachtung**	**206**
10.1	Berufskrankheiten in der HNO-Heilkunde	207
10.2	Lärmschwerhörigkeit (BK 2301)	207
10.3	Weitere gutachterlich wichtige Gesundheitsstörungen (Auswahl)	209

11	**Arzneimitteltherapie, Notfälle**	**211**
11.1	Arzneimitteltherapie	211
11.1.1	Analgetika	211
11.1.2	Antibiotika	213
11.2	HNO-ärztliche Notfälle	214
11.2.1	Ohr	214
11.2.2	Gesichtshaut	216
11.2.3	Nase	217
11.2.4	Mundhöhle und Oropharynx	218
11.2.5	Larynx, Trachea und Bronchialbaum	219
11.2.6	Hypopharynx und Ösophagus	221

	Index	**223**

Abkürzungsverzeichnis

a	Jahr
Ach	Acetylcholin
AS	Aminosäure
AVK	arterielle Verschlußkrankheit
BKS	Blutkörperchensenkung
d	Tag
ECR	Extrazellulärraum
ER	endoplasmatisches Retikulum
ES	Extrasystolen
h	Stunde
Hb	Hämoglobin
HMV	Herzminutenvolumen
HWZ	Halbwertzeit
i. a.	intraarteriell
I.E.	internationale Einheit
i.m.	intramuskulär
I.U.	International Unit
i. v.	intravenös
ICR	Intrazellulärraum
KW	Kohlenwasserstoff
NA	Noradrenalin
NN	Nebenniere
Ox.	Oxidation
RES	retikuloendotheliales System
RM	Rückenmark
s.c.	subkutan
u. a.	unter anderem
VES	ventrikuläre Extrasystolen
ZNS	zentrales Nervensystem

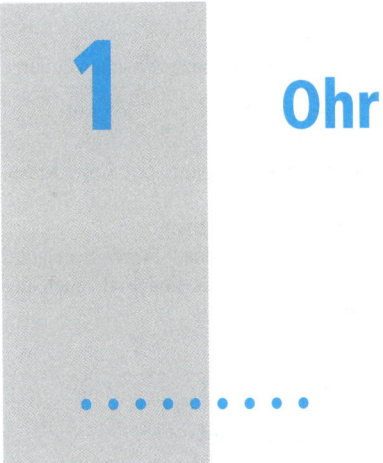

1 Ohr

1.1 Anatomie und Physiologie

Das Hör- und Gleichgewichtsorgan besteht aus einem peripheren und einem zentralen Teil.

Der **periphere Abschnitt** umfaßt äußeres, mittleres und inneres Ohr und den N. vestibulocochlearis

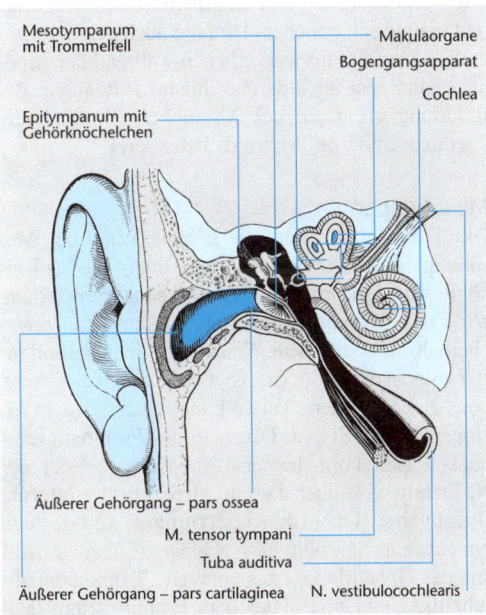

Mesotympanum mit Trommelfell
Makulaorgane
Bogengangsapparat
Cochlea
Epitympanum mit Gehörknöchelchen
Äußerer Gehörgang – pars ossea
M. tensor tympani
Tuba auditiva
Äußerer Gehörgang – pars cartilaginea
N. vestibulocochlearis

Abb. 1.1: Übersicht über das periphere Hör- und Gleichgewichtsorgan des rechten Ohres.

(statoacusticus), der am Kleinhirnbrückenwinkel in den Hirnstamm eintritt. Die peripheren Neurone des N. cochlearis enden an den Nuclei cochleares in der Medulla; hier beginnt die zentrale Hörbahn.

Der **zentrale Abschnitt** des Gehörs besteht aus der Hörstrahlung sowie den primären und sekundären Hörfeldern. Die Vestibularisfasern enden in vier Vestibulariskernen (Medulla), die untereinander sowie mit dem Kleinhirn, den Augenmuskelkernen und den motorischen Zentren vor allem der Halsmuskulatur verbunden sind.

Klinisch wird als Grenze zwischen peripherem und zentralem Abschnitt oft der Porus acusticus internus bezeichnet.

1.1.1 Äußeres Ohr

Ohrmuschel und äußerer Gehörgang gehören zum äußeren Ohr.

Die **Ohrmuschel** besteht aus elastischem Knorpel, der ein charakteristisches Faltenrelief aufweist (☞ Abb. 1.2). Die Ohrmuschelachse bildet einen Winkel von ca. 25° zur Mastoidoberfläche. Haut und Knorpel sind dorsal verschieblich, an der Vorderseite dagegen fest miteinander verwachsen. Durch Abscherung der Haut der Ohrmuschelvorderfläche vom Knorpel z.B. nach stumpfer Gewalteinwirkung kommt es zur Ausbildung eines Othämatoms.

Der laterale, knorpelige Anteil des **äußeren Gehörgangs** verläuft gegenüber dem medialen knöchernen Anteil etwas abgewinkelt (☞ 1.3.1). Zwischen beiden liegt eine Enge (Isthmus), hier bleiben in typischer Weise Fremdkörper stecken. Es besteht eine enge anatomische Beziehung zwischen dem knorpeligen Gehörgang und der Ohrspeicheldrüse (**Tumordurchbruch**). Der knöcherne Gehörgangsanteil grenzt dorsal oben an das Mastoid und Antrum sowie vorn an das Kiefergelenk (**Gehörgangsverletzung bei Frakturen**). Zwischen den Gehörgangsknorpeln befinden sich Lücken (**Infektions-, Tumorausbreitung**). Das **verhornende Plattenepithel** der Gehörgangshaut enthält Haare, Talg-, Schweiß- und Ceruminaldrüsen (**Ohrschmalzproduktion**) und wächst von zentral (Umbo) nach peripher. So wird Cerumen physiologisch nach außen transportiert!

Die Weite des Gehörgangs und bedingt auch die Form der Concha sind von Bedeutung für die Schallzuleitung zum Trommelfell.

Die **sensible Innervation** erfolgt über N. trigeminus, N. auricularis magnus, N. vagus und N. facialis. Durch die Irritation des N. vagus bei der Ohrreinigung kommt es gelegentlich zur Auslösung des **Hustenreflexes.** Wenn der N. facialis durch ein Akustikusneurinom komprimiert wird, kann eine Hypästhesie der Gehörgangshaut (**Hitzelberger Zeichen**) auftreten**.**

Zu dem regionären **Lymphknotengebiet** des äußeren Ohres gehören die Nodi lymphatici parotidei, retro- et infraauriculares und cervicales profundi superiores.

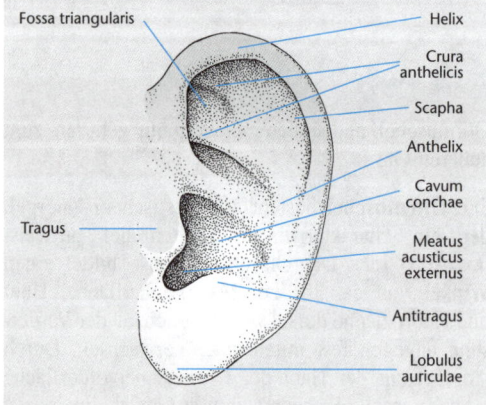

Abb. 1.2: Anatomie der Ohrmuschel.

1.1.2 Mittelohr

Das Trommelfell bildet die Grenze zwischen äußeren und Mittelohr.

Zum Mittelohr gehören:
- **Paukenhöhle** (Cavum tympani) mit Epi-, Meso- und Hypotympanon
- **Eustachi-Röhre** (Tuba auditiva)
- **pneumatisierte Zellen** des Warzenfortsatzes (Mastoid), des Schläfenbeins und evtl. auch des Os zygomaticum

Regionen des Mittelohres

Epitympanum und Mastoid
Das Epitympanum, das „Dach" der Paukenhöhle, enthält Hammer- und Amboßkörper und deren Band-Halteapparat, die langen Fortsätze von Hammer und Amboß reichen in das Mesotympanum. Zwischen Epi- und Mesotympanum liegt ein Engpaß, der pathogenetische Bedeutung bei der Entstehung von chronischen Entzündungsprozessen hat (☞ Abb. 1.3).

Das Epitympanum ist über die relative anatomische Enge des **Aditus ad antrum** mit dem **Warzenfortsatz** verbunden. Das **Antrum** ist schon beim Säugling vorhanden, die **Pneumatisation des Mastoids** und in unterschiedlichem Umfang auch des Os zygomaticum erfolgt im wesentlichen während der Kindheit, kann aber auch darüber hinaus fortdauern. Bei Belüftungsstörungen des Mittelohres ist auch die Pneumatisation des Mastoids behindert.

Mesotympanum
Das Trommelfell bildet die laterale Wand des Mesotympanums. Die mediale Wand trennt die Paukenhöhle vom Innenohr. Die basale Schneckenwindung wirft das **Promontorium** auf, dahinter und etwas oberhalb liegt die **ovale Nische** mit dem Vorhoffenster (Stapesfußplatte, ca. 3,5 x 1,5 mm). Ausgehend von einer kleinen Vorwölbung erreicht der **M. stapedius** den Stapes. Oberhalb des Promontoriums buckelt sich normalerweise knöchern bedeckt der **N. facialis** vor, über diesem wiederum der **laterale Bogengang.** Die **Chorda tympani** verläßt den tympanalen Abschnitt des N. facialis und verläuft an der Innenfläche des oberen Trommelfellabschnitts. Unter und hinter dem Promontorium liegt in einer Nische das durch eine Bindegewebsmembran verschlossene **runde (Schnecken-)Fenster**

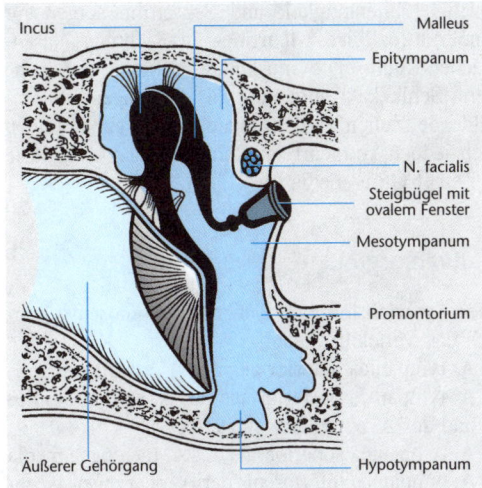

Abb. 1.3: Topographie der Paukenhöhle.

Trommelfell

Das Trommelfell liegt als gespannte, trichterförmig etwas nach innen gezogene Membran mit einem bindegewebigen Ring (**Anulus fibrosus**), der hinten oben unterbrochen ist (**Incisura tympanica**), in dem knöchernen **Anulus osseus**.

Der **Hammergriff** ist otoskopisch sichtbar mit dem Trommelfell verwachsen, er endet ungefähr in der Trommelfellmitte mit dem **Umbo**.

Den größten Teil des Trommelfells bildet die straffe **Pars tensa** mit einem dreischichtigen Bau aus verhornendem Plattenepithel des Gehörgangs, der Lamina propria (fibrosa) und Paukenschleimhaut. Die Spannung der Pars tensa entsteht durch eine außen radiäre und innen zirkuläre Kollagenfaseranordnung in der Lamina propria. Im Bereich der Incisura tympanica liegt die zweischichtige **Pars flaccida**, deren vor allem elastische Fasern eine relative Schwachstelle des Trommelfells darstellen (☞ 1.7.4, Retraktionstasche und Cholesteatomentstehung, Abb. 1.19).

mit einem Durchmesser von ca. 1,3 mm. Der Einblick bei einer Operation ist durch vorgelagerte Bindegewebssepten oft erschwert. Ovales und rundes Fenster schließen die perilymphatischen Räume des Innenohres gegen das Mittelohr ab.

Durch die Verlaufsrichtung von Hammergriff und Lichtreflex bei der Otoskopie wird das Trommelfell in **vier Quadranten** eingeteilt: die vorderen oberen und unteren sowie die hinteren oberen und unteren Quadranten (☞ Abb. 1.4).

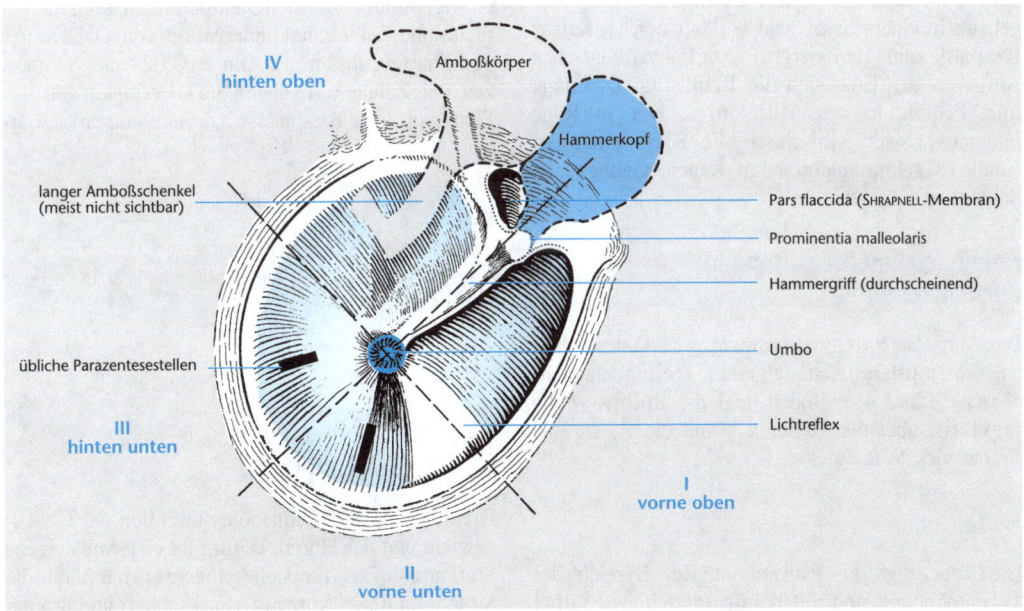

Abb. 1.4: Quadranteneinteilung I bis IV. Rechtes Trommelfell.

Das Trommelfell **verhindert** durch einen dichten Abschluß eine **Keimeinwanderung** vom Gehörgang in die Mittelohrhöhle und hat große Bedeutung bei der **Impedanzanpassung** (☞ 1.1.4). Außerdem schützt es das runde Fenster vor einer direkten Schallübertragung; so wird die gegensinnige Bewegung von rundem und ovalem Fenster beim Hörvorgang ermöglicht.

Ossikel-Binnenohrmuskel-System

Das System aus Trommelfell, Gehörknöchelchen und Binnenohrmuskeln dient der Schallübertragung vom Außenohr zum Innenohr (☞ 1.1.4).

Bei den vergleichsweise riesigen luftdruckbedingten Trommelfellbewegungen wird die während des Hörvorganges bestehende Kettenversteifung gelöst und durch Gleitbewegungen eine traumatisierende Schallübertragung auf das Innenohr verhindert. Außerdem bewegen die Binnenohrmuskeln die Gehörknöchelchen ständig gegeneinander und sorgen damit für die Ernährung des hochdifferenzierten hyalinen Gelenkknorpels.

Eustachi-Röhre (Tube)　　　　　　　　　!!

Die 3–4 cm lange und im Durchmesser 3–4,5 mm große Tube verläuft schräg nach medial unten und verbindet das Mesotympanon mit dem Nasen-Rachen-Raum (☞ 3.1.2). Der Tubenkanal ist im oberen Drittel knöchern und in den distalen Dritteln knorpelig aufgebaut; in einem Semikanal verläuft der **M. tensor tympani** zum Hammergriff. Die physiologischen Aufgaben der Tube sind die **Belüftung, Drainage und Protektion des Mittelohres.** Der in Ruhe lumenlose Spalt wird durch die Kontraktion der Gaumensegelmuskulatur beim Kauen, Gähnen und Schlucken geöffnet.

Nachbarschaftsbeziehungen der Paukenhöhle

Das dünne Dach, Tegmen tympani, grenzt unmittelbar an die **mittlere Schädelgrube** (Schläfenlappenabszeß). Unter dem Boden liegt der **Bulbus venae jugularis,** über der vorderen Wand die A. carotis. Verlauf des **N. facialis** ☞ 1.5.

Histologie

Die Tube und die Paukenhöhle im Bereich der Tubenmündung sind mit **respiratorischem Epithel** ausgekleidet, die übrige Mittelohrhöhle mit **Platten-**

epithel. Zilientätigkeit und Sekretfilm sorgen für eine **mukoziliäre Clearance** in Richtung Nasen-Rachen-Raum. Die muskuläre Öffnung der Tube beim Schluckakt unterstützt die Drainage. Schleimbildende Zellen sind normalerweise selten, bilden sich jedoch vermehrt im Rahmen einer Metaplasie bei einer Otitis media (☞ 1.7.4).

Blutversorgung

Vier **Arterien** mit zahlreichen Anastomosen versorgen das Mittelohr:
- A. tympanica anterior aus der A. maxillaris
- A. tympanica posterior aus der A. stylomastoidea und der A. auricularis posterior
- A. tympanica superior aus der A. meningea media
- A. tympanica inferior aus der A. pharyngea ascendens

Die **Venen** haben Verbindungen zu den Sinus der Dura mater, der Hauptabfluß erfolgt über die V. meningea media und den Plexus pharyngeus (intrazerebrale Komplikationen bei Thrombophlebitiden).

Nervale Innervation

Die nervöse Schleimhautinnervation erfolgt über den N. glossopharyngeus (N. tympanicus) und den N. trigeminus (N. auriculotemporalis). Durch die gemeinsame Schleimhautinnervation von Ohr, Kiefer und Pharynx sind in das Ohr ausstrahlende Schmerzen bei Zahnerkrankungen und Erkrankungen des Pharynxraumes (besonders bei Karzinomen) erklärbar.

> **Merke!**
> Bei einseitigen, tiefen Halsschmerzen, die in das Ohr ausstrahlen, sollte an ein Hypopharynxkarzinom gedacht werden.

1.1.3 Innenohr　　　　　　　　　　　　!

Aufbau des Labyrinths

Die Funktionen des Innenohrs betreffen das Gleichgewicht und das Hören. Dafür gibt es jeweils eigene Strukturen. Das Innenohr (Labyrinth) umfaßt die Strukturen des Hörorgans (Corti-Organ) und des peripheren Gleichgewichtsorgans.

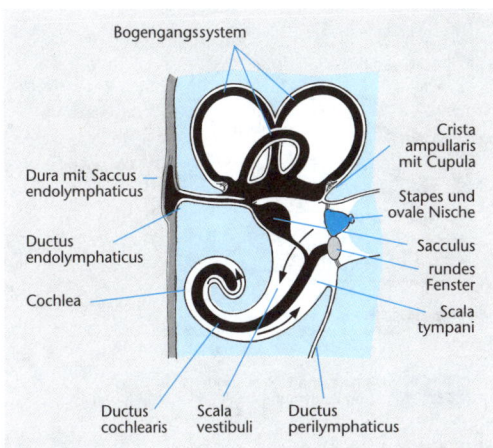

Abb. 1.5: Halbschematische Darstellung des Innenohres.

Das im Felsenbein liegende Hohlraumsystem besteht aus der **Schnecke** (Cochlea), den **drei Bogengängen** und dem **Vorhof** (Vestibulum). Das Gesamtvolumen beträgt ca. 140 mm³ (☞ Abb. 1.5).

In dem **knöchernen System** liegt das deutlich kleinere **membranöse Labyrinth** mit Ductus cochlearis, Ductus reuniens, Sacculus, Utriculus, den Ampullen und Bogengängen. Es ist mit Endolymphe gefüllt, in sich geschlossen und endet blind über den Ductus endolymphaticus im Saccus endolymphaticus an der dorsalen Pyramidenfläche. Der **Perilymphraum** liegt zwischen dem membranösen Labyrinth und der Knochenkapsel und kommuniziert über den Ductus perilymphaticus mit dem Subarachnoidealraum.

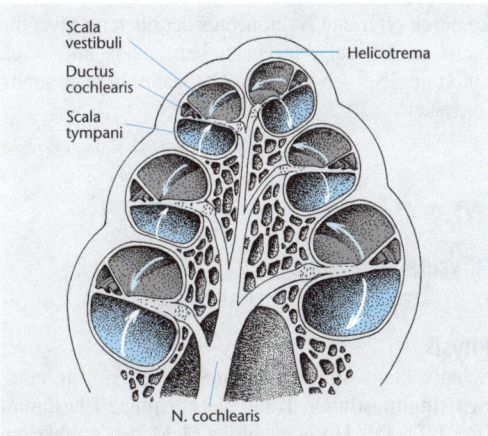

Abb. 1.6: Schnitt durch die Cochlea.

Die **Perilymphe** ist ein Serumfiltrat (kaliumarm, natriumreich), das zur Ernährung der Sinneszellen dient und von den Striae vasculares des Lig. spirale produziert und resorbiert wird.

Die **Endolymphflüssigkeit** ist kaliumreich, natriumarm und entspricht so der Intrazellularflüssigkeit. Das Ionengefälle wird durch einen aktiven Transportmechanismus aufrechterhalten. Das Volumen im membranösen Labyrinth ist von der Elektrolytzusammensetzung abhängig, die Resorption erfolgt im Saccus endolymphaticus. Bei Resorptionsstörungen entsteht ein **Endolymphhydrops** (☞ 1.8.6).

Rundes und ovales Fenster bilden die Grenze des Labyrinths zum Mittelohr.

Anatomie und Physiologie des Gleichgewichtsorgans

Das periphere Gleichgewichtsorgan besteht aus den **Otolithenorganen** (Utriculus und Sacculus) zur Registrierung linearer Beschleunigungen und dem **Bogengangsorgan** zu Registrierung von Drehbeschleunigungen.

Durch einen **Sinneszellapparat (Haarzellen)** werden mechanische Bewegungen in elektrische Impulse umgewandelt. An der Haarzelloberfläche befinden sich zahlreiche **Stereozilien** und jeweils ein **Kinozilium** in einer besonderen Anordnung (Richtungsspezifität der Bewegungen). Sie werden bei Kopfbewegungen durch die Trägheit der Flüssigkeitssäulen gegenüber dem umgebenden Schädelknochen ausgeschert. Durch die so geänderte Ionenleitfähigkeit der Membran entsteht das elektrische Signal.

Otolithenorgane. Die Otolithenorgane des waagerecht liegenden Utriculus und des senkrecht dazu stehenden Sacculus liegen nahe der Vereinigungsstelle der Bogengänge im Vestibulum. Die Zilien ragen in eine gallertige Masse, deren spezifisches Gewicht durch die Aufnahme von Kalzitkristallen (Otolithen) höher ist als das der Endolymphe. Bei Einwirkung von Translationskräften (Linearbeschleunigungen) wird durch Abscherung der Zilien vor allem der Utriculus gereizt. Der Sacculus ist aufgrund der Otolithenmasse bei aufrechter Kopfhaltung ständig aktiviert und registriert die Stellung des Kopfes im Raum (Raumkrankheit bei Schwerelosigkeit).

Bogengangsorgane. Der horizontale Bogengang ist bei aufrechter Kopfhaltung ca. 30° nach hinten geneigt, der vordere und der hintere Bogengang stehen senkrecht zum horizontalen Bogengang und wiederum senkrecht zueinander. So werden die drei Dimensionen des Raumes repräsentiert. Die Zilien der Sinneszellen befinden sich in kolbigen Auftreibungen (Ampulla) der Bogengänge und ragen in die gallertige Masse der Cupula, deren spezifisches Gewicht dem der Endolymphe entspricht.

Bei Drehbewegungen des Kopfes (Beschleunigungskräfte) kommt es durch die Trägheit der Endolymphe zu einer Relativbewegung zwischen knöcherner Kanalwand und Endolymphsäule bzw. Cupula und so zu einer Verbiegung der Haarzellen. Da die Bogengangsysteme beider Ohren spiegelbildlich zueinander liegen, resultiert aus der Reizung des einen die Hemmung des anderen und so eine Reizverstärkung. Bei der Schädigung einer Seite wird dieses System gestört, es entsteht ein Nystagmus (☞ 1.2.6) in Richtung des Gleichgewichtsorgans, dessen Funktion überwiegt.

Die vestibulären Informationen des peripheren Gleichgewichtsorgans werden über die peripheren Fortsätze der bipolaren Zellen des am Boden des inneren Gehörgangs gelegenen **Ganglion vestibulare** mit dem **N. vestibulokochlearis** zum **Vestibulariskerngebiet** des Hirnstamms transportiert.

Anatomie des Hörorgans !

Die zweieinhalb Windungen des Schneckenganges (29–42 mm Länge) winden sich um die Schneckenspindel (**Modiolus**). Der Innenraum gliedert sich im Querschnitt in drei Kompartimente: Die oben gelegene **Scala vestibuli** beginnt im Vorhof am ovalen Fenster und verläuft bis zur Schneckenspitze (**Helicotrema**), dort kommuniziert sie mit der **Scala tympani**, die im Querschnittsbild unten gelegen ist und blind am runden Fenster endet (☞ Abb. 1.6).

Scala tympani und Scala vestibuli enthalten Perilymphe. Zwischen beiden liegt die endolymphgefüllte **Scala media (Ductus kochlearis)**, die an der Schneckenspitze blind endet.

Die **Reissner-Membran** trennt Scala vestibuli und Scala media, zwischen Scala media und Scala tympani liegt die **Basilarmembran**, auf der sich das **Corti-Organ** befindet. Mit der äußeren Schneckenwand ist die Basilarmembran durch das

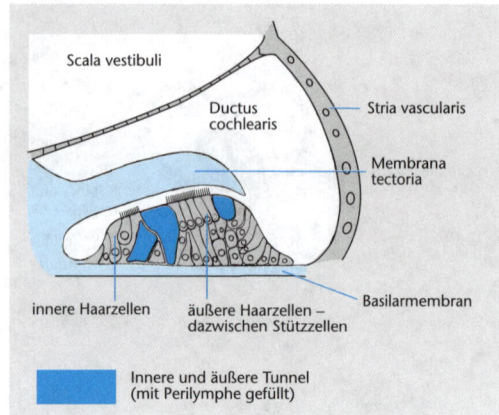

Abb. 1.7: Schnitt durch das Corti-Organ.

Ligamentum spirale verankert, dessen dichtes Kapillarnetz der Produktion und Resorption von Perilymphe dient. Das **Corti-Organ** besteht aus insgesamt ca. 17 000 **Sinneszellen (Haarzellen)**. Es werden entsprechend ihrer Lage zum äußeren Schneckenrand drei Reihen **äußerer** (13 000) und eine Reihe **innerer** Haarzellen unterschieden; sie sind eingebettet zwischen die **Deiters-Stützzellen** (☞ Abb. 1.7).

Über dem Sinnesepithel liegen ein flacher endolymphgefüllter Raum und die gallertartige Tektorialmembran (**Membrana tectoria**), in die die Stereozilien der äußeren Haarzellen hineinragen. Die überwiegende Anzahl der kochleären Neuronen sind Afferenzen der inneren Haarzellen. Die Zellkörper der Neuronen liegen im **Ganglion spirale kochleae** des Modiolus. Außerdem wird die Schnekke durch efferente Neurone aus der oberen Olive, die meist an den äußeren Haarzellen enden, und durch autonome Nerven aus dem Sympathikusgrenzstrang innerviert.

1.1.4 Der Hörvorgang !

Physikalische und psychoakustische Grundlagen

Physik
Schallwellen sind longitudinale Wellen mit einer **Schwingungsdauer T,** die die **Frequenz f** bestimmt (f = 1/T). Der Hörbereich des Menschen umfaßt ein Frequenzspektrum von 16 Hertz (Hz) bis 20 000 Hz

(= 20 kHz [Kilohertz]); im Alter nimmt die Empfindlichkeit für hohe Töne ab.

Eine weitere charakteristische Größe des Schalls ist der **Schalldruck** (Einheit Pascal: Pa). Der geringste wahrnehmbare Schalldruck liegt bei 20 µPa, der höchste schmerzfrei wahrnehmbare bei 100 Pa. Der Dynamikbereich des Gehörs ist also sehr groß. Um den Schalldruck bei audiometrischen Untersuchungen trotzdem linear erfassen zu können, geht man zu einer logarithmischen Darstellung des Schalldrucks, dem **Schalldruckpegel** (Einheit Dezibel: dB), über.

Psychoakustik

Im Rahmen einer psychoakustischen Betrachtung wird der Zusammenhang zwischen dem physikalischen Schallereignis und dem Hörereignis des Normalhörigen hergestellt. Der Schalldruckpegel, der erforderlich ist, um Töne unterschiedlicher Frequenz als gleich laut zu empfinden, ist auch beim Hörgesunden unterschiedlich. Das menschliche Hörorgan hört die Frequenzen der Sprache zwischen 1 und 4 kHz am besten.

Kurven gleicher Lautstärke („Isophone") geben an, welche Pegel bei Tönen unterschiedlicher Frequenz als gleich laut empfunden werden. Die Einheit der **Lautstärke** ist das Phon. Zahlenmäßig stimmen Phon und Dezibel bei 1 kHz überein: Die Hörschwelle normal hörender Jugendlicher bei 1 kHz ist der Bezugspunkt in der Audiometrie. Die so entwickelte **relative Hörschwelle** (0-dB-Linie im Audiogramm) ist im Gegensatz zur Kurve gleicher Lautstärke (Isophone) eine Gerade. Sie entspricht also der relativen menschlichen Hörschwelle der einzelnen Frequenzen.

Der **Dynamikbereich** des Ohres ist mit 120 dB außerordentlich hoch: Eine Erhöhung des Schalldruckpegels um 20 dB bedeutet eine Erhöhung des Schalldrucks um den Faktor 20. Es können also Schalldrücke im Verhältnis von 1 : 1 Mio. verarbeitet werden. Das Ohr als ursprüngliches Warnorgan muß bereits leiseste Geräusche wahrnehmen können. Ein normales Gespräch findet bei 60 dB statt. Dagegen hat insbesondere technisch produzierter Lärm ungleich höhere Intensitäten und kann sowohl durch chronische Einwirkung (ca. 85 dB, ☞ 1.8.2, 10.1) als auch durch kurzfristige Spitzen (150 dB, ☞ 1.8.2) traumatisierend wirken.

Wichtige Begriffe

Die Schallfortleitung über äußeres und mittleres Ohr zum Innenohr bezeichnet man als **Luftleitung.** Schall kann aber auch über den Schädelknochen direkt an das Innenohr weitergeleitet werden **(Knochenleitung)**. Im Normalfall ist die Luftleitung besser als die **Knochenleitung** (☞ 1.3.5).

Die **Intensitätsunterschiedsschwelle**, also der minimal erforderliche Modulationsgrad eines Tones, der erforderlich ist, damit der Normalhörige die Intensitätsänderung wahrnimmt, beträgt in Hörschwellennähe ca. 3,5 dB und bei 80 dB ca. 0,6 dB. Diese Schwelle ist Grundlage der Recruitmentbestimmung durch den Lüscher-Zwislocki- und den SISI-Test (☞ 1.3.6). Das **Frequenzunterscheidungsvermögen** ist ebenfalls sehr fein und liegt im Hauptsprachbereich bei 3 Hz.

Die **Adaptation** des Gehörs ist die physiologische Anpassung an einen akustischen Reiz bzw. an das jeweilige akustische Reizmilieu (Umgebungslautstärke) und hat ihren Ausdruck in einer vorübergehenden Hörschwellenabwanderung. Die **Hörermüdung** ist Ausdruck einer Schädigung der Sinneszellen. Dabei fällt die Hörschwelle stärker als beim Hörgesunden ab, erreicht jedoch einen stabilen Zustand. Davon zu trennen ist eine pathologische Veränderung der Hörschwelle in Abhängigkeit von der Reizdauer (**Schwellenschwund**) mit unbegrenzter Schwellenabwanderung bei retrokochleären Hörstörungen.

Schalleitung und Schallverarbeitung !!

Ohrmuschel und Gehörgang

Bei der Passage von Ohrmuschel und äußerem Gehörgang zum Trommelfell erfährt der Schall durch Resonanz eine Verstärkung von 20 dB (bei 2,5 kHz). Die Ohrmuscheln haben außerdem eine Bedeutung beim Richtungshören.

Impedanzanpassung. Trommelfell und Ossikelkette realisieren die Weiterleitung des Luftschalls zur Steigbügelfußplatte. Die wesentliche Aufgabe dabei besteht in einer Anpassung der akustischen Impedanz (Schallwellenwiderstand des Mediums). Da die Impedanz von Luft (Gehörgang) erheblich geringer ist als die von Flüssigkeit (Innenohr), würden bei direktem Auftreffen von Luftschallwellen auf Flüssigkeit 99 % der Schallenergie reflektiert.

Beim Hörvorgang schwingt die gesamte Kette durch eine funktionelle Fixierung des Hammer-Amboß-Gelenkes wie ein Kolben nach innen und außen. Es

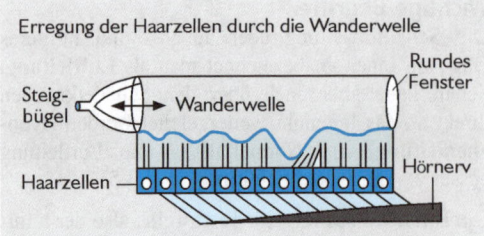

Abb. 1.8: Innenohr; Schema der Schallverarbeitung.

entsteht also eine Ein- und Auswärtsbewegung der Stapesfußplatte.

Durch die Hebelwirkung der Ossikelkette, die Elastizität der Trommelfellfasern und vor allem durch das Verhältnis von Trommelfellfläche (64 mm^2) zur Fläche der Stapesfußplatte (3,2 mm^2) wird der Impedanzunterschied so weit verringert, daß frequenzabhängig durchschnittlich 60 % der Schallenergie das Innenohr erreichen.

Wanderwelle und Haarzellerregung. Durch die Bewegung der Steigbügelfußplatte entsteht in der nicht komprimierbaren Perilymphflüssigkeitssäule eine Wanderwelle, die im Bereich der maximalen Wellenamplitude die Basilarmembran auslenkt (☞ Abb. 1.8). Frequenzabhängig liegt eine maximale Amplitude der Welle in einem bestimmten Abstand vom ovalen Fenster – niedrige Frequenzen helicotremanah, hohe basisnah. Man spricht von **Tonotopie.** An dieser Stelle werden durch die Mitbewegung der Tektorialmembran zunächst die äußeren Haarzellen durch Abscherung ihrer Zilien erregt. Diese steuern und verstärken die Reizung der inneren Haarzellen (**Haarzellrezeptorpotential**). Es handelt sich hier also um einen aktiven Vorgang, der an die Funktion der äußeren Haarzellen gekoppelt ist, die quasi motorische Eigenschaften aufweisen. Die inneren Haarzellen sind für die eigentliche Sinneswahrnehmung verantwortlich, ihre Afferenzen machen 95 % des Hörnervs aus.

Diskrimination. Die Diskriminationsleistung des Innenohrs insbesondere im Rahmen der Sprachdiskrimination ist als rein passiver Anregungsprozeß durch das eingehende Schallsignal nicht zu erklären. Grundlage der Diskrimination sind die Verstärkung von Empfindlichkeit (**Verstärkung geringer Schalldruckpegel**) und die Trennschärfe (**Frequenzunterscheidungsvermögen,** ☞ oben).

Die durch den Schallreiz selbst ausgelöste Wanderwelle hat ein breites Amplitudenmaximum, das zudem erst bei Pegeln oberhalb von 70 dB ausgebildet wird. Durch aktive mikromechanische Vorgänge, die Ausdruck der **Funktion der äußeren Haarzellen** sind, wird die passive Wanderwelle modifiziert. Sie erhält so ein klar definiertes Amplitudenmaximum entsprechend der hauptsächlich anregenden Frequenz. Diese Funktion der äußeren Haarzellen wird von Fasern, die von der oberen Olive ausgehen und die zum efferenten auditorischen System gehören, kontrolliert.

Haarzellaktivität und otoakustische Emissionen. Die oszillierenden Kontraktionen der äußeren Haarzellen führen zu einer Einspeisung von Energie in die Cochlea und einer retrograd in Richtung Steigbügel transportierten Wanderwelle. Ossikelkette und Trommelfell werden in Schwingungen versetzt und strahlen Schallwellen in den Gehörgang ab. Sie können dort mit empfindlichen Meßmikrophonen registriert werden und sind das Substrat der otoakustischen Emissionen (☞ 1.3.9).

1.1.5 Zentrale Verbindungen von Hör- und Gleichgewichtsorgan

Zentrale Hörbahn

Die Fasern des **N. kochlearis** ziehen zum ventralen und dorsalen **Kochleariskern** der Medulla, es besteht eine **tonotopische Organisation** entsprechend den Tonfrequenzen. Dort und im oberen Olivenkern werden sie auf das zweite Neuron umgeschaltet, kreuzen zur Gegenseite (**Nucleus corpus trapezoideum**) und ziehen als **Lemniscus lateralis** zum **unteren Zweihügel,** einer wichtigen Schaltstelle für **akustische Reflexe** (Raumorientierung und Richtungsgehör). Von hier bestehen Verbindungen unter anderem zu den motorischen Augenmuskelkernen und zum motorischen Trigeminus- und Fazialiskern. Der intellektuell genutzte Anteil der Hörinformation zieht ebenfalls mit dem Lemniscus lateralis zum **Corpus geniculatum mediale** des Thalamus und von hier als **Hörstrahlung** über die **Capsula interna** zu den **primären Hörzentren** im Gyrus temporalis transversus.

Gleichgewichtsorgan

Eine Besonderheit des Vestibularorgans liegt darin, daß es seine komplexen Funktionen nur in Kooperation mit anderen Sinnessystemen erfüllen kann. Das **Vestibulariskerngebiet** am Boden der Rautengrube erhält dementsprechend nicht nur Afferenzen des peripheren Gleichgewichtsorgan, sondern auch Informationen vom **optokinetischen System** über die Augenposition und -bewegung (Nystagmusentstehung) sowie von den **Proprio-(Stellungs-)rezeptoren** insbesondere der Halswirbelsäule und vom **Kleinhirn.**

Zur bewußten Orientierung im Raum dienen **vestibulothalamokortikale Bahnen**, die kortikale Projektionsfelder der Area 2 erreichen. Diese sind den sensomotorischen Zentren unmittelbar benachbart gelegen. Diese sind den Punkt nach „gelegen". Auch starke Erregungen (Fliegen, Schiffsbewegungen) werden hier registriert. Normalerweise erfolgt Raumorientierung unbewußt.

Efferente Verbindungen zu den Augenmuskelkernen haben die Aufgabe, das Sehziel auch bei Bewegungen im zentralen, fovealen Sehfeld zu halten (**Okulomotorik**). Dieses geschieht durch langsame Folgebewegungen der Augen (**optokinetisch ausgelöster Nystagmus**) und schnelle Sakkaden, schnelle Nystagmusphasen als Rückholbewegungen, sowie durch das Fixieren, das ebenfalls mit kleinen Augenbewegungen verbunden ist.

Über **vestibulospinale Bahnen** erhalten die Motoneurone des Rückenmarkes Informationen über die Kopfstellung mit dem Ziel, die Körperstellung zu regulieren und Zielbewegungen, insbesondere das Gehen, zu koordinieren.

Vestibuläre Kompensation   !

Aus pathophysiologischer Sicht sind die Möglichkeiten der vestibulären Kompensation nach ein- oder beidseitiger Schädigung der peripheren Vestibularorgane von Bedeutung.

Nach einseitigem Ausfall treten Drehschwindelbeschwerden (☞ 1.2.5 und 1.4.2) und ein Spontannystagmus (Ausfallnystagmus) mit der schnellen Komponente zur gesunden Seite auf (☞ 1.2.6). Im Unterberger-Tretversuch und beim Blindgang sind Abweichreaktionen zur erkrankten Seite nachweisbar (☞ 1.4.1). Der Schwindel ist nach ca. zwei Wochen abgeklungen, der Nystagmus stark vermindert.

Wird das zweite Labyrinth zeitlich versetzt ebenfalls ausgeschaltet, sind die Frühreaktionen spiegelbildlich die gleichen wie nach dem einseitigen Ausfall. Lang-fristig bleibt eine ungerichtete Unsicherheit ohne Richtungstendenz und ohne spontane Augenbewegungen (**Bechterew-Kompensation**) bestehen.

Fallen beide peripheren Gleichgewichtsorgane z.B. infolge einer Aminoglykosidtherapie gleichzeitig komplett aus oder werden hochgradig geschädigt, tritt das sog. „**Dandy-Syndrom**" auf. Der anfänglich heftige Schwankschwindel geht in Belastungsschwindel über. Dauerhaft werden Oszillopsien – scheinbare Bewegungen der Umgebung und des Horizontes bei Kopfbewegungen und beim Gehen – durch eine Unterbrechung der vestibulookulären Reflexe bemerkt.

Nach heutigem Wissensstand sind die Mechanismen der vestibulären Kompensation ein im wesentlichen zentral in den Vestibulariskernen und nicht im peripheren Gleichgewichtsorgan lokalisiertes Phänomen. In der frühen Phase stehen wohl **neurophysiologische Vorgänge** durch Impulsübertragung von der intakten Gegenseite und eine veränderte Hormonausschüttung im Vordergrund.

Langfristig treten **morphologische Prozesse,** besonders durch Synapsenbildung, hinzu, die durch Afferenzen des visuellen und propriozeptiven Systems, möglicherweise auch höherer zentralnervöser und zerebellärer Zentren, ergänzt werden.

1.2 Leitsymptome

1.2.1 Schmerzen – Otalgie   !!

- **Pulsierender Ohrschmerz**, der plötzlich besonders im Rahmen von kindlichen Erkältungskrankheiten auftritt und bei Kopftieflage verstärkt wird, ist typisch für eine akute Mittelohrentzündung (☞ 1.7.4). Bei Erwachsenen sind Schmerzen häufiger Ausdruck einer Otitis externa (Tragusdruckschmerz).
- **Neuralgiforme Schmerzen** treten beim Herpes zoster auf (typische Bläschen).
- Mit **Juckreiz verbundene Schmerzen** weisen auf dermatologische Erkrankungen von Gehörgang und Ohrmuschel hin (z.B. Ekzem, ☞ 1.6.3).
- Schmerzen und **Ohrdruck** (besonders nach Luftdruckänderung) sprechen für eine Tubenbelüftungsstörung (☞ 1.7.3).
- **In das Ohr projizierte Schmerzen** können ihre Ursache aber auch in einem hohen HWS-Syndrom

oder einer Kiefergelenksarthropathie (Costen-Syndrom) haben.

- Vom Hals **in das Ohr ausstrahlende Schmerzen** treten bei Anginen, peritonsillären und parapharyngealen Abszessen, nach Tonsillektomien und bei Pharynxkarzinomen durch eine Schmerzprojektion über den N. vagus und N. glossopharyngeus auf.

1.2.2 Ohrenlaufen – Otorrhö !!

- Eine meist **leichtgradige Ohrsekretion** in Verbindung mit Schmerzen kann bei einer Otitis externa auftreten (☞ 1.6.3).
- Im Rahmen einer akuten Otitis media (☞ 1.7.4) ist eine Otorrhö entweder Ausdruck einer **Transsudation** oder tritt nach einer spontanen Trommelfellperforation auf. Nach einer **Trommelfellperforation** läßt der Ohrschmerz sofort nach.
- **Schmerzloses, rezidivierendes Ohrenlaufen** ist Ausdruck der akuten Exazerbation einer Otitis media chronica mesotympanalis
- **Fötide Sekretion** ist Hinweis auf ein Cholesteatom (☞ 1.7.4).
- **Otoliquorrhö** tritt bei einer laterobasalen Felsenbeinfraktur auf (☞ 1.7.2).
- **Ohrblutungen** sind bei Gehörgangshautverletzungen (auch Pyramidenlängsfraktur), einer Grippeotitis oder Karzinomen (☞ 1.7.6) zu beobachten.

1.2.3 Schwerhörigkeit, Ertaubung !!

- **Angeborene Minderhörigkeiten** und **Taubheiten** können genetisch bedingt (Familienanamnese), Ausdruck einer Ohrfehlbildung, einer intrauterinen Infektion (z.B. Rubeolen, Toxoplasmose) oder einer Toxikose sein (☞ 1.7, 1.8).
- Eine **plötzlich auftretende Schwerhörigkeit** kann auf eine Gehörgangsobstruktion durch Cerumen obturans, einen Fremdkörper, in Verbindung mit einem Druckgefühl und Schmerzen auf einen Tubenkatarrh oder eine akute Otitis media zurückzuführen sein.
  Weitere mögliche Ursachen sind ein Hörsturz (☞ 1.8.7), M. Menière (mit Tinnitus und Schwindel, ☞ 1.8.6), vertebrobasiläre Durchblutungsstörungen und Multiple Sklerose.
- **Allmählich zunehmende Schwerhörigkeiten** begleiten chronische Tubenventilationsstörungen (meist beidseitig), chronische Otitis media meso-

tympanalis, Cholesteatome (☞ 1.7.4) oder Otosklerosen (☞ 1.7.5). Weitere Ursachen meist **beidseitiger Schwerhörigkeiten** sind eine chronische Lärmexposition (Berufsanamnese, ☞ 1.8.10), Altersschwerhörigkeit (☞ 1.8.9), eine Therapie mit ototoxisch wirksamen Medikamenten (☞ 1.8.5), hirnorganische Erkrankungen sowie Stoffwechsel- und Kreislauferkrankungen.

- Schwerhörigkeiten bis zur **Ertaubung** sind Folge von Schädeltraumen infolge einer laterobasalen Fraktur, einer Commotio labyrinthi (☞ 1.8.2) oder einer Ruptur der Rundfenstermembran. Letztgenannte kann nach einem Unfall oder schwerem Heben auftreten, in vielen Fällen aber wohl auch nach unwesentlichen Traumen, die vom Patienten nicht als solche registriert werden (☞ 1.8.2). Weitere Ursachen für einen Hörverlust sind Lärm- und Barotraumen (☞ 1.8.2) sowie Trommelfellperforationen (☞ 1.7.2). **Kindliche Ertaubungen** treten insbesondere nach viralen Infektionskrankheiten (z.B. Mumps, Masern, Toxoplasmose, Herpes zoster oticus, ☞ 1.8.3) auf.
- **Seltene Ursachen** einseitiger Schwerhörigkeiten können auch Tumoren (Mittelohr- und Nasen-Rachen-Tumoren, Akustikusneurinom) sein.

> **Merke!**
> Bei einseitiger Schwerhörigkeit, Tinnitus und Funktionsstörungen des Gleichgewichtsorgans muß immer ein Akustikusneurinom (☞ 1.11) ausgeschlossen werden!

1.2.4 Tinnitus – Ohrgeräusch

- Ein **objektives Ohrgeräusch** kann als **vaskulärer, pulssynchroner** Tinnitus (Glomustumoren, Hochdruck, Karotisstenosen) oder als **muskulärer** Tinnitus durch Bewegung der Tube von einem externen Beobachter beobachtet werden.
- **Subjektiver Tinnitus** wird nur vom Patienten wahrgenommen. Es handelt sich um ein Symptom unterschiedlicher Ohrerkrankungen, der Entstehungsort kann kaum lokalisiert werden. Hinweise liefern die Frequenzanalyse und die Untersuchung der Verdeckbarkeit durch Einzeltöne und Breitbandrauschen. **Niederfrequente Geräusche** sind oft mittelohrbedingt (traumatisch, toxisch, Otosklerose, ☞ 1.7) oder zervikal ausgelöst. **Hochfrequente Geräusche** sind oft innenohrbedingt

(traumatisch, toxisch, vaskulär, ☞ 1.8) und entsprechen in ihrer Frequenz der hauptsächlichen Läsion der Cochlea. Für die Entscheidung über die Einleitung einer Therapie ist die Unterscheidung zwischen einem **kompensierten** und einem **dekompensierten** Tinnitus wesentlich. Bei einem dekompensierten Tinnitus treten Sekundärphänomene wie Angst, Depressionen, Schlafstörungen und Streß auf.

1.2.5 Schwindel

Schwindel ist das Zeichen einer **gestörten Raumorientierung.** Es handelt sich um einen „intersensorischen Konflikt", bei dem Bewegungen empfunden werden, die nicht vorhanden sind. Bei unphysiologischen Bewegungen (Seegang, Karussell, Höhenbelastung) ist Schwindel normal.

- Es wird zwischen **systematischem**, **richtungsbetontem Schwindel** (Dreh-, Lift- oder Schwankschwindel mit Fallneigung) als Zeichen einer Erkrankung des Gleichgewichtsorgans (☞ 1.1.5) und **unsystematischem Schwindel** unterschieden. Der zweite Begriff wird von Patienten zur Beschreibung eines unspezifischen Unsicherheitsgefühls oder „Schwarzwerdens vor den Augen" bei Kreislauferkrankungen und zentralnervösen Erkrankungen verwandt.
- Horizontal betonter **Drehschwindel** mit starker Beeinträchtigung der subjektiven Befindlichkeit (vegetative Symptome, Fallneigung) und Spontannystagmus ist die typische Symptomatik bei einer Erkrankung des peripheren Vestibularorgans (Neuropathie, Entzündung, Innenohrtrauma, M. Menière).
- Für Sekunden anhaltende Schwindelereignisse können Hinweis auf eine Otosklerose oder ein Akustikusneurinom sein.
- **Schwankschwindel** ist schwächer ausgeprägt und Ausdruck einer zentralvestibulären Läsion.
- Der provozierte **Lage- und Lagerungsschwindel** (☞ 1.4.2) kann zervikaler Herkunft sein, auf eine Vertebralisdurchblutungsstörung oder eine Störung der Otolithenorgane hinweisen.

1.2.6 Nystagmus

Hierbei handelt es sich um **rhythmische, konjugierte Augenbewegungen** mit einer schnellen (Richtungsbezeichnung) und einer langsamen Komponente

(Rückstellbewegung) als Ausdruck der zentralen Verschaltung von vestibulären und okulomotorischen Kerngebieten (☞ 1.1.5). Die schnelle Komponente gibt vereinbarungsgemäß die Richtung des Nystagmus an.

- **Physiologisch** ist ein Nystagmus bei der **Raumorientierung,** der Fixierung eines sich bewegenden Objektes (Eisenbahnnystagmus) und bei extremer Blickrichtung (Endstellnystagmus).
- Davon unterschieden werden **pathologische Formen** als Ausdruck einer Schädigung des peripheren und zentralen Gleichgewichtsorgans oder der Blickmotorikzentren.

> **Merke!**
> Physiologische Nystagmusformen sind im Unterschied zu den pathologischen nicht mit Schwindel vergesellschaftet.

1.2.7 Formveränderungen, Schwellung und Tumor

- **Angeborene Fehlbildungen** (☞ 1.7.2) des äußeren Ohres gehen nicht selten mit Veränderungen auch der übrigen Anteile des Ohres einher (z.B. Gehörgangsstenosen, Mittelohrdysplasien und -aplasien).
- Eine **Ohrmuschelfehlstellung** kann sowohl Ausdruck einer Fehlbildung (Conchahyperplasie, nicht angelegte Anthelixfalte) als auch Ausdruck einer Mastoiditis mit subperiostaler Abszeßbildung oder einer Parotisschwellung (abstehendes Ohrläppchen bei Mumps) sein.
- **Diffuse Schwellungen** und Rötungen treten bei Entzündungen der Haut (Erysipel, Herpes mit Bläschenbildung) und/oder des Knorpels (Perichondritis) auf. Häufig gehen die Prozesse von einer Otitis externa aus.
- **Umschriebene Veränderungen** können entzündlich (Atherome, Chondrodermatitis nodularis helicis), tumorös (z.B. Basaliome, Plattenepithelkarzinome) oder verletzungsbedingt sein (☞ 1.7.1).

> **Merke!**
> Angeborene Fehlbildungen des äußeren Ohres erfordern immer weitergehende Untersuchungen sowohl des Mittel- und Innenohres als auch der inneren Organe (z.B. Nieren)!

1.3 Morphologische Diagnostik und Funktionsprüfungen des Hörorgans

1.3.1 Inspektion und Palpation

Das **äußere Ohr** wird hinsichtlich entzündlicher und tumoröser Veränderungen (☞ 1.2.7) beurteilt, bei stärkerer Sekretion sammelt sich Sekret in der Concha.

Palpationspunkte von diagnostischen Wert sind:
- Tragus → Otitis externa
- Planum mastoideum → Mastoiditis

Ohrmuschelzugschmerz weist ebenfalls auf eine Otitis externa hin.

Das **Kiefergelenk**, das sowohl unmittelbar vor dem Tragus als auch peroral getastet werden kann, und die **oberen Halswirbelsäulensegmente** sollten im Rahmen der differentialdiagnostischen Klärung des „Ohrschmerzes" ebenfalls palpiert werden. Die Untersuchung der **regionären Lymphknoten** erfolgt bei Entzündungen und Tumoren (☞ 1.1.1).

1.3.2 Otoskopie

Die Untersuchung von äußerem Gehörgang, Trommelfell und bedingt auch der Paukenhöhle erfolgt orientierend mit **Ohrtrichter** und **Stirnreflektor** oder dem **Otoskop**, einer Kombination aus Lupe, Lichtquelle und Trichter.

Die einzig suffiziente Beurteilung ermöglicht das **Ohrmikroskop**.

Zur Untersuchung wird der Gehörgang durch Zug der Ohrmuschel nach hinten oben erweitert, ggf. erfolgt vor der Untersuchung eine Reinigung mit Sauger, Häkchen oder Spülung (Vorsicht bei Trommelfellperforationen!).

Der Gehörgang wird hinsichtlich seiner Weite, Hautbeschaffenheit und pathologischen Sekrets beurteilt.

Trommelfellbefunde. Das normale Trommelfell glänzt perlmuttähnlich und ist transparent, der Hammergriff ist sichtbar, seine Umgebung gefäßreicher. Der Lichtreflex im vorderen unteren Quadranten erreicht den Umbo (☞ Abb. 1.4).

Belüftungsstörungen der Paukenhöhle führen zu einer Trommelfellretraktion (Lichtreflex endet vor dem Umbo) und bei chronischen Prozessen zu Adhäsionen im Bereich der Ossicula oder des Promontoriums.

Entzündliche Erkrankungen gehen mit einer Entdifferenzierung des Trommelfells, dessen Oberfläche trüb, glanzlos oder rot wird, einher (**Myringitis**). Eine solche Trommelfellentzündung kann auch ein Teilsymptom einer Otitis externa oder media sein. Residuen abgelaufener Entzündungen sind schlaffe, atrophische Narben, Kalkplaques (weißlich) und Verdickungen (auch nach Tympanoplastik).

Trommelfellperforationen werden nach ihrer Lage in **zentrale** Perforationen ohne Beteiligung des Anulus fibrosus (bei einer chronischen Schleimhauteiterung) und **randständige,** besonders epitympanal gelegene Perforationen (Cholesteatom) eingeteilt. Beim Cholesteatom sind weißliche Schuppen sichtbar, die jedoch z.B. durch Granulationspolypen verdeckt sein können. Traumatische Perforationen sind im frischen Zustand blutig, die Lefzen können eingewendet sein.

Ein **Paukenerguß** kann serös (Blasenbildung), seromukös (Vorwölbung) oder mukös (Einziehung infolge Unterdrucks) sein. Ein blau schimmerndes **Hämatotympanon** tritt bei einer Felsenbeinfraktur auf.

Prüfung des Fistelsymptoms

Das Fistelsymptom weist auf einen **Defekt im knöchernen Labyrinth** insbesondere im Bereich des horizontalen gelegenen Bogenganges hin und ist v.a. beim Cholesteatom nachweisbar.

Mit einem Politzer-Ballon und Olive werden Druckänderungen im Gehörgang ausgelöst. Beim Vorliegen einer Labyrintharrosion löst eine Kompression Schwindel und Nystagmus zur untersuchten Seite, eine Aspiration dieselben Symptome zur anderen Seite aus.

Wichtig ist, daß einerseits nicht jede Fistel durch die Prüfung des Fistelsymptoms nachgewiesen werden kann und andererseits besonders bei Trommelfelldefekten eine thermische Labyrinthreizung möglich ist (**Pseudofistelsymptom**)!

> **Merke!**
> Bei einem Cholesteatom sollte, besonders wenn Schwindel anamnestisch bekannt ist, präoperativ das Fistelsymptom geprüft werden.

1.3.3 Bildgebende Untersuchungsverfahren

Klassische Röntgenuntersuchungen

Zur Beurteilung des Felsenbeins benötigt man wegen der Überlagerung mit anderen Schädelstrukturen mehrere Spezialaufnahmen. In der Praxis werden heute üblicherweise Aufnahmen nach Schüller und Stenvers angefertigt, der intraindividuelle Vergleich, also die Anfertigung von Aufnahmen beider Ohren, ist immer erforderlich. Allgemein läßt sich eine zunehmende Verdrängung der konventionellen Röntgenaufnahmen durch das CT beobachten.

Aufnahme nach Schüller

Der Warzenfortsatz und seine Grenzen zum Sinus sigmoideus und zur mittleren Schädelgrube, die Antrumregion (Defekte bei Cholesteatom) sowie das Kiefergelenk stellen sich gut dar (☞ Abb. 1.9). Beurteilt werden der **Pneumatisationsgrad des Mastoids** (Belüftung), **Verschattungen der Zellen** (Mastoiditis) und **Einschmelzungen** (Verlust von knöchernen Septen: Operationsindikation, ☞ 1.7.4).

Aufnahme nach Stenvers

Die Pyramidenoberkante und -spitze (Pyramidenspitzeneiterung) sowie das knöcherne Labyrinth können beurteilt werden. Von besonderer klinischer Be-

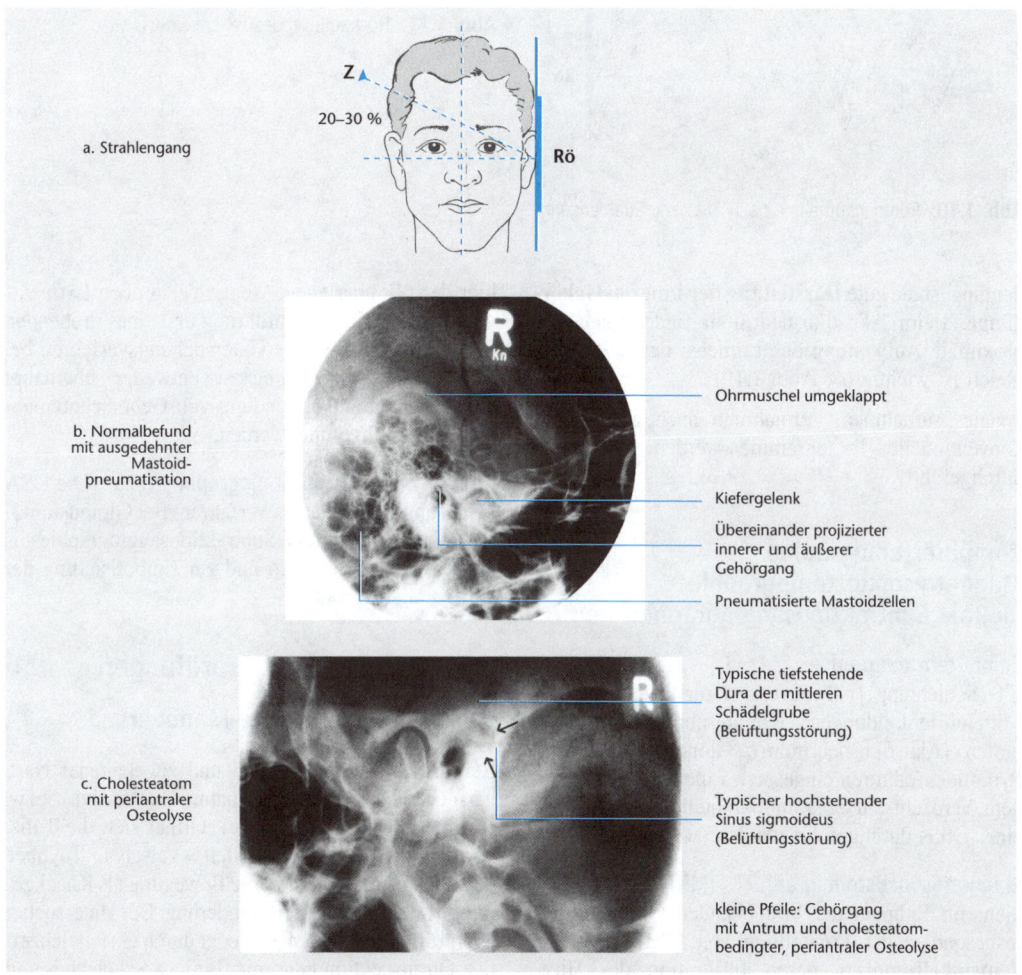

a. Strahlengang
20–30 %
Z
Rö

b. Normalbefund mit ausgedehnter Mastoidpneumatisation

Ohrmuschel umgeklappt
Kiefergelenk
Übereinander projizierter innerer und äußerer Gehörgang
Pneumatisierte Mastoidzellen

c. Cholesteatom mit periantraler Osteolyse

Typische tiefstehende Dura der mittleren Schädelgrube (Belüftungsstörung)
Typischer hochstehender Sinus sigmoideus (Belüftungsstörung)
kleine Pfeile: Gehörgang mit Antrum und cholesteatombedingter, periantraler Osteolyse

Abb. 1.9: Röntgenaufnahme nach Schüller. Strahlengang.

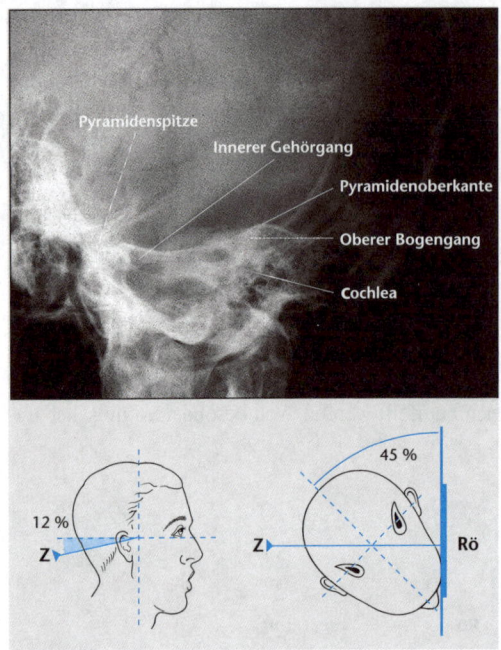

Abb. 1.10: Röntgenaufnahme nach Stenvers. Strahlengang.

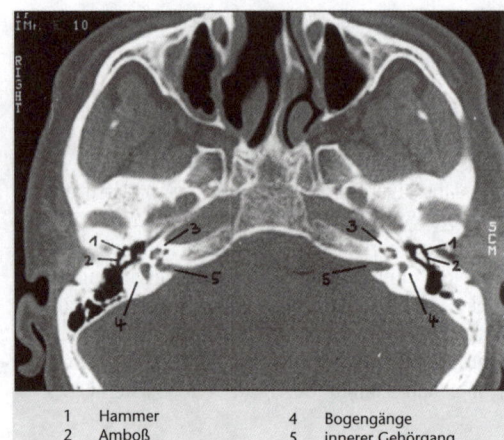

1	Hammer	4	Bogengänge
2	Amboß	5	innerer Gehörgang
3	Cochlea		

Abb. 1.11: Hochauflösendes Felsenbein-CT.

deutung ist die gute **Darstellung der inneren Gehörgänge**. Beim Akustikusneurinom findet man eine proximale Aufweitung des Lumens; der **Seitenvergleich** ist wichtig (☞ Abb. 1.10)

Axiale Aufnahmen, Aufnahmen nach Mayer und konventionelle Tomogramme werden nur selten durchgeführt.

Computertomographie, Magnetresonanztomographie, digitale Subtraktionsangiographie

Computertomographie (CT). Die hochauflösende CT (Schichtung 1–2 mm) wird zur Diagnostik von Mittelohrfehlbildungen, Kleinhirnbrückenwinkeltumoren (Akustikusneurinom), Glomustumoren und Pyramidenfrakturen eingesetzt. Eine CT muß bei jedem Verdacht auf eine endokranielle Komplikation einer Otitis durchgeführt werden (☞ Abb. 1.11)

Magnetresonanztomographie (MRT). Die MRT dient im Rahmen der bildgebenden Ohrdiagnostik insbesondere der Darstellung von **Kleinhirnbrückenwinkeltumoren,** deren Infiltration des Hirnstamms und Glomustumoren. Das Verfahren ist hier der CT überlegen. Wegen der großen Lärmentwicklung bei der Durchführung und eines drohenden Lärmtraumas sollte das Untersuchungsverfahren bei frischen Hörsturzereignissen entweder überhaupt nicht oder unter Verwendung von Gehörschutzmaßnahmen durchgeführt werden.

Digitale Subtraktionsangiographie (DSA). Die DSA ist ein angiographisches Verfahren. Bei Glomustumoren erfolgt eine digitale Subtraktionsangiographie aus diagnostischen Gründen und zur Embolisierung der zuführenden Gefäße.

1.3.4 Tubenfunktionsprüfungen !!

Valsalva- und Toynbee-Manöver

Bei geschlossenem Mund und zugehaltener Nase versucht der Patient auszuatmen (Valsalva) bzw. schluckt mehrfach (Toynbee). Öffnet sich die Tube, bewegt sich das Trommelfell (Valsalva, Toynbee positiv!). Der Patient hört die Bewegung als Knackgeräusch oder fühlt die Druckänderung. Der Untersucher überprüft das Gelingen entweder durch eine gleichzeitige Ohrinspektion oder mittels eines Schlauches und zweier Oliven. Bei letztgenanntem Verfahren werden die Gehörgänge der Ohren von Patient und Untersucher verbunden, so daß eine Trommelfellbewegung bei der Belüftung für den Untersucher hörbar ist.

Politzer-Manöver (Luftdusche)

Auf ein Nasenloch wird ein Politzer-Ballon (Gummiball mit Olive geeigneter Größe) gesetzt, das andere verschlossen. Der Untersucher komprimiert den Ballon, während der Patient gleichzeitig Wörter mit K-Lauten spricht oder schluckt (Kontraktion der Gaumenmuskulatur). So kann Luft in die Tube gedrückt werden.

Die Prüfung der Trommelfellbeweglichkeit und der Tubenfunktion mit dem **pneumatischen Ohrtrichter** (Siegle) durch Luftdruckänderung im äußeren Gehörgang mit einem Ballon und die direkte **Tubenkatheterisierung** über den unteren Nasengang werden heute selten eingesetzt.

Das **Tympanogramm** (☞ 1.3.7) verschiebt sich bei normaler Tubenfunktion beim Valsalva-Manöver in Richtung Überdruck und beim Toynbee-Manöver in Richtung Unterdruck. Eine Aussage ist nur bei positivem Befund möglich!

> **Merke!**
> Bei Infektionen im Nasen-Rachen-Raum sollten Tubenkatheterisierung und Luftdusche wegen der Gefahr der Keimverschleppung in das Mittelohr nicht durchgeführt werden, außerdem droht bei atrophischen Narben eine Trommelfellperforation.

1.3.5 Klassische Hörprüfungen   !!

Die klassischen Hörprüfungen werden heute überwiegend zu einer ersten Orientierung und zur Überprüfung der elektroakustischen Untersuchungen eingesetzt. Die Hörweitenbestimmung hat gutachterliche Bedeutung.

Stimmgabelprüfungen

Zur Versuchsdurchführung ist eine Stimmgabel von 440 Hz oder 512 Hz erforderlich. Nach schwachem Anschlagen wird der Fuß zur Überprüfung der Knochenleitung (direkte Innenohrerregung) auf den Schädelknochen aufgesetzt, zur Überprüfung der Luftleitung werden die Zinken in Verlängerung der Gehörgangsachse ca. 10 cm vor das Ohr gehalten.

Weber-Versuch

Binauraler Vergleich der Knochenleitung durch Aufsetzen der Stimmgabel auf die Schädelmitte des Patienten. Der Patient gibt an, mit welchem Ohr er den Ton lauter hört, in welches Ohr der Ton also „lateralisiert" wird. Beim Normalhörigen und beim beidseits gleich Schwerhörigen ist die Lautstärke auf beiden Seiten gleich, es erfolgt also keine „Lateralisation". Liegt eine einseitige Schwerhörigkeit vor, wird der Ton bei einer Schalleitungsschwerhörigkeit im schlechter hörenden Ohr (Resonanzphänomen) und bei einer Schallempfindungsschwerhörigkeit im besser hörenden Ohr lauter gehört.

Rinne-Versuch

Monauraler Vergleich von Luft- und Knochenleitung. Die angeschlagene Stimmgabel wird dabei in Verlängerung der Gehörgangsachse ca. 10 cm vor das Ohr gehalten bzw. auf das Mastoid aufgesetzt. Bei normaler Schallübertragung im Mittelohr (Normalhörigkeit, reine Schallempfindungsschwerhörigkeit) ist die Luftleitung lauter als die Knochenleitung („Rinne positiv"). Bei einer Schalleitungsschwerhörigkeit ist der Rinne negativ. Die Möglichkeit des Überhörens (☞ 1.3.6, Tonschwellenaudiometrie) muß berücksichtigt werden.

Gellé-Versuch   !!

Die Stimmgabel wird auf die Schädelmitte aufgesetzt und gleichzeitig mit Politzer-Ballon und Olive der Druck im äußeren Gehörgang periodisch verändert. Der Normalhörige nimmt eine periodische Lautheitsschwankung wahr, ein gleichbleibender Ton („Gellé negativ") ist Hinweis auf eine **Stapesfixation** (Otosklerose).

Orientierende Hörweitenprüfung

Die Hörweitenbestimmung für zweistellige Zahlen wird in einem mindestens 6 m langen Raum durchgeführt. Jedes Ohr wird einzeln geprüft, das andere vertäubt. Da der Normalhörige Flüstersprache (Restluft) aus bis zu 30 m, Umgangssprache aus bis zu 120 m Entfernung versteht, sind unter diesen Bedingungen nur orientierende Rückschlüsse auf das Hörvermögen möglich.

Eine mindestens mittelgradige Schwerhörigkeit kann ausgeschlossen werden, wenn Umgangssprache aus

4 m verstanden wird, wird sie aus unter 0,25 m nicht verstanden, liegt eine an Taubheit grenzende Schwerhörigkeit vor.

Hörweiten für Umgangssprache:
- > 6 m → normales Gehör
- > 4 m → geringgradige Schwerhörigkeit
- 4 – 1 m → mittelgradige Schwerhörigkeit
- 1 – 0,3 m → hochgradige Schwerhörigkeit
- 0,25 – bis direkt am Ohr → an Taubheit grenzende Schwerhörigkeit

1.3.6 Elektroakustische Hörprüfungen

Tonschwellenaudiometrie   !!!

Mit diesem in der Praxis wichtigsten audiometrischen Untersuchungsverfahren werden die **Hörschwellen** reiner Töne **seitengetrennt für die Luftleitung** (Kopfhörer) und die **Knochenleitung** (Vibrator auf dem Mastoid) bestimmt. Der individuelle Hörverlust gegenüber dem Normalhörigen wird **quantitativ** (in dB) und **frequenzabhängig** (Hochton-, Tieftonverlust) ermittelt und in einem Koordinatensystem aufgetragen (☞ Abb. 1.12).

Aufgrund des Verlaufes der Knochenleitungshörkurve ermittelt man den Funktionszustand des Gehörs hinter dem ovalen Fenster (**sensorineurale Schwerhörigkeit**), d.h. also: von Innenohr, Hörnerv und zentralem Hörorgan. Bei Frequenzen unter 1 kHz können durch den Knochenleitungstongeber taktile Sinneseindrücke entstehen und als Höreindrücke fehlinterpretiert werden.

Bei einer normalen Knochenleitungshörkurve und einer Luftleitungshörkurve, die in einem Abstand hierzu verläuft, liegt eine **Schallleitungsschwerhörigkeit** vor, die Ausdruck eines Überleitungsverlustes im äußeren oder mittleren Ohr ist. Tritt eine Schallleitungsschwerhörigkeit kombiniert mit einem Abfall der Knochenleitungshörkurve auf, spricht man von einer **kombinierten Schwerhörigkeit**.

Probleme bei der Untersuchungsdurchführung:
- subjektive Angaben der Patienten (Alter, Konzentrationsstörungen, Simulation, Aggravation)
- Knochenschall wird praktisch ohne Energieverlust auch zum nicht geprüften Gegenohr übertragen → Überhören
- Luftschall führt mit einem Energieverlust von 50 – 60 dB zur Erregung von Knochenschall (maximal mögliche Schallleitungskomponente)

Um ein **Überhören**, d.h. das Hören des Prüfreizes auf dem Gegenohr, bei der Prüfung der Knochenleitung zu vermeiden, muß das Gegenohr mit einem der überprüften Frequenz entsprechenden Geräusch (Rauschen) **vertäubt** werden.

Sprachaudiometrie   !

Hauptanwendungsgebiete der Sprachaudiometrie sind:
- Beurteilung der Sprachverständlichkeit als Ausdruck einer zentralen Verarbeitung von Höreindrücken
- Hörverbesserungen durch Hörgeräte und Operationen
- gutachterliche Bewertungen des Hörverlustes

Mit dem üblicherweise angewendeten **Freiburger Sprachtest** wird überprüft, wieviel lauter als dem Normalhörigen einem Probanden das Prüfmaterial angeboten werden muß, bis er versteht (Unterscheidungs-, Diskriminationsvermögen) (☞ Abb. 1.13).

Ermittelt wird der Hörverlust für **zweistellige Zahlen** als Differenz zwischen dem Pegel, bei dem der Normalhörige 50 % der Zahlen versteht (18,5 dB), und demjenigen, bei dem der Patient 50 % des Prüfmaterials versteht.

Bei der Überprüfung der **Einsilberverständlichkeit** wird der Schallpegel ermittelt, bei dem der Proband 100 % der 20 angebotenen Wörter richtig wiedergeben kann. Normalerweise werden Wörter bei Schalldruckpegeln, die 15 – 20 dB höher liegen als die bei Zahlen erforderlichen, verstanden. Können trotz maximaler audiometrischer Verstärkung nicht alle Wörter verstanden werden, spricht man von einem **Diskriminationsverlust**.

Für die Verständlichkeit von Zahlen sind Vokale (Tieffrequenzbereich bis 1000 Hz) entscheidend, für Wörter Konsonanten mit höheren Frequenzen. Der Hörverlust für Zahlen ist praktisch nur vom Grad und nicht vom Ort der Hörstörung abhängig. Die Einsilberverständlichkeit bei Schallleitungsschwerhörigkeiten ist ebenfalls abhängig vom Grad der Hörstörung (Tonschwellenaudiogramm), die Diskriminationskurve bei Schallempfindungsschwerhörigkeiten läßt sich jedoch nicht voraussagen. Ein typischer Hinweis auf eine **retrokochleäre Hörstörung** ist eine vergleichsweise **schlechtere Diskrimination**.

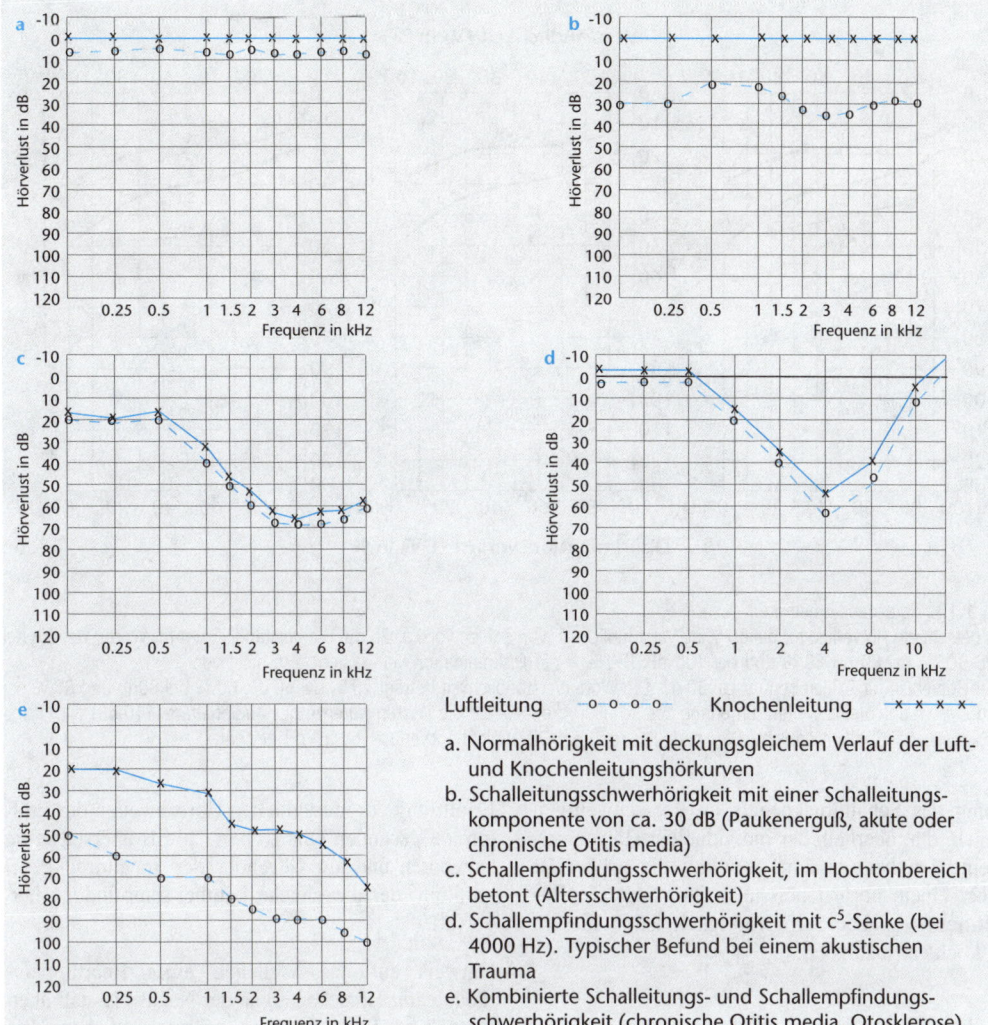

Luftleitung o—o—o—o   Knochenleitung x—x—x—x

a. Normalhörigkeit mit deckungsgleichem Verlauf der Luft- und Knochenleitungshörkurven
b. Schalleitungsschwerhörigkeit mit einer Schalleitungskomponente von ca. 30 dB (Paukenerguß, akute oder chronische Otitis media)
c. Schallempfindungsschwerhörigkeit, im Hochtonbereich betont (Altersschwerhörigkeit)
d. Schallempfindungsschwerhörigkeit mit c^5-Senke (bei 4000 Hz). Typischer Befund bei einem akustischen Trauma
e. Kombinierte Schalleitungs- und Schallempfindungsschwerhörigkeit (chronische Otitis media, Otosklerose)

Abb. 1.12: Tonschwellenaudiometrie.

Aus dem Hörverlust für Zahlen und der Einsilberverständlichkeit bei 60, 80 und 100 dB wird der prozentuale Hörverlust ermittelt (gutachterliche Bewertung, ☞ Abb. 10.1).

Überschwellige Hörtests, Recruitmentuntersuchung

Durch diese Methoden soll ein **kochleärer Hörschaden** (z.B. Lärmtrauma) von einem **retrokochleären** (Akustikusneurinom) **unterschieden**

werden. Die psychoakustische Grundlage der Verfahren beruht auf der Erkenntnis, daß bei den Hörgeschädigten nicht nur eine Schwellenabwanderung besteht, sondern daß auch andere Qualitäten des Gehörs verändert sind.

Das wichtigste Merkmal ist die **gestörte Lautheitsfunktion** bei einer Hörstörung: Während bei einem Normalhörigen die Lautheit eines Tones vom Schalldruckpegel abhängig ist (☞ 1.1.4), kann dieser Zusammenhang bei sensorineuralen Hörschäden vollkommen verändert sein. Wird durch dieselbe Er-

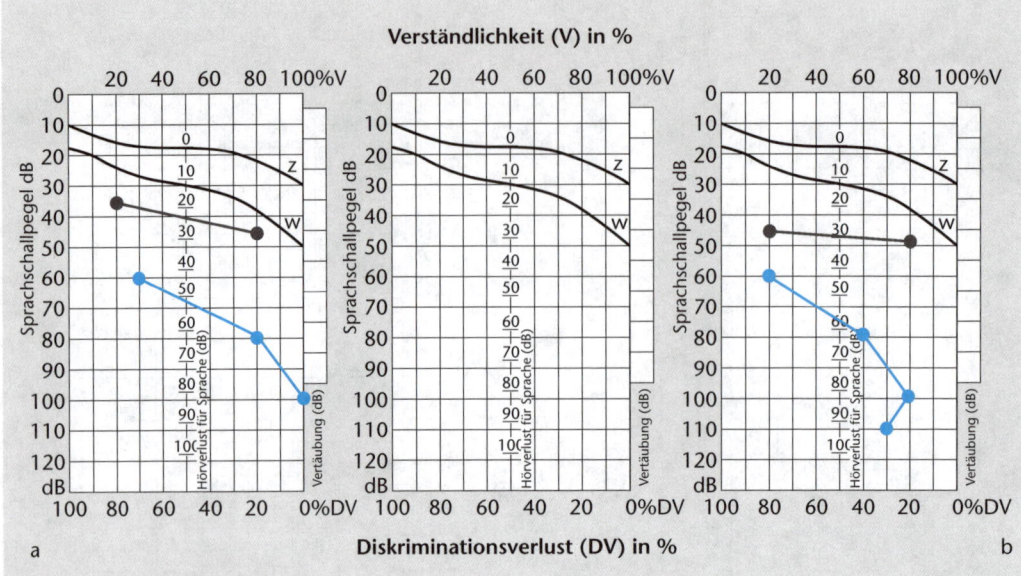

Abb. 1.13: Sprachaudiometrie.
a: Es besteht ein Hörverlust für die 50 %ige Verständlichkeit von Zahlen von ca. 25 dB. Die Verständlichkeit für Wörter beträgt bei 60 dB 30 %, bei 80 dB 80 % und bei 100 dB 100 % – ein Diskriminationsverlust liegt also nicht vor.
b: Der Hörverlust für Zahlen beträgt ca. 30 dB. Die Wörterverständlichkeit beträgt 20 % bei 60 dB, 60 % bei 80dB und 80 % bei 100 dB. Auch durch eine weitere Erhöhung des Schalldruckpegels auf die Leistungsgrenze des Audiometers (110 dB) wird keine 100 %ge Verständlichkeit erreicht. Dies bedeutet, daß ein Diskriminationsverlust von 20 dB besteht.

höhung des Schalldruckpegels im überschwelligen Bereich, d.h. oberhalb der individuellen Hörschwelle, eine Lautheitszunahme bewirkt, die größer ist als bei einem normal hörenden Ohr, liegt ein **Recruitment** vor. Die Schwerhörigkeit ist in diesem Fall kochleär lokalisiert.

Herabgesetzte Unbehaglichkeitsschwelle

Ein erster anamnestischer Hinweis auf das Vorliegen eines Recruitments ist die Angabe eines Schwerhörigen, schon bei mittlerer Lärmbelastung schmerzten die Ohren. Dem liegt ein eingeschränkter Dynamikbereich des Gehörs mit herabgesetztem Abstand zwischen Hör- und Unbehaglichkeitsschwelle zugrunde.

Fowler-Test (binauraler Lautheitsvergleich)

Voraussetzung für die Durchführung der Untersuchung ist eine Differenz der Knochenleitungshörschwellen beider Ohren von mehr als 20 dB. Außerdem müssen die Prüftöne beiden Ohren mit einem entsprechend geeigneten Audiometer alternierend angeboten werden können. Dem Patienten wird nach

Ermittlung der individuellen Hörschwellen der Prüfton am gesunden Ohr 10 bzw. 20 dB überschwellig angeboten und am Gegenohr der Schalldruckpegel ermittelt, der die gleiche Lautheitsempfindung hervorruft.

Hinweis auf das Vorliegen eines Recruitments (kochleärer Hörschaden) ist der Nachweis, daß überschwellige Prüftöne trotz unterschiedlicher Hörschwellen beider Ohren als gleich laut empfunden werden. Werden von dem Probanden Töne im überschwelligen Bereich im schlechteren Ohr sogar lauter empfunden als im normalhörigen, spricht man von einem **Hyperrecruitment.**

Lüscher-Zwislocki-Test

Beim Lüscher-Zwislocki-Test wird bei 80 dB die geringste Amplitudenmodulation bestimmt, die ein Patient mit einer sensorineuralen Schwerhörigkeit wahrnimmt (Grundlagen ☞ 1.1.4). Unterschieden wird, ob er Modulationen von unter 1 dB (kochleärer Schaden) oder von mehr als 2 dB wahrnimmt (retrokochleärer Schaden).

SISI-Test (Short-Increment-Sensitivity-Index)

20 dB über der individuellen Hörschwelle werden dem Patienten 20 Amplitudenmodulationen von 1 dB angeboten und die Anzahl der wahrgenommenen ermittelt. Bei einer Schallempfindungsschwerhörigkeit sind mehr als 80 % festgestellte Pegelveränderungen (**SISI positiv**) Hinweis auf einen kochleären Schaden, weniger als 20 % findet man bei retrokochleären Hörstörungen. (☞ 1.1.5). Auch bei Schalleitungsstörungen ist der **SISI negativ.**

Hörermüdung

Beim **Tone-Decay-Test nach Carhart** wird das Ausmaß der Hörschwellenabwanderung eines Prüftones an der Hörschwelle untersucht. Bei dem Test wird ermittelt, wie hoch der Schalldruckpegel eines Prüftones an der Hörschwelle angehoben werden muß, bis der Patient den Ton eine Minute lang hören kann.

Eine rasche, unbegrenzte Schwellenabwanderung ist Hinweis auf eine **Hörnervenschädigung** (pathologische Adaptation, ☞ 1.1.4).

Verdeckung
(Geräuschaudiometrie nach Langenbeck)

Bei der Geräuschaudiometrie wird ermittelt, ob sich die Hörschwelle durch Zuschalten eines überschwelligen Geräusches ändert. Bei einem kochleären Hörschaden mündet die Mithörschwelle (Zuschalten des Geräusches) wie beim Normalhörigen entsprechend der Geräuschtonschwelle in die Hörschwelle ein, bei einer retrokochleären Schwerhörigkeit fällt die Mithörschwelle in diesem Bereich ab.

Lokalisation des Hörschadens durch die ERA ☞ 1.3.8.

1.3.7 Impedanzmessung

Gemessen wird die Änderung der **Eingangsimpedanz**, d.h. der Widerstand, der dem Schall am Trommelfell entgegengesetzt wird, bei Änderung des Luftdruckes im äußeren Gehörgang. Der Reziprokwert der Impedanz ist die **Compliance** (akustische Leitfähigkeit). Die akustische Leitfähigkeit ist bei Druckausgleich zwischen Paukenhöhle und äußerem Gehörgang, also Atmosphärendruck, am größten. Alle Strukturen des Mittelohres haben Einfluß auf diese Größen: Ohrtrompete (Prüfungen

☞ 1.3.4), Binnenohrmuskeln (Reflexprüfungen), Ossikel, Trommelfell und die übrige Paukenhöhle (Tympanometrie).

Tympanometrie !

Im abgedichteten äußeren Gehörgang wird ein Prüfton erzeugt. Während der Luftdruck im Gehörgang zwischen + und –300 mmH$_2$O verändert wird, mißt die Mikrophonsonde die Lautstärke des Tones. **Je größer die Druckdifferenz** zwischen Mittelohr und äußerem Gehörgang ist, **desto steifer ist das Trommelfell**, desto größer auch die Schallreflexion und desto geringer die Schallweiterleitung (Compliance).

In einem Diagramm wird der Druck aufgezeichnet, bei dem die Compliance ihr Maximum hat. Die maximale Compliance besteht normalerweise bei Atmosphärendruck (☞ Abb. 1.14). Von der Norm abweichende Tympanogrammkurven findet man u.a. bei den im folgenden genannten Ereignissen:

- **Maximum bei Unterdruck:** Unterdruck in der Paukenhöhle, z.B. bei Paukenbelüftungsstörung, Paukenerguß bei akuter Mittelohrentzündung und Adhäsivprozessen
- **Maximum im Überdruckbereich:** selten, z.B. nach Valsalva

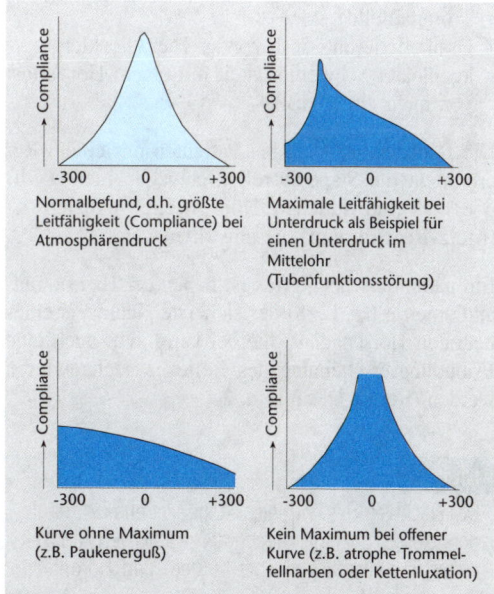

Abb. 1.14: Typische Tympanogrammkurven.

- **flache Kurven ohne Maximum:** Mukotympanon, großen Trommelfellperforation, Kettenfixierung, Cholesteatom und Glomustumor
- **überhöhte Amplitude:** schlaffe Trommelfellnarbe und Kettenunterbrechung

Stapediusreflexmessung　　　　　　!!

Der Stapediusreflex ist ein Schutzreflex und wird durch einen akustischen Reiz ausgelöst. Der afferente Schenkel beginnt am äußeren Ohr und endet am oberen Olivenkern. Über die Verschaltung mit den Fazialiskernen wird sowohl ipsi- als auch kontralateral nach definierter Latenzzeit eine **Kontraktion der Stapediusmuskeln** ausgelöst und so eine **Verringerung der Compliance** bewirkt.

Die Stapediusreflexschwelle beim Normalhörigen liegt für Reintöne zwischen 0,5 und 4 kHz bei ca. 80 dB, für weißes Rauschen niedriger.

Entsprechend dem Versuchsaufbau bei der Tympanometrie wird dem Sondenohr ein Probeton zugeführt und die Compliance gemessen. Bei der Messung des ipsilateralen Reflexes wird der Ton, der die Kontraktion des M. stapedius bewirkt, dem Sondenohr zugeführt, bei der Messung des kontralateralen Reflexes dem Gegenohr.

Der Stapediusreflex ist nicht nachweisbar bei:
- Trommelfelldefekten
- Ossikelfixierung, insbesondere bei Otosklerose
- kochleärer Schwerhörigkeit mit einem Hörverlust von mehr als 50 dB

Die Beobachtung, daß bei Patienten mit einem Recruitment die Stapediusreflexschwelle unter 60 dB über der individuellen Hörschwelle reduziert ist (**Metz-Recruitment**), ist umstritten.

Ein pathologischer Reflex ist neben der Hirnstammaudiometrie (☞ 1.3.8) der sicherste Nachweis eines neuralen Hörschadens, hierbei kann evtl. auch eine Ermüdungserscheinung des Reflexes nachgewiesen werden (Reflex-Decay).

> **Merke!**
>
> Der Nachweis des normalen Stapediusreflexes erlaubt den Ausschluß einer hochgradigen Schwerhörigkeit (Screeninguntersuchung bei Kindern und Hörgeräteüberprüfung)!

1.3.8 Elektrische Reaktionsaudiometrie (ERA)

Ähnlich dem EEG werden bei dieser Untersuchung elektrische Nervensignale, die nach Stimulation durch akustische Klickreize von der Cochlea und der Hörbahn emittiert werden, von der Kopfhaut oder dem Promontorium abgeleitet. Durch Summations- und Filterungsprozesse entstehen reproduzierbare Kurven, deren Wellen nach einer definierten Latenz eine typische Form und Amplitude nach ipsi- und kontralateraler Reizung aufweisen.

Die Untersuchung dient:
- der Topodiagnostik einer Hörstörung, insbesondere dem Nachweis eines retrokochleären Hörschadens (Akustikusneurinom, Multiple Sklerose)
- der Kontrolle subjektiver Hörtests (Hörschwellenbestimmung)
- der Diagnostik neurologischer Krankheitsbilder (Multiple Sklerose, Polyneuropathien, Hirntraumen)

In der Diagnostik einer kindlichen Schwerhörigkeit und der Hörgeräteüberprüfung bei Kindern kann es von Vorteil sein, daß die Untersuchung in Sedierung oder Narkose möglich ist. Als Screeninguntersuchung ist das Verfahren wegen des erforderlichen Aufwands und der Mühe während der Untersuchung zu aufwendig.

Hirnstammpotentiale

Frühe akustisch evozierte Potentiale (Hirnstammpotentiale, BERA = **B**rainstem **E**voked **R**esponse **A**udiometry) sind die Antworten auf einen akustischen Stimulus mit einem Frequenzschwerpunkt zwischen 2 und 4 kHz innerhalb von 10 ms nach dem Reiz. Leider sind die Erfahrungen mit frequenzspezifischen Untersuchungen noch begrenzt. Durch die Summation von ca. 2000 Impulsen entsteht eine Kurve mit sechs Erwartungswellen, die bestimmten Strukturen der Hörbahn zugeordnet sind und nach einer bestimmten Latenzzeit entstehen (☞ Abb. 1.15 und Tab 1.1).

Da normalerweise die **Welle V** diejenige ist, die noch bei den geringsten Reizpegeln nachweisbar ist, wird sie zur **Bestimmung der Reaktionsschwelle** herangezogen. Die Differenzen der Latenzzeiten der Wellen I, III und V stellen ein Maß für die Überleitungsgeschwindigkeit des Hörnervs und der zentralen Hörbahn dar. Meist sind auch nur diese Wellen überhaupt sicher identifizierbar.

Tab. 1.1: Zuordnung anatomischer Strukturen der Hörbahn zu den Erwartungswellen.

Erwartungs-welle	Anatomische Struktur	Latenzzeit
Welle I	Hörnerv	1,5 – 1,8 ms
Welle II	Akustische Hirnstammkerne	2,5 – 3,0 ms
Welle III	Olivenkerne	3,6 – 4,1 ms
Welle IV	Lemniscus lateralis	4,8 – 5,2 ms
Welle V	Colliculus inferior	5,5 – 6,0 ms
Welle VI	Corpus geniculatum mediale	6,9 – 7,7 ms

Bei **Schwerhörigen** können die Kurven parallel zu höheren Schalldruckpegeln verschoben sein und flachere Amplituden aufweisen, im überschwelligen Bereich sind die Unterschiede oft aufgehoben. Bei **Kleinkindern** unter 3 Jahren muß berücksichtigt werden, daß die Hörbahn noch nicht voll ausgereift ist und deshalb Verlängerungen der Latenzzeiten normal sind.

Entscheidend für die Diagnose von Kleinhirnbrückenwinkeltumoren (Akustikusneurinom, ☞ 1.11) sind **intraindividuelle Latenzdifferenzen.**

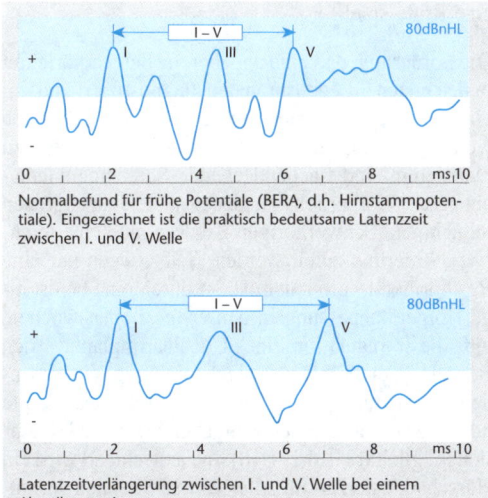

Normalbefund für frühe Potentiale (BERA, d.h. Hirnstammpotentiale). Eingezeichnet ist die praktisch bedeutsame Latenzzeit zwischen I. und V. Welle

Latenzzeitverlängerung zwischen I. und V. Welle bei einem Akustikusneurinom

Abb. 1.15: Hirnstammaudiometrie.

Die Bestimmung der Hörschwelle geschieht bei kooperativen Probanden zuverlässiger mit dem Tonschwellenaudiogramm als mit einer Hirnstammaudiometrie. Die tatsächliche Hörschwelle liegt je nach Gerätetyp bis ca. 20 dB unterhalb der durch die BERA-Untersuchung ermittelten.

Eine Überprüfung der tonschwellenaudiometrisch ermittelten Hörschwelle, z.B. im Rahmen gutachterlicher Untersuchungen, ist gleichwohl möglich.

Elektrokochleographie (EkochG)

Die Elektrokochleographie dient der Ableitung von kochleären Mikrophon- und Summationspotentialen sowie Summenaktionspotentialen als **Ausdruck der Funktion des ersten auditorischen Neurons**. Bei der Durchführung der Untersuchung wird eine Elektrode in das Promontorium eingestochen. Die EkochG wird eingesetzt:

- zur Bestätigung einer kochleären Taubheit vor Cochlear-Implant-(CI-)Operationen
- im Rahmen der Diagnostik eines M. Menière
- zur Topodiagnostik retrokochleärer Hörstörungen
- zum intraoperativen Monitoring bei CI-Operationen und Saccotomien

Nachteil der EkochG ist der invasive Charakter; plaziert man die Elektroden andererseits im Gehörgang, werden die Messungen unsicherer.

Hirnrindenpotentiale

Es handelt sich um mittlere und späte akustische Potentiale, die mit einer Latenzzeit von 10 bis ca. 450 ms nach dem Reiz nachweisbar sind. Ihre Zuordnung zu den einzelnen Hörbahnabschnitten wird zunehmend erforscht. Die Untersuchung setzt einen wachen und kooperierenden Probanden voraus. Vorteile des Verfahrens sind seine Eignung zur **Diagnostik zentraler Hörstörungen** und seine **Frequenzspezifität**.

1.3.9 Evozierte otoakustische Emissionen (OAE)

Otoakustische Emissionen sind ein Epiphänomen des physiologischen kochleären Hörvorgangs. Sie entstehen durch die Aktivität der äußeren Haarzellen, deren Energie in die Cochlea eingespeist, über das Mittelohr retrograd bis in den äußeren Gehörgang abgestrahlt wird und dort meßbar ist. Ihre Nachweisbarkeit ist also nicht nur an die **funktionelle Integri-tät des Innenohrs,** sondern auch an eine **intakte Außen- und Mittelohrfunktion** geknüpft. Darüber hinaus wird die Aktivität der äußeren Haarzellen durch das efferente auditorische System kontrolliert (☞ 1.1.4).

Es werden mehrere Formen otoakustischer Emissionen unterschieden. Normalerweise werden die Emissionen durch eingehende Schallsignale ausgelöst (evoziert). Außerdem sind bei 30 % der Hörgesunden **spontane otoakustische Emissionen (SOAE)** nachzuweisen, die als lokale Resonanzphänomene auftreten, ohne daß eine direkte Beziehung zu einem auslösenden Schallreiz besteht. Für die Untersuchungspraxis bedeutsam sind **transitorisch evozierte otoakustische Emissionen (TEOAE).** Ein kurzer akustischer Reiz wird über einen kleinen Lautsprecher in den Gehörgang eingebracht. Die kochleäre Antwort wird nach einer Latenz von mehreren Millisekunden mit einem Mikrophon ebenfalls im Gehörgang aufgefangen, sie spiegelt das Eingangssignal hinsichtlich Dauer und Frequenz wider. Praktisch ebenfalls bedeutsam sind **Distorsionsprodukte otoakustischer Emissionen (DPOAE):** Durch die Stimulation mit zwei Sinusdauertönen unterschiedlicher Frequenz entsteht neben der Emission entsprechend der Reizfrequenz ein dritter Ton, das Distorsionsprodukt, als Ausdruck der Interferenz zwischen den Primärtönen. Durch die Verwendung von unterschiedlichen Primärtönen ist eine frequenzspezifische Messung der kochleären Funktion möglich **(DP-Gramm).**

> **Merke!**
> Durch den Nachweis otoakustischer Emissionen ist eine frequenzbezogene semiquantitative objektive Hörschwellenbestimmung möglich.

Für die Auswertung gilt, daß TEOAEs bis zu einem Hörverlust von 30 dB und DPOAEs bis zu einem Hörverlust von 50 dB nachweisbar sind. Für Screeninguntersuchungen wichtig ist, daß die Nachweisrate erst am 3. Lebenstag bei 100 % liegt. Bei Messung und Auswertung sind apparative Vorkehrungen und spezielle Signalverarbeitungsschritte erforderlich, um den Einfluß von Störgeräuschen auszublenden. Da bereits eine geringe Schalleitungsschwerhörigkeit die Messung unmöglich machen kann, muß eine normale Funktion des äußeren- und des Mittelohres sichergestellt sein (Otoskopie, Tympanometrie).

Die OAE-Messung hat in der modernen audiologischen Diagnostik heute nicht nur einen festen Platz bei der Hörschwellenüberprüfung, sondern auch beim Neugeborenen-Hörscreening (☞ 1.3.10), bei der Topodiagnostik von Hörstörungen und deren Verlaufskontrolle, der Tinnitusdiagnostik und der Überwachung der Innenohrfunktion bei Lärmexposition und unter Therapie mit ototoxischen Medikamenten (☞ 1.8.5).

1.3.10 Screeninguntersuchungen bei kindlichen Hörstörungen, pädaudiologische Aspekte

Für die normale Entwicklung eines Kindes ist die zeitgerechte Sprachakquisition von entscheidender Bedeutung. Diese wiederum ist an ein normales Gehör gebunden (☞ 7.3.1). **Hochgradige Schwerhörigkeiten** oder **Ertaubungen** sind mit einer Häufigkeit von **0,8–2,3 auf 1000 Geburten** zwar erfreulicherweise selten, andererseits ist dieselbe in Risikogruppen 20mal höher als in der Normalbevölkerung. Besondere Risiken stellen eine familiäre Belastung, Infektionen und andere Risiken während der Schwangerschaft wie Röteln, Toxoplasmose, andere virale und bakterielle Infekte, Alkohol, Drogen, Medikamente, Frühgeborene sowie Kinder mit weiteren Fehlbildungen, insbesondere im Bereich der Nieren, dar. Insgesamt sind ca. 120 Syndrome bekannt, bei denen Schwerhörigkeit obligatorisch oder fakultativ eine Rolle spielt.

Die Forderung, daß eine angeborene Schwerhörigkeit in den ersten 3 Lebensmonaten diagnostiziert und mit einer Therapie spätestens ab dem 6. Monat begonnen werden sollte, ist allgemein unumstritten. Um dies zu realisieren, sind flächendeckende Screeninguntersuchungen erforderlich, an denen alle Neugeborenen teilnehmen. Schwerhörigen Kindern muß eine intensive Förderung zuteil werden: Selbst wenn nur eine Resthörigkeit vorhanden ist, ist durch eine beidseitige Hörgerätanpassung in den ersten Lebenswochen, ggf. die Implantation eines Cochlearimplantats, den Besuch einer Frühförderungseinrichtung, eines Kindergartens und einer Schule für Hörgeschädigte noch eine oft erstaunlich weitgehende soziale Integration möglich (☞ 1.6.1, 1.10). In Deutschland wird ein Hörschaden derzeit im Alter von 22 Monaten vermutet und weitere 9 Monate später diagnostiziert; die adäquate Therapie beginnt mit 36 Monaten!

Pädaudiologische Aspekte

Für die audiometrische Untersuchung von Neugeborenen, Säuglingen und Kleinkindern ist die Beachtung einiger Besonderheiten wichtig. Insbesondere subjektive Hörtests stellen in unterschiedlichem Maß Ansprüche an die Mitarbeit der Kinder, so daß bei der Wahl des Testverfahrens zum einen das Entwicklungsalter (nicht das kalendarische Alter!), zum anderen die Verfassung der Kinder einbezogen werden muß. Nicht selten können geistig behinderte Erwachsene in effektiver Weise mit einem Verfahren untersucht werden, daß primär für Kleinkinder entwickelt wurde.

Trotz praktisch normaler Hörschwelle des Innenohres zeigen Kleinkinder höhere Schwellen in der subjektiven Audiometrie. Die Bestimmung der Luft- und Knochenleitungshörschwellen einschließlich Vertäubung (☞ 1.3.6) ist meist bereits im 4. Lebensjahr möglich, die Untersuchungssituation sollte aber kindgerecht sein. Dies betrifft z.B. die Wahl des Schallsignals, also z.B. Kinderlieder statt Sinuston. Die Schallquelle muß in jedem Fall außerhalb des Sichtfeldes liegen. Die normalen Hörtests für Erwachsene können bei Kindern ab ca. 10 Jahren eingesetzt werden.

Obwohl **OAEs** bereits bei Frühgeborenen der 29. und 30. Gestationswoche meßbar sind, ist ein Nachweis in 100 % der Fälle – eine entsprechende individuelle Hörschwelle vorausgesetzt – erst **ab dem 3. Lebenstag des termingerecht geborenen Kindes möglich**. Wegen des schlechteren zeitlichen Auflösungsvermögens müssen in der Hirnstammaudiometrie niedrigere Reizfolgefrequenzen eingesetzt werden.

Untersuchungsmethoden

Als Screeningverfahren stehen unterschiedliche subjektive und objektive Methoden zur Verfügung, deren Tauglichkeit und Praktikabilität insbesondere als Hörscreening unterschiedlich bewertet werden:
- **Reflexbeobachtung** von motorischen Reflexen nach akustischen Klickreizen von ca. 70 dB (Moro-, Lidreflex)
- Genauere Ergebnisse liefern das **Crib-o-gramm** mit der Registrierung von Bewegungen des schlafenden Kindes in einem speziellen Bett und der **MIRA-Test** (Multichannel Infant Reflex Audiometry) mit dem Nachweis von Saug-, Atem- und Blickaktivität

- Messung des **Stapediusreflexes** (☞ 1.3.7)
- Registrierung von **otoakustischen Emissionen** (TOAEs, Distorsionsprodukte) als komplette Messung (☞ 1.3.9)
- Automatisierte **Screeninggeräte auf der Basis von TOAEs und Distorsionsprodukten,** neuerdings auch als frequenzspezifische Messung möglich
- **BERA**-Untersuchungen (☞ 1.3.8) sind in der Regel unerläßlich zur Quantifizierung des Hörschadens und zur Überprüfung kindlicher Hörgeräte
- Die **Verhaltensaudiometrie** mit Zuwendungs- und Ablenktests wird bei älteren Kindern eingesetzt

Während sich die oft noch von Kinderärzten eingesetzten Reflex- und Verhaltensbeobachtungen hinsichtlich ihrer Sensitivität und Spezifität als unzureichend herausgestellt haben, sind vor allem die automatisierten Screeninggeräte auf der Basis von otoakustischen Emissionen nicht nur äußerst zuverlässig, sondern auch schnell (Untersuchungsdauer < 1 Minute) und einfach einsetzbar.

1.3.11 Simulationsprüfungen

Ziel der Untersuchungen ist nicht, die Hörschwelle zu finden, sondern **bewußt falsche Angaben des Patienten zu erkennen** (Aggravation, Simulation). Hinweisgebend sind widersprüchliche Ergebnisse einzelner Hörtests oder ein abweichender subjektiver Eindruck vom Hörvermögen des Patienten. Ein objektiver Nachweis erfolgt durch BERA, OAE und die Stapediusreflexmessung.

Stenger-Test

Dieser Test ist die klassische Methode bei der Simulation einer **einseitigen Taubheit.**

Grundlage der Untersuchung ist der Umstand, daß der Schall auf dem Ohr wahrgenommen wird, das bei gleicher Hörschwelle mit einem um mindestens 12 dB höheren Schalldruckpegel beschallt wird. Das angeblich besser hörende Ohr wird permanent mit einem überschwelligen Ton beschallt, der Pegel auf dem schlechteren kontinuierlich erhöht. Der Simulant gibt vor, nichts mehr zu hören, sobald der Ton auf dem angeblich schlechteren Ohr lauter wird als auf dem gesunden Ohr.

Die Untersuchung läßt also auch einen Rückschluß auf die tatsächliche Lage der Hörschwelle zu.

Simulationsproben bei beidseitiger hochgradiger Schwerhörigkeit oder Taubheit

Die Untersuchungen nutzen den Umstand, daß die Lautstärke der gesprochenen Sprache durch das Ohr kontrolliert und reguliert wird. So besteht ein Regelkreis, der eine Anpassung des Schallpegels der eigenen Sprache an den Pegel des Störschalls durch Hintergrundgeräusche bewirkt. Bei steigender Umgebungslautstärke spricht man also unbewußt lauter.

Sprachverzögerungstest nach Lee

Der Patient liest einen Text vor, gleichzeitig wird ihm seine auf Band aufgenommene Stimme mit minimaler Verzögerung (0,2 Sekunden) über Kopfhörer zugespielt. Hört der Proband seine Stimme, beginnt er zu stottern.

Vorlesetest nach Lombard

Der Proband liest einen Text vor, über Kopfhörer wird er beschallt. Übersteigt der Schalldruckpegel des Störschalls die individuelle Hörschwelle, liest der Proband unwillkürlich lauter.

1.4 Untersuchungen des vestibulären Systems

Zur Untersuchung des Gleichgewichtssystems gehören die Prüfungen der vestibulospinalen Reflexe und die Nystagmusprüfungen. Vor der Prüfung sollten die Augenmotilität und das Gesichtsfeld orientierend untersucht werden.

1.4.1 Prüfung der vestibulo-spinalen Reflexe

Bei der Überprüfung der vestibulospinalen Reflexe sollten immer Untersuchungen der oberen und der unteren Extremitäten erfolgen.

Romberg-Versuch

Der Patient steht mit geschlossenen Augen und vorgehaltenen Armen. Bei einer **labyrinthären Läsion** besteht eine gerichtete Fallneigung auf die Seite des weniger erregbaren Labyrinths. Eine regellose Fallneigung weist auf eine **zentrale Läsion** hin.

Lassen sich die Schwankungen durch Öffnen der Augen nicht unterdrücken, ist dies ein Hinweis auf eine **Kleinhirnläsion** (zentrale Koordinationsstörung).

Unterberger-Tretversuch, Blindgang

Der Patient soll mit geschlossenen Augen ca. eine Minute lang auf der Stelle treten bzw. beim Blindgangversuch geradeaus gehen. Abweichungen über 40° oder kontinuierliche Abweichung von der Geraden sind pathologisch, die Bewertung erfolgt wie beim Romberg-Versuch.

Finger-Nase-Versuch

Patient streckt die Arme seitlich aus und führt dann mit geschlossenen Augen seinen Zeigefinger zur Nase. Der Versuch mißlingt bei **gestörter Tiefensensibilität** oder **zerebellärer Läsion**.

1.4.2 Nystagmusprüfungen

Bei der Durchführung der Nystagmusprüfungen (☞ 1.1.3 und 1.2.6) ist es wichtig, eine optische Fixation, die einen Nystagmus unterdrücken würde, zu verhindern. Dies geschieht entweder durch Aufsetzen einer Frenzel-Brille oder durch die Elektronystagmographie (ENG).

Die **Frenzel-Brille** ist eine Lupenbrille mit einer Stärke von +15 Dioptrien, die so hergestellt ist, daß der Patient aufgrund der hohen Brechstärke nicht fixieren kann. Der Untersucher sieht die Augen des Patienten im Brennpunkt der Brille liegend scharf, vergrößert und durch integrierte Lämpchen beleuchtet.

Beim **ENG** werden die Nystagmen bei geschlossenen Augen von Elektroden registriert und aufgezeichnet, indem der Dipolcharakter von Cornea (positiv geladen) und Retina (negativ geladen) genutzt wird.

Bei den pathologischen Nystagmusformen unterscheidet man zwischen einem **Spontannystagmus** und einem durch äußere Reize hervorgerufenen **Provokationsnystagmus**, also einem Nystagmus, der nur latent vorhanden ist.

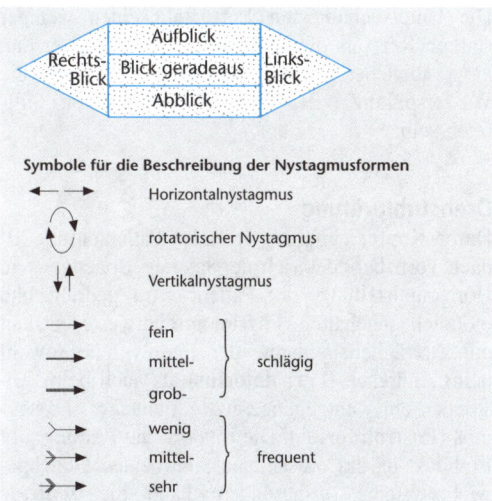

Abb. 1.16: Frenzel-Schema der Nystagmusuntersuchung.

den werden von den Patienten meist nicht angegeben. Eine Sonderform stellt der durch eine **Barbituratvergiftung** bedingte, grobschlägige Blickrichtungsnystagmus dar.

Graduelle Unterschiede sind feststellbar, wenn der Nystagmus nur beim Blick in die Richtung der schnellen Komponente (Grad 1), beim Blick geradeaus (Grad 2) oder auch beim Blick in die Gegenrichtung (Grad 3) nachweisbar ist.

Zugrunde liegen können:
- eine chronische Schädigung des peripheren Gleichgewichtsorgans → **Ausfallnystagmus** zur gesunden Seite
- eine ungenügende Hemmung eines Vestibularisgebietes aufgrund einer zentralen Läsion → **Enthemmungsnystagmus** zur geschädigten Seite

In dem **Schema nach Frenzel** werden Richtung, Frequenz und Stärke der Ausschläge eingetragen (☞ Abb. 1.16).

> **Merke!**
>
> Die Richtung eines Nystagmus entspricht vereinbarungsgemäß der Richtung der schnellen Komponente.

Spontannystagmus

Der Nystagmus tritt ohne äußere Reize auf und ist i.d.R. pathologisch. Er ist in den meisten Fällen von einem starken subjektiven Krankheitsgefühl mit **richtungsbetontem, systematischem Schwindel** und **vegetativen Symptomen** (Übelkeit, Erbrechen) begleitet. Die schnelle Komponente ist zur Seite des dominierenden Vestibulariskerngebietes gerichtet.

Ein **Blickrichtungsnystagmus** tritt vor allem bei horizontalen Bulbusauslenkungen von mehr als 30° in die jeweilige Blickrichtung auf und ist oft nicht leicht von einem nicht-pathologischen **Endstellnystagmus** (☞ 1.2.6) abzugrenzen. Der Nystagmus ist Ausdruck einer Koordinationsstörung im Bereich des Vestibulariskerngebietes, der Augenmuskelkerne und des Kleinhirns. Subjektive Beschwer-

Provokationsnystagmus

Lockerungsmaßnahmen

Durch heftige Reizung des Gleichgewichtssystems wird auch eine in Ruhe bereits vollständig kompensierte Störung wieder nachweisbar. Lockerungsmaßnahmen sind alle kurzen, heftigen Kopfbewegungen wie Kopfschütteln sowie schnelles Bücken und Wiederaufrichten. Der Kopf des Patienten wird bei der Untersuchung durch den Untersucher bewegt.

Lagenystagmus

Der Nystagmus wird durch die eingenommene Körperlage ausgelöst, der (dynamische) Lagewechsel ist nicht entscheidend. Im Rahmen der Untersuchung wird der liegende Körper des Patienten mehrfach (Reproduzierbarkeit!) langsam aus der Rückenlage in die Rechts- und Linkslage gedreht. In Seitenlage muß der Kopf durch Kissen unterstützt werden. Der Nystagmus kann richtungsbestimmt, regelmäßig in bestimmten Körperlagen richtungswechselnd und vollkommen ungerichtet sein. Die Ursache liegt meist zentral.

Lagerungsnystagmus

Auslösender Faktor ist neben der stark provozierenden Kopfhängelage vor allem der Lagewechsel. Aus dem Sitzen (Nullstellung) auf der Untersuchungsliege wird der Patient in eine liegende Position mit überhängendem Kopf gebracht und nach

10 Sekundes wieder aufgerichtet. Die Untersuchung wird mit seitlich gedrehtem Kopf wiederholt. Ein nach wiederholten Manövern ermüdender Nystagmus ist Hinweis auf eine sog. Kupulolithiasis (☞ 1.8.6). Ein länger andauernder und regelloser Nystagmus ist zentral bedingt; hier spielen **Erkrankungen der Halswirbelsäule** und **Durchblutungsstörungen im Vertebralis-Basilaris-Kreislauf** eine wesentliche Rolle.

Prüfung der Okulomotorik

An der Koordination der Augenbewegungen beim Fixieren eines sich bewegenden Gegenstandes sind Augenmuskelkerne, zentralvestibuläre Zentren und Kleinhirn beteiligt (☞ 1.2.6). Durch die Verschiebung des gesamten Gesichtsfeldes beim Verfolgen eines Gegenstandes (Pendel) werden konjugierte Augenbewegungen mit einer langsamen Phase in Richtung der Bewegung und einer raschen, zentralen Korrekturbewegung in Gegenrichtung ausgelöst. Der Gesunde kann einem im Sehfeld bewegten Pendel bis zu einer Frequenz von 1 Hz mit einer glatten Sinusbewegung der Augen folgen. Beim Erkrankten treten sakkadenartige Bewegungsstörungen auf. Die Bewegungen der schnellen Phase entsprechen dem optokinetischen Nystagmus, einseitiges Richtungsüberwiegen oder eine Bewegungsdissoziation sind Hinweise auf eine zentrale okulomotorische Störung mit pathologischen Veränderungen im Hirnstammbereich. So können **zentralvestibuläre von peripheren Störungen abgegrenzt** werden.

Thermische Labyrinthprüfung nach Hallpike

Seitengetrennte Untersuchung des Labyrinths am liegenden Patienten mit um 30° angehobenem Kopf. Der laterale Bogengang befindet sich so in Vertikalstellung. Durch Spülung des Ohres mit 30 °C und 44 °C warmem Wasser werden Endolymphbewegungen und Nystagmen ausgelöst. Im Normalfall ist der Nystagmus bei der Warmspülung in das gespülte Ohr und bei der Kaltspülung in das andere Ohr gerichtet. Unter- oder Unerregbarkeit einer Seite ist Hinweis auf eine periphere Funktionsstörung bzw. einen Ausfall; dagegen deutet das Überwiegen des Nystagmus in eine Richtung auf ein Ungleichgewicht in der zentralen Spontanaktivität hin.

Die Untersuchung mit Luft stellt einen weniger starken Reiz als die Untersuchung mit Wasser dar, kann aber bei einer Kontraindikation gegen die Wasserspülung (z.B. Trommelfellperforation) hilfreich sein.

Drehstuhlprüfung

Durch Kopfneigung des sitzenden Patienten um 30° nach vorn befindet sich der laterale Bogengang in Horizontalstellung, der Patient wird gedreht und plötzlich angehalten. Physiologischerweise entsteht durch Trägheitsmomente der Endolymphe sowohl beim Andrehen (**Perrotatorius**) als auch beim Abstoppen ein – entgegengesetzt gerichteter – Nystagmus (**Postrotatorius**). Die rotatorische Prüfung gibt Einblick in das Zusammenspiel beider Gleichgewichtssysteme, insbesondere kann die **zentrale Kompensation einer peripheren Störung beurteilt** werden.

1.5 Der Nervus facialis   **!!**

1.5.1 Anatomie   **!**

Der VII. Hirnnerv enthält als einziger Nerv alle Faserqualitäten und hat ein komplexes Innervationsgebiet (☞ Abb.1 im Farbbogen):
- **motorische** Fasern für die mimische Gesichtsmuskulatur und den M. stapedius
- präganglionäre **sekretorische** Fasern für Tränen-, Nasen- und Gaumendrüsen, Unterkiefer- und Unterzungenspeicheldrüsen (**N. intermedius**)
- **sensorische** Geschmacksfasern von den vorderen zwei Dritteln der Zunge
- **sensible** Fasern der Gehörgangshaut und Schmerzfasern

Von den fünf Kerngebieten der Medulla ziehen die **motorischen Fasern** als inneres Fazialisknie um den Abduzenskern (**medulläres Segment**), treten nach Vereinigung mit dem **N. intermedius** (sekretorische, sensible und sensorische Fasern) im Kleinhirnbrückenwinkel in die Zisterne und durch den Porus acusticus internus in den inneren Gehörgang (**meataler Abschnitt**). Der folgende **labyrinthäre Abschnitt** (**Fallopio-Kanal**) hat engen Kontakt zur basalen Schneckenwindung und zum lateralen Bogengang (☞ Abb. 1.17).

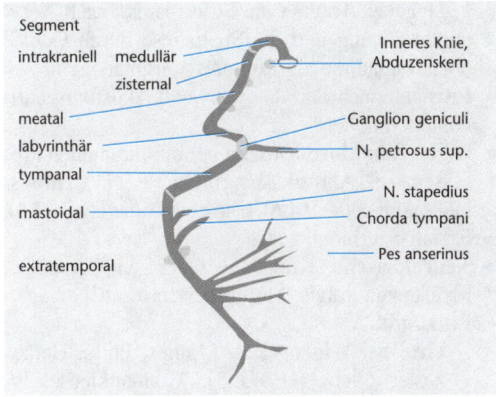

Abb. 1.17: Schema der Fazialisabschnitte und Abgänge der verschiedenen Äste.

Die **sekretorischen Fasern** werden im **Ganglion geniculi** umgeschaltet und verlaufen mit dem **N. petrosus superficialis major** zu Tränen-, Nasen- und Gaumendrüsen. Der **tympanale Abschnitt** verläuft horizontal an der medialen Wand des Epitympanums. Es folgt das vertikal verlaufende **mastoidale Segment,** das bis zum **Foramen stylomastoideum** reicht: Abgänge sind der **N. stapedius** mit motorischen Fasern zum M. stapedius und die **Chorda tympani** mit sensorischen Fasern von den vorderen zwei Dritteln der Zunge und sekretorischen Fasern zu den Glandulae submandibularis und sublingualis. Als kurzer Stamm tritt der Nerv aus dem Foramen stylomastoideum durch die Fossa retromandibularis in die **Glandula parotis (extratemporales Segment)** und teilt sich im **Pes anserinus** in seine motorischen Endäste zur mimischen Muskulatur auf.

1.5.2 Untersuchungsmethoden

Zu den **klinischen** Untersuchungen gehört neben der Inspektion und Palpation von Ohrregion und Gl. parotis die **Otoskopie.**

Mit **Funktionsprüfungen** wird die **Topodiagnostik** einer Läsion vorgenommen, durch die der Ort einer Fazialisläsion bezüglich der Ab- bzw. Zugänge der Teilnerven (N. stapedius etc.) festgestellt werden soll.

Durch die Prüfung der **Motorik der mimischen Muskulatur** kann zwischen einer peripheren und einer zentralen Parese unterschieden werden:

- Bei erhaltener Stirnastfunktion auf der paretischen Seite handelt es sich um eine **zentrale Lähmung**. Der Ort der Läsion liegt oberhalb des Fazialiskernes im Bereich der Capsula interna. Evtl. besteht zusätzliche eine Schädigung des N. abducens. Grund hierfür ist die Doppelinnervation des rostralen Fazialiskerns, aus dem der Stirnast seine Fasern erhält, durch beide Rindenfelder. Der kaudale Kern erhält lediglich Fasern aus der kontralateralen Hemisphäre.
- Ist auch der Stirnast paretisch, liegt eine **periphere** Fazialisparese vor.

Bei Läsionen des N. petrosus major oder des N. facialis zentral des Ganglion geniculi ist die sekretorische Leistung der Tränen-, Gaumen- und Nasenschleimhautdrüsen gestört.

Am leichtesten kann die Tränensekretion mit dem **Schirmer-Test** überprüft werden. Dabei wird ein Streifen Lackmuspapier in den Konjunktivalsack eingehängt und die innerhalb von 5 Minuten befeuchtete Papierstrecke gemessen. Bei intakter Tränensekretion wird das Papier auf einer Länge von mindestens 1,5 cm befeuchtet; pathologisch ist der Test, wenn die Sekretion der erkrankten Seite weniger als 70 % der gesunden beträgt.

Prüfung des N. stapedius (**Stapediusreflex**) ☞ 1.3.7.

Eine Läsion der Chorda tympani oder des N. facialis proximal des Abganges diagnostiziert man mit der **Gustometrie** (☞ 3.4.2). Die **Sialometrie** dient der Messung der Speichelproduktion der Glandulae submandibularis und sublingualis nach Stimulation mit Zitronensäure.

Eine **otoneurologische Diagnostik** ist erforderlich, um Erkrankungen des N. vestibulokochlearis bzw. des Corti-Organs auszuschließen, die Folge der topographischen Beziehung zwischen dem N. vestibulokochlearis und dem Innen- und Mittelohr sein können.

> **Merke!**
> Die genaue Kenntnis der Anatomie des N. facialis ist für die neurologische Diagnostik, insbesondere die Lokalisation des Schädigungsortes, von entscheidender Bedeutung.

Elektrophysiologische Untersuchungen

Die **Nervenerregbarkeitsmessung** (Nerve-excitability-Test nach Duchenne) überprüft die Muskelkontraktion der mimischen Muskulatur nach Stimulation durch eine präaurikulär aufgesetzte Reizelektrode. Gemessen werden die Reizschwelle und der intraindividuelle Seitenunterschied. Diese früher bedeutsamste Methode ist erst ab dem vierten Tag nach eingetretener Parese aussagekräftig, entscheidend ist ein Schwellenunterschied von mehr als 3,5 mA.

Die direkte Messung der Nervenleitungsgeschwindigkeit (**Elektroneurographie**) ist die heute wichtigste Untersuchungsmethode: Nach supramaximaler, perkutaner Stimulation wird das evozierte Oberflächen-EMG (Summenaktionspotential) von der Nasolabialfalte abgeleitet.

Eine Elektrodiagnostik sollte bei jeder Fazialisparese so früh wie möglich und anschließend als Verlaufskontrolle durchgeführt werden.

Keines der vorgestellten klinischen und elektrophysiologischen Testverfahren ist allerdings zu sicheren prognostischen Aussagen im Einzelfall verwertbar!

1.5.3 Fazialisparesen   !!

Die **periphere** Fazialisparese ist die häufigste Nervenerkrankung überhaupt (☞ Abb. 2 im Farbbogen). Angesichts des komplexen anatomischen Nervenverlaufes (☞ 1.5.1) sind die möglichen Ursachen vielschichtig, die Diagnostik entsprechend aufwendig (☞ 1.5.2).

Der Ort der Schädigung bei einer **zentralen** Fazialisparese, bei der die Funktion des Stirnastes erhalten ist, liegt intrazerebral (☞ 1.5.2). Diagnostik und Therapie fallen in das neurologische Fachgebiet.

Ätiologie

- **Angeborene** Paresen bei erblichen Leiden (Melkersson-Rosenthal-Syndrom, ☞ 9.4.2), durch intrauterine Schädigungen (Fehllage und Kompression, toxisch durch Thalidomid) und Geburtstraumen
- **Traumatische** Schädigungen nach Schädelbasisfrakturen (☞ 1.7.2). Unterschieden werden in Abhängigkeit vom zeitlichen Abstand zum vorausgegangenen Trauma die Sofortparese nach Nervdurchtrennung und die Spätparese durch Ödeme oder Hämatome als Kompressionsphänomene
- **Iatrogen** nach Parotis-, Ohr- und Akustikusneurinomoperationen
- Durch **Raumforderungen** bei intrakraniellen Prozessen (z.B. Akustikusneurinom, ☞ 1.11), Parotismalignomen (☞ 9.4.6), Cholesteatomen (☞ 1.7.4), Fazialisneurinomen
- **Neurologische** Krankheitsbilder wie Apoplex, Myasthenia gravis, Multiple Sklerose, Chorea
- **Entzündlich**
    - **viral** bei Windpocken, Mumps, Polio, Herpes zoster oticus (☞ 1.6.3), Mononukleose, Influenza
    - **bakteriell** bei Otitiden, Mastoiditis und Osteomyelitis durch unterschiedliche Erreger, Scharlach, Borreliose, TBC, Neurolues, Lepra
- Bei **autoimmunologischen** Erkrankungen (Arteriitis temporalis, Guillain-Barré-Syndrom, Heerfordt-Syndrom [☞ 9.4.2])
- **idiopathisch** als Bell-Parese

Bell-Parese

Die Diagnose Bell-Parese, die idiopathische Form der Fazialisparese, wird nach Ausschluß anderer Ursachen in ca. 70 % der Fälle gestellt. Beidseitiges oder rezidivierendes Auftreten ist möglich.

Ätiologisch werden verschiedene Faktoren diskutiert: familiäre Disposition, Gravidität/Menstruationszyklus, Hypertonie, nephrotisches Syndrom, Diabetes mellitus, „Streß", immunologische Reaktionen und nicht zuletzt nicht nachgewiesene Virusinfektionen sowie eine durch Zeckenbiß verursachte Borreliose.

Pathophysiologisch spielen möglicherweise neben der direkten Nervenläsion Ischämie, Ödembildung und Kompression, die sich z.T. wechselseitig bedingen und verstärken, eine wichtige Rolle.

Klinik

Häufig Prodromalsymptome wie Schmerzen der Ohrregion, Schwellungsgefühl und Taubheit der Wange. Die eigentliche Parese entwickelt sich innerhalb von 1–3 Tagen. Die motorische Lähmung kann inkomplett bleiben, die Frequenz des Auftretens einer Hyperakusis, von Geschmacks- und Drüsensekretionsstörungen variiert stark (insgesamt in ca. 50 % der Fälle). Diagnostik ☞ 1.5.2.

Therapie

Die heute übliche **Therapie nach Stennert** besteht in der Gabe von Kortikosteroiden (250 mg Prednisolon in absteigender Dosis über 10 Tage) und einer rheologisch-antiphlogistischen Infusionstherapie mit Dextran 40 und Pentoxifyllin nach Vorspritzen von 10 ml Promit® zur Anaphylaxieprophylaxe. Darüber hinaus werden die Patienten zum selbständigen Training der Gesichtsmuskulatur (Übungsbögen) angehalten. Bei länger bestehenden Paresen ist eine Elektrisierungsbehandlung zur Vermeidung einer neurogenen Muskelatrophie sinnvoll.

Diese Behandlung ist der Therapia nulla (ca. 40 % Defektheilungen) und der technisch schwierigen chirurgischen Nervendekompression überlegen.

Prognose

Die Prognose einer Fazialisparese ist mit > 80 % Heilungen insgesamt günstig. Schwere und Dauer der Erkrankung hängen vom **morphologischen** Ausmaß der Schädigung ab. Bei der **Neurodyspraxie** liegt lediglich eine kurzfristig reversible funktionelle Neuritenstörung vor, bei einer **Neurapraxie** handelt es sich um eine segmentale Demyelinisierung (Regenerationszeit bis 6 Wochen). Eine Axondegeneration (**Axonotmesis:** mit Erhalt des Perineuriums) und eine **Neurotmesis** (mindestens partielle Zerstörung des Perineuriums) sind seltener, der Grad der letztendlichen Regeneration ist nach 6 Monaten ersichtlich, narbige Defektheilungen häufiger.

1.6 Klinik des äußeren Ohres !

1.6.1 Anomalien und Fehlbildungen !

Die Häufigkeit einer Ohrfehlbildung I. bis III. Grades (außer „abstehenden Ohrmuscheln") liegt in Deutschland bei **10 – 20 : 100 000 Lebendgeborene/Jahr**; abstehende Ohrmuscheln treten bei 5 % der Bevölkerung auf. Insgesamt 50 % aller Fehlbildungen im HNO-Bereich betreffen das Ohr. Embryogenetisch bestehen Fehlbildungen des I. und II. Kiemenbogens. Fehlbildungen des äußeren Ohres und des Mittelohres sind häufig kombiniert, solche des Innenohres eher isoliert.

Aurikularanhängsel !

Präaurikulär gelegene Hautläppchen mit oder ohne Knorpel (ektodermal, branchiogen), die auf Wunsch operativ entfernt werden (☞ Abb. 3 im Farbbogen). **Weitere Fehlbildungen (Mittel-, Innenohr, Nieren) sollten ausgeschlossen werden**. Bei fehlgebildeter Ohrmuschel kann die Haut im Rahmen einer Rekonstruktionsplastik verwendet werden.

Darwin-Höcker am Ohrmuschelrand sind morphologische Varianten.

Präaurikuläre Fisteln und Zysten !

Epitheliale Retentionsbildung oder Hemmungsfehlbildung der ersten Kiemenbögen. Klinisch findet man ein vor dem Ohr gelegenes Grübchen, das gelegentlich sezerniert (☞ Abb. 4 im Farbbogen). Fisteln enden gewöhnlich blind, können jedoch auch verzweigt und weitläufig in benachbarte Organe reichen, z.B. in die Gl. parotis. Entzündungen durch Sekretverhaltung sind möglich.

Therapie. Chirurgisch, evtl. nach Gangdarstellung mit Methylenblau.

Ohrmuscheldysplasien !!

Dysplasien ersten Grades

Klinik. Die meisten Strukturmerkmale der normalen Ohrmuschel sind vorhanden.

Die häufigste Fehlbildung ist eine meist asymmetrische **Ohrstellungsanomalie** („abstehende Ohren") mit Vergrößerung des Winkels zwischen Ohrmuschelachse und Mastoid über 30° (☞ Abb. 5 im Farbbogen). Dies kann Folge einer vergrößerten Concha oder einer mangelhaft angelegten Anthelixfalte sein.

Andere kleine Fehlbildungen sind das **Taschenohr** mit unter der Haut liegendem oberem und vorderem knorpeligem Helixanteil und das **Tassenohr** mit verkürzter Längsachse und überhängendem oberem Ohrmuschelanteil.

Therapie. Ohranlegeplastik mit Bildung einer Anthelixfalte, Conchareduktion und retroaurikulärer Hautresektion.

Taschen- und Tassenohr werden auf Wunsch des Patienten operativ ohne Haut- oder Knorpelübertragung korrigiert. Die Operation kann ab dem 5. Lebensjahr erfolgen.

> **Merke!**
> Die Operation sollte aus psychologischen Gründen vor der Einschulung stattfinden, die Ohrmuschel ist dann auch weitgehend ausgewachsen.

Dysplasien zweiten Grades

Klinik. Einige Strukturen der normalen Ohrmuschel sind vorhanden, andere fehlen.

Die wesentlichen klinischen Bilder sind die schwere **Tassenohrdeformität** und das kleine Ohr (**Mikrotie**).

Therapie. Zur operativen Korrektur sind Knorpeltransplantate (meist Rippe) und freie Hauttransplantate erforderlich. Das aufwendige Procedere mit mehreren Eingriffen setzt einen kooperationsfähigen, motivierten Patienten voraus und sollte erst mit ca. 8 Jahren erfolgen.

Dysplasien dritten Grades

Klinik. Von der normalen Ohrmuschel sind keine Strukturen vorhanden.

Es handelt sich um die schwere **Mikrotie** und **Anotie**, häufig in Kombination mit:
- Mittelohrfehlbildungen
- Fehlbildungen der gleichseitigen Gesichtshälfte
- Anomalien des Nervus facialis
- Anomalien des Nervus abducens

Die Kombination von Mikrotie, Gehörgangsatresie, Mikrogenie und Lidkolobom wird als **Dysostosis mandibulofacialis** (Treacher-Collins-Franceschetti-Syndrom, ☞ 1.7.1) bezeichnet. Es handelt sich dabei um eine dominant erbliche Entwicklungsstörung des ersten Kiemenbogens mit antimongoloider Augenstellung, Hypoplasie von Jochbein und Unterkiefer sowie Verbreiterung des Mundes.

Diagnostik. Hochauflösendes CT, Audiometrie.

Therapie. Bei einer **doppelseitigen Fehlbildung** und hochgradiger Schwerhörigkeit wird sofort nach Diagnosestellung beidseits ein **Knochenleitungshörgerät** angepaßt (☞ 1.8.10)!

Im **4. Lebensjahr** erfolgen die Mittelohrchirurgie und Bildung eines Gehörganges. Ab dem **8. Lebensjahr**, wenn eine entsprechende Menge Rippenknorpel ausreichender Festigkeit vorhanden ist, kann mit dem

Ohrmuschelaufbau in mehreren Sitzungen begonnen werden. Minimalziel ist, die Anpassung eines Luftleitungshörgeräts zu ermöglichen.

Bei **einseitiger Fehlbildung** sollte aus psychologischen Gründen eine Ohrmuschelplastik erfolgen. Bei normalem Hörvermögen eines Ohres ist die Indikation zur Mittelohrchirurgie wegen der bestehenden Komplikationsmöglichkeiten restriktiv zu stellen.

> **Merke!**
> Das Innenohr ist bei einer Dysplasie dritten Grades i.d.R. normal ausgebildet.

Gehörgangsstenose und -atresie   **!!**

Komplette oder inkomplette Stenose oder Atresie des Gehörgangs, die meist mit anderen Ohrfehlbildungen kombiniert ist. Die Stenose kann häutig oder knöchern sein.

Nach umfassender audiologischer Diagnostik und Dünnschicht-CT wird ein normal weiter Gehörgang aufgebohrt und mit Hauttransplantaten ausgeschlagen.

> **Merke!**
> Kindliche Hörstörungen in Zusammenhang mit Ohrfehlbildungen müssen unbedingt in den ersten Lebenstagen erkannt werden. Eine meist apparative Versorgung und eine Frühförderung sind erforderlich, um einen zeitgerechten Spracherwerb und damit eine normale geistige Entwicklung zu ermöglichen.

1.6.2 Traumen und nicht-entzündliche Erkrankungen

Otserom und Othämatom

Ätiologie und Klinik. An der Ohrmuschelvorderseite gelegenes Serom oder Hämatom durch Abscherung der mit dem Knorpel fest verwachsenen vorderen Ohrmuschelhaut, meist aufgrund stumpfer Gewalteinwirkung.

Therapie. Drainage der Flüssigkeit durch Fenestrierung des Conchaknorpels von hinten und Aufnähen von Tupfern für mindestens eine Woche zur Rezidivprophylaxe. Eine Punktion ist meist erfolglos. Ggf. Antibiose.

Komplikationen. Bindegewebige Organisation („Blumenkohl-" oder „Ringerohr"), Infektion mit Knorpelnekrose.

> **Merke!**
>
> Bei Hämatomen, die über dem Knorpel von Ohrmuschel oder Nasenseptum (Septumhämatom) entstehen, sind immer eine breite Drainage und eine Rezidivprophylaxe erforderlich. Infektionen mit Abszeßbildung und oft ausgedehnten Knorpelverlusten bzw. bindegewebiger Organisation führen sonst nicht selten zu erheblichen Deformitäten (Ringerohr, Sattelnase).

Einriß- und Abrißverletzungen

Frische Verletzungen der Ohrmuschel mit partiellem bis subtotalem Abriß können wegen der guten Durchblutung meist primär readaptiert werden. Bei älteren Verletzungen bzw. nach Defektheilungen erfolgt eine Rekonstruktion durch Hautverschiebeplastiken. Total abgerissene Ohrmuscheln werden zunächst nach Entfernung der Haut unter der Mastoidhaut eingenäht. Der Wiederaufbau erfolgt sekundär, meist in mehreren Sitzungen.

Erfrierung

Grad I mit Ischämiezeichen und Hypästhesie, nach Wiedererwärmung Hyperämie, Schwellung und Schmerzen.

Grad II mit Blasenbildung,

Grad III mit Nekrosenbildung und definitivem Substanzverlust.

Therapie. Langsame Erwärmung und Gefäßdilatation (systemisch und lokal), ab Grad II lokal desinfizierende Maßnahmen und Antibiotikaprophylaxe mit dem Ziel, möglichst große Anteile der Ohrmuschel zu erhalten. Rekonstruktive Maßnahmen bei Defektheilungen.

Verbrennung und Verätzung

Übliche dreigradige Einteilung der Hautverbrennung:
- **Grad I:** Hautrötung
- **Grad II:** Blasenbildung
- **Grad III:** Nekrosenbildung

Therapie. Lokale und systemische antibiotische Maßnahmen, ab Grad II rheologische Therapie, bei Nekrosenbildung und Abstoßung von Gewebe sekundär plastische Rekonstruktion.

> **Merke!**
>
> Bei Verletzungen, Erfrierungen und Verbrennungen von Gesichtsweichteilen sollte wegen der großen Regenerationsfähigkeit keinesfalls primär Gewebe reseziert werden.

Verletzungen des Gehörgangs

Ätiologie. Umschriebene Hautablederungen sind oft Folge mechanischer Reinigungsversuche. Gehörgangsfrakturen mit Stufenbildung treten im Rahmen laterobasaler Schädelfrakturen auf (☞ 1.7.2), **Gehörgangsabrisse** kommen bei Ohrmuscheltraumen vor.

Therapie. Bei Abrissen erfolgt eine sofortige Readaptation, bei umschriebenen Verletzungen eine Zurückverlagerung der Haut, ggf. ein Defektverschluß durch ein freies Hauttransplantat. Wichtig sind Gehörgangstamponaden mit antibiotikahaltigen Salbenstreifen über mehrere Wochen zur Vermeidung einer Stenose.

Gehörgangsexostosen   !

Ätiologie. Umschriebene, je nach Ausprägung stenosierende Knochenhyperplasie des Gehörgangs, möglicherweise durch einen chronischen Kältereiz des Periostes ausgelöst (Schwimmer). Komplikationen durch Cerumen Obturans und Gehörgangsentzündungen.

Therapie. Möglichst subkutane operative Abtragung. Freiliegender Knochen wird mit ausgedünnter Vollhaut oder Spalthaut abgedeckt, langfristige Tamponade. **Iatrogenes Lärmtrauma** durch die Lärmentwicklung des Bohrers möglich, deshalb prä- und postoperative **audiometrische Kontrolle** und ggf. Therapie.

Cerumen obturans   !

Ätiologie. Normalerweise wird Ohrschmalz im Rahmen eines Selbstreinigungsprozesses des Ohres nach außen transportiert (☞ 1.1.1). Obturierende Pfröpfe bilden sich oft nach Reinigungsversuchen, bei denen das Cerumen lediglich tiefer in den Gehörgang gedrückt wird! Komplizierend treten Schalleitungsschwerhörigkeiten vor allem durch Quellungsprozesse nach dem Baden und Entzündungen des Gehörgangs auf (wichtigste Differentialdiagnose des Hörsturzes!).

Therapie. Entfernung durch Absaugen, Spülung (nicht bei Perforationen) oder mechanisch, ggf. nach vorheriger Auflösung harter Pfröpfe durch Applikation öliger Ohrtropfen.

Basaliom der Ohrmuschel ☞ 2.5.2

Therapie ☞ Abb. 6a, b und c im Farbbogen.

Gehörgangsfremdkörper

Ätiologie. Bei Kindern häufig Spielzeugteile, bei Erwachsenen Wattereste, Insekten u.a.

Therapie. Entfernung durch Spülung, Absaugen oder mechanisch mit Ohrhäkchen. Das Lumen obturierende Fremdkörper sollten nicht mit Pinzetten oder Zängelchen entfernt werden (Tieferschieben der Fremdkörper).

1.6.3 Entzündungen des äußeren Ohres

Entzündungen der Ohrmuschel

Entzündliche und tumoröse Erkrankungen der Haut treten grundsätzlich auch im Bereich des Ohres auf. Eine Auswahl wird in Kap. 2.5.2 behandelt.

Erysipel und Phlegmone

Ätiologie. Durch β-hämolysierende Streptokokken verursachte Erkrankung der Ohrmuschelhaut, die auch Gehörgang und Gesichtshaut betreffen kann. Im Gegensatz zur Perichondritis ist auch das Ohrläppchen betroffen (☞ Abb. 7 und 8 im Farbbogen).

Klinik. Schmerzhafte, überwärmte Rötung, evtl. Allgemeinsymptome, Lymphknotenschwellungen. Das Erysipel ist scharf begrenzt, die Phlegmone eher diffus.

Therapie. Penicillin oral, lokale desinfizierende oder antibiotische Verbände. Bei Abszedierung operative Drainage.

Chondrodermatitis nodularis helicis chronica

Schmerzhafte Knötchen unterschiedlicher Größe und unbekannter Ätiologie meist am oberen Helixrand. Die wesentliche Differentialdiagnose sind Gichttophi.

Therapie. Exzision und Histologie.

Perichondritis

Ätiologie. Ohrknorpelinfektion meist durch Staphylokokken, aber auch durch „Problemkeime", posttraumatisch, nach Operationen mit Knorpelfreilegung, nach Erfrierung, Verbrennung und Insektenstich oder im Rahmen eines autoimmunologischen Krankheitsgeschehens (z.B. Polychondritis). Ausgeprägte Formen einer nekrotisierenden Perichondritis mit teilweise umfangreichen Knorpeldestruktionen sieht man nach einer Radiatio (Radionekrose) der Ohrmuschel (☞ Abb. 9 im Farbbogen).

Klinik. Diffuse, schmerzhafte Rötung und teigige Schwellung der Ohrmuschel ohne Beteiligung des Ohrläppchens (DD Erysipel), putride Auflagerungen, regionäre Lymphadenitis.

Therapie. Lokal antiseptische Behandlung, systemische Antibiose. Bei Nekrosen operativ.

Entzündungen des äußeren Gehörganges: Otitis externa

Ätiologie. Entzündliche Erkrankungen der Gehörgangshaut können auf die Ohrmuschel, das Trommelfell (Myringitis) und auch auf das umgebende Weichteilgewebe übergreifen. Meist sind Erwachsene betroffen, bei allgemeiner Abwehrschwäche (z.B. Diabetiker) sind schwerwiegende Verlaufsformen möglich (☞ Sonderformen). Begünstigend wirken feuchtigkeitsbedingte Hautmazerationen (Schwimmer), Ventilations- und Abflußstörungen durch Exostosen und eine unsachgemäße Ohrreinigung (☞ Abb. 7 im Farbbogen).

Unterschieden werden virale und bakterielle Formen. Infektionen durch gramnegative Keime (besonders Pseudomonas aeruginosa und Proteus) überwiegen Staphylokokkeninfektionen bei weitem. Besonders bei chronischen oder rezidivierenden Otitiden spielen das atopische und seborrhoische **Ekzem** und die **Psoriasis vulgaris** eine entscheidende Rolle. Wichtig sind außerdem **Mykosen** (besonders Schimmelpilze und Candida albicans). Auch **Allergien** kommen als Kontaktallergie (nickelhaltiger Schmuck) und als Folge einer Lokaltherapie mit einem Antibiotikum oder Kortikoid vor.

Klinik. Man unterscheidet **akute exsudativ-feuchte** und **chronische trocken-schuppende Formen.**

Zu den Symptomen gehören **Juckreiz** oder **Schmerzen im Bereich des Ohres.** Typisch sind Tragusdruck- und Ohrmuschelzugschmerz sowie Kauschmerz bis zur Kieferklemme. Bei schweren Formen treten auch Allgemeinsymptome und bei starken Schwellungen eine Minderhörigkeit auf.

Diagnostik. Otoskopisch findet man bei den akuten Formen eine Rötung und unterschiedlich ausgeprägte ödematöse Schwellung des Gehörgangs und evtl. des Trommelfells oder auch der Ohrmuschel. Außerdem kann eine seröse oder putride Sekretion mit Krustenbildung auftreten. Mykosen gehen mit einem watteähnlichen Belag von weißer, grünlicher oder grünlich-schwarzer Farbe einher. Bei Ekzemen ist die Haut trocken, gerötet und schuppend.

Sekret und Pilzrasen werden ggf. **mikrobiologisch untersucht.** Bei chronischen Verlaufsformen müssen das gesamte Integument einbezogen und eine Allergie ausgeschlossen werden.

Besteht im Zusammenhang mit einer Otitis externa ein schwergradiges lokales und allgemeines Erkrankungsbild, sollte **nach einer Resistenzschwäche,** insbesondere nach einem Diabetes mellitus gefahndet werden. Eine Röntgendiagnostik dient dem Ausschluß einer knöchernen Destruktion.

Therapie. Wiederholte Reinigung des Gehörgangs zur Keimreduktion, ggf. nach Abschwellung mit kortikoidhaltigen Externa. Besonders bei unkomplizierten, akuten Formen steht die desinfizierende Lokaltherapie (Alkohol oder Farbstoffe) im Vordergrund. Nach Abstrichuntersuchungen sollten zeitlich beschränkt lokal Antibiotika, Kortikoide (Ekzem) und Antimykotika (Pilze) angewandt werden. Besonders bei hartnäckigen bakteriellen Otitiden ist die Pseudomonaswirksamkeit des Präparates wichtig. Externa werden auf Mullstreifen, die regelmäßig gewechselt werden, in den Gehörgang eingebracht.

In Fällen, in denen eine systemische Antibiose erforderlich ist, erfolgt dies mit betalactamasestabilen Aminopenicillinen oder Cephalosporinen der 2. Generation. Meist wird jedoch letztendlich die Wirksamkeit gegen Pseudomonaden entscheidend sein. Bei myko-

tisch-bakteriellen Mischinfektionen ist das Breitspektrum-Antimykotikum Ciclopiroxolamin (Batrafen®) wegen seiner antibakteriellen Wirksamkeit günstig.

Sonderformen !!

Otitis externa circumscripta, Furunkel !!
Infektion eines Haarfollikels vor allem durch Staphylokokken mit einer umschriebenen Hautrötung und Knotenbildung sowie zentraler Abszedierung.

Begünstigt wird die oft sehr schmerzhafte Entzündung durch mechanische Manipulationen im Gehörgang.

Therapie. Lokalantibiotische Salbenbehandlung, evtl. Inzision. Frühzeitig systemische Antibiose mit einem betalactamasestabilen Penicillin oder Cephalosporin.

> **Merke!**
> Bei rezidivierenden Furunkeln oder einer Furunkulose sollte immer eine Allgemeinerkrankung, insbesondere ein Diabetes mellitus, ausgeschlossen werden.

Otitis externa maligna (necroticans) !!
Dramatisches Krankheitsgeschehen mit hoher Letalität bei Patienten mit schlecht eingestelltem Diabetes mellitus oder Abwehrschwäche aus anderen Gründen! Es handelt sich immer um eine **Pseudomonadeninfektion.**

Klinik. Lang dauernde, granulierende Otitis mit putrider Sekretion, die auf Weichteile, Knorpel und Knochen übergreift. Evtl. Fazialisparese und Parese anderer Hirnnerven.

Diagnostik. Abstrichuntersuchung, Röntgen, CT.

Therapie. Chinolone oral, in den meisten Fällen hochdosierte systemische Antibiose mit einem Pseudomonas-wirksamen Penicillin oder Cephalosporin. Gute Einstellung des Diabetes. Ausgedehnte chirurgische Sanierung.

> **Merke!**
> Die Otitis externa bei einem Diabetiker oder aus anderen Gründen abwehrgeschwächten Patienten muß intensiv lokal und systemisch antibotisch behandelt werden. Bei verzögertem Heilungsverlauf ist eine frühzeitige Klinikeinweisung erforderlich.

Herpes zoster/Zoster oticus !!

Reinfektion durch Varicella-Zoster-Viren mit typischem morphologischem Bild: Bläschen auf gerötetem Grund im Bereich des äußeren Ohres. Für den HNO-Arzt bedeutsam ist der Befall des VII. und VIII. Hirnnervs. Durch Defektheilungen können eine **Schallempfindungsschwerhörigkeit** bis zur Ertaubung und eine **Fazialisparese** verbleiben! Oft lang anhaltende **Neuralgien.**

Therapie. Aciclovir (Zovirax®) oral oder intravenös, Vitamin-B-Komplex und besonders bei Hirnnervenbeteiligung Cortison. Lokale Behandlung zur Verhinderung einer Superinfektion (z.B. Farbstoffe).

> **Merke!**
> Bei einem Zoster oticus können durch Defektheilungen eine **Schallempfindungsschwerhörigkeit** bis zur Ertaubung und eine **Fazialisparese** verbleiben!

Otitis externa bullosa/haemorrhagica, Grippeotitis

Schmerzhafte virale Otitis. Otoskopisch sieht man Bläschen mit blutig-serösem Inhalt im Gehörgang und auf dem Trommelfell. Wichtigste Komplikation ist die Beteiligung des N. vestibulokochlearis, daher sollte ein Audiogramm zum Ausschluß einer Schallempfindungsschwerhörigkeit erfolgen.

Therapie. Austrocknende Lotionen (z.B. Farbstoffe). Bei Innenohrbeteiligung: ☞ 1.8.7.

Dermatologische Erkrankungen und Hauttumoren des Ohres ☞ 2.5.2.

1.7 Klinik des Mittelohres

1.7.1 Fehlbildungen

Fehlbildungen des Mittelohres treten meist in **Kombination mit großen Fehlbildungen des äußeren Ohres und Gehörgangsatresien** auf (☞ 1.3.1). Isolierte Fehlbildungen der Ossikelkette sind selten, müssen aber im Einzelfall bei einer unklaren Schallleitungsschwerhörigkeit ausgeschlossen werden. Liegt doch eine isolierte Ossikelfehlbildung vor, ist am häufigsten der Stapes betroffen.

Fehlbildungen treten auf als:
- Gehörgangsstenosen oder -atresien
- Anlagestörungen der Paukenhöhle (teils nur ein schmaler Spalt)
- Anlagestörungen des Aditus ad antrum

Die Ossikelkette kann in diesen Fällen oft komplett einschließlich der Stapesfußplatte fehlen. So ist die Verbindung zum Innenohr nicht hergestellt. Darüber hinaus ist die Kombination mit einer Labyrinthfehlbildung möglich. Der **N. facialis** ist in **20 % der Fälle** mitbetroffen.

Die Erkrankungen treten bei **Embryopathien** (Rubeolen, Thalidomid) oder im Rahmen von **Fehlbildungssyndromen** wie der **Dysostosis mandibulofacialis** (Franceschetti-Syndrom), einer dominant erblichen Entwicklungsstörung des ersten Kiemenbogens mit antimongoloider Augenstellung, Hypoplasie von Jochbein und Unterkiefer sowie Verbreiterung des Mundes, auf. Regelmäßig findet man auch bei den **Trisomien 13, 15 oder 18** Ohrfehlbildungen (Behandlung ☞ 1.3.1).

1.7.2 Traumatologie

Verletzungen des Trommelfells !

Ätiologie. Die häufigsten Ursachen sind **Druckwellentraumen** (ca. 60 %) durch Explosionen und Ohrfeigen (Kompression der Luftsäule von Concha und Gehörgang). Weitere Ursachen sind Barotraumen, in 15 % mechanische Trommelfellverletzungen (☞ 1.7.3), durch unsachgemäße Ohrreinigung. Thermische Verletzungen z.B. durch Schweißperlen (Metallperlen, die beim Schweißen entstehen) führen aufgrund thermisch-chemischer Prozesse zu schlecht heilenden Defekten (☞ Abb. 10 im Farbbogen).

Klinik. **Sofortiger stechender Schmerz und Schwerhörigkeit**, evtl. Tinnitus und Schwindelbeschwerden.

Diagnostik. Otoskopischer Nachweis von **schlitz- oder sternförmigen Perforationen**, die meist den vorderen unteren Quadranten betreffen. Die blutigen Ränder können zur Paukenhöhle hin eingeschlagen sein. Bei thermischer Verletzung treten auch großflächige Defekte auf. Entzündliche Komplikationen mit einer Otorrhö sind möglich.

Es besteht eine Schallleitungsschwerhörigkeit, ein Innenohrtrauma muß ausgeschlossen werden.

Therapie. Trommelfellschienung mit Silikonstreifen nach Auskrempeln der Wundränder. Bei älteren kleinen Defekten kann nach Anfrischen der Wundränder eine Schienung versucht werden; heilt der Defekt nicht, ist eine **Tympanoplastik** erforderlich (☞ 1.7.4, Chronische Otitis media).

Schweißperlenverletzungen machen meist eine Tympanoplastik erforderlich, wegen der schlechten Heilungstendenz sind Nachoperationen häufig. Verbleibt eine Schalleitungskomponente trotz eines verheilten Trommelfells, muß eine Verletzung der Ossikelkette (Luxation, Fraktur, Defektheilung) durch eine Tympanoskopie ausgeschlossen werden (ggf. Tympanoplastik).

Felsenbeinfrakturen !!!
(Syn. oto- oder laterobasale Frakturen)

Meist handelt es sich um Berstungsbrüche, die im Rahmen eines Polytraumas oder eines isolierten Schädel-Hirn-Traumas auftreten, bei letzterem in 50 % der Fälle. **Die begleitende Commotio cerebri ist obligatorisch!** Die Behandlung von Felsenbeinfrakturen durch den Otologen muß wegen oft lebensbedrohlicher weiterer Verletzungen in ein Gesamtkonzept eingepaßt werden und ist dann erst nachrangig möglich. Auch diagnostische Maßnahmen, die apparativ aufwendig sind oder die Mitarbeit des Patienten erfordern, können meist erst zeitlich versetzt erfolgen.

> **Merke!**
> Bei jedem Schädeltrauma muß sobald wie möglich eine fachärztliche Untersuchung hinsichtlich einer Beteiligung von Rhino- und Otobasis erfolgen.

Pyramidenlängsfraktur !!!

In 85 % der Fälle liegt eine Pyramidenlängsfraktur mit einem Frakturlinienverlauf parallel zur Pyramidenhinterkante vor. Die Fraktur entsteht durch **seitliche Gewalteinwirkung** (☞ Tab. 1.2).

Klinik
- Vorübergehende Ohrblutung
- Fazialisparese in 20 %, meist als Spätparese (☞ 1.5.3)
- Selten Otoliquorrhö bei Zerreißung der Dura: Liquornachweis durch Bestimmung von Glucose und β_2-Transferrin
- Primäre Schalleitungsschwerhörigkeit

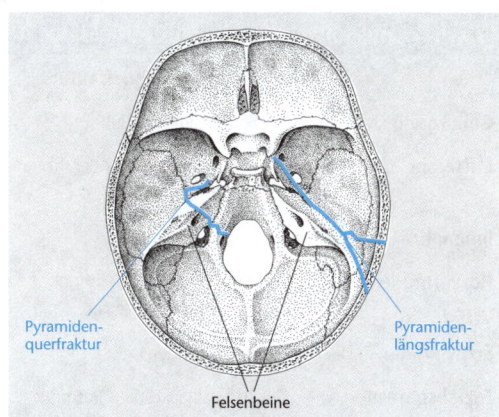

Abb. 1.18: Felsenbeinfrakturen – Frakturlinienverlauf.

- Innenohrsymptome als Folge einer Commotio labyrinthi, einer Mikroverletzung oder einer Rundfenstermembranruptur

Diagnostik
- Klinisch
- Otoskopisch: randständiger Trommelfelldefekt, Gehörgangsfraktur mit Stufenbildung
- Röntgenuntersuchung nach Schüller und Stenvers
- Immer auch CT des Schädels

> **Merke!**
> **Sofortparese** des N. facialis nach Durchtrennung des Nerven. **Spätparese** durch Ödem oder Hämatom im Knochenkanal.

Pyramidenquerfraktur !!!

Ätiologie. Bei der Pyramidenquerfraktur verlaufen die Frakturlinien quer zur Pyramidenhinterkante und strahlen in das Labyrinth oder den inneren Gehörgang (Gewalteinwirkung von okzipital) ein (☞ Tab. 1.2).

Klinik. Im Vordergrund steht die **Innenohrsymptomatik** (Schwerhörigkeit oder Taubheit, Vestibularisausfall mit Spontannystagmus zur gesunden Seite). **Sofortparese des N. facialis** in 50 % der Fälle (☞ 1.5.3). Rhinoliquorrhö durch Abfluß des Liquors über die Tube bei intaktem Trommelfell (evtl. blutigtingierter Paukenerguß).

Diagnostik. Das diagnostische Vorgehen entspricht dem der Pyramidenlängsfraktur.

Tab. 1.2: Vergleich von Längs- und Querfrakturen des Felsenbeins

	Pyramidenlängsfraktur	Pyramidenquerfraktur
Gehörgang	Stufenbildung, Blutung	Unauffällig
Mittelohr	Hämatotympanon oder Trommelfellriß mit Blutung	Meist unauffällig, selten Hämatotympanon
Innenohr	Meist unauffällig	Fast immer beteiligt
Hörvermögen	Schalleitungsschwerhörigkeit	Schallempfindungsschwerhörigkeit oder Ertaubung
Schwindel	Selten otogen	Starker Drehschwindel mit Ausfallnystagmus
Fazialisparese	20 %, meist Spätparese	50 %, meist Sofortparese
Liquorrhö	Selten	Häufig über die Tube in den Nasenrachen

Therapieprinzipien. Die Therapieprinzipien sind bei Längs- und Querfrakturen des Felsenbeins gleich.

Ausgedehnte Duraverletzungen, Meningitiden, Hirnverletzungen, Sinusblutungen und eingedrungene Fremdkörper machen eine **sofortige chirurgische Intervention** erforderlich.

Relative Operationsindikationen stellen Trümmerfrakturen, Frakturen bei vorbestehender chronischer Otitis media und traumatische Fazialisparesen dar.

Bei Trommelfellperforation und besonders bei Liquorrhö systemische Antibiose (Meningitisgefahr). Der chirurgische Verschluß des Duradefektes ist nur erforderlich, wenn der Liquorfluß nicht spontan sistiert (anderes Vorgehen als beim Rhinobasisdefekt, ☞ 2.5.10). Ein persistierender Trommelfelldefekt wird auf dem Wege einer Tympanoplastik verschlossen. Bei Labyrinthtraumen rheologische Maßnahmen und symptomatische Schwindelbehandlung.

Bei Fazialisspätparese oder unvollständiger Parese konservative Therapie (☞ 1.12.2).

Komplikationen und Spätfolgen. Auf in die Paukenhöhle versprengte Plattenepithelanteile muß geachtet werden, da sie zur Entstehung eines **Cholesteatoms** führen können. Geplante Operation werden nötig, bei persistierender Schalleitungsschwerhörigkeit, trotz intakten Trommelfells, oder sekundärem Cholesteatom (Tympanoplastik).

1.7.3 Tubenfunktionsstörungen **!!!**

Tubendysfunktionen führen zu **Störungen der Belüftung, Drainage und Protektion des Mittelohres**. Am häufigsten führt eine funktionell oder mechanisch bedingte Tubenobstruktion zu einer Minderbelüftung des Mittelohres, umgekehrt entfällt bei der ständig offenen Tube der Protektionsmechanismus (Refluxotitis).

Ätiopathogenese

Durch **Fehlbildungen** bedingte Dysfunktionen treten meist bei Gaumenspalten auf, seltener bei Dysplasiesyndromen (z.B. Trisomie 13, Pierre-Robin-Syndrom, ☞ Abb. 11 im Farbbogen). Die häufigste Ursache kindlicher Tubenfunktionsstörungen sind hyperplastische **Adenoide**. Sie stellen ein mechanisches Hindernis dar, sind ggf. zusätzlich i.S. einer Schleimbarriere wirksam und können auch im Rahmen eines immunologischen Geschehens bedeutsam sein. Weitere Ursachen sind hyperplastische Tonsillen, die die Bewegungen des Gaumensegels einschränken, oder **epipharyngeale Tumoren.** Ein gestörter mukoziliarer Transport kann entzündlich bedingt sein oder durch ein Kartagener-Syndrom, ☞ 2.5.6); darüber hinaus sind immunologische oder allergische Faktoren bei einer gestörten Tubenventilation wirksam. Im Erwachsenenalter stehen **Ventilationsstörungen der Nase** (Septumdeviation, Muschelhyperplasie), eine Rhinitis oder Sinusitis im Vordergrund.

Aus dem Tubenverschluß resultieren ein Unterdruck im Mittelohr, der möglicherweise Folge einer Luftresorption durch die Schleimhaut ist, und konsekutiv ein Schleimhautödem. Es sammelt sich seröses Transsudat in der Paukenhöhle (**Serotympanon**). Im Paukenerguß sind andererseits häufig Bakterien nachweisbar (bis 80 % der Fälle); der Paukenerguß könnte sich dementsprechend auch aus einem bakteriellen Infekt (Otitis media) entwickeln.

Bei länger dauerndem Unterdruck wandelt sich die Paukenschleimhaut zu einem sekretorisch und immunologisch aktiven Zylinderepithel. Das Sekret wird zunehmend viskös (**Seromukotympanon**).

Klinik und Anamnese

Klinisch bestehen ein Druck- oder Wattegefühl im Ohr und eine Schwerhörigkeit. Der Zustand kann sich plötzlich (Erkältungsinfekt) oder protrahiert (Adenoide) entwickeln. Von besonderer Bedeutung ist eine Schwerhörigkeit, die während der Sprachentwicklung für einen Zeitraum von mehreren Wochen oder gar Monaten besteht. Nicht selten kommt es zu einer Sprachentwicklungsverzögerung, insbesondere aber einer Dyslalie; kommen andere Faktoren hinzu, können sogar allgemeine Entwicklungsverzögerungen eintreten (☞ 7.3).

Diagnostik

Bei der Ohrmikroskopie sieht man ein retrahiertes Trommelfell. Beim akuten Serotympanon ist das Trommelfell evtl. entzündlich verdickt, der Paukenerguß bildet einen Spiegel oder Blasen. Bei länger bestehendem Erguß atrophiert das Trommelfell, der Paukenerguß wird bernsteinfarben.

Eine Untersuchung der Nase, des Nasen-Rachen-Raumes und der Nasennebenhöhlen ist immer erforderlich, bei Paukenergüssen im Erwachsenenalter muß dabei auch ein Malignom ausgeschlossen werden!

Es besteht eine unterschiedlich ausgeprägte Schallleitungsschwerhörigkeit (zwischen 10 und 50 dB), eine zusätzliche Innenohrkomponente ist möglicherweise Folge einer verminderten Schwingungsfähigkeit der Rundfenstermembran. Das Tympanogramm weist eine abgeflachte Kurve auf oder eine Kurve mit maximaler Leitfähigkeit bei Unterdruck (☞ 1.3.7).

Therapie

Insbesondere akute kindliche Paukenergüsse haben eine **hohe Spontanheilungstendenz**. Wenn kein Infekt im Nasen-Rachen-Raum vorliegt, sind physikalische Maßnahmen mit **Tubendurchblasungen** (Valsalva- oder Politzer-Manöver), bei Kindern das Aufblasen von Luftballons, ggf. mit speziellen im Handel angebotenen Systemen, die mit der Nase aufzublasen sind, wirksam. Die Behandlung mit **abschwellenden Nasentropfen** wirkt unterstützend, Mukolytika und Steroide sind nicht sinnvoll.

Persistierende seromuköse und muköse kindliche Paukenergüsse werden operativ behandelt. Wichtigste therapeutische Maßnahme ist die **Adenotomie** (AT, Ausnahme: Spaltenträger). Der Einsatz weiterer Maßnahmen wird kontrovers diskutiert. Zu diesen gehört vor allem eine **Parazentese.** Die Parazenteseöffnung ist normalerweise nach wenigen Tagen wieder verschlossen. Ist aufgrund einer chronischen Tubeninsuffizienz eine längerfristige Drainage erforderlich (lange bestehende Paukenergüsse, mehrfache operative Behandlungen in der Vorgeschichte, Spaltenträger, atrophisches Trommelfell), müssen Verweilröhrchen eingelegt werden. Bei stark hyperplastischen Tonsillen kann eine Tonsillektomie, bei ausgeprägter Muschelhyperplasie eine Muschelbehandlung in Betracht gezogen werden.

Im Erwachsenenalter ist oft die Behandlung von Nase und Nebenhöhlen erforderlich.

Sonderformen und Komplikationen

Ständig offene Tube
Ätiologie. Tubendysfunktion mit insuffizientem Tubenverschluß durch verminderten Druck des peritubaren Gewebes (Kachexie, hormonell bei Frauen, Narbenzug) oder funktionell durch Schnüffeln (Sniffen: gewohnheitsmäßiges „Hochziehen" der Nase und dadurch bedingter Unterdruck im Nasen-Rachen-Raum). Aufsteigende Infektionen aus dem Nasenrachenraum können komplizierend auftreten. Meist harmloser, jedoch als unangenehm empfundener Zustand.

Klinik. Autophonie (Hören der eigenen Sprache). Bei der Otoskopie sind atemsynchrone Trommelfellbewegungen sichtbar, die auch durch ein Tympanogramm dargestellt werden können.

Therapie. Meist ist keine kausale Therapie möglich, die operative Verengung des Tubenostiums ist problematisch. Aufklärung über die Harmlosigkeit der Beschwerden.

Barotrauma

Ätiologie. Ein Barotrauma entsteht, wenn bei einer plötzlichen Änderung des Umgebungsdrucks der Druckausgleich durch die Tube mißlingt. Die größte Gefahr für die Ausbildung eines Barotraumas besteht beim Ausgleich eines relativen Unterdrucks im Mittelohr (Flugzeuglandung, Abtauchen).

Klinik
- Schleimhautödem und -einblutung
- Paukenerguß
- Trommelfellperforationen, besonders beim Tauchen
- Perilymphfisteln (Innenohrtraumen ☞ 1.8.2)
- Schmerzhafter Ohrdruck
- Tinnitus
- Schalleitungsschwerhörigkeit, ggf. kombinierte Schwerhörigkeit bei zusätzlichem Innenohrtrauma

Therapie. Wiederherstellung der Tubenfunktion. Ggf. operative Maßnahmen bei Trommelfellperforation oder Perilymphfistel (☞ 1.5.2 und 1.8.2).

> **Merke!**
> Bei einer chronischen, aber auch bei einer akuten Tubenventilationsstörung im Rahmen einer Rhinitis oder Sinusitis besteht absolutes Tauchverbot. Es können bedrohliche Situationen durch Funktionsstörungen des Gleichgewichtsorgans auftreten.

Adhäsivprozeß

Ätiologie. Bei chronischer Tubeninsuffizienz und zusätzlicher Trommelfellatrophie durch den Verlust von Kollagenfaserstrukturen entsteht eine Trommelfellretraktion, die zunächst durch Lufteinblasungen reversibel ist. Später verwächst das Trommelfell mit der medialen Paukenwand, es kann zu einer **kompletten Obliteration der Paukenhöhle** kommen.

Komplizierend ist in 60% der Fälle mit einer **Zerstörung der Ossikelkette** zu rechnen. In 25% der Fälle entsteht ein **Cholesteatom.** Dies gilt insbesondere für die epitympanale Taschenbildung (Pars flaccida). Später kommt es zu einer Zerstörung der lateralen Attikwand (☞ 1.7.4)

Therapie. Die ursächliche Therapie ist bei chronischer Tubendysfunktion schwierig, die **Rezidivrate hoch**. Bei kurzem Verlauf und problemlos ablösbarem Trommelfell sind u.U. **längerfristige Paukendrainagen** hilfreich. Ist dies nicht mehr möglich oder handelt es sich um epitympanale Retraktionstaschen, deren Basis nicht einsehbar ist, sollte eine **Tympanoplastik mit Unterfütterung von festem Material** (Knorpel) erfolgen.

1.7.4 Entzündliche Mittelohrerkrankungen   !!!

Otitis media acuta (OMA)   !!

Unter diesem Oberbegriff sind alle entzündlichen Erkrankungen der Mittelohrräume mit schnellem Beginn und kurzer Dauer (< 3 Wochen) subsumiert. Betroffen sind vor allem **Kinder unter 2 Jahren**, 80–90% erkranken mindestens einmal, 20–30% sogar mehr als sechsmal an einer akuten Otitis media (OMA).

Bei 6 Ereignissen pro Jahr spricht man von einer **rezidivierenden OMA**.

Ätiologie. Die häufigsten Erreger sind **Pneumokokken** und **Haemophilus influenzae**, bei Erwachsenen **grampositive Kokken**. Eine Steigerung der mikrobiellen Wirkung durch Viren wird angenommen. Es handelt sich in der Regel um eine tubogene Infektion nach einem Infekt der oberen Luftwege, bei der auch immunologische Faktoren eine Rolle spielen sollen. Hämatogene Infektionen sind selten. Bei vorbestehenden Trommelfellperforationen ist eine Infektion über den Gehörgang möglich.

Klinik. Pulsierender Ohrschmerz bei intaktem Trommelfell und Schwerhörigkeit, evtl. mit dumpfem Rauschen, sind die Hauptsymptome. Fieber ist nicht obligatorisch (meist < 38 °C). Kleine Kinder bieten oft vorwiegend Allgemeinsymptome (z.B. gastrointestinale Störungen) oder greifen gehäuft ans Ohr („Ohrzwang"). Es bildet sich ein Paukenerguß, der in 30% der Fälle spontan drainiert. Der Schmerz läßt sofort nach, die Trommelfellperforation verschließt sich meist bald. Komplikationen entwickeln sich in der Regel aus einer Mastoiditis (☞ unten).

Diagnostik. Otoskopisch gerötetes, aufgelockertes, schollig belegtes und vorgewölbtes Trommelfell, evtl. Perforation und Otorrhö sowie Schalleitungsschwerhörigkeit. Abstrichuntersuchung zur Therapiekorrekur bei komplizierten Verläufen.

Therapie. Die Mehrzahl der Otitiden, v.a. bei frühzeitiger Diagnosestellung, heilt unter einer Behandlung mit **abschwellenden Nasentropfen** (Belüftungsverbesserung) und **Analgetika** aus. Ist diese Behandlung nicht ausreichend, erfolgt eine **Antibiose:** Aminopenicillin mit oder ohne Betalactamaseinhibitor, Cephalosporine, Makrolide, Chinolone. Bei Therapieversagern nach Antibiogramm. In Fällen, in denen sich die Symptome trotz Antibiose nicht innerhalb von 2–3 Tagen zurückbilden, bei immungeschwächten Patienten und bei Kindern mit ausgeprägtem Krankheitsbild sollte eine **Parazentese** erfolgen.

Adenotomie bei chronischer Tubendysfunktion ☞ 1.7.3.

> **Merke!**
> Je jünger das an einer Otitis media erkrankte Kind ist, desto mehr stehen Allgemeinsymptome gegenüber den Lokalsymptomen im Vordergrund.

Sonderformen und Komplikationen

Grippeotitis ☞ 1.6.3, Otitis externa.

Mucosus-Otitis
Pneumococcus-mucosus-Infektionen, besonders von Säuglingen und bei Immunsupprimierten, haben einen schleichenden, symptomarmen und protrahierten Verlauf mit Ausbreitung der Infektion in die Nachbarschaft (Mastoiditis).

Masernotitis
Durch hämatogene Streuung und bakterielle Superinfektion entsteht eine akute Mittelohrentzündung. Für den Verlauf bedeutsamer sind jedoch die Innenohrbeteiligung und eine hieraus resultierende **Ertaubung.** Dies macht eine audiologische Diagnostik erforderlich. Wird eine Innenohrbeteiligung nachgewiesen, muß auch die antibiotische und rheologische Therapie (☞ 1.8.3) erfolgen.

Scharlachotitis
Eine unzureichende Antibiose im Rahmen der Therapie einer Scharlacherkrankung führt durch eine hämatogene Streuung zu einer heute seltenen **nekrotisierenden Otitis media mit Knochenzerstörung** und einer **bakteriellen Labyrinthitis** (☞ chronische Otitis media und 1.8.3).

Mastoiditis !!!
Ätiologie. Die Entzündung der Zellen des pneumatisierten Mastoids, insbesondere der periantralen Zellen, tritt als Schleimhautinfektion (Begleitmastoiditis) im Rahmen jeder akute Otitis media auf und bildet sich meist unter der Therapie zurück (☞ Abb. 12 im Farbbogen).

Bei hoher Virulenz der Erreger, einer verminderten Abwehrlage oder einer gestörten Drainage zur Paukenhöhle im Bereich des Aditus ad antrum entwickelt sich zunächst eine **granulierende**, dann eine **osteolytische Mastoiditis.** Obwohl mit zunehmender Verfügbarkeit potenter Antibiotika seltener geworden, stellt die Mastoiditis auch heute noch ein potentiell bedrohliches Krankheitsbild dar!

Klinik. Typisch für eine Mastoiditis ist das erneute Auftreten von Ohrschmerzen und -laufen nach einer Otitis media. Oft nach einem symptomfreien Intervall treten erneut ein starkes Krankheitsgefühl und Fieber auf. Bei Durchbruch der Eiterung durch die knöchernen Grenzen kommt es je nach Durchbruchsrichtung zu einer Senkung der hinteren oberen Gehörgangswand und einer entzündlichen Schwellung der retroaurikulären Haut mit abstehender Ohrmuschel. Die **Zygomatizitis** äußert sich in einer präaurikulären Schwellung. Bei einer Schwellung der seitlichen Halsweichteile spricht man von der **Bezold-Mastoiditis.** Es können auch intratemporale (Labyrinthitis, Fazialisparese) und intrakranielle (☞ 2.4.6) Komplikationen auftreten.

Diagnostik. In Ausnahmefällen kann das otoskopische Trommelfellbild normal sein. Tückisch sind vor allem Mastoiditiden im **Kindesalter**, wenn sie im Gegensatz zu der geschilderten typischen Klinik **subakute und chronische Verläufe** aufweisen und Kinder dann lediglich durch **Gedeihstörungen** auffallen. Prädisponierend für einen solchen Verlauf ist auch eine inadäquate konservative Therapie.

Im konventionellen Röntgenbild sind die **Verschattung** und der **Zellseptenverlust** besonders bei Kindern nicht immer sicher beurteilbar, deshalb bekommt gerade in dieser Patientengruppe das hochauflösende CT eine zunehmende Bedeutung.

Für Diagnosestellung und Therapieeinleitung sind bei unklaren klinischen Befunden die **Leukozytenzahl** (>10 000/µl) und die **Blutkörperchensenkungs-geschwindigkeit** (BSG) von großer Bedeutung, der kritische Wert liegt bei 30/60!

Therapie !!

Der größte Teil der granulomatösen und sämtliche osteolytischen Mastoiditiden, insbesondere nach Eintreten von Komplikationen, müssen operativ auf dem Wege einer **Mastoidektomie** behandelt werden (☞ Therapie Cholesteatom).

> **Merke!**
> Jede Mastoiditis, die mit einer Knochendestruktion einhergeht, muß unbedingt operativ behandelt werden.

Chronische Otitis media !!!

Es handelt sich um lang dauernde Entzündungen der Mittelohrräume.

Bei der chronischen **mesotympanalen Otitis media** ist lediglich die Schleimhaut betroffen, beim **Cholesteatom** (epitympanale Otitis media) kommt es zu einer Knochendestruktion.

Sonderformen stellen die Tympanosklerose, -fibrose und spezifische Entzündungen dar.

Chronische mesotympanale Otitis media

Ätiologie. Bei der chronischen Schleimhauteiterung besteht eine Entzündung der Schleimhaut und des subepithelialen Bindegewebes, das durch metaplastische Umwandlung zu einem **sezernierenden, respiratorischen Epithel** wird. Fakultativ können sich Granulationspolypen bilden und narbig-sklerosierende Veränderungen auftreten, die vor allem das (Rest-)Trommelfell betreffen. In ca. 25 % entsteht eine Ossikelläsion (☞ Abb. 13 im Farbbogen).

Ätiologisch spielen die **Tubendysfunktion** (☞ 1.7.3) und dadurch verursachte **akute Otitiden** die wesentliche Rolle. Genetische Faktoren, Folgezustände trau-

matischer Trommelfellperforationen (v.a. nach Schweißperlenverletzungen) sind nachrangig, in 40 % der Fälle ist keine Ursache nachweisbar.

Klinik und Diagnostik

Leitsymptome sind:
- eine lang andauernde oder rezidivierende schleimig-eitrige Otorrhö
- Trommelfellperforationen, bei der der Anulus fibrosus nicht betroffen ist („zentrale Trommelfellperforationen")
- Schalleitungsschwerhörigkeit

Eine im interauralen Vergleich zusätzliche Schallempfindungsschwerhörigkeit ist durch die fehlende Schallprotektion des runden Fensters (☞ 1.1.2) zu erklären und nach dem Trommelfellverschluß rückbildungsfähig. Die Innenohrkomponente kann aber auch unabhängig von der Otitis media sein (z.B. Altersschwerhörigkeit).

Im konventionellen Röntgenbild (Schüller-Aufnahme) findet sich eine unzureichende Pneumatisation oder eine Verschattung des Mastoids, ggf. aber auch Osteolysen (osteolytische Mastoiditis).

Therapie. Die Therapie besteht in einer Tympanoplastik, bei der die Trommelfellperforation verschlossen wird und, bei Zerstörung der Ossikelkette, auch eine hörverbessernde Maßnahme erfolgt (☞ unten). Ein laufendes, also akut entzündetes Ohr sollte zunächst durch eine abstrichgestützte Antibiose und regelmäßige Ohrsäuberungen „trockengelegt" werden. Gibt es einen Hinweis auf eine chronische Mastoiditis, muß unbedingt auch das Mastoid operativ saniert werden, sonst ist eine Rezidivperforation vorprogrammiert (☞ oben).

Vor jeder ohrchirurgischen Maßnahme muß die Tubenventilation geprüft werden. Bei Vorliegen einer Tubeninsuffizienz und entsprechender Klinik sind teilweise chirurgische Maßnahmen zur Verbesserung der Mittelohrbelüftung wie Adenotomie, Septumplastik oder Nebenhöhlenoperationen vorteilhaft (☞ 1.7.3).

Chronische Knocheneiterung (Cholesteatom)

Ätiologie und Pathogenese. Das pathologisch-anatomische Substrat des Cholesteatoms ist **verhornendes Plattenepithel in den Mittelohrräumen.** Das Cholesteatom besteht aus einer **Matrix** (Epithelschicht mit Plattenepithelzellen) und einer darunter gelegenen **Perimatrix** aus Granulationsgewebe. Durch die enzymatische Aktivität von **Osteoklasten** wird ortsständiger Knochen abgebaut. Es handelt sich um einen aktiven Prozeß, der als lakunäre Resorption stattfindet. Druckphänomene oder Ernährungsstörungen sind sicher von untergeordneter Bedeutung! Unterschieden werden zwei Formen:

- **Flaccidacholesteatom:** Die charakteristische Resorption des Trommelfellrahmens findet im Bereich der lateralen Attikwand (epitympanales Cholesteatom) statt. Es ist die häufigste Form.
- **Tensacholesteatom:** Die Knochendestruktion betrifft die hintere Gehörgangswand.

Neben einer gut abgrenzbaren, sackartigen Wachstumsform gibt es eine fingerartig infiltrierende Form, die besonders bei Kindern operativ oft schwer beherrschbar ist.

Die **Ossikelkette** wird in Abhängigkeit von der Erkrankungsdauer **in ca. 70 % der Fälle zerstört**. Meist sind der lange Amboßfortsatz oder die Stapesschenkel betroffen. Bedeutsam ist, daß die Ossikel durch subperiostales Wachstum auch von einem Cholesteatom infiltriert sein können, obwohl ihre Oberfläche intakt zu sein scheint. Zur Vermeidung von Rezidiven sollte deshalb die Verwendung der Ossikel

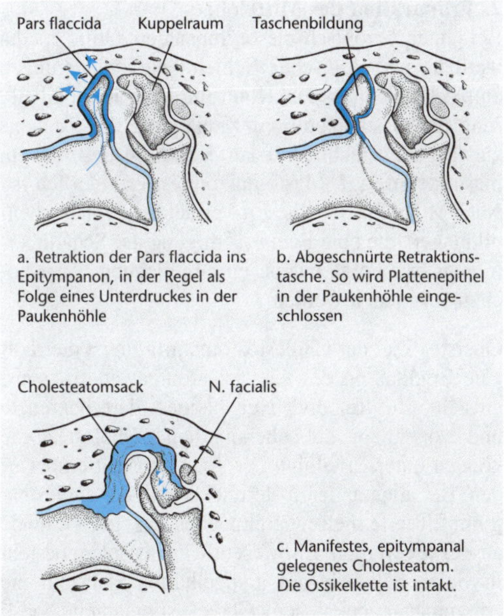

a. Retraktion der Pars flaccida ins Epitympanon, in der Regel als Folge eines Unterdruckes in der Paukenhöhle

b. Abgeschnürte Retraktionstasche. So wird Plattenepithel in der Paukenhöhle eingeschlossen

c. Manifestes, epitympanal gelegenes Cholesteatom. Die Ossikelkette ist intakt.

Abb. 1.19: Cholesteatomentstehung. Retraktionstaschenbildung.

bei hörverbessernden Maßnahmen im Einzelfall kritisch erwogen werden (☞ unten).

Pathogenese. Ätiologisch im Vordergrund steht nach heutigem Stand der Diskussion eindeutig die **Tubendysfunktion** (☞ 1.7.3). Es kommt zur Ausbildung einer **Retraktionstasche (prospektives Cholesteatom)** im Bereich des hinteren oberen Quadranten. Diese entsteht aufgrund einer verminderten Resistenz des Trommelfells besonders im Bereich der Pars flaccida. Durch eine vollständige Abschnürung wird Plattenepithel in der Paukenhöhle eingeschlossen, und der beschriebene aktive Wachstumsprozeß des nun **manifesten Cholesteatoms** beginnt. Eine Begleitentzündung spielt eine wichtige Rolle (☞ Abb. 1.19).

Papilläres Tiefenwachstum (Migrationstheorie) von Plattenepithel durch einen zumeist randständigen traumatischen oder entzündlichen Trommelfelldefekt in die Paukenhöhle ist pathogenetisch weit weniger bedeutsam.

Die Diagnose eines **angeborenen (genuinen) Cholesteatoms** ist problematisch und kann nur gestellt werden, wenn das Trommelfell intakt ist und das Ohr bis dato entzündungsfrei war (< 10 % der Fälle).

Plattenepithelversprengungen können auch bei laterobasalen Frakturen (☞ 1.7.2) oder iatrogen (Parazentese, Paukendrainage) vorkommen.

Klinik. Leitsymptome sind die **lang dauernde, fötide Otorrhö** und die **Schalleitungsschwerhörigkeit**. Deren Ausmaß ist allerdings nicht unbedingt Hinweis auf das Ausmaß der durch das Cholesteatom bedingten Zerstörung der Ossikelkette, da über die Cholesteatomschuppen selbst eine teilweise erstaunlich gute Schallübertragung möglich ist. Eine **Innenohrschwerhörigkeit** (Ertaubung), ebenso **Schwindelbeschwerden** mit **Nystagmus** und **Fazialisparese** sind Hinweis auf ein fortgeschrittenes Cholesteatom.

Diagnostik. Otoskopie: Das Trommelfell ist randständig perforiert, der Anulus fibrosus zerstört. In der Perforation können weißliche **Cholesteatomschuppen** sichtbar sein, nicht selten ist das eigentliche Cholesteatom aber hinter Granulationsgewebe („Ohrpolypen") versteckt.

Auf den **konventionellen Röntgenaufnahmen** finden sich eine verminderte Pneumatisation des Mastoids und evtl. ein epitympanaler knöcherner Defekt (☞ 1.3.3). Hinweisgebend ist auch die Abgrenzbarkeit von zwei oder drei Bogengängen. Besonders bei kindlichen Cholesteatomen, Rezidiven und Komplikationen bietet das **hochauflösende CT** detailliertere Informationen.

> **Merke!**
>
> Da in den meisten Fällen von cholesteatombedingten Komplikationen zunächst eine Arrosion des lateralen Bogenganges erfolgt, sollte vor jeder Operation das Fistelsymptom überprüft werden! (☞ 1.3.2).

Therapie. Es können im folgenden wegen der Komplexität der Thematik lediglich grundsätzliche Prinzipien der Tympanoplastik angerissen werden, auch die Diskussion über unterschiedliche Techniken und Materialien kann kaum vertieft werden. Zudem zeichnet sich in den letzten Jahren eine zunehmende Individualisierung der angewandten Technik ab, die sich in erster Linie an der speziellen Krankheitssituation des Patienten ausrichtet.

> **Merke!**
>
> Die einzig mögliche Therapie einer chronischen Otitis media ist die Tympanoplastik.

1. Verschluß der Trommelfellperforation (Myringoplastik)

- Die Operation kann grundsätzlich in Lokalanästhesie durchgeführt werden, bei ausgedehnteren Eingriffen, insbesondere längerer Bohrarbeit, wird meist der Vollnarkose der Vorzug gegeben. Der **operative Zugang** kann durch den Gehörgang („**transmeatal**") oder von **retroaurikulär** erfolgen. Letztgenannter Zugang wird besonders dann gewählt, wenn ein gut entwickeltes Mastoid saniert werden soll.
- Nach Eröffnung des Ohres wird zunächst Material zur Rekonstruktion des Trommelfells entnommen. Bei der Auswahl des geeigneten Materials spielen vor allem Größe und Lage der Perforation und die Tubenventilation eine Rolle. Kleine, günstig im Bereich der hinteren Quadranten gelegene Perforationen werden bei guter Mittelohrbelüftung mit Erfolg durch **Faszie des M. temporalis**, **Periost** vom Schädelknochen oder **Perichondrium** von der Concha rekonstruiert. Bei ungünstig im Bereich der vorderen Quadranten gelegenen Perforationen, Total- oder Subtotaldefekten und fortgesetzt insuffizienter Tubenventilation ist dem Einsatz von **Conchaknorpel** (z.B. „Palisadentechnik") oder **Concha-Perichondriumtransplantaten** der Vorzug zu geben, zumal bei dieser Technik auch die erzielbaren audiologischen Ergebnisse nicht nennenswert schlechter sind als durch die Rekonstruktion mit einem flexibleren Material.

- Zum Verschluß der Trommelfellperforation wird das Transplantat von den meisten Ohrchirurgen unterfüttert (**Underlay**). Zuvor wird das Resttrommelfell im Verbund mit einem Abschnitt der angrenzenden hinteren Gehörgangshaut (**tympanomeataler Lappen**) nach vorn geklappt (☞ Abb. 1.20). Trommelfell und Transplantat werden durch resorbierbare Gelantineschwämmchen und ggf. Silikonfolie stabilisiert.

- Bei der früher häufig angewandten **Auflagetechnik (Onlay)** wird der Trommelfellrest von Plattenepithel befreit (entepithelialisiert). Auf ein Faszientransplantat wird noch einmal Vollhaut aufgelegt. Auch wenn der Perforationsverschluß meist zuverlässig gelingt, sind die postoperative Verlagerung des Transplantates in Richtung Gehörgang und die – iatrogene – Cholesteatomentwicklung erhebliche Nachteile dieser Technik.

2. Präparation des Mittelohres

Bei einer chronisch-mesotympanalen Otitis media werden pathologische Schleimhautveränderungen entfernt, soweit es zur Kontrolle bzw. Remobilisierung der Ossikelkette, zur Freilegung des Zugangs zur Tuba Eustachii und zur Kontrolle des Antrum mastoideum (ggf. Mastoidektomie!) erforderlich ist. Nach Möglichkeit sollte zur Vermeidung von Narbenbildungen, die eine Beeinträchtigung der Schallübertragung zur Folge haben, eine Freilegung von Knochen vermieden werden.

Oberstes Ziel der Cholesteatomchirurgie ist die radikale Eradikation des Cholesteatomgewebes – sonst entsteht ein Rezidiv! Nur kleine, glatt begrenzte und vor allem gut übersichtliche Cholesteatome können unter Erhaltung der Anatomie entfernt werden. Bei allen anderen Befunden muß der cholesteatominfiltrierte Felsenbeinknochen bis ins Gesunde ausgefräst werden. Ein wesentliches Problem besteht in vielen Fällen in der mangelhaften Sicht auf die epitympanal gelegenen Cholesteatomanteile, also der „**Antrumkontrolle**". Hierbei muß im Einzelfall geklärt werden, ob die hintere Gehörgangswand erhalten, nach temporärem Abbau wieder aufgebaut werden soll oder ob eine dauerhafte Vereinigung von Gehörgang und Mastoidhöhle unter Bildung einer **„Radikalhöhle"** erforderlich ist.

Wird die Erhaltung der Gehörgangswand angestrebt, ist vor allem bei einem gut erhaltenen Mastoid eine **„Zwei-Wege-Technik"** mit parallelem Zugang durch den Gehörgang und das Mastoid von Vorteil. Der knöcherne Gehörgang kann (teil)reseziert und durch Conchaknorpel rekonstruiert werden. Bei unsicheren Befunden sollte das Ohr nach Ablauf eines Jahres auch ohne klinischen Anhalt für ein Rezidiv neu eröffnet werden (**„Second Look"**).

Die Bildung einer Radikalhöhle geht mit dem Abbau der hinteren Gehörgangswand und der Freilegung der Mastoidhöhle sowie weiterer, vom Cholesteatom infiltrierter Regionen des Felsenbeins einher. Das Trommelfelltransplantat wird unter Bildung einer höhenreduzierten Paukenhöhle auf den N.-facialis-Wulst aufgelegt; der Zugang zur Tuba Eustachii muß in die Paukenhöhle integriert werden. Diese Operationstechnik ist die sicherste, die Radikalhöhle bleibt aber auch nach Epithelialisierung des freigelegten Knochens auf Dauer pflegeintensiv.

> **Merke!**
> Oberstes Ziel der Cholesteatomchirurgie ist die radikale Eradikation des Cholesteatomgewebes – sonst entsteht ein Rezidiv!

Gehörverbessernde Maßnahmen. Die Art der gehörverbessernden Maßnahme richtet sich nach den vorgefundenen Veränderungen der Kette (**Typen nach Wullstein**, ☞ Abb. 1.20 und Tab. 1.3). Es gibt vier Operationstypen:

- **Tympanoplastik Typ I und II:** Die besten audiologischen Resultate erzielt man bei intakter oder nur gering geschädigter Kette, wenn eine Kettenrekonstruktion also nicht erforderlich ist.
- **Tympanoplastik Typ III:** Sie ist erforderlich bei einer weitergehenden Kettenzerstörung, die meist im Bereich des langen Amboßschenkels oder des

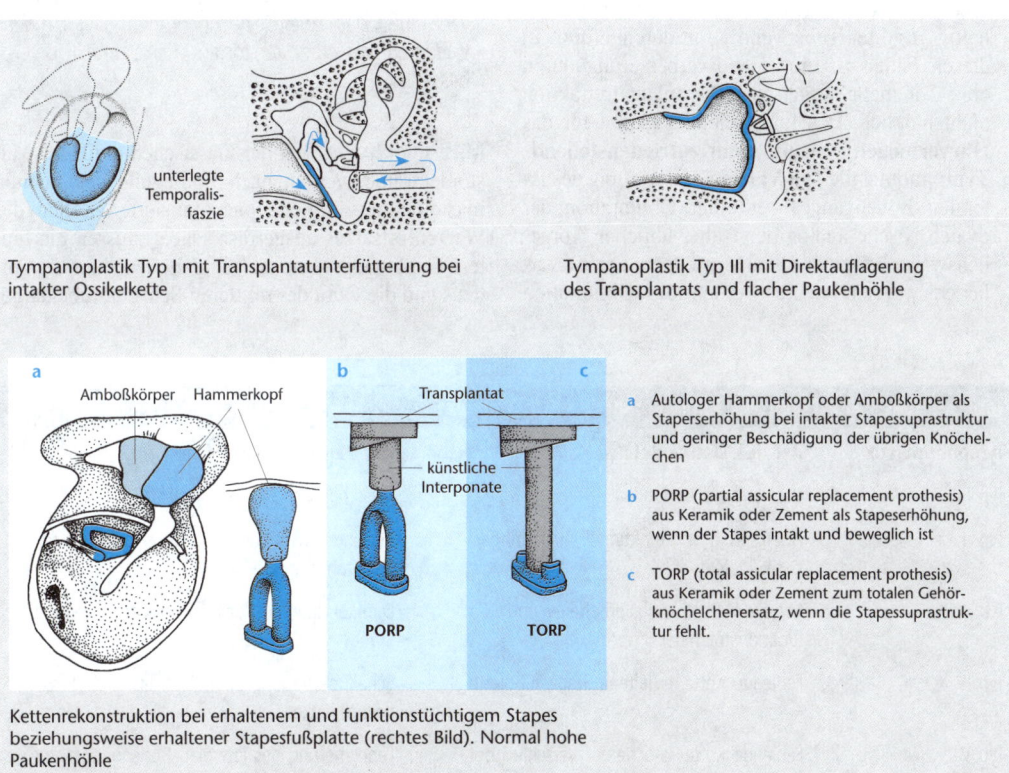

Tympanoplastik Typ I mit Transplantatunterfütterung bei intakter Ossikelkette

unterlegte Temporalisfaszie

Tympanoplastik Typ III mit Direktauflagerung des Transplantats und flacher Paukenhöhle

a Amboßkörper Hammerkopf

b Transplantat

künstliche Interponate

c

PORP

TORP

a Autologer Hammerkopf oder Amboßkörper als Staperserhöhung bei intakter Stapessuprastruktur und geringer Beschädigung der übrigen Knöchelchen

b PORP (partial assicular replacement prothesis) aus Keramik oder Zement als Stapeserhöhung, wenn der Stapes intakt und beweglich ist

c TORP (total assicular replacement prothesis) aus Keramik oder Zement zum totalen Gehörknöchelchenersatz, wenn die Stapessuprastruktur fehlt.

Kettenrekonstruktion bei erhaltenem und funktionstüchtigem Stapes beziehungsweise erhaltener Stapesfußplatte (rechtes Bild). Normal hohe Paukenhöhle

Abb. 1.20: Typen der Tympanoplastik nach Wullstein.

Stapes lokalisiert ist, oder wenn Hammer und Amboß reseziert werden müssen (Cholesteatom).

Ist nur der Stapes intakt, wird hierbei durch Aufsetzen einer **Stapeserhöhung** eine Verbindung zwischen Trommelfell und Innenohr hergestellt (sog. PORP, ☞ Abb. 1.20). Diese Konstruktion sollte entsprechend den physiologischen Verhältnissen als starrer Kolben arbeiten (☞ 1.1.4). Die normale Tiefe der Paukenhöhle bleibt erhalten.

Die audiologischen Ergebnisse sind denen, die bei einer direkten Auflagerung des Trommelfells auf den Stapes (**klassischer Typ III nach Wullstein**) erzielt werden, überlegen.

Ist auch der Stapesüberbau resorbiert und nur noch eine intakte und bewegliche Fußplatte übrig, erfolgt die Hörverbesserung durch Aufsetzen einer „Columella" auf die Fußplatte („Säulchen", sog. TORP, ☞ Abb. 1.20). Diese Situation entspricht der Schallübertragung bei Vögeln, die Hörergebnisse sind meist schlechter als bei einer Stapeserhöhung.

- **Tympanoplastik Typ IV:** Die direkte Schallübertragung auf das ovale Fenster mit Protektion des runden Fensters (flache Pauke) wird nur bei nachhaltig gestörter Tubenventilation durchgeführt. In diesen Fällen ist eine Gehörverbesserung durch eine Columella wegen der Transplantatretraktion nicht möglich. Das funktionelle Resultat für das **Hörvermögen** ist meist **nicht zufriedenstellend**.
- **Tympanoplastik Typ V:** Die Fenestrierung des lateralen Bogenganges bei einer Obliteration der ovalen Nische analog der früher üblichen Vorgehensweise bei einer Otoskleroseoperation ist verlassen worden. Heute werden die Obliteration

der ovalen Nische entfernt und ein Prothese interponiert.

Neben diesen klassischen und sicher am häufigsten angewandten Methoden der Hörverbesserung gibt es andere Implantate zur Kettenrekonstruktion. Das **Mittelohr** gilt als sehr **„materialtolerantes" Gebiet**: Implantate aus autogenem, autologem oder Fremdmaterial (z.B. Glaskeramik, Gold, Titan) werden mit guten audiologischen Ergebnissen eingesetzt (☞ Tab. 1.3)

Kann eine ausreichende Hörverbesserung auf mikrochirurgischem Wege nicht erzielt werden, sollte eine **apparative Hörverbesserung** angestrebt werden. Bei trockenem Ohr ist die Anpassung eines Luftleitungs-Hörgerätes möglich, im anderen Fall muß die Schallübertragung über die Knochenleitung erfolgen.

Merke!

Erstes Ziel der Operation einer chronischen Otitis media ist die Ausräumung des entzündlichen Gewebes oder Cholesteatoms und der Trommelfellverschluß. Das zweite, nachgeordnete Ziel ist der Wiederaufbau einer zerstörten Ossikelkette (Hörverbesserung).

Mastoidektomie. Bei der klassischen radikalen Mastoidektomie werden nach Freilegung des Planum mastoideum sämtliche pneumatisierten Zellen des Warzenfortsatzes ausgefräst. Dabei müssen die hintere Gehörgangswand ausgedünnt, der Sinus sigmoideus und die Dura der mittleren Schädelgrube darge-

Tab. 1.3: Klassische Typen der Tympanoplastik nach Wullstein.

Tympanoplastik	Art des Ossikeldefektes	Art der Rekonstruktion
Typ I	Ossikel nicht betroffen	Ausschließlich Myringoplastik
Typ II	Anatomisch und funktionell nur geringer Ossikeldefekt	Kettenrekonstruktion oder Direktauflagerung des Transplantates
Typ III	Kettenunterbrechung, erhaltener und funktionstüchtiger Stapes	Direktauflagerung des Transplantates auf den Stapes
Typ IV	Fehlende Kette, erhaltene Stapesfußplatte	Schallübertragung direkt auf das ovale Fenster, flache Pauke
Typ V	Fehlende Kette, knöcherner Verschluß der ovalen Nische	Fenestrierung des lateralen Bogenganges zur Schallübertragung

stellt und eine breite Passage über das Antrum zur Mittelohrhöhle geschaffen werden. Der Eingriff kann nach Bedarf in Richtung der pneumatisierten retrolabyrinthären Zellen oder Zygomatikuszellen erweitert oder im Sinne einer Antrotomie reduziert werden (☞ Abb. 1.21).

Komplikationen

- **Intratemporale** Komplikationen einer Otitis media gehen nahezu ausschließlich von einem Cholesteatom aus.
- **Intrakranielle Komplikationen** wie Sinusthrombose, Epi-, Subdural- oder Gehirnabszeß, Meningitis (☞ 2.4.6) sind entweder durch ein Cholesteatom oder eine Mastoiditis bedingt.
  Schon bei Verdacht auf eine **intrakranielle Komplikation** muß ein CCT durchgeführt werden. Bei begründetem Verdacht ist die **sofortige chirurgische Intervention** mit evtl. kombiniertem oto- und neurochirurgischem Vorgehen erforderlich.
- **Pyramidenspitzeneiterung** (Petrositis)
  Bei guter Pneumatisation kann sich eine einschmelzende Entzündung bis in die Pyramidenspitze ausdehnen. Das heute seltene Krankheitsbild betrifft vor allem **abwehrgeschwächte Patienten**.
- Als **Gradenigo-Syndrom** bezeichnet man die klassische Symptomentrias aus Abduzens- und Okulomotoriusparese sowie Trigeminusreizung.
- Ein **Mittelohrkarzinom** ist eine seltene Komplikation einer chronischen Otitis media nach langjährigem Verlauf, sollte aber bei jedem ohrchirurgischen Eingriff durch die Gewinnung einer Biopsie ausgeschlossen werden.

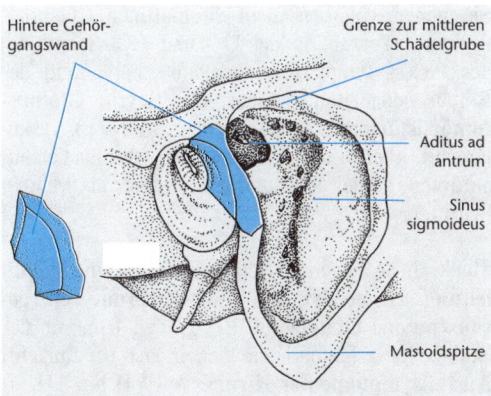

Abb. 1.21: Mastoidektomie, Cholesteatomchirurgie.

Hintere Gehörgangswand
Grenze zur mittleren Schädelgrube
Aditus ad antrum
Sinus sigmoideus
Mastoidspitze

Sonderformen einer chronischen Mittelohrentzündung

Paukenfibrose

Hinter dem intakten, weißlich verdickten Trommelfell ist die gesamte Paukenhöhle von Bindegewebe ausgefüllt. Es handelt sich möglicherweise um den Folgezustand einer Tubeninsuffizienz und rezidivierender Paukenergüsse.

Tympanosklerose

Durch rezidivierende Entzündungsereignisse kommt es zu einer hyalinen Degeneration und Verkalkung des subepithelialen Bindegewebes vor allem im Bereich des Trommelfells.

Eine eindeutige Operationsindikation stellt nur ein begleitendes Cholesteatom dar. Aufgrund der ausgeprägten Rezidivneigung der Sklerosebildung wird die operative Verbesserung der Schalleitung heute nur noch selten angestrebt und der **Hörgeräteversorgung** meist der Vorzug gegeben.

Tuberkulose !!

Heute seltene Erkrankung als Folge einer hämatogenen Aussaat mit **polypösen Paukenschleimhautveränderungen, ausgeprägter Schalleitungsschwerhörigkeit** und evtl. einer Fazialisparese. Multiple Trommelfellperforationen sind nicht, wie gelegentlich berichtet, typisch für eine Tuberkulose. Die gute **Pneumatisation des Mastoids** aber ist hinweisgebend.

Nach histologischer Diagnosesicherung zunächst tuberkulostatische Therapie und später Tympanoplastik.

Cholesteringranulom

Granulationsgewebe mit eingeschlossenem gelbbraunem Sekret, das als Reaktion auf eine Abfluß- und Ventilationsstörung keine selbständige Krankheit darstellt und besonders bei Cholesteatomen auftritt.

1.7.5 Otosklerose !!!

Ätiologie und Pathogenese. Substrat der Erkrankung ist ein stadienhaft ablaufender fehlgesteuerter Knochenumbau des Labyrinthknochens mit Abbau von mineralisiertem Knochen durch Osteoklasten und Ersatz durch zelluläre Anteile (→ Osteofibrose und -sklerose).

Für die klinische Manifestation entscheidend ist der Prozeß im Bereich des ovalen Fensters und die so verursachte **Fixierung der Stapesfußplatte**. Eine otosklerosebedingte Degeneration der Stria vascularis, des Lig. spirale und der äußeren Haarzellen ist nicht gesichert.

Betroffen ist überwiegend die **weiße Rasse**. **Frauen** erkranken doppelt so häufig wie Männer. Bei Frauen liegt die Inzidenz bei 12 % im Sektionsgut, es erkranken weniger als 1 %. Die Erkrankung manifestiert sich zwischen dem **15. und 40. Lebensjahr**, gehäuft im Rahmen einer **Schwangerschaft**. Eine Hörverschlechterung tritt bei 33 % auf.

Neben **hormonellen** Faktoren (hohe Östrogen- und Gestagenspiegel) werden **genetische** (autosomal-dominanter Erbgang), **enzymatische** (hohe Trypsinspiegel der Perilymphe), **virale und autoimmunologische Ursachen** diskutiert.

Klinik. Im Laufe von Monaten bis Jahren progredienter, teilweise in Schüben ablaufender **Hörverlust beider Ohren**, Manifestationszeitpunkt und Schweregrad sind meist unterschiedlich. **Paracusis Willisii** mit besserem Hören bei Nebengeräuschen. Häufig **Tinnitus** (> 75 %) und **Vertigo** (ca. 50 %, meist als Attackenschwindel).

Diagnostik. Unauffälliger Trommelfellbefund, in 10 % durchscheinende hyperämische Promontorialschleimhaut **(Schwartz-Zeichen)**. Unauffälliges Röntgenbild.

Im Tonschwellenaudiogramm: Schalleitungsschwerhörigkeit oder kombinierte Schwerhörigkeit, zu Beginn im tiefen Frequenzbereich (Carhart-Senke). Häufig Abflachung im Tympanogramm, fehlender Stapediusreflex. Gellé negativ.

Ob als Folge einer Otosklerose auch eine reine Innenohrschwerhörigkeit auftreten kann, ist umstritten.

Therapie. Bei Schalleitungsschwerhörigkeiten von mehr als 25 dB in den Frequenzen zwischen 1 kHz und 4 kHz (Hauptsprachbereich) ist die **Stapesplastik** mit dem Ziel der Wiederherstellung der Schallübertragung zum Innenohr die Therapie der Wahl (☞ Abb. 1.22). Die **Gehörverbesserung** gelingt **in > 90 % der Fälle,** ein **Tinnitus** wird **in 50 % beseitigt**. Operiert wird zunächst das schlechter hörende Ohr. Das Risiko einer Ertaubung liegt bei < 1 % (dann Hörgerätversorgung des anderen Ohres). Vorübergehende, auch heftige Schwindelbeschwerden sind postoperativ üblich.

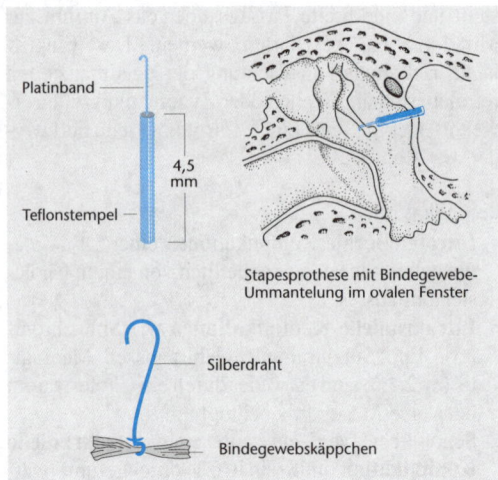

Abb. 1.22: Stapesplastik. Ersatz des entfernten Steigbügels durch eine Teflon- oder Silberdrahtprothese.

Bei der klassischen Stapesplastik werden der Steigbügel samt seiner Fußplatte entfernt, der Perilymphraum durch ein Bindegewebsläppchen abgedeckt und eine Verbindung zum langen Amboßfortsatz mittels einer Silberdraht- oder Teflonprothese hergestellt. Heute wird die Fußplatte oft lediglich perforiert; die Maßnahme kann auch mit dem Laser durchgeführt werden.

1.7.6 Tumoren des Mittelohres   **!!!**

Paragangliom   **!!**

Ätiologie und Pathogenese. Die sog. Glomustumoren sind die **häufigsten Tumoren des Mittelohres**. Sie gehen von den nicht-chromaffinen Chemorezeptoren (Perzeption der O_2- und CO_2-Spannung) des Plexus tympanicus der Paukenhöhle und des Bulbus venae jugularis aus. Der Begriff **Glomustumor** ist unpräzise. Die Tumoren sind stark vaskularisiert, können multizentrisch und familiär gehäuft auftreten. Frauen sind fünfmal häufiger als Männer betroffen.

Klinik. In absteigender Häufigkeit treten eine **Schalleitungsschwerhörigkeit, pulssynchrone Ohrgeräusche** und **Otalgie** auf. Bei großen Tumoren des Bulbus venae jugularis entwickeln sich oft zunächst **Ausfallsymptome der Hirnnerven VII bis XII**.

Diagnostik. Otoskopisch imponieren kleine Tumoren des Plexus tympanicus rötlich-blau schimmernd hinter dem Trommelfell.

Als bildgebende Verfahren werden **Dünnschicht-CT** und **MRT** eingesetzt. Eine **selektive Angiographie** erfolgt auch zur Klärung der präoperativen Möglichkeit einer Embolisation des Tumors.

Therapie. Die operative Entfernung **kleiner Tumoren** der Paukenhöhle (Typ A und B nach U. Fisch) ist auf **mikrochirurgischem Wege** möglich (Tympanoplastik). **Große Tumoren** werden als **Felsenbein-en-bloc-Resektat** nach Embolisation der zuführenden Gefäße operiert. Bei inoperablen Patienten sollte ein **Bestrahlungsversuch** erwogen werden.

Mittelohrkarzinom/Gehörgangskarzinom

Ätiologie und Pathogenese. Meist handelt es sich um **verhornende Plattenepithelkarzinome**, die häufig nicht von primären Gehörgangskarzinomen abgrenzbar sind (☞ Abb. 1.23). In der Pathogenese dieses insgesamt **sehr seltenen Tumors** spielen metaplastische Prozesse im Rahmen einer langjährigen Ohrsekretion bei einer **chronischen Otitis** ein wichtige Rolle.

Klinik. Schmerzhafte, fötide und blutige Otorrhö, im fortgeschrittenen Stadium Innenohrsymptome, Fazialisparese und andere Hirnnervenausfälle.

Diagnostik. Otoskopisch findet man blutende Granulationen und Zeichen eines destruierenden Wachstums.

Ausdehnungsbestimmung durch CT und MRT, Staging (Halslymphknotenbefall?).

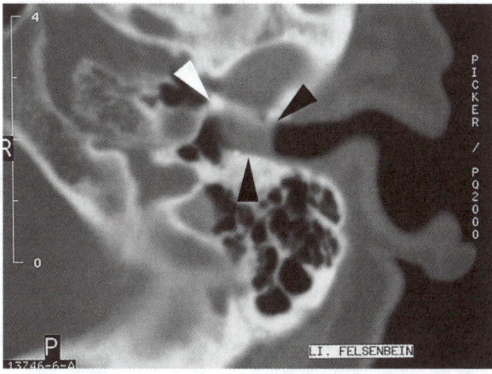

Abb. 1.23: CT eines Gehörgangskarzinoms.

1

Therapie. Ausgedehnte, **tumorumfassende Felsenbein-en-bloc-Operation**. Eine **Bestrahlung** erfolgt **postoperativ oder** im Sinne einer **Palliativmaßnahme**.

Die **Prognose** ist insgesamt **ungünstig**.

1.8 Klinik des Innenohres

1.8.1 Fehlbildungen und angeborene Innenohrerkrankungen

Die Einteilung der Innenohrfehlbildungen ist uneinheitlich. Meist werden drei Typen unterschieden:
- **Typ Michel** → vollständige Aplasie
- **Typ Scheibe** → rein membranöse Aplasie
- **Typ Mondini** → knöcherne Aplasie

Pathogenetisch liegt eine **Reifungsstörung** in der **3. Schwangerschaftswoche** (komplette Aplasie) oder in der **5.–8. Woche** (rein kochleäre Aplasie) vor.

Ererbte frühkindliche Hörschäden. Bei den **rezessiv** vererbten Innenohrerkrankungen ist meist die **beidseitige komplette Taubheit** bei Geburt bereits ausgeprägt.

Die **dominant** erblichen Formen betreffen das **knöcherne und häutige Labyrinth** und gehen mit einer progredienten Schallempfindungsschwerhörigkeit einher (**Alexander-Typ**). **X-chromosomal** erbliche Formen werden meist nur bei Männern manifest, die Entwicklung einer **Schwerhörigkeit** verläuft **nicht regelhaft**.

Neben diesen monosymptomatischen Formen treten genetisch bedingte Schwerhörigkeiten im Rahmen von zahlreichen Syndromen auf. Typisch sind **Kombinationen mit Augenfehlbildungen** (z.B. Usher- oder Refsum-Syndrom), **Nierenfehlbildungen** (z.B. Alport-Syndrom) und mit **Skelettanomalien** (z.B. Franceschetti-, Marfan-, oder Paget-Syndrom). Auch die **Trisomien 13** und **18** sowie das **Cri-du-chat-Syndrom** gehen regelhaft mit einer Innenohrfehlbildung einher.

Erworbene frühkindliche Hörschäden. Intrauterin erworbene Fehlbildungen bzw. Funktionsstörungen des Innenohres können verursacht sein durch:
- intrauterine Infektionen (Röteln, Toxoplasmose, Zytomegalie oder Lues connata)
- toxische Einflüsse (Thalidomid, Nikotin- oder Alkoholabusus der Mutter, Medikamente)

Auch **perinatal** kann es zur Entwicklung einer Schallempfindungsschwerhörigkeit kommen durch:
- Asphyxie
- Frühgeburt (Hämorrhagie der Cochlea)
- Kernikterus (Bilirubinablagerung im Kochleariskerngebiet)
- M. haemolyticus neonatorum

Diagnostik: audiologische Diagnostik (☞ 1.3.10), Dünnschicht-CT.

Therapie: sofortige Hörgerätversorgung, Sonderfördermaßnahmen (☞ 1.3.10.). Die Versorgung mit Cochlear Implants (☞ 1.10) muß bei prälingual Ertaubten möglichst frühzeitig erfolgen.

1.8.2 Traumatologie

Es werden mechanische Traumen von akustischen, zu denen auch das Barotrauma (☞ 1.7.3) gezählt wird, unterschieden. Hör- und Gleichgewichtsorgan sind getrennt oder gemeinsam betroffen, die besonderen Symptome der Krankheitsbilder werden im folgenden dargelegt. Pathologische otoskopische Befunde findet man nur bei zusätzlicher Mittelohrschädigung, der röntgenologische Befund ist unauffällig (Ausnahme: Pyramidenquerfraktur). Audiologische, vestibuläre und otoneurologische Veränderungen bei einer Innenohrläsion ☞ 1.3 und 1.4.

Eine ursächliche Therapie ist meist nicht möglich (Ausnahme Perilymphfistel), die Behandlung besteht in der Durchführung einer rheologisch-antiphlogistischen Infusionsbehandlung (☞ 1.8.7).

Mechanische Innenohrtraumen

Pyramidenquerfraktur
Felsenbeinfrakturen mit Einstrahlung der Frakturlinien in das Innenohr (☞ 1.7.2).

Stumpfes Schädeltrauma
Sofern keine **ohrnahe Fraktur** nachweisbar ist, entsteht die Innenohrschädigung, insbesondere nach okzipitaler Gewalteinwirkung, am ehesten durch eine **Knochenleitungsdruckwelle**. Die Folge ist eine **Commotio labyrinthi**. Neben einer Schädigung der Haarzellen werden auch translabyrinthäre Mikrofrakturen diskutiert. Meist sind beide Ohren in unterschiedlichem Ausmaß betroffen.

Klinisch stehen neben der **kochleären Schwerhörigkeit** häufig **vestibuläre Symptome**, **Tinnitus** und die Folgen der **Commotio cerebri** im Vordergrund.

Differentialdiagnostisch muß ggf. eine Perilymphfistel ausgeschlossen werden.

Die **Prognose** ist schwierig zu beurteilen, meist kommt es zu einer allmählichen Besserung der Symptome. Insbesondere bei ausgeprägter Läsion sind aber auch eine inkomplette Restitution oder sekundäre Verschlechterungen möglich (gutachterliche Fragestellungen!).

Perilymphfisteln
Rupturen der Membran des runden Fensters oder des Ringbandes der Stapesfußplatte mit Perilymphabfluß werden verursacht durch:
- Barotraumen (☞ 1.7.3)
- intrakranielle Drucksteigerungen nach Preßdruck, Anästhesie und durch venösen Rückstau
- Schädeltraumen

Nicht selten ist das verursachende **Trauma nicht feststellbar** oder wird nicht als solches erkannt, z.B. nach Heben von mittelschweren Lasten oder Pressen beim Stuhlgang.

Klinik. Nach **plötzlicher Ohrschmerzsymptomatik** mit Völlegefühl kommt es zu einer **fluktuierenden Schallempfindungsschwerhörigkeit** (95 %), **Schwindel** (70 %) und **Ohrgeräusch** (50 %). Die Symptome nehmen bei körperlicher Anstrengung und teilweise auch unter einer Infusionsbehandlung zu.

Therapie. Bei klinischem Verdacht sollten frühzeitig eine **Tympanoskopie** erfolgen und die Fistel mit Bindegewebe und Gewebskleber verschlossen werden. Die Verbesserung der Schwindelsymptomatik ist so zuverlässig möglich, die Prognose für das Hörvermögen ist möglicherweise abhängig vom zeitlichen Abstand zwischen Trauma und Operation.

Caissonkrankheit (Taucherkrankheit) !!

Beim Tauchen in über 10 m Tiefe und bei der Arbeit im Caissonsenkkasten wird deutlich mehr Sauerstoff, aber auch Stickstoff im Blut gelöst. Der **Stickstoff** bildet bei zu rascher Dekompression (Auftauchen) Blasen, die als **Mikroembolien im Kapillarnetz** sämtlicher Organe wirksam werden können.

Klinisch bestehen eine **Innenohrschwerhörigkeit**, **Tinnitus** und **Schwindel**; außerdem sind **Lungenembolien** und **neurologische Symptome** (Kribbelparästhesien, Anfallssymptome) möglich. Mittelohrbefunde ☞ 1.7.3.

Die Therapie erfolgt mit **hyperbarem Sauerstoff** ohne vorherigen medikamentösen Therapieversuch.

Akustische Traumen !!

Die lärmtraumatische Innenohrschädigung ist im wesentlichen Ausdruck einer **Schädigung der äußeren Haarzellen**. Im Rahmen der Diagnostik bietet sich deshalb neben dem Tonschwellenaudiogramm und den klassischen überschwelligen Hörtests die Bestimmung von otoakustischen Emissionen an (☞ 1.3.9). Bei chronisch lärmexponierten Arbeitnehmern werden routinemäßige audiometrische Kontrollen durchgeführt.

In der Therapie aller akuten akustischen Innenohrtraumen sollte nach erfolgloser **rheologischer Behandlung** im Einzelfall die Indikation zu einer hyperbaren Sauerstofftherapie diskutiert werden.

Knalltrauma !!

Ätiologie. Akustisch ausgelöste **Traumatisierung der Cochlea** durch Schallimpulse von weniger als 2 ms Dauer und einem Schalldruckpegel von 160–190 dB.

Ohne eine Läsion des Mittelohres wird eine Wanderwelle ausgelöst, die besonders im mittleren und apikalen Drittel der Basilarmembran eine Schädi-

gung der Haar- und Stützzellen sowie der Striae vasculares verursacht.

Klinik. Nach **stechendem Ohrschmerz sofortige Vertäubung** und kochleäre Schwerhörigkeit mit c^5-Senke, evtl. auch Schrägabfall im Mittel- und Hochtonsegment, **hochfrequenter Tinnitus**. **Kein Schwindel!**

Therapie. Trotz der **hohen Spontanheilungstendenz** sollte auch aus medikolegalen Gründen eine **rheologische Infusionsbehandlung** (☞ 1.8.7) durchgeführt werden. Eine Progredienz des Hörschadens scheint möglich (gutachterliche Fragestellungen).

Akustischer Unfall

Ätiologie. Bei einem akustischen Unfall wird das Innenohrtrauma durch die **Einwirkung mittlerer Schallstärken bei gleichzeitiger körperlicher Belastung** ausgelöst. Insbesondere durch eine Torquierung der oft vorgeschädigten HWS kommt es zu einer **Minderperfusion des Innenohrs.**

Klinik und Therapie. Akut einsetzende, zumeist einseitige pankochleäre Schallempfindungsschwerhörigkeit. Rheologische Infusionstherapie (☞ 1.8.7) bei unsicherer Prognose.

Akutes Lärmtrauma

Meist **symmetrischer kochleärer Hörverlust** mit **hoher spontaner Rückbildungstendenz** infolge längerer Lärmbelastung (z.B. Rockkonzert) und eine dadurch bedingte kochleäre Hypoxie. Die Übergänge zum Knalltrauma und bei wiederholter Exposition zur chronischen Lärmschwerhörigkeit sind fließend.

Diagnostik und Therapie. Schallempfindungsschwerhörigkeit mit typischer c^5-Senke. Eine **rheologische Infusionsbehandlung** sollte trotz hoher Spontanheilungsrate vor allem dann durchgeführt werden, **wenn** das schädigende **Ereignis mehr als 24 Stunden zurückliegt.**

Explosionstrauma

Ätiologie und Pathogenese. Gleichzeitige Mittel- und Innenohrschädigung durch Schalldruckwelle von mehr als 150 dB über mehr als 3 ms Dauer. Aufgrund der zeitlichen Ausdehnung des Traumas **zerreißt das Trommelfell**, die **Ossikel können**

luxiert oder frakturiert werden. Die Zerstörung der Labyrinthräume ist regellos und basisbetont, auch Perilymphfisteln sind möglich. Meist sind beide Ohren unterschiedlich stark betroffen.

Klinik. Otalgie, blutige Otorrhö. Neben einer **kombinierten Schwerhörigkeit** unterschiedlicher Ausprägung bis zur Ertaubung und **Tinnitus** treten häufig auch **Schwindel** und **Nystagmen** auf.

Therapie. Trommelfellschienung (☞ 1.7.2) und rheologische Infusionsbehandlung (☞ 1.8.7). Bei fortbestehender Schalleitungskomponente Tympanoskopie und ggf. Aufbau der Ossikelkette.

Die Prognose des Innenohrverlustes ist ungünstig, eine Progredienz der Hörstörung ist möglich (gutachterliche Fragestellungen).

Chronisches akustisches Trauma, chronische Lärmschwerhörigkeit

Ätiologie. Eine chronische Lärmexposition führt nach einer **zunächst nur vorübergehenden Schwellenabwanderung** (☞ Akutes Lärmtrauma) zu einer **irreversiblen kochleären Schwerhörigkeit**.

Durch die wiederholte, belastungsbedingte kochleäre Hypoxie kommt es zu einer Erschöpfung der kochleären Stoffwechselprozesse, besonders des Elektrolyttransportes, und einer Kaliumintoxikation der Haarzellen. Für die Entstehung eines chronischen Lärmschadens sind personenbezogene Belastungen mit **Schalldruckpegeln von mindestens 85 dB** erforderlich. Von Bedeutung sind außerdem die Lärmfrequenz mit kritischen Schalldruckpegeln von ca. 100 dB im Tiefton- und 80 dB im Hochtonbereich, Impulslärm, die Dauer der Exposition (i.d.R. Jahre) und die individuelle Lärmempfindlichkeit.

Während die chronische Lärmschwerhörigkeit nach herkömmlichem Verständnis nahezu ausschließlich Folge **beruflicher Lärmexposition** war, wird in den letzten Jahren zunehmend die Bedeutung von **Freizeitlärm** deutlich. Bei Reihenuntersuchungen 20jähriger konnten irreversible Innenohrverluste nach langjähriger Belastung durch elektroakustisch verstärkte Musik, Diskotheken- und Konzertbesuche nachgewiesen werden.

Klinik. Symmetrische, langsam zunehmende und deshalb erst spät bemerkte **kochleäre Schwerhörigkeit**, die zunächst als c^5-Senke einen umschriebenen Hörverlust darstellt, später auch die höheren und dann die tieferen Frequenzen betrifft. **Tinnitus** kann schon in der Frühphase vorhanden sein, **Schwindel fehlt**.

> **Merke!**
>
> Das Sprachverstehen bei einem chronischen Lärmschaden ist lange gut, ein Diskriminationsverlust fehlt meist bei einer reinen Lärmschwerhörigkeit!

Therapie. Eine ursächliche Behandlung ist nicht möglich, ggf. sollte frühzeitig ein **Hörgerät** angepaßt werden (☞ 1.9). Beruflich Lärmexponierte müssen einen persönlichen Lärmschutz tragen. Regelmäßige Kontrolluntersuchungen sind für diese Personengruppe vorgeschrieben. Die **Lärmschwerhörigkeit** ist die Berufskrankheit, derentwegen **am häufigsten eine Minderung der Erwerbsfähigkeit** gewährt wird (☞ 10).

> **Merke!**
>
> Bei jeder auch nur kurzfristigen großen Lärmexposition sollte unbedingt ein persönlicher Lärmschutz, möglichst in Form von Lärmschutzkappen, getragen werden.

1.8.3 Entzündungen des Innenohres: Labyrinthitis

Entzündungen des Innenohres gehen mit einer **Hörminderung bis zur Ertaubung** und Schwindelbeschwerden mit Nystagmus einher. Ein **Reiznystagmus** ist zunächst in das erkrankte Ohr gerichtet, nach komplettem Funktionsverlust besteht ein **Ausfallnystagmus** in das gesunde Ohr. Die früher im Vordergrund stehende **bakterielle Labyrinthitis** ist heute selten und wurde seit der konsequenten Antibiotikaanwendung **durch virale Formen verdrängt**, auch **Immunprozesse** spielen eine wichtige Rolle.

Bakterielle Labyrinthitis

Als **tympanogene** Komplikation einer Otitis media früher besonders bei Scharlachinfektion, heute eher als Komplikation von Mittelohroperationen oder einer otobasalen Fraktur. Fortleitung der Infektion durch Toxindiffusion besonders über das runde oder ovale (Stapedektomie) Fenster, bei Cholesteatomen in erster Linie durch eine Arrosion des lateralen Bogenganges. Neben der hochdosierten Antibiose ist ein operatives Vorgehen erforderlich (Tympanoplastik, Mastoidektomie, ☞ 1.7.4). Rheologische Infusionsbehandlung (☞ 1.8.7).

Die **meningogene** Labyrinthitis war früher häufige Ursache einer Ertaubung, die Erreger werden über den inneren Gehörgang und den Aquaeductus kochleae fortgeleitet. Die Therapie besteht in einer hochdosierten Antibiose, bei eingetretenen Hörstörungen mit zusätzlicher Gabe von Rheologika und Cortison (☞ 1.8.7).

Eine **hämatogene** bakterielle Labyrinthitis ist die seltene Komplikation einer Lues (Stadium II und III) und einer Tuberkulose.

Lyme-Borreliose !

Durch die Betroffenheit des Innenohres und des N. facialis gewinnt die durch **Borrelia burgdorferi** ausgelöste und durch Zecken übertragene **Spirochätenerkrankung** auch für den HNO-Arzt zunehmende Bedeutung.

Nach einer Inkubationszeit von ca. einer Woche treten ein Erythema migrans sowie ein allgemeines, grippeähnliches Krankheitsgefühl auf (Stadium 1). Im Stadium 2 kommt es nach einer Latenzzeit von Wochen bis Monaten zu einer teilweise **beidseitigen Fazialisparese**, zu **gelegentlich** beidseitigen Innenohrsymptomen mit **Schwerhörigkeit, Tinnitus** und **vestibulärem Schwindel**. Hinzu kommen rheumatoide Beschwerden (Lyme-Arthritis) und, infolge einer lymphozytären Meningoradikulitis, weitere Hirnnervenparesen sowie Parästhesien. Im Stadium 3 (5 % der Fälle) besteht eine Borrelien-Enzephalomyelitis.

Nach Antikörpernachweis in Serum und Liquor erfolgt im Frühstadium eine orale Therapie mit **Tetracyclinen** oder **Penicillin**, im Stadium 2 und 3 eine parenterale Behandlung mit Penicillin G oder Cephalosporinen.

Virale Labyrinthitis !!

Konnatale Formen einer viralen Labyrinthitis entstehen durch Infektion der Mutter während der Schwangerschaft mit dem **Zytomegalievirus** (be-

sonders in den USA gehäuft) und dem bei uns wichtigeren **Rötelnvirus**. Bei einer **Rötelninfektion** im ersten Trimenon kommt es zur Degeneration des Corti-Organs als Hemmungsfehlbildung bei 50 % der Infektionen (Nachweis von IgM-Antikörpern im Serum der Neugeborenen). Eine frühzeitige Diagnosestellung (☞ 1.3.10), Hörgerätanpassung (☞ 1.8.10) und Sonderförderung sind erforderlich.

Bei den **erworbenen Formen** können Infektionen mit **Mumps-, Grippe-, Masern-, Coxsackie- und Adenoviren** zu einer serösen Labyrinthitis und meist einseitigen Ertaubung führen. Zur Prävention der Masern- und besonders der Mumpskomplikationen werden Reihenimpfungen durchgeführt, bei Erkrankung werden Behandlungsversuche mit β-Interferon unternommen.

> **Merke!**
> Eine Infektion mit dem Mumpsvirus stellt heute die häufigste Ursache einer einseitigen kindlichen Ertaubung dar.

Hörschäden bei einer **Zosterinfektion** betreffen den Hochtonbereich (☞ 1.3.3), durch die Therapie mit dem Virostatikum Aciclovir konnte die Prognose deutlich gebessert werden.

Eine kochleäre Schwerhörigkeit und vestibulärer Schwindel infolge einer **HIV-Infektion** treten sowohl schleichend-progredient als auch in Form eines Hörsturzes oder sekundär nach HIV-bedingten opportunistischen Infektionen auf. Daüber hinaus sind retrokochleäre Hörstörungen und Schalleitungsschwerhörigkeiten bei Mittelohrbeteiligungen möglich.

1.8.4 Immunkrankheiten des Innenohres

Pathologische Immunprozesse können als generalisierte Immunvaskulitiden auch das Innenohr betreffen. Eine Mitbeteiligung des Innenohrs tritt auf bei:
- Panarteriitis nodosa
- Arteriitis temporalis
- Behçet-Syndrom
- Cogan-Syndrom
- Wegener-Granulomatose

Die Mittelohrbeteiligung bei einer Wegener-Granulomatose führt zu einer kombinierten Schwerhörigkeit.

Immunerkrankungen des Innenohres im eigentlichen Sinne sind Immun- bzw. Autoimmunprozesse mit Bildung von Antikörpern gegen die Strukturen des Innenohres wie z.B. postinfektiöse Immunprozesse.

Zum klinischen Bild gehört eine **progrediente Hörstörung**, die innerhalb von einigen Wochen bis Monaten auftritt und in **80 % beide Ohren** betrifft. Der Antikörpernachweis erfolgt heute noch selten, viele Erkrankungen bleiben unerkannt.

Die Gabe von **Cortison** (1 mg/kg KG) ist die Therapie der Wahl; bei Kontraindikation gegen eine Steroidtherapie können **Immunsuppressiva** eingesetzt werden.

1.8.5 Toxische Innenohrschädigungen

Ototoxische Medikamente

- **Aminoglykosidantibiotika:** Streptomycin in der Tuberkulosebehandlung, Gentamicin u.a. sind die stärksten ototoxisch wirksamen Medikamente und führen dosis- und nierenfunktionsabhängig bei systemischer Anwendung zu einer im Hochtonbereich betonten kochleären Schwerhörigkeit, die auch nach Absetzen des Medikamentes progredient sein kann, sowie zu Tinnitus. Die Nebenwirkungshäufigkeit steigt bei gleichzeitiger Lärmexposition und der Gabe von Schleifendiuretika stark an.
  Vestibuläre Symptome treten vor allem nach Gabe von Gentamicin auf. Gentamicin wird therapeutisch unter lokaler Anwendung zur Ausschaltung des Labyrinths bei einem therapieresistenten M. Menière eingesetzt (☞ 1.8.6).
- **Schleifendiuretika** wirken über eine Veränderung der Elektrolytzusammensetzung ototoxisch. Dies gilt in erster Linie für Etacrynsäure. Neuere Präparate (Furosemid: Lasix®) sind nur bei Gabe eines großen Bolus toxisch.
- **Acetylsalicylsäure** führt bei Tagesdosen von 2–6 g zu reversiblen, Menière-ähnlichen Bildern.
- **Chinin** kann ebenfalls Menière-ähnliche Symptome auslösen.
- **Zytostatikatherapie:** Unter Zytostatikatherapie werden bei den heute üblichen Tagesdosen von alkylierenden Substanzen und Cyclophosphamid kaum noch Innenohrprobleme beobachtet.

- **Tetracain** sollte nicht lokal im Ohr angewendet werden, andere Lokalanästhetika sind ungefährlich.
- **Zentralnervös wirksame Medikamente** und **Betablocker** führen gelegentlich zu meist reversiblen Hör- und Gleichgewichtsstörungen.
- **Orale Kontrazeptiva** können thrombotische Innenohrprobleme hervorrufen und sind bei Otosklerose kontraindiziert (☞ 1.7.5).

Da bei der Therapie mit ototoxischen Medikamenten die potentielle Schädigung der **äußeren Haarzellen** im Vordergrund steht, bieten sich **otoakustische Emissionen als Überwachungsmethode** an. Die Änderung der OAE-Amplitude und des Frequenzmusters ist in der Regel bereits vor einem Abfall der Schwellenkurve im Tonaudiogramm erkennbar (☞ 1.3.9).

> **Merke!**
> Vor jeder Antibiose mit Aminoglykosiden und vor jeder Chemotherapie sollte eine audiologische Diagnostik erfolgen. Darüber hinaus sind Verlaufskontrollen erforderlich.

Gewerbliche Noxen

Zu den ototoxisch wirksamen gewerblichen Noxen zählen:
- Blei
- Aminobenzol
- Nitrobenzol
- Fluor
- Kohlenmonoxid
- Quecksilber
- Schwefelkohlenstoff
- aromatische Kohlenwasserstoffe

Betroffen sind vor allem Beschäftigte im Bergbau und der (petro)chemischen Industrie.

1.8.6 Morbus Menière !!!

Krankheitsbild und Pathogenese. Diese klassische Erkrankung des Innenohres umfaßt in wechselnder, anfallsartig auftretender Kombination:
- Drehschwindel mit Nystagmus
- Tinnitus
- Schwerhörigkeit

In einem Drittel der Fälle geht dem Anfall ein Druckgefühl in der Tiefe des Ohres voraus.

Morphologisch bestehen eine Ausweitung des Endolymphraumes (Hydrops) und eine Verklebung bzw. Fibrose des Saccus endolymphaticus.

Pathogenetisch bedingt die Fibrosierung eine verminderte Endolymphresorption, einen Anstieg der Osmolarität und einen endolymphatischen Hydrops. Im Anfall **vermischt sich** nach einer Ruptur des Endolymphschlauches **kaliumreiche Endolymphe mit Perilymphe**. So entsteht eine **Dauerdepolarisation mit einem Reiznystagmus**, der bald von einem **Ausfallnystagmus** zur Gegenseite bis zur Normalisierung der Kaliumkonzentration abgelöst wird. Nach einer **zunächst reversiblen kochleären Funktionsstörung** durch eine Behinderung der mechanoelektrischen Übertragung treten nach mehreren Anfällen **Dauerschäden durch die wiederholte Kaliumintoxikation** auf. Bei therapieresistenten Erkrankungen konnten darüber hinaus Antikörper gegen Strukturen des Ganglion vestibulare nachgewiesen werden, so daß, wenigstens in einigen Fällen, eine immunologische Mitverursachung angenommen werden muß.

Klinik. In zeitlich sehr variablen Abständen, die bis 15 Jahre betragen können, treten bei der Vollform der Erkrankung **Minuten bis Stunden dauernde Anfälle mit Drehschwindel** (95 %), meist begleitet von **vegetativen Symptomen** (starke Übelkeit mit Erbrechen), einseitiger Schwerhörigkeit (95 %), Völlegefühl des Ohres (33 %) und meist niederfrequentem Tinnitus (85 %) auf. Die Erkrankung ist anfangs oft monosymptomatisch. So gibt es Verlaufsformen, bei denen in der Anfangsphase an einen Hörsturz erinnernde klinische Bilder auftreten.

Der rein **kochleäre Menière** mit einem fluktuierenden, im Schwellenaudiogramm wannenförmigen Hörverlust ist ebenso wie die rein **vestibuläre Form** selten. In der monosymptomatischen Phase bestehen differentialdiagnostische Schwierigkeiten. Nach ca. einem Jahr ist die typische **Trias** (Schwindel, Tinnitus, Schwerhörigkeit) bei 90 % der Patienten komplett. Der Hörverlust ist zunächst reversibel, später bleibt die im Tieftonbereich betonte Schwerhörigkeit, die bis zur **Ertaubung** fortschreiten kann, bestehen. Bei langen Verläufen ist in bis zu 50 % der Fälle eine Beteiligung beider Ohren nachgewiesen.

Diagnostik. Neben der typischen Klinik Nachweis einer kochleären, im Schwellenaudiogramm wannenförmigen Schwerhörigkeit mit positivem Recruitment. Im Anfall besteht ein Reiz-, anschließend ein Ausfallnystagmus. Im Intervall ist meist kein Nystagmus nachweisbar. Es besteht eine **thermische Untererregbarkeit der peripheren Vestibularorgane**.

Ein sicherer Hinweis auf den endolymphatischen Hydrops ist die **Glycerolbelastungsprobe:** Die audiometrisch oder durch OAE nachgewiesene Verbesserung des Hörvermögens nach Gabe von hyperosmolaren Lösungen (Glycerol) spricht für die Diagnose eines M. Menière. Bei der **Elektrokochleographie** (☞ 1.3.8) soll das Summationspotential die Nicht-Linearität der Basilarmembran widerspiegeln und spielt auf diese Weise eine Rolle in der Diagnostik des endolymphatischen Hydrops.

> **Merke!**
>
> Häufigkeitsverteilung der Symptome beim M. Menière:
> Hörminderung   95 %
> Drehschwindel   95 %
> Tinnitus   85 %

Therapie. Eine kausale Behandlung ist nicht möglich, auch eine Spontanheilung wird nicht beobachtet. Bei der Beurteilung des Therapieerfolgs ist der teilweise lange Abstand der Anfälle zu berücksichtigen.

Die konservative Behandlung im Anfall besteht in der Gabe zentral wirksamer **Antivertiginosa** (z.B. Diphenhydrazin), **Antiemetika** (z.B. Metoclopramid) oder **Sedativa** (z.B. Triflupromazin, Diazepam), einer **rheologischen Behandlung** mit niedermolekularem Dextran, wie Rheomacrodex® oder Trental®, meist unter stationären Bedingungen.

Die Langzeittherapie mit **Betahistin** (Aequamen®, Vasomotal®) zeigt oft guten Erfolg.

Die chirurgische Therapie kann in einer **lokalen Applikation von Tetracain oder Gentamicin** im Mittelohr bestehen; durch die Penetration des runden Fensters wirkt Gentamicin jedoch auch toxisch auf die Haarzellen. Deshalb ist unter der Therapie eine tägliche audiometrische Kontrolle erforderlich. Maßnahmen, wie die **Dekompression des Saccus endolymphaticus** oder die **Saccotomie,** haben das Ziel, die Resorption von Endolymphe zu verbessern. Die Überlegenheit dieser Verfahren gegenüber einer konservativen Behandlung ist jedoch im Hinblick auf den Langzeiteffekt nicht nachgewiesen.

Lediglich die operative Durchtrennung des N. vestibularis (**Neurektomie**) senkt die Rezidivquote insbesondere der Schwindelattacken signifikant.

Die Arbeitsfähigkeit der Patienten wird in Abhängigkeit von der Anfallshäufigkeit eingeschränkt, Höhenarbeit ist immer zu vermeiden. Das Führen von Kraftfahrzeugen ist nicht möglich.

Sonderformen

- **Lermoyez-Syndrom:** Verbesserung des Hörvermögens während des Schwindelanfalls.
- **Monosymptomatische** Krankheitsbilder des M. Menière.

Differentialdiagnose des M. Menière

Benigner paroxysmaler Lagerungsschwindel

Ätiologie. Lagerungsschwindel mit rotierendem Nystagmus durch die Otolithen der Maculaorgane, die in die Ampulle des hinteren Bogenganges verlagert sind.

Klinik. Einige Sekunden nach Hinlegen oder Drehung tritt starker, nur Sekunden dauernder Drehschwindel mit Nystagmus auf. Erneuter Schwindel mit entgegengesetzter Drehrichtung beim Aufsetzen oder Drehung zur anderen Seite. Bei wiederholter Lageänderung bleibt der Schwindel aus. Keine kochleären Symptome!

Diagnostik. ☞ 1.4.2.

Therapie. Lagerungstraining, d.h. wiederholte Durchführung der schwindelauslösenden Bewegung, mit guter Prognose.

Migraine cervicale

Schwindel und Nystagmus bei einer schmerzhaften Einschränkung der Kopfbewegung infolge einer Funktionsstörung der Propriorezeptoren.

Weitere Differentialdiagnosen

- Neuropathia vestibularis ☞ 1.8.8
- Perilymphfistel ☞ 1.8.2
- Akustikusneurinom ☞ 1.11
- Medikamentennebenwirkungen ☞ 1.8.5

1.8.7 Hörsturz !!!

Krankheitsbild und Ätiologie. Innerhalb von Sekunden bis (seltener) Stunden auftretende, meist einseitige kochleäre Schwerhörigkeit, die bis zur Ertaubung fortschreiten kann („sudden deafness"). Tinnitus tritt in ca. 30 % der Fälle auf. Es sind alle Altersstufen betroffen, der Häufigkeitsgipfel liegt zwischen dem 30. und 50. Lebensjahr.

Die akute Funktionsstörung des Innenohres wird auf eine **Mikrozirkulationsstörung** zurückgeführt, deren Ursache letztendlich unklar ist: Diskutiert werden im wesentlichen die virale Schädigung des N. VIII oder des Endolymphsystems und der thrombotische oder spastische Verschluß der A. kochlearis.

Diagnostik. Nachweis einer kochleären Schwerhörigkeit durch Tonschwellenaudiogramm, überschwellige Hörtests, otoakustische Emissionen und BERA.

> **Merke!**
> Die Diagnose eines Hörsturzes ist eine Ausschlußdiagnose!

Differentialdiagnosen sind:
- ein monosymptomatischer Verlauf eines M. Menière
- intrakranielle Prozesse (Beteiligung anderer Hirnnerven)
- Intoxikationen
- Perilymphfisteln
- ein Akustikusneurinom: besonders bei rezidivierenden Ereignissen (☞ 1.11)
- Immunerkrankung des Innenohres (☞ 1.8.4)

> **Merke!**
> Bei akut auftretenden Innenohrverlusten und/oder Tinnitus sollten wegen der möglichen lärmtraumatisierenden Wirkung überschwellige Hörtests einschließlich Stapediusreflexmessung und BERA frühestens eine Woche nach dem Ereignis durchgeführt werden (☞ 1.3.3, MRT).

Therapie. Die **Spontanheilungsrate** eines Hörsturzes ist mit ca. **80 %** hoch. Trotzdem erfordert nicht zuletzt die heutige Rechtsprechung, einen Patienten mit Hörsturzsymptomatik einer **Infusionstherapie** zuzuführen.

Da die Ursache noch nicht geklärt ist, ist die bisherige medikamentöse Therapie durch Polypragmasie gekennzeichnet und zielt auf eine Verbesserung der Mikrozirkulation durch vasoaktiv und rheologisch wirksame Pharmaka ab. Zu den eingesetzten Substanzgruppen gehören **Plasmaexpander** (Dextran, Hydroxyethylstärke), **Hämorheologika** (Pentoxifyllin), **Kortikosteroide** und **Lokalanästhetika** (Xylocain), wobei letztere insbesondere zur Behandlung eines Tinnitus eingesetzt werden.

In der Laienpresse wird die Therapie mit pflanzlichen Präparaten, z.B. Ginkgo und Caroverin, vermehrt diskutiert; überzeugende wissenschaftliche Daten liegen zu diesen Therapieansätzen bis dato nicht vor. Dies gilt in gleicher Weise für den Einsatz von Akupunktur, Neuraltherapie, Iontophorese und anderen sog. „alternativen Behandlungsmethoden".

Die Therapie ist unabhängig von der Wahl des Medikamentes um so erfolgreicher, je früher mit ihr begonnen wird. Bleibt eine regelrecht durchgeführte konservative Therapie erfolglos, sollte im Einzelfall eine **hyperbare Sauerstofftherapie** diskutiert werden.

Liegt eine hochgradige, evtl. unter konservativer Therapie zunehmende Schwerhörigkeit vor, sollten eine **Perilymphfistel** (Rundfenstermembranruptur) und eine **Tympanoskopie** erwogen werden. Dabei werden das runde und ovale Fenster mit Bindegewebsläppchen und einem Gewebskleber abgeklebt.

> **Merke!**
> Bei einseitigen, besonders aber bei rezidivierenden Hörstörungen oder Tinnitus muß immer ein Akustikusneurinom ausgeschlossen werden. Es kann sich hierbei um Frühsymptome des Tumors handeln.

1.8.8 Chronischer Tinnitus: diagnostische und therapeutische Aspekte

Allein in Deutschland leiden Millionen von Menschen unter chronischem Tinnitus. Es besteht teilweise ein erheblicher Leidensdruck – andererseits fehlen letztendlich kausale Therapiemöglichkeiten.

Neben einer ausführlichen audiologischen Diagnostik, durch die eine behandlungsbedürftige Grunderkrankung auszuschließen ist (u.a. Tonaudiometrie,

überschwellige Hörtestung, OAE, BERA) müssen die Tinnitusfrequenz und -verdeckbarkeit ermittelt werden (☞ 1.2.4 und 1.3.6–9). Für die Therapie ist der individuelle Leidensdruck des Patienten ausschlaggebend, da nur ein **dekompensierter Tinnitus** mit Sekundärreaktionen wie Angstzuständen, Depressionen oder Schlafstörungen der Behandlung bedarf.

Ziel der Therapie kann nicht die Beseitigung des Ohrgeräuschs sein, da es letztendlich keinen Therapieansatz gibt, der sicher zum Erfolg führt. Ziel einer Behandlung muß vielmehr sein, den Betroffenen in die Lage zu versetzen, das Ohrgeräusch in sein Leben zu integrieren. Vor diesem Hintergrund sind medikamentöse Therapieansätze, Softlaser, Ginkgo u.a. zumindest unsicher und Körpertherapien (z.B. Yoga) eher unterstützend. Erfolgversprechend scheint das **Retraining-Modell** zu sein, bei dem die Habituation des Tinnitus durch die Kombination von Hörgerät mit oder ohne Rauschgenerator (Tinnitusmasker) und mehrjähriger Psychotherapie erreicht werden soll.

1.8.9 Neuropathia vestibularis

Pathogenese. Akuter **einseitiger Ausfall des peripheren Gleichgewichtsorgans** letztlich unklarer Ätiologie.

Eine virale Genese und Mikrozirkulationsstörungen werden diskutiert. Es besteht diesbezüglich eine Parallelität zur Bell-Fazialisparese und zum Hörsturz.

Klinik. Akut beginnender, heftiger, horizontaler Drehschwindel mit vegetativen Symptomen und Decrescendocharakter. Das Hörvermögen ist nicht eingeschränkt!

Diagnose
- Otoskopischer und audiologischer Normalbefund
- Typischer horizontaler Ausfallnystagmus zur gesunden Seite
- Abweichung beim Unterberger-Tretversuch und beim Blindgang zur kranken Seite
- Unerregbarkeit bei kalorischer Reizung
- Rasche Erholung durch Kompensationsmechanismen (☞ 1.1.5)

Die Funktionswiederkehr des ausgefallenen Gleichgewichtsorgans selbst ist jedoch selten.

Therapie. Vorübergehend **Antivertiginosa** und **Sedativa, Adaptationstraining**.

Trotz in der Regel rasch abklingender Beschwerden bleibt der Patient bei vestibulären Belastungen (Höhenarbeit, Bewegung in Dunkelheit) auf Dauer nur eingeschränkt belastbar und ist für Berufe mit entsprechenden Anforderungen nicht geeignet!

1.8.10 Altersschwerhörigkeit (Presbyakusis) !

Ätiologie. Über die altersphysiologische Hörminderung hinausgehende degenerative Funktionsminderung des Innenohres und der neuralen und zentralen Strukturen. Pathogenetisch spielen Haarzelluntergänge, Versteifungen der Basilarmembran, Schädigungen der Striae vasculares und Gangliendegeneration eine Rolle. Insgesamt handelt es sich um ein multifaktorielles Geschehen, bei dem genetische, vor allem aber endogene (kardiovaskuläre Erkrankungen, Hypercholesterinämie) und exogene Faktoren (z.B. Lärm, Schädeltraumen, Noxen) bedeutsam sind.

Klinik. Symmetrischer Hochtonabfall, der gegenüber den altersphysiologischen Befunden ausgeprägter ist. Besonders bei Störgeräuschen nachweisbarer **Diskriminationsverlust („Gesellschaftaubheit")**. Die dynamische Breite des Gehörs wird kleiner. Das Recruitment ist meist positiv.

Therapie. Frühzeitige Anpassung eines Hörgeräts. Diese Möglichkeiten sind bei alten Menschen (> 65 Jahre) jedoch eingeschränkt, evtl. kann ein Hörtraining mit Gerät hilfreich sein.

> **Merke!**
>
> Jede Schwerhörigkeit stellt eine Einschränkung der Kommunikationsfähigkeit dar und kann zu sozialer Isolation, bei Kindern sogar zu gravierenden Entwicklungsstörungen führen. Deshalb muß jede Hörstörung so früh wie möglich erfaßt und einer entsprechenden Behandlung zugeführt werden.

1.9 Schwerhörigkeit und Hörgerätversorgung

Indikation zur Hörgerätversorgung

Die Anpassung eines Hörgerätes wird erforderlich, wenn das soziale Gehör gestört ist (in 95 % der Fälle zumindest teilweise durch eine Innenohrläsion) und die Hörstörung nicht wenigstens teilweise durch operative oder medikamentöse Maßnahmen ausgeglichen werden kann. Die **Indikation** für ein Hörgerät ist gegeben, wenn im Tonschwellenaudiogramm **in mindestens einer Frequenz des Hauptsprachbereiches ein Hörverlust von 30 dB** besteht und im Sprachaudiogramm **das Einsilberverstehen bei 65 dB nicht mehr als 80 %** beträgt.

Prinzipien der Hörgerätanpassung

Ziel der Hörgerätanpassung ist die Optimierung der Spracherkennung besonders bei Nebengeräuschen durch den Ausgleich von Lautheitsverlusten, Recruitmenteffekten und Klangveränderungen. Weitere Aspekte bei der Hörgeräteanpassung, die die Akzeptanz entscheidend mit beeinflussen, sind Kosmetik, Bedienbarkeit und Preis.

Bei der Hörgerätversorgung kooperieren HNO-Ärzte und Hörgeräteakustiker. Auf der Basis der individuellen Zielvorgaben jedes Schwerhörigen wird unter Berücksichtigung des Tonaudiogramms der in Frage kommende Hörgerättyp ausgewählt. Es folgt eine Phase mit Hörgeräteinstellung und Erprobung im Wechsel, in der vor allem die Restdynamik des Gehörs und individuelle Lautheitskurven, die durch eine Hörfeldskalierung ermittelt werden, wichtig sind.

Kinder mit einer angeborenen hochgradigen Schwerhörigkeit erhalten bereits in den ersten Lebenstagen, Kinder mit einer gering- bis mittelgradigen Schwerhörigkeit nach 6 Monaten beidseits Hörgeräte! Schwierigkeiten bei der kindlichen Hörgerätversorgung resultieren aus dem Umstand, daß früh schwerhörig gewordene Kinder keine oder nur wenig Hörerfahrung haben, aus der mangelnden Ausreifung des auditorischen Systems, einer empfindlichen Gehörgangshaut und schnellem Gehörgangswachstum sowie mangelnder Akzeptanz. Besondere Schwierigkeiten bestehen bei der Wahl der richtigen Verstärkung und der Überprüfung des Gerätes (☞ 1.3.8 und 1.3.9). Schwerhörige Kinder erhalten eine intensive Sonderförderung (Logopädie, Gehörlosenkindergärten), auch bei Erwachsenen ist ein Hörtraining möglich.

Nach Möglichkeit sollten auch Erwachsenen beidseits Geräte angepaßt werden; bei einseitiger Anpassung wird in der Regel das bessere Ohr versorgt.

Technische Prinzipien

Ein Hörgerät besteht aus einem **Mikrophon zur Aufnahme der Schallwellen** und einem **Hörer mit**

Lautsprecher, der die Signale nach Verarbeitung an das Ohr weiterleitet. Die Weiterleitung kann durch Luftleitung (☞ unten) oder über Knochenleitung realisiert werden.

Der Weg über Knochenleitung wird bei ausgeprägter Schalleitungsschwerhörigkeit oder Unverträglichkeit des Ohrpaßstückes gewählt. Es kann ein Vibrator auf den Schädelknochen (Knochenleitung) aufgesetzt werden oder eine direkte Knochenverankerung durch eine Titanschraube erfolgen. Zwischen beiden liegt der Verstärker, der entsprechend dem individuellen Hörverlust u.a. verstärkend und begrenzend wirkt oder Nebengeräusche filtert. Viele weitere Funktionen sind in Abhängigkeit von der individuellen Hörsituation progammierbar.

Die Hörgerätetechnik hat in den letzten Jahren durch die Entwicklung von nicht-linearen und digitalen Hörgeräten sowie Mehrkanalgeräten entscheidende Verbesserungen erfahren.

Hörgerätetypen

- Bei **Hinter-dem-Ohr-(HdO-)Geräten** ist die Funktionseinheit in einem Gerät untergebracht, das hinter der Ohrmuschel plaziert wird. Der Schall wird über einen Schlauch in den Gehörgang weitergegeben. Der Gehörgang kann durch ein individuell angepaßtes Kunststoffpaßstück zur Vermeidung von Rückkopplungsphänomenen verschlossen werden.
- **Im-Ohr-(IdO-)Geräte** sitzen in der Ohrmuschel (Conchagerät) oder im knorpeligen Teil des äußeren Gehörgangs (Gehörgangsgerät). So wird die natürliche Richtwirkung der Concha erhalten, die Handhabung ist oft schwieriger, die Geräte sind teurer.
- **Cross-over-Versorgung:** Bei asymmetrischer Schwerhörigkeit oder Taubheit eines Ohres kann das Mikrophon am schlechter hörenden Ohr plaziert werden und die akustische Information über Kabel (Brille) oder Funk auf die besser hörende Seite übergeleitet werden. So wird ein „Schallschatten" vermieden.
- Zum Ausgleich sehr großer Hörverluste finden auch heute noch **Kastengeräte** Verwendung. Die technische Handhabung der Geräte für den Nutzer ist einfacher.
- Erste klinische Anwendung finden total oder teilweise in das Ohr **implantierbare Hörgeräte**. Bei ersteren liegt das Mikrophon im Gehörgang, bei letztgenannten ist ein Vibrator an den langen Amboßschenkel angekoppelt.

1.10 Cochlear Implant !

Seit etlichen Jahren ist die Implantation eines Cochlear Implant (CI) zu einem Routineeingriff geworden. Die anfangs sehr eng gefaßten Indikationsstellungen werden zunehmend erweitert.

Aufbau und Funktion. Das Cochlear Implant besteht aus einem Mikrophon, das akustische Informationen einem Mikroprozessor zuleitet, der sie in elektrische Impulse umwandelt. Über einen Kuppler wird eine Verbindung zum enauralen Anteil des Cochlear Implant hergestellt. Der enaurale Teil des Gerätes wird auf transmastoidalen Wege nach Eröffnung des runden Fensters in der Scala tympani plaziert. Der in der Cochlea gelegene Anteil des Gerätes sollte möglichst die gesamte Länge der Cochlea ausnutzen (Standard-Einschubtiefe 30 mm) und 4–8 einzelne Elektroden umfassen.

Diagnostik. Ziel der Diagnostik vor Implantation eines CI ist der Ausschluß einer bindegewebigen oder knöchernen Obliteration der Cochlea (z.B. nach Felsenbeinfraktur oder Meningitis) durch ein hochauflösendes CT und MRT. Ebenso muß der Nachweis eines intakten Hörnervs durch otoneurologische Diagnostik, Elektrokochleographie, otoakustische Emissionen, BERA und Vestibularisprüfungen erbracht werden (☞ 1.3.8, 1.3.9, 1.4.2).

Indikation

Bei erwachsenen Patienten wird gefordert, daß nach optimaler Hörgerätversorgung **weniger als 30 % der Einsilber im Freiburger Test bei 70 dB verstanden** werden. Nach wie vor stellt eine seit **mehr als 40 Jahren bestehende Taubheit** in den meisten Fällen eine **Kontraindikation** dar. Auch das Alter bei Ertaubung und der Grund der Ertaubung sind prognostisch bedeutsam. Eine chronische Otitis media muß vor der Implantation saniert werden. Bei Ertaubung in sehr frühem Kindesalter (prälinguale Ertaubung) ist ein möglichst früher Implantationszeitpunkt von Bedeutung. Während die Grenze nach unten eher durch den Zeitpunkt der Diagnostik limitiert ist, liegt die obere Altersgrenze bei 5 Jahren.

Rehabilitation/Ergebnisse. Obwohl große technische Fortschritte auch bei der Programmierung des Sprachprozessors gemacht wurden, unterscheidet sich das Hören mit dem Implantat völlig vom normalem Hören. Eine lange Rehabilitationsphase ist erforderlich, um die „neuen Höreindrücke" aufzunehmen, zentral zu dekodieren und mit Bedeutungen zu assoziieren. Postlingual ertaubte Patienten weisen in > 60 % ein Einsilberverständnis von mehr als 50 % auf – ausreichend für das Telefonieren mit fremden Personen. Bei frühzeitiger Implantation können Kinder mit einer prälingualen Ertaubung ohne weitere Teilleistungsschwäche teilweise in Normalschulen eingegliedert werden. Eine weitere Verbesserung der Ergebnisse scheint durch eine bilaterale Versorgung möglich.

1.11 Akustikusneurinom　　!!!

Pathogenese. Gutartiger Tumor der Zellen der Schwann-Scheide (Schwannom), der in > 90 % der Fälle vom Nervus vestibularis, meist der Pars superior, ausgeht. Die Tumoren entstehen sowohl im inneren Gehörgang als auch im Kleinhirnbrückenwinkel. **Neurofibrome** bei einer Neurofibromatose von Recklinghausen machen weniger als 4 % aller Tumoren aus und können beidseitig auftreten.

Die **Klassifizierung** der Tumoren erfolgt im Hinblick auf die Auswahl des operativen Zugangsweges nach U. Fisch:
- intrameatale Tumoren mit einem maximalen Durchmesser < 8 mm
- mittlere Tumoren, die in den Kleinhirnbrückenwinkel reichen (< 2,5 cm Durchmesser)
- große Tumoren mit einer intrakraniellen Ausdehnung > 2,5 cm Durchmesser

Klinik. Frühsymptome intrameataler Tumoren entstehen zum einen durch Druckwirkung auf den N. kochlearis mit **Schwerhörigkeit** und **Tinnitus**. Die Beschwerden können langsam zunehmen, aber auch wie ein Hörsturzereignis auftreten. Zum anderen sind **Schwindel**, ein (Provokations-)Nystagmus und eine **Untererregbarkeit im ENG** Folge einer Schädigung des N. vestibularis.

Große Tumoren verursachen Störungen durch eine **Kompression des Kleinhirns und des Hirnstamms**, insbesondere Funktionsstörungen der Hirnnerven V, VII, IX, X und XI.

Ein im Hinblick auf die Therapie wichtiger Aspekt ist die Wachstumtendenz der Tumoren. Verlaufskontrollen nicht operierter Fälle zeigten in immerhin 42 % ein fehlendes Tumorwachstum oder eine Regression.

Diagnostik. Schwerhörigkeit, die durch ein Akustikusneurinom bedingt wird, ist Ausdruck eines **retrokochleären Schadens**. Dieser sollte der regelmäßig bei der Diagnose einer einseitigen Schallempfin-

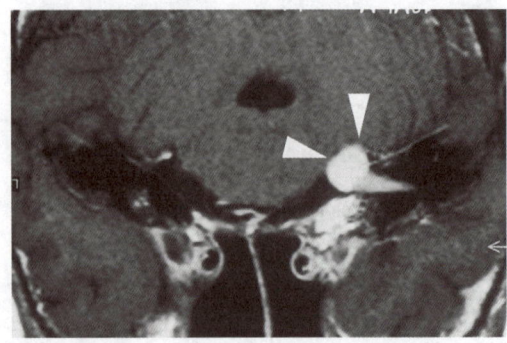

Abb. 1.24: Akustikusneurinom: MRT-Bild.

dungsschwerhörigkeit, insbesondere aber bei einem Hörsturzrezidiv, ausgeschlossen werden sollte (☞ 1.8.7). Unter den audiometrischen Untersuchungsverfahren ist die **Hirnstammaudiometrie** von entscheidender diagnostischer Bedeutung. Es findet sich eine Latenzzeitverlängerung der fünften Welle sowohl absolut als auch relativ im Vergleich zur Gegenseite (☞ 1.3.8). Gleichzeitig gelingt der Nachweis otoakustischer Emissionen. Unter den bildgebenden Verfahren steht das MRT an erster Stelle (Abb. 1.24), zur Operationsplanung wird zusätzlich eine Dünnschicht-CT durchgeführt.

Therapie. Ziel einer chirurgischen Therapie ist die vollständige Entfernung des Tumors, möglichst unter Erhaltung des N. facialis und des Gehörs. Vor dem Hintergrund eines u.U. fehlenden Tumorwachstums (☞ oben) ist besonders bei kleinen asymptomatischen Tumoren ein abwartendes Vorgehen mit Verlaufskontrollen indiziert.

Kleine intrameatale Tumoren (Typ 1) werden auf **transtemporalem** Wege unter Erhalt von Gehör und N. facialis operiert. Nach vorübergehender Entnahme eines Knochendeckels von der Temporalschuppe wird bei extraduraler Präparation der innere Gehörgang aufgesucht, von oben eröffnet und das Neurinom entfernt.

Größere Tumoren bei ertaubten oder hochgradig schwerhörigen Patienten (Typ 2) werden **transmastoidal-translabyrinthär**, d.h. unter Ausfräsen des Innenohres, reseziert.

Große Tumoren (Typen 2–3) werden am sichersten von **subokzipital** (neurochirurgischer Zugang), dann aber oft unter **Opferung des N. facialis**, angegangen.

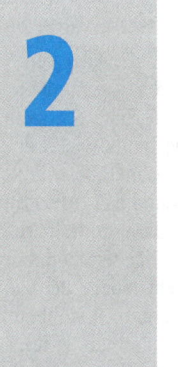

2 Nase, Nasennebenhöhlen, Gesichtsschädel und Hauterkrankungen

2.1 Anatomie

2.1.1 Äußere Nase

Das Stützgerüst der Nase besteht in seinem kranialen knöchernen Anteil aus dem Processus nasalis des Os frontale (**Glabella**), den Processus frontales der Maxillen und den Nasenbeinen (**Ossa nasalia**).

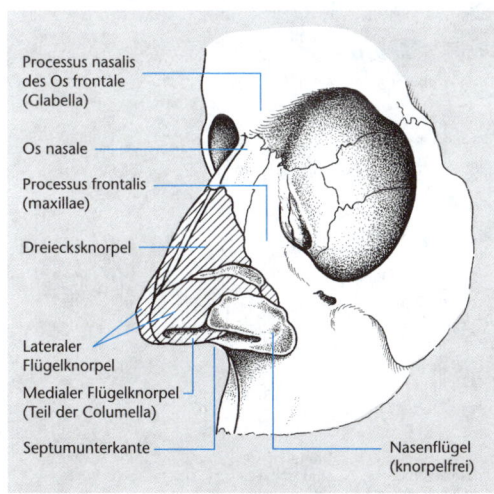

Processus nasalis
des Os frontale
(Glabella)

Os nasale

Processus frontalis
(maxillae)

Dreiecksknorpel

Lateraler
Flügelknorpel

Medialer Flügelknorpel
(Teil der Columella)

Septumunterkante

Nasenflügel
(knorpelfrei)

Abb. 2.1: Anatomie der äußeren Nase.

Kaudal schließen sich **Dreiecks- und Flügelknorpel** an. Form und z.T. auch Funktion der Nase werden von diesen knöchernen und knorpeligen Elementen bestimmt.

2.1.2 Innere Nase

Topographie

Die Nasenscheidewand (**Septum**) teilt die Nasenhaupthöhle in zwei meist ungleich große Hälften. Das knöcherne Septum bilden die **Lamina perpendicularis** des Siebbeins und das **Vomer**; der vordere Anteil ist knorpelig (**Lamina quadrangularis**) und schließt mit dem Nasensteg (**Columella**) kaudal ab.

Vor den Nasenhaupthöhlen (**Cavum nasi**) liegt der Vorraum (**Vestibulum**), den Übergang zwischen beiden bildet ein Wulst an der lateralen Nasenwand, die Nasenklappe (**Limen nasi**). Die vordere knöcherne Öffnung ist die **Apertura piriformis,** die hinteren Öffnungen sind die **Choanen.** Sie bilden die Grenze zum Epipharynx.

An der lateralen Wand der Nasenhöhle wölben sich die Muscheln (**Conchae**) vor. Obere und mittlere Muschel gehören zum Siebbein, die untere wird von einem eigenen Knochen gebildet. Unter den Conchae liegt der jeweilige Nasengang.

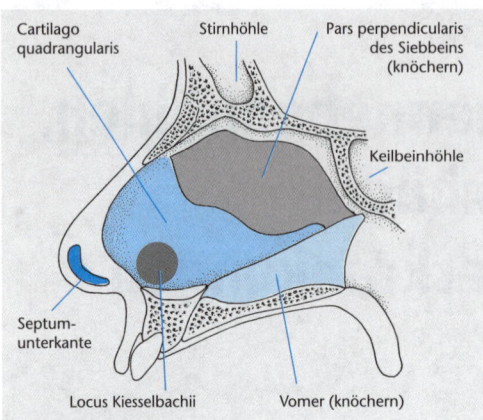

Abb. 2.2: Anatomie der Nasenscheidewand.

Die laterale Nasenwand

Das klinisch bedeutsame Relief der lateralen Nasenwand im Bereich des mittleren Nasenganges wird durch die **Bulla ethmoidalis** (größte Siebbeinzelle) und den **Processus uncinatus** sowie Lage und Form der mittleren Nasenmuschel bestimmt. Hier liegen der Hiatus semilunaris und das **Infundibulum** als anatomische Enge. Durch die unmittelbare Nachbarschaft der Schleimhautoberflächen kann bei einer Schwellung ein Sekretstau entstehen, der zu einer Entzündung zunächst der vorderen Siebbeinzellen führt. Die großen Nasennebenhöhlen (Kiefer- und Stirnhöhle) sind pathophysiologisch nachgeordnet und erkranken in der Regel nicht primär.

Histologie

Der **Nasenvorhof** ist mit Epidermis und Haaren (Vibrissen) ausgekleidet. Am **Limen nasi** geht die Epidermis in die respiratorische Schleimhaut mit Flimmerhaaren, serösen Drüsen und Becherzellen der Nasenhaupt- und -nebenhöhlen über. Das **submuköse Venengeflecht** beeinflußt als Schwellkörper die Lumenweite: Klinisch am wichtigsten ist die untere Muschel.

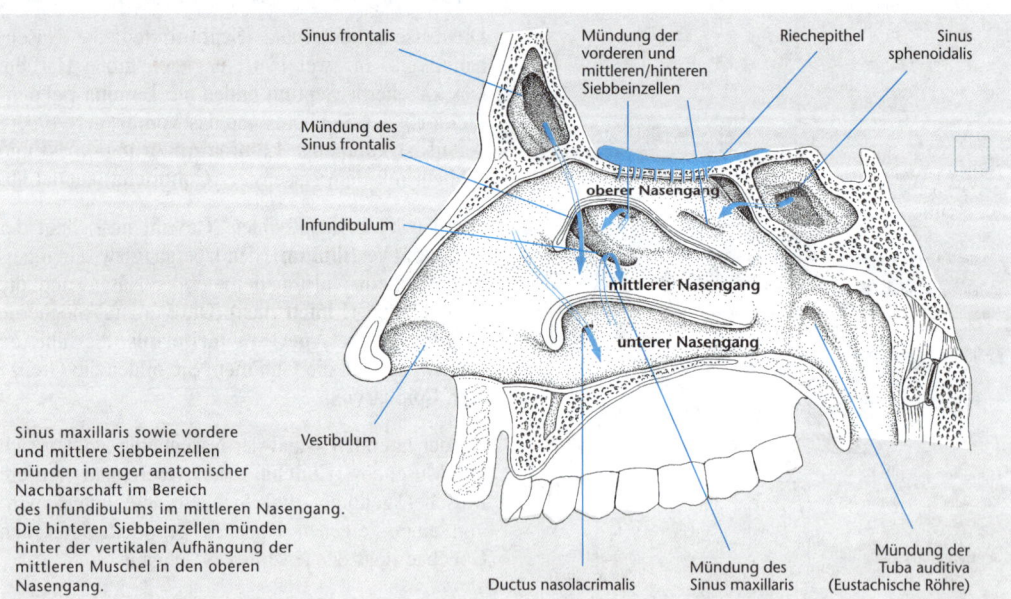

Abb. 2.3: Anatomie der lateralen Nasenwand, insbesondere des Infundibulums nach Entfernung der Nasenmuscheln.

Die Schleimhaut des Riechfeldes (**Regio olfactoria**) liegt auf der oberen Muschel, dem Siebbein und dem gegenüber befindlichen Teil des Septums (je Seite etwa 1 cm²). Es enthält Riech- und Stützzellen sowie seröse Drüsen.

2.1.3 Gefäße, Nerven, Lymphbahnen

Die **Gefäßversorgung der äußeren Nase** erfolgt arteriell durch die A. angularis (aus der A. facialis) und die A. dorsalis nasi (aus der A. ophthalmica), die **sensible Innervation** der Nasenhaut durch den N. frontalis und N. maxillaris (N. trigeminus).

Die **Arterien der inneren Nase** stammen aus der A. ophthalmica (A. carotis interna) und der A. maxillaris (A. carotis externa). Die **sensible Schleimhautinnervation** geschieht über den N. maxillaris, der auch die parasympathischen Fasern für die in der Schleimhaut liegenden Drüsen transportiert (aus dem N. intermedius über den N. petrosus major und das Ganglion pterygopalatinum).

> **Merke!**
>
> Der **Locus Kiesselbachii** am vorderen Septum, ein anastomosenreiches Gefäßgeflecht mit Zuflüssen aus beiden Karotisstromgebieten, spielt klinisch eine wichtige Rolle als Blutungsquelle in der Nase (☞ 2.5.5).

Der **Verlauf der Venen** der inneren und äußeren Nase entspricht dem der Arterien; die wesentliche gemeinsame Endstrecke stellt die V. jugularis interna dar.

> **Merke!**
>
> Die Venen des Naseninnern stehen über die die Lamina cribrosa penetrierenden Gefäße mit dem Schädelinnern in Verbindung, die Venen der äußeren Nase über V. angularis und V. ophthalmica. Durch aszendierende Infektionen beispielsweise der Haut im Mund- oder Mittelgesichtsbereich kann deshalb eine Sinusthrombose (☞ 2.5.6) entstehen.

Der **Lymphabfluß** aus der Nasenpyramide erfolgt in die Lymphknoten der Submandibular- und oberflächlichen Zervikalregion. Die Lymphe aus der hinteren Nasenhöhle und dem Nasopharynx drainiert über den Retropharynx in die jugulären Lymphknoten und die des lateralen Halsfeldes.

2.1.4 Nasennebenhöhlen

Zu den Nasennebenhöhlen zählen die Kieferhöhle, die Stirnhöhle, die Siebbeinzellen und die Keilbeinhöhle (Abb. 2.4).

Kieferhöhle (Sinus maxillaris)

Die Kieferhöhle ist mit einem Volumen von ca. 15 ml die größte der Nasennebenhöhlen. Eine seitendifferente Entwicklung ist häufig.

Die Kieferhöhle hat die Form einer Pyramide mit vorn liegender Basis. Das **Dach** der Kieferhöhle bildet den Orbitaboden mit dem knöchern oder nur von Schleimhaut bedeckten **N. infraorbitalis** aus dem N. maxillaris (Komplikationen nach Kieferhöhlenradikaloperationen, ☞ 2.5.6). Im **Boden** der Kieferhöhle liegen die Zahnwurzeln (dentogene Sinusitis, ☞ 2.5.7), in der **medialen Wand** das Ostium und der Hiatus maxillaris (Infundibulum). Entgegen früheren Vorstellungen bildet der Hiatus kein Überlaufventil. Das Sekret wird durch einen aktiven mukoziliaren Transportmechanismus, der durch einen gerichteten Zilienschlag realisiert wird, zum Ostium und in den mittleren Nasengang befördert.

Dorsal der Kieferhöhle liegt die **Fossa pterygopalatina** mit der A. maxillaris, dem Ganglion pterygopalatinum, Trigeminusästen und vegetativen Nerven.

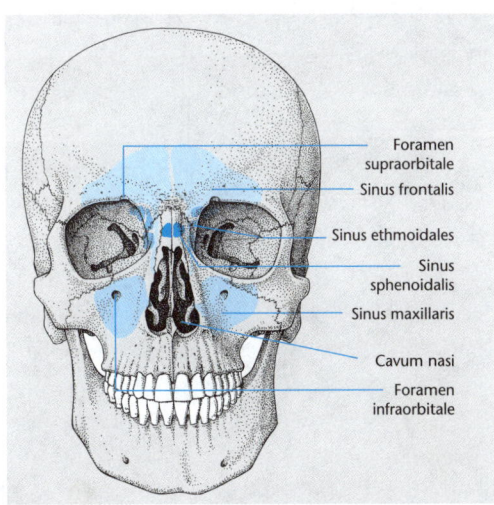

Abb. 2.4: Projektion der Nasennebenhöhlen auf die Vorderfläche des Schädels.

Im **Kindesalter** enthält die Maxilla die Zahnlagen für die erste und zweite Dentition, deshalb ist das Lumen in dieser Zeit nur klein. Entzündliche Kieferhöhlenerkrankungen treten in dieser Altersgruppe nicht auf.

Stirnhöhle (Sinus frontalis)

Die Stirnhöhle hat eine **sehr variable Größe**, in 10 % der Fälle besteht eine Aplasie.

Das Septum interfrontale unterteilt sie in zwei meist verschieden große Abschnitte. Die **Hinterwand** trennt die Stirnhöhle von der vorderen Schädelgrube, der **Boden** bildet einen unterschiedlich großen Teil des Orbitadaches. Die Stirnhöhle hat als einzige Nebenhöhle einen aktiven mukoziliaren Transportmechanismus, der entlang dem Septum interfrontale auch in die Höhle selbst gerichtet ist. Der pathophysiologisch und chirurgisch bedeutsame vorgeschaltete Siebbeinraum ist der **Recessus frontalis**. Die Stirnhöhle entwickelt sich postnatal vom 2. bis zum 20. Lebensjahr.

Siebbeinzellen (Sinus ethmoidales) !

Man unterscheidet vordere, mittlere und hintere Siebbeinzellen; die **5–13 wabenartigen Zellen pro Seite** kommunizieren miteinander. Die hinteren Siebbeinzellen drainieren in den oberen Nasengang, die vorderen und mittleren in den mittleren Nasengang. Das Tränenbein und die dünne Lamina orbitalis (Lamina papyracea) des Siebbeins trennen das Siebbeinlabyrinth von der Orbita.

Des weiteren bestehen enge Nachbarschaftsbeziehungen zur Rhinobasis (Frontobasis), zum N. opticus und zur A. carotis interna. Die Siebbeinzellen sind **schon bei der Geburt ausgebildet** – und können erkranken. Ihre Entwicklung ist zwischen dem 12. und 14. Lebensjahr abgeschlossen.

Anatomische Varianten sind häufig und bedeutsam für den Chirurgen, insbesondere wenn die A. carotis interna oder der N. opticus durch die hinteren Siebbeinzellen verläuft!

> **Merke!**
>
> Aufgrund der engen funktionellen und pathophysiologischen Beziehung zwischen den Ostien von Kieferhöhle, Stirnhöhle und vorderen Siebbeinzellen im mittleren Nasengang spricht man von **ostiomeataler Einheit**. Diese Region ist für die Entstehung einer Sinusitis von entscheidender Bedeutung.

Keilbeinhöhle (Sinus sphenoidalis)

Die Keilbeinhöhle liegt im Os sphenoidale direkt vor dem Clivus in enger Nachbarschaft zu N. opticus und Chiasma opticum, Sinus cavernosus, A. carotis interna sowie Sella turcica mit Hypophyse (transnasale Hypophysenoperation via Keilbeinhöhle). Verlaufsvarianten der A. carotis interna und des N. opticus durch die Keilbeinhöhle kommen vor.

Die Keilbeinhöhle entwickelt sich ab dem 6. Lebensjahr. Die Drainage erfolgt in den Recessus sphenoethmoidalis hinter der oberen Nasenmuschel.

Funktion der Nasennebenhöhlen

Die Funktion der Nasennebenhöhlen ist **nicht eindeutig geklärt**. Die Pneumatisation der Höhlen reduziert das Schädelgewicht unter Erhalt der glatten Oberfläche. Die Entstehung wird mit der Rückbildung funktionell nicht belasteter Knochenanteile erklärt (Verteilung des Kaudruckes nur auf bestimmte Trajektorien). Die Nebenhöhlen bilden außerdem einen in seiner Bedeutung letztendlich nicht genau geklärten Resonanzraum beim Sprechen.

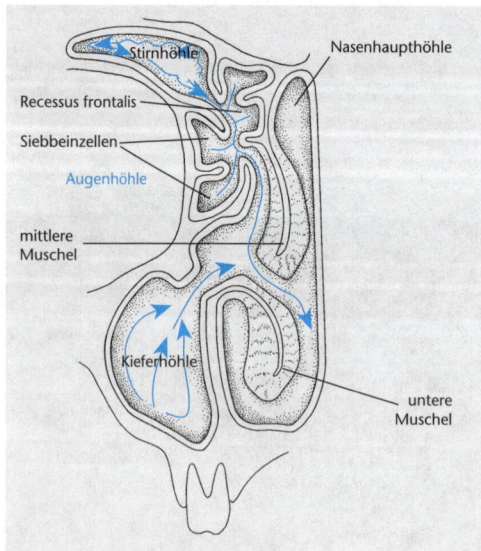

Abb. 2.5: Aktiver Sekrettransport in den Nasennebenhöhlen und der Nasenhaupthöhle. Ostiomeatale Einheit.

Stirnhöhle
Nasenhaupthöhle
Recessus frontalis
Siebbeinzellen
Augenhöhle
mittlere Muschel
Kieferhöhle
untere Muschel

2.2 Physiologie, Funktion

2.2.1 Nasenatmung

Die **einzige physiologische** Form der Atmung ist die Nasenatmung. Bei einer Behinderung der Nasenatmung konnte ein nächtlicher Abfall des PO_2 nachgewiesen werden (Schlafapnoesyndrom, ☞ 3.5.3). Insbesondere Säuglinge sind auf eine funktionierende Nasenatmung angewiesen (Choanalatresie, ☞ 2.5.1).

80 % der Luft passieren den unteren Nasengang, die Strömung ist dabei nicht laminar, sondern weist Wirbel auf, durch die der Austausch von Wasserdampf und Wärme gefördert wird. Diese **Klimatisierung** bewirkt, daß die Luft nach der Nasenpassage zu 95 % mit Wasser gesättigt ist und eine Temperatur von 34 °C hat. Die Klimatisierung ist nahezu unabhängig von den Außenbedingungen.

Bei 80 % der Menschen besteht ein **nasaler Zyklus** mit wechselseitigem An- und Abschwellen der Schleimhaut in einer Nasenhaupthöhle bei konstantem Gesamtwiderstand. Auswirkungen auf den Schwellungsgrad haben außerdem vegetative Einflüsse, Körperlage (Hydrostase) und körperliche Aktivität.

Während der Nasenpassage wird die Luft durch Vibrissen und ein mukoziliares Transportsystem gereinigt. Die Funktionsfähigkeit des mukoziliaren Transportsystems hängt von der Aktivität der Zilien und der Sekretionsleistung zahlreicher Schleimhautdrüsen ab.

2.2.2 Riechen   !

Die **Riechzellen** der Riechschleimhaut sind bipolare Ganglienzellen. Ein Fortsatz, der feine Riechhärchen trägt, reicht an die Schleimhautoberfläche der **Riechspalte**, die im Bereich der mittleren Schädelbasis, medial der mittleren Nasenmuschel, gelegen ist. Der andere Fortsatz zieht als marklose Faser, **Filum olfactorium**, durch die **Lamina cribrosa** des Os ethmoidale. Die Fasern vereinigen sich zum **Nervus olfactorius**, der im **Bulbus olfactorius** endet. Die zentrale Riechbahn läuft über den **primären olfaktorischen Kortex** zum limbischen System (**sekundärer olfaktorischer Kortex**) sowie zu Thalamus und Hypothalamus. Die kortikale Repräsentation in diesem entwicklungsgeschichtlich alten Hirnbereich ist mit sprachfernen, eng mit Emotionen verknüpften Erinnerungen verbunden. Deshalb sind Langzeiterinnerungen auch oft mit Geruchseindrücken verbunden – obwohl andererseits der Geruchssinn in der modernen Welt eher weniger bedeutsam zu sein scheint.

Der Mensch nimmt ca. 30 000 Geruchsstoffe wahr; das „Durchschnittsindividuum" kann davon nur einen Bruchteil unterscheiden, wobei die **Erkennungsschwelle** wesentlich höher als die **Wahrnehmungsschwelle** liegt. Nach Anlagerung eines Riechmoleküls an der Rezeptorzelle wird durch enzymatische Vorgänge ein Aktionspotential ausgelöst. Bereits im Bulbus olfactorius erfolgt die Entschlüsselung der gustatorischen Information. Der Effekt der **Adaptation** und **Habituation** ist beim Riechsinn besonders ausgeprägt; die Verkoppelung des Riechsinns mit der Trigeminusreizung und dem Geschmackssinn (☞ 3.2.3) ist nicht zuletzt beim Riechtest zu beachten.

Auch beim Menschen existiert das **vomeronasale** oder **Jacobson-Organ** als winziger paariger Blindschlauch an der vorderen Nasenscheidewand – eine Funktion beim Menschen konnte bisher nicht nachgewiesen werden.

2.2.3 Reflex- und Immunorgan

Die Reizung der Nasenschleimhaut löst verschiedene Reflexe wie **Husten** und **Niesen** aus. Die Abwehrmechanismen der Schleimhaut beruhen auf der Oberflächenaktivität (unspezifische bakterizide und zytoprotektive Substanzen), vor allem aber auf der erworbenen spezifischen Immunität, die durch sezernierte Antikörper der Klasse IgA vermittelt wird. Außerdem enthält das Sekret IgG, IgM und IgD.

2.2.4 Sprache

Bei der **Bildung der Nasallaute** m, n und ng fungieren die Nasenhaupthöhlen und der Nasen-Rachen-Raum als Resonanzkörper, es entsteht eine gewollte Nasalität der Laute. Durch Hochklappen des Weichgaumensegels wird der Nasenraum bei der **Bildung der Mundlaute** vom Rachenraum abgeschlossen, Defekte (z.B. Gaumenspalten) führen zu einer nicht gewollten Nasenresonanz (offenes Näseln). Die Nasennebenhöhlen spielen für den Stimmklang wohl eine eher geringe Rolle.

2.3 Leitsymptome

2.3.1 Behinderung der Nasenatmung

Die Behinderung der Atmung kann **einseitig** (Septumdeviation, Fremdkörper, Tumor, Z.n. Trauma) oder **beidseitig** bestehen, **vorübergehend, perennial, saisonal** oder **chronisch** ausgeprägt sein. Begleitend kann eine **Sekretion** (Rhinorrhö) oder ein **Trockenheitsgefühl** mit Borkenbildung, evtl. mit **Gesichtskopfschmerzen**, bestehen. Der Beginn kann **allmählich** oder **plötzlich** (z. B. posttraumatisch) sein.

2.3.2 Rhinorrhö

Die Nasensekretion kann **dauernd** (chronische Rhinitis, perenniale Rhinitis) oder nur **vorübergehend** bestehen: jahreszeitlich-saisonal, situationsabhängig, bei Exposition gegenüber Allergenen oder aus nicht offensichtlicher Ursache (vasomotorische Rhinitis).

Die Sekretion ist:
- **wäßrig** (akute, allergische, vasomotorische Rhinitis, Liquor nach Schädelfraktur)
- **schleimig** (chronische Rhinitis, Polyposis nasi, Schwangerschaftsrhinopathie)
- **eitrig** (Sinusitis, Fremdkörper, Tumor)
- **blutig** (bei mechanischer Irritation nach Trauma, akuter oder chronischer Rhinitis, atrophischer Rhinopathie)
- symptomatisch im Rahmen einer Allgemeinerkrankung [Hypertonie, Koagulopathie]; aber auch bei Fremdkörpern und Tumoren

Ein **Foetor ex naso** tritt regelhaft bei einer Ozaena auf, kann – aber auch in Zusammenhang mit einem nasalen Fremdkörper oder Karzinomen vorkommen.

> **Merke!**
>
> Eine einseitige, eintrige Rhinorrhö ist bei Kindern verdächtig auf einen Fremdkörper oder eine Choanalatresie und bei Erwachsenen auf ein Karzinom!

2.3.3 Geruchsstörung (Dysosmie)

Der Versuch, Geruchsstörungen (Dysosmien) beim Menschen nach objektiven Gesichtspunkten zu ordnen, bereitet wegen der erwähnten engen Beziehung zu Emotionen erhebliche Probleme (☞ 2.2.2).

Zumeist erfolgt eine Einteilung der Dysosmien nach der **Schadenstopik**:
- respiratorisch
- epithelial
- nerval
- zentral

Eine weiteres Kriterium zur Einteilung einer Riechstörung bieten die **Qualität und Quantität des Riechens:**
- **Anosmie:** aufgehobenes Riechvermögen
- **Hyposmie** und **Hyperosmie:** Veränderung der Schwelle
- **Parosmie:** veränderte Geruchsempfindung unter physiologischen Bedingungen (z.B. Schwangerschaft, Menstruation)
- **Pseudoosmie:** Verkennung von wahrnehmbaren Gerüchen und Einordnung als angenehm oder unangenehm (z.B. **Kakosmie,** v.a. bei Hirntumoren)
- **Phantosmie:** Geruchsempfindung ohne objektives Vorhandensein von Gerüchen (**Geruchshalluzination**)
- **Agnosmie:** Nichterkennbarkeit von Gerüchen bei erhaltener Wahrnehmung

Ursachen
- Die **häufigste Ursache** einer Geruchsstörung ist die **chronische Sinusitis,** aber auch eine **Septumdeviation** und **Muschelhyperplasie** (Concha bullosa) können dazu beitragen, daß die Riechspalte nicht ausreichend ventiliert wird (☞ 2.5.8).
- Die **Zerstörung der Erregungsleitungsstrukturen** ist die zweithäufigste Ursache von Dysosmien. Die ebenfalls in das diagnostisch-therapeutische Spektrum des HNO-Arztes fallende **frontobasale Fraktur** (☞ 2.5.10) führt zu in der Regel definitiven, einseitig oder doppelseitig ausgeprägten Anosmien.
  Auch **iatrogen** im Rahmen einer **Nasennebenhöhlenoperation** kann die Rhinobasis verletzt werden. Viel häufiger sind **stumpfe Schädeltraumen,** die einen **Contrecoup im Frontalhirnbereich** erzeugen.
- Im Rahmen **psychiatrischer und neurologischer Erkrankungen** (Schizophrenie, Temporallappenepilepsie, Depression, Alkoholismus) entstehen Geruchshalluzinationen.
- **Gutartige** (Papillome, Osteome, Muko- und Meningozelen) und **bösartige Nasentumoren** (Plattenepithelkarzinome) bedingen eine respiratorische Dysosmie oder wachsen in die Rhinobasis ein. Das **Olfaktoriusneuroblastom** (Ästhesioblastom)

geht von den Zellen des Riechepithels aus (☞ 2.5.9).

- Eine **epitheliale Dysosmie** entsteht durch die Läsion des Riechepithels, die wiederum viral (Grippe-, Herpesviren), toxisch, hormonell, durch Inhalationsrauchen, traumatisch, aber auch durch Nasennebenhöhlenoperationen verursacht sein kann.

- Riechstörungen treten ebenfalls bei einer arteriosklerosebedingten Läsion der Riechzentren oder endokrinen Erkrankungen (z.B. Diabetes mellitus) sowie physiologisch auf.

2.3.4 Schmerz

Kopfschmerzen können sehr unterschiedliche Ursachen haben, so daß oft eine umfassende (Ausschluß-)Diagnostik erforderlich ist (☞ Übersicht).

Primär rhinogene Schmerzen, besonders Gesichtskopfschmerzen, entstehen bei allen Erkrankungen mit starker Behinderung der Nasenatmung und mangelnder Belüftung der Nasennebenhöhlen. Typisch für sinusitische Kopfschmerzen ist eine Schmerzverstärkung beim Bücken, Schmerz bei Druck auf die Nervenaustrittspunkte der N.-trigeminus-Äste und über den Nasennebenhöhlen (☞ 2.4.1).

Kopfschmerzklassifikation nach Empfehlung der Headache Society

1. Migräne

1.1 Migräne ohne Aura
1.2 Migräne mit Aura
1.3 Ophthalmoplegische Migräne
1.4 Kindliche Migräne und verwandte Syndrome
1.5 Komplikationen
(Status migraenosus, Migräneinfarkt)

2. Spannungskopfschmerz

2.1 Episodischer Spannungskopfschmerz
2.2 Chronischer Spannungskopfschmerz

3. Clusterkopfschmerz und chronisch paroxysmale Hemikranie

3.1 Clusterkopfschmerz (episodisch – chronisch)
3.2 Chronisch paroxysmale Hemikranie

4. Unterschiedliche Kopfschmerzen ohne Strukturschädigungen

4.1 Bei externem Kopfdruck
4.2 Bei Kältereiz
4.3 Hustenkopfschmerz
4.4 Anstrengungskopfschmerz
4.5 Koituskopfschmerz

5. Kopfschmerz nach Schädeltrauma

5.1 Akut posttraumatisch
5.2 Chronisch posttraumatisch

6. Kopfschmerz bei vaskulären Erkrankungen

6.1 Akute zerebrale Ischämie
6.2 Intrakranielle Blutung
6.3 Subarachnoidalblutung
6.4 Gefäßanomalie
6.5 Arteriitis
6.6 A.-carotis- und A.-vertebralis-Kopfschmerz
6.7 Hirnvenenthrombose
6.8 Arterielle Hypertonie

7. Kopfschmerz bei nicht-vaskulären intrakraniellen Erkrankungen

7.1 Erhöhter Hirndruck
7.2 Erniedrigter Hirndruck
(nach Punktion, Liquorfistel)
7.3 Intrakranielle Infektion
7.4 Intrakranielle Sarkoidose,
andere nicht-entzündliche Prozesse
7.5 Kopfschmerz nach intrathekaler Injektion
7.6 Intrakranielles Neoplasma

8. Kopfschmerz durch Pharmaka, Substanzen oder deren Entzug

8.1 Kopfschmerz durch akute
Substanzeinnahme oder -exposition
8.1.1 Nitrat-, Nitritkopfschmerz
8.1.2 Glutamatkopfschmerz
8.1.3 Kohlenmonoxidkopfschmerz
8.1.4 Alkoholkopfschmerz

8.2 Kopfschmerz durch chronische
Einnahme
8.2.1 Ergotamineinnahme
8.2.2 Analgetikaabusus

8.3 Kopfschmerz bei Entzug nach
akutem Gebrauch
8.3.1 Alkohol

8.4 Kopfschmerz bei Entzug nach chronischem Gebrauch
    8.4.1 Ergotamineinnahme
    8.4.2 Koffeinentzug
8.5 Kopfschmerz durch Antikonzeptiva (Östrogene)

9. Begleitkopfschmerz bei extrakraniellen Entzündungen

9.1 Viruserkrankungen
9.2 Bakterielle Erkrankungen

10. Kopfschmerz bei metabolischen Erkrankungen

10.1 Hypoxie
    10.1.1 Höhenkopfschmerz
    10.1.2 Hypoxischer Kopfschmerz anderer Ursache
    10.1.3 Schlafapnoesyndrom
10.2 Hypoglykämie
10.3 Dialyse

11. Kopfschmerz bei HNO-, Augen-, Zahn- oder sonstigen Schädelerkrankungen

11.1 Schädelknochen
11.2 Hals
    11.2.1 Halswirbelsäule
    11.2.2 Retropharyngeale Tendinitis
11.3 Auge
    11.3.1 Akutes Glaukom
    11.3.2 Refraktionsanomalie
    11.3.3 Heterophorie und Heterotropie
11.4 Ohren
11.5 Nase und Nasennebenhöhlen
11.6 Zähne, Kiefer und benachbarte Strukturen
11.7 Kiefergelenkerkrankungen (Costen-Syndrom)

12. Neurologische Krankheitsbilder

12.1 Hirnnervendauerkopfschmerz
    12.1.1 Kompression von Hirnnerven und der 2./3. Zervikalwurzel
    12.1.2 Demyelinisierung von Hirnnerven (Retrobulbärneuritis)
    12.1.3 Infarzierung von Hirnnerven (diabetische Neuritis)
    12.1.4 Entzündungen von Hirnnerven (Herpes zoster, posttherapeutisch)
    12.1.5 Tolosa-Hunt-Syndrom
    12.1.6 Hals-Zungen-Syndrom

12.2 Trigeminusneuralgie
12.3 Glossopharyngeusneuralgie
12.4 Intermediusneuralgie
12.5 Laryngeus-superior-Neuralgie
12.6 Okzipitalisneuralgie
12.7 Zentraler Kopf- und Gesichtsschmerz
    12.7.1 Anaesthesia dolorosa
    12.7.2 Thalamischer Kopfschmerz
12.8 Atypischer Gesichtsschmerz

13. Nicht klassifizierbarer Kopfschmerz

2.4 Untersuchungsmethoden

2.4.1 Inspektion, Palpation

Die **äußere Nasenform** wird beurteilt und auf angeborene, traumatische oder infektiöse Veränderungen untersucht: Schief-, Höcker-, Sattelnase; Formvarianten der Columella (Subluxatio). Des weiteren wichtig sind Hautveränderungen und Schwellungen (entzündlich-ödematös, Tumoren, posttraumatisch). Weiche Nasenflügel werden bei der Inspiration angesaugt (Kollaps).

Nach einem **Mittelgesichtstrauma** wird die knöcherne Nase auf Frakturzeichen untersucht (Mobilität, Krepitation), außerdem erfolgt eine Palpation von Jochbein und Orbitarand (Stufenbildung).

Die **Druckempfindlichkeit** an bestimmten Punkten der Schädeloberfläche weist auf pathologische Veränderungen der Nasennebenhöhlen hin:
- Kieferhöhle → Wangenbereich und faziale Kieferhöhlenwand
- Siebbeinzellen → mediale Augenwinkel
- Stirnhöhle → mittlere Stirnpartie
- Keilbeinhöhle → Hinterhaupt

Eine **Druckschmerzhaftigkeit** über den Austrittspunkten des ersten und zweiten Trigeminusastes (Foramina supraorbitale [V1] und infraorbitale [V2]) kann ebenfalls auf Erkrankungen der Nasennebenhöhlen hinweisen.

Sensibilitätsstörungen im Ausbreitungsgebiet des I. und II. Trigeminusastes treten bei Frakturen des Stirnbeins und der knöchernen Orbita, besonders des Orbitabodens, auf.

2.4.2 Anteriore Rhinoskopie

Mit einem **Nasenspekulum** und Stirnreflektor oder Stirnlicht wird die Nase von vorn in unterschiedlichen Blickwinkeln inspiziert, um mittleren und unteren Nasengang (der obere ist meist nicht einsehbar) auf Durchgängigkeit, Schleimhautbeschaffenheit, Sekret (v.a. im mittleren Nasengang) und andere pathologische Veränderungen zu untersuchen.

Bei starker Schleimhautschwellung verbessert man vor der Beurteilung die Sicht durch abschwellende Nasentropfen.

Genauere Untersuchungsergebnisse liefert eine endoskopische Inspektion der Nase mit einer **flexiblen** oder besser **starren Optik** (0°-, 30°- und 70°-Winkeloptik).

2.4.3 Posteriore Rhinoskopie

Die Untersuchung erfolgt in herkömmlicher Weise mit dem **gewinkelten Spiegel** oder mit einer **90°-Optik** durch den Mund. Alternativ untersucht man mit einer **flexiblen Optik** pernasal (evtl. nach Schleimhautanästhesie). Beurteilt werden das hintere Nasenloch (Muschelenden und Choanen) und der Nasen-Rachen-Raum, insbesondere Raumforderungen wie Adenoide, Verlegung der Tubenostien und Rosenmüller-Gruben sowie pathologisches Sekret.

In vielen Fällen, besonders aber bei Kindern, ist eine sichere Beurteilung des Nasen-Rachen-Raumes nur in Narkose möglich. Vor und zur Kontrolle nach erfolgter Adenotomie ist besonders die Palpation wichtig.

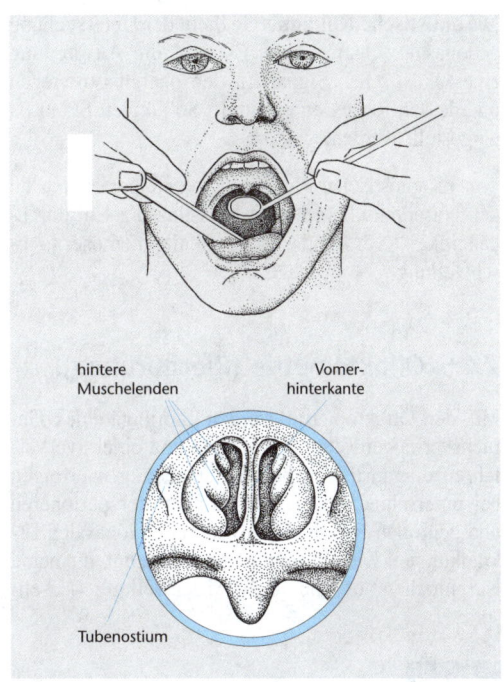

Abb. 2.7: Posteriore Rhinoskopie.

Zur besseren Übersicht ist ein Hochziehen des Gaumensegels **(Velotraktion)** mit einem weichen Gummischlauch, der durch die Nase eingeführt und durch den Mund wieder nach außen gezogen wird, von Vorteil.

2.4.4 Prüfung der Nasenatmung, Rhinomanometrie

Eine **orientierende Untersuchung** der Luftdurchgängigkeit ist möglich, wenn der Patient durch die Nase auf einen Spiegel atmet und die behauchte Fläche beurteilt wird. Bei kleinen Kindern kann die Wegsamkeit mit dem **Politzer-Ballon** oder durch **Sondierung** mit einer weichen Sonde überprüft werden (Ausschluß einer Choanalatresie, ☞ 2.5.1).

Die Prüfung der Nasenwegsamkeit bei der **Rhinomanometrie** erfolgt durch Ermittlung des Luftströmungsvolumens pro Zeit und der Druckdifferenz zwischen Naseneingang und Nasenrachen beim Atmen. Aus diesen Größen wird der Atemwiderstand der Nase berechnet.

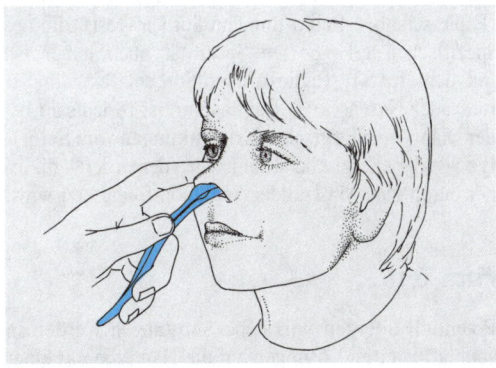

Abb. 2.6: Anteriore Rhinoskopie.

Die **akustische Rhinometrie** dient der Untersuchung endonasaler Querschnitte. Es wird die Ausbreitung eines akustischen Signals in den oberen Luftwegen und dessen Reflexion ermittelt. So können Stenosen dargestellt werden.

Von prognostischer Bedeutung vor Operationen an den Nasenmuscheln ist die Messung der Luftdurchgängigkeit vor und nach medikamentöser Abschwellung.

2.4.5 Olfaktometrie (Riechprüfung)

Mit der Olfaktometrie werden Störungen des Geruchsvermögens durch subjektive und objektive Verfahren diagnostiziert. Die Untersuchungen erfolgen bei unterschiedlichen Erkrankungen der peripheren und zentralen Riechbahn sowie bei endonasalen Erkrankungen. Die Prüfung erfolgt getrennt für beide Nasenlöcher vor und nach Abschwellung (Nasenspray).

> **Merke!**
> Aus medikolegalen Gründen ist eine Riechprüfung vor jeder Nasennebenhöhlenoperation wegen der möglichen iatrogenen Läsion des Riechepithels oder der Rhinobasis wichtig!

Subjektive Riechprüfung (Riechflaschentechnik)

Die Flaschen enthalten chemisch reine Duftstoffe in definierter, abnehmender Konzentration, so daß eine qualitative und quantitative Beurteilung des Riechvermögens möglich ist. Die Aufnahme erfolgt durch aktives Schnüffeln. Vielfach finden auch **Riechstifte** Anwendung. Unterschieden werden:
- reine **Olfaktoriusreizstoffe**, z.B. Vanille, Kaffee, Zimt, Birkenteer
- **Trigeminusreizstoffe**, z.B. Menthol, Alkohol, Formalin, Essigsäure und Ammoniak zur Bestimmung der Trigeminusreizschwelle (**Simulationsprobe**)
- Geruchsstoffe mit Geschmacksreizung zur Prüfung des gustatorischen Riechens, z.B. Chloroform, Pyridin

Die Testung von Trigeminusreizstoffen ist besonders bei gutachterlichen Fragestellungen bedeutsam. Das **gustatorische Riechen** wird durch Aufbringen alkoholischer Aromaessenzen auf die Zunge geprüft, die einen kombiniert gustatorisch-olfaktorischen Eindruck auslösen. Die nervale Leitung erfolgt via Chorda tympani und N. glossopharyngeus.

Zur Bewertung der Riechprüfung ☞ 2.3.3.

Objektive Riechprüfung

Die Messung registriert **olfaktorisch evozierte Potentiale** durch die Ableitung vom Kortex und erfolgt ähnlich der Hirnstammaudiometrie. Diese Methode ist reproduzierbar und erlaubt eine semiquantitative Auswertung.

2.4.6 Allergietest

Allergische Erkrankungen der oberen Luftwege haben in den letzten Jahren stark an Bedeutung gewonnen. Die allergische Rhinitis ist die häufigste allergische Erkrankung überhaupt. Der wichtigste Anlaß für eine Allergiediagnostik besteht in der Abgrenzung der allergischen Rhinits gegenüber Rhinopathien anderer Genese, insbesondere der vasomotorischen Rhinitis. Allergietestungen sollten auch bei einer Polyposis nasi und einer chronischen Sinusitis durchgeführt werden.

> **Merke!**
> Während der Allergietestung muß unbedingt sichergestellt sein, daß am Untersuchungsort eine **Schocksituation** beherrscht werden kann!

IgE-Bestimmung

Die Bestimmung von IgE erfolgt z.B. mit dem **PRIST** (Papierscheiben-Radio-Immuno-Sorbent-Test), die des spezifischen IgE, dessen Spezifität noch höher ist, mit dem **RAST** (Radio-Allergo-Sorbent-Test) im Serum oder Nasensekret. Die Testung ist bedeutsam bei der Diagnose **allergischer Erkrankungen vom Soforttyp** wie der allergischen Rhinitis, bei denen der Antikörper durch eine Mastzelldegranulation freigesetzt wird.

Prick-Test

Potentiell allergen wirksame Substanzen werden in standardisierten Lösungen auf die Haut, die mit einer Lanzette geritzt wird, aufgebracht und die Hautreaktion (**Antikörperreaktion**) mit der Reaktion auf Histamin als Positivkontrolle verglichen. Testsubstanzen sind zunächst Mischpräparate wie Baumpollen, Gräserpollen oder Hausstaubmilben, die besonders häufig bei der allergischen Rhinitis nachweisbar sind. In einer zweiten Testung kann weiter differenziert werden. Einige Substanzen wie z.B. Tiergifte lösen nicht selten ein Schockgeschehen aus und sollten nur unter stationären Bedingungen getestet werden.

Intranasale Provokation. Allergene können auch intranasal getestet werden. Die Schleimhautreaktion ist durch eine Veränderung der Nasenluftpassage (Rhinomanometrie) nachweisbar.

2.4.7 Bildgebende Verfahren

Sonographie

Die Ultraschalluntersuchung im **A-Scan-Verfahren** ist ein eindimensionales Untersuchungsverfahren, bei dem Schallwellen beim Wechsel des Mediums (z.B. Knochen/Luft) einen Peak erzeugen.

Die **B-Scan-Sonographie** erfolgt mit einem 3,5- oder 5-MHz-Schallkopf.

Einsetzbar sind die Verfahren im Rahmen der bildgebenden Diagnostik von Kieferhöhle und – eingeschränkt – von Stirnhöhle und vorderem Siebbein. Keilbeinhöhle und hinteres Siebbein sind sonographisch nicht darstellbar. Die Ergebnisse sind wesentlich unsicherer als die durch Röntgen und vor allem CT, so daß die Sonographie in erster Linie zur **Verlaufskontrolle** (v. a. der Sinusitis maxillaris) und zur **Vermeidung der Strahlenbelastung** (Schwangere, Kinder) eingesetzt wird.

Konventionelle Röntgendiagnostik

Von praktischer Bedeutung im klinischen Alltag sind Aufnahmen im **posterior-anterioren Strahlengang,** besonders bei einer Aufnahmetechnik in zwei Ebenen (**okzipitomental und okzipitofrontal**). Die Darstellungen von Kieferhöhle und Stirnhöhle sind gut, die Beurteilung des Siebbeins bleibt durch Überlagerungen jedoch schwierig.

Aufnahmen im **seitlichen Strahlengang** erfolgen zur Darstellung der Stirnhöhle (Tiefenausdehnung) und zur Diagnostik einer Nasenbeinfraktur (☞ Abb. 2.12).

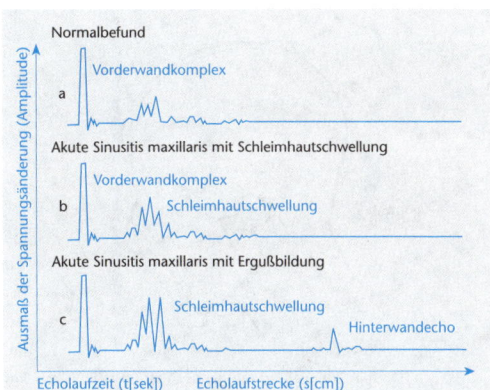

Abb. 2.8: Ultraschalluntersuchung nach dem A-Scan-Verfahren.

Darüber hinaus fertigt man **Jochbeinspezialaufnahmen** (sog. Henkeltopfaufnahmen) bei Jochbeinfrakturen an. Konventionelle **Röntgenschichtuntersuchungen** (Tomogramme), die besonders bei Orbitabodenfrakturen eingesetzt wurden, sind durch das CT zum großen Teil verdrängt.

CT und MRT

Das **CT der Nasennebenhöhlen** in koronarer Schichtung ist heute das **wichtigste Diagnostikum** der Nasennebenhöhlen. Besonders die wichtige Knochen-Schleimhaut-Beziehung ist gut beurteilbar. Neben der Ausbreitungsdiagnose einer Sinusitis ist die Untersuchung auch zur präoperativen Darstellung der anatomischen Beziehung zwischen Nebenhöhlen, A. carotis, N. opticus und Rhinobasis unverzichtbar.

Das **MRT** wird bei Fragestellungen, die die **Weichteilinfiltration** von Tumoren (z.B. in die Orbita) betreffen, eingesetzt, ist sonst dem CT jedoch unterlegen.

> **Merke!**
>
> Vor jeder Operation der Nasennebenhöhlen ist ein CT, heute auch aus medikolegalen Gründen, erforderlich.

2.4.8 Spülungen und Endoskopie

Spülungen. **Spitze Spülungen** der Kieferhöhlen erfolgen durch eine Perforation der medialen Kieferhöhlenwand über den unteren Nasengang, **stumpfe**

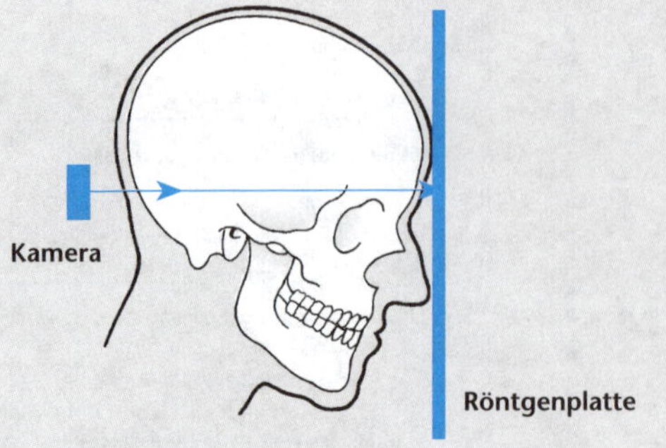

a. Occipitofrontaler Strahlengang: Gute Darstellung von Stirnhöhle und Siebbeinzellen

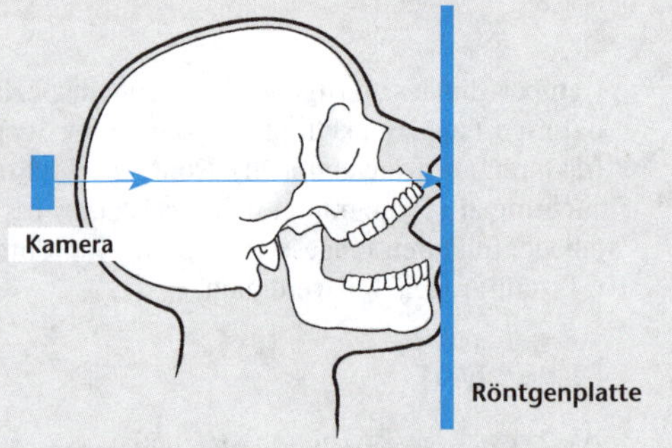

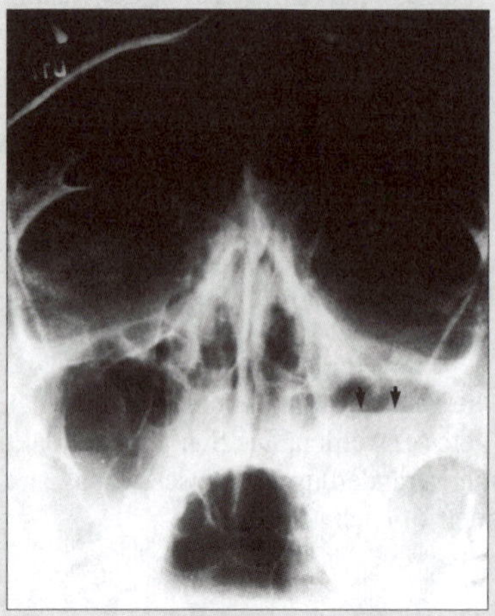

c. Occipitomentales Röntgenbild bei einer Polysinusitis links mit Spiegelbildung in Stirn- und Kieferhöhle

b. Occipitomentaler Strahlengang: Gute Darstellung von Kiefer-, Stirn- und Keilbeinhöhlen

Abb. 2.9: Konventionelle Röntgendiagnostik der Nasennebenhöhlen.

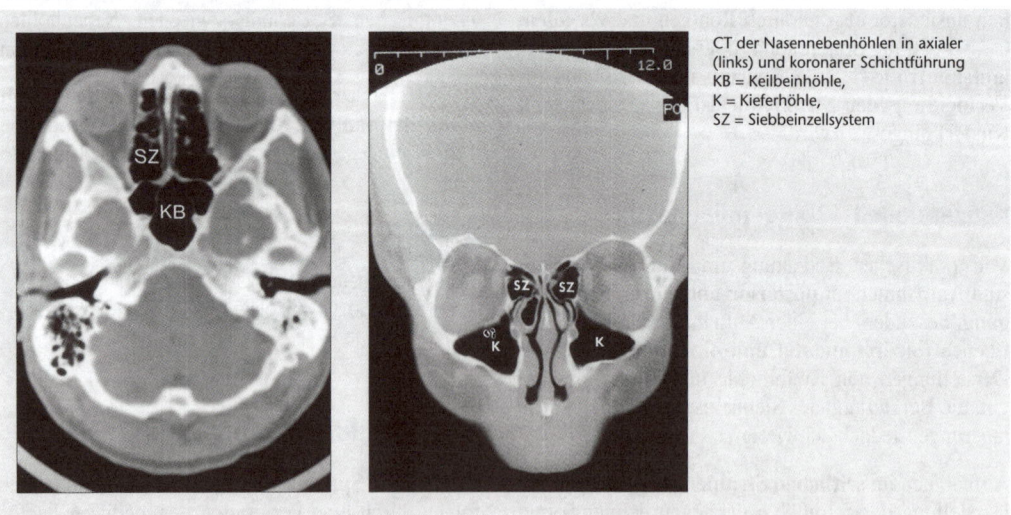

CT der Nasennebenhöhlen in axialer (links) und koronarer Schichtführung
KB = Keilbeinhöhle,
K = Kieferhöhle,
SZ = Siebbeinzellsystem

Abb. 2.10: CT der Nasennebenhöhlen.

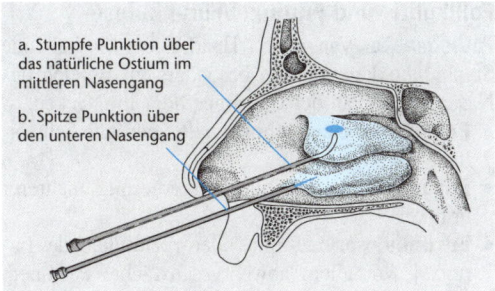

a. Stumpfe Punktion über das natürliche Ostium im mittleren Nasengang

b. Spitze Punktion über den unteren Nasengang

Abb. 2.11: Kieferhöhlenpunktionen zur Endoskopie oder Spülung.

Spülungen über das natürliche Ostium im mittleren Nasengang. Im Rahmen der Sinusitistherapie werden Spülungen vor dem Hintergrund pathophysiologischer Erkenntnisse (☞ 2.1.4) und durch die Verbesserung der antibiotischen und antiphlogistischen Medikamente nur noch selten eingesetzt. Dies gilt auch für die Therapie der Sinusitis frontalis und die Punktion im vorderen Stirnhöhlenboden (**Beck-Bohrung).**

Endoskopie. Für die Endoskopie der Nasennebenhöhlen werden 0°-, 30°- und 70°-Optiken eingesetzt.

Klinisch bedeutsam ist vor allem die Endoskopie des mittleren Nasengangs. Die Untersuchung der Kieferhöhle ist sowohl über den unteren und den mittleren Nasengang als auch die faziale Kieferhöhlenwand (beste Übersicht) möglich. Die Stirnhöhle wird nach Beck-Bohrung (☞ oben) endoskopiert

2.5 Klinik

2.5.1 Fehlbildungen

Lippen-Kiefer-Gaumen-Spalte ☞ 3.5.1.

Choanalatresie   !

Pathogenese. Knöcherner (90 %) oder membranöser Verschluß einer oder seltener beider Choanen durch die Persistenz embryonaler Membranen oder durch proliferierende epitheliale Zellen in der hinteren Nasenregion (Inzidenz 1 : 5000–10 000).

Klinik. Eine **doppelseitige Atresie** (20 %) ist lebensbedrohlich, da das Neugeborene während des Trinkens durch die Nase atmet. Bereits bei der ersten Nah-

rungsaufnahme kommt es zur Dyspnoe. Apnoephasen mit Zyanose und Schreiphasen mit Rückbildung der Zyanose wechseln sich ab. Die Nasenatmung fehlt.

Eine **einseitige Atresie** wird häufig erst nach Jahren diagnostiziert; klinisch besteht eine einseitige hartnäckige Rhinitis oder Sinusitis.

Diagnostik. Sondierung der Nase mit einem dünnen Absaugkatheter oder Prüfung der Luftdurchgängigkeit mit dem Politzer-Ballon. Zur Befundsicherung Endoskopie, Röntgen seitlich mit Kontrastmittel und axiales CT.

Therapie. Bei einer **doppelseitigen Atresie** besteht unmittelbarer Handlungsbedarf! Im Vordergrund steht die Sicherung der Atmung durch Guedel-Tubus oder Intubation. Sondenernährung. Eine Operation erfolgt möglichst erst im Alter von einigen Wochen: Resektion der Atresieplatte und Einsetzen eines Obturators über Wochen. Zunächst einseitige Operation, später definitive Resektion.

Bei **einseitiger Atresie** Operation meist erst im Jugend- oder Erwachsenenalter.

> **Merke!**
>
> Die doppelseitige Choanalatresie bei einem Neugeborenen führt zu einer Aspiration bei der ersten Nahrungsaufnahme und ist eine akut lebensbedrohliche Situation.

Seltene Fehlbildungen

Gesichtsspalten/Nasenfisteln/Dermoide

- **Gesichtsspalten** verlaufen quer, schräg oder median, **Nasenfisteln und -zysten** liegen meist in der Mittellinie im Bereich von Glabella, Nasenrücken oder -spitze.
- **Dermoide** enthalten Haut und Hautanhangsgebilde (Ektoderm).

Die **operative Korrektur** erfolgt im ersten Lebensjahr.

Meningoenzephalozele. Die Meningoenzephalozele ist eine seltene (1 : 3000–5000) Hemmungsfehlbildung mit extra- oder intranasaler Hernierung von Meningen und Gehirnanteilen. Die Bruchpforten liegen in der Stirn- oder Siebbeinregion.

Nach Reposition ist ein stabiler Defektverschluß mit lyophilisierter Dura oder Faszie, insbesondere bei größeren Defekten auch mit Knochen erforderlich.

2.5.2 Erkrankungen der Nasen- und Gesichtshaut

Entzündliche und tumoröse Hauterkrankungen treten grundsätzlich am gesamten Integument auf, an dieser Stelle wird nur eine kleine Auswahl praktisch relevanter Erkrankungen aufgeführt. Auf dermatologische Lehrbüchern wird verwiesen.

Im Bereich der Kopfhaut und Nase sind wegen der erhöhten **UV-Exposition** einige Krankheitsbilder wie Lichtdermatosen und sog. „Lichtkrebse" deutlich häufiger. Mit der operativen Therapie und insbesondere der plastischen Defektdeckung verbinden sich spezielle Probleme.

Entzündliche Erkrankungen

> **Merke!**
> Eitrig-abszedierende Hautkrankheiten im Bereich der Nase haben in der klinischen Praxis eine besondere Bedeutung, weil es über die V. angularis und V. ophthalmica zu einer Keimverschleppung in das Endocranium kommen kann (Sinus-cavernosus-Thrombose).

Erysipel

Pathogenese. Phlegmonöse Streptokokkeninfektion der Haut nach oft nur kleinen Verletzungen.

Klinik. Umschriebene, schmerzhafte Rötung und Schwellung. Evtl. Fieber. Durch Gewebseinschmelzung kann sich ein Abszeß entwickeln (☞ Abb. 7 im Farbbogen).

Therapie. Lokale Behandlung mit antibiotikahaltiger Salbe, Alkoholverbände. Frühzeitig auch systemische Antibiose (Penicillin, Cephalosporine). Chirurgisch bei Abszedierung.

Follikulitis und Furunkel/Furunkulose   **!!**

Pathogenese. Von den Haarbälgen ausgehende Staphylokokkeninfektion besonders im Bereich des Nasenvorhofs, an der Oberlippe oder im Nacken.
- **Follikulitis:** meist schmerzhafte, gerötete Schwellung
- **Furunkel:** gleichzeitige Abszedierung mehrerer Follikel
- **Furunkulose:** multiple oder rezidivierende Furunkel, vor allem abwehrgeschwächte Personen, z.B. Diabetiker, sind betroffen

Klinik. Schmerzen, Rötung, Schwellung der Haut, bei Einschmelzen Fluktuation und Fieber (Furunkel).

Therapie. Antibiotische Salbenbehandlung. Bei Furunkel systemische Antibiose (betalactamasestabiles Staphylokokkenpenicillin, Cephalosporine)! Ruhigstellung (flüssige Kost, Sprechverbot) bei Auftreten im Mittelgesicht. Ein Abszeß wird eröffnet.

Endokranielle Komplikationen (Thrombose des Sinus cavernosus) entstehen durch eine aufsteigende Infektion über die V. angularis und V. ophthalmica (☞ 2.5.6).

Rosacea und Rhinophym (Knollennase)   **!!!**

Pathogenese. Die Rosacea ist eine entzündliche Dermatose unklarer Genese älterer Menschen von seborrhoischem Hauttyp. Durch eine Verdickung der Haut mit Hyperplasie der Talgdrüsen entsteht ein Rhinophym (ca. 10 %), das groteske Ausmaße annehmen kann (☞ Abb. 14 im Farbbogen). Es betrifft fast nur Männer, häufig Alkoholiker. Sonnenlichtexposition fördert die Manifestation.

Therapie. Lokale und systemische antibiotische Behandlung der Rosacea. Operative Schälung des Rhinophyms und Nachbehandlung mit antibiotischer Salbe, bis normales Oberflächenepithel nachgewachsen ist.

Lichtdermatosen

Lichtdermatosen entstehen durch längere Einwirkung von UV-Strahlung. Die physiologischen Schutzreaktionen der Haut sind in Abhängigkeit vom Hauttyp eine **Hyperpigmentierung** und eine Verdickung der Hornschicht (**Lichtschwiele**). Beide Reaktionen führen zu kosmetischen Problemen. Bei Überdosierung von kurzwelligem UV-Licht bildet sich ein

Sonnenbrand (**Dermatitis solaris**). Pathogenetisch bedeutsam sind Sonnenbrände für die Entwicklung des malignen Melanoms. Nach Kontakt mit **photosensibilisierenden Substanzen** wie Tetracyclinen, Porphyrinen oder Bergamotte-Öl, und den in manchen Wiesenpflanzen enthaltenen Furocumarinen kommt es zur **phototoxischen Dermatitis.** Selten und in der Regel erst nach einer Sensibilisierungsphase treten **photoallergische Reaktionen** auf, die u.a. durch Chlorpromazin oder Sulfonamide ausgelöst werden.

Einige Dermatosen werden durch Licht provoziert oder verschlimmert:
- aktinische Keratose (Präkanzerosen)
- Cheilitis exfoliativa actinica
- Erythema exsudativum multiforme
- Lupus erythematodes
- Herpes simplex
- Xeroderma pigmentosum.

Autoimmunerkrankungen und virale Erkrankungen ☞ 3.5.

Gutartige Tumoren der Haut

Seborrhoische Alterswarzen, Verruca seborrhoica senilis

Pathogenese. Vor allem bei älteren Menschen häufiger epidermaler Tumor unbekannter Ätiologie, wichtig ist die differentialdiagnostische Abgrenzung gegenüber einem malignen Melanom.

Klinik. Leicht erhabene Hautveränderung mit stumpfer Oberfläche, pigmentiert oder hautfarben.

Therapie. Abtragung mit dem scharfen Löffel, bei unklarem klinischem Bild Exzision in loco und histologische Untersuchung.

Präkanzerosen !

Keratosis actinica

Pathogenese. Häufige Veränderung nach chronischer Sonnenlichtexposition vor allem bei Menschen mit hellem Teint.

Klinik. Anfangs rauhe Veränderung der Haut, später Dickenzunahme, Zerklüftung und Keratose der Oberfläche. Evtl. Entwicklung eines Cornu cutaneum mit histologisch nachweisbarem invasiven Wachstum.

Therapie. Exzision oder Kryotherapie, regelmäßige Kontrolle, Lichtschutzsalben.

Morbus Bowen

Pathogenese. Chronisch entzündliche Hautveränderung, die histologisch einem **Carcinoma in situ** entspricht. Vor allem bei älteren Menschen auftretende, scharf begrenzte, ekzemartige Dermatose mit Schuppenbildung und entzündlicher Rötung.

Therapie. Exzision in loco und plastische Defektdeckung.

Lentigo maligna (Dubreuilh)

Pathogenese. Pathologische intraepidermale Proliferation atypischer Melanozyten mit **Tendenz zur Bildung eines malignen Melanoms**, v.a. bei älteren Frauen in Bereichen starker Lichteinwirkung.

Klinik. Langsames Wachstum eines unregelmäßig begrenzten Tumors mit unterschiedlich pigmentierten Anteilen. Dickenzunahme kann auf ein malignes Melanom hinweisen.

Therapie. Exzision oder Kryotherapie.

Maligne Tumoren der Haut !!!

Basaliom !!!

Pathologie und Pathogenese. Sogenannter „semimaligner Tumor", der histologisch die Merkmale einer malignen Tumorformation aufweist und lokal destruierend wächst. Metastasen wurden bisher nicht beschrieben. Häufigster bösartiger Tumor der Haut. Betroffen sind v.a. ältere Menschen nach langjähriger UV-B-Exposition, der Zusammenhang ist weniger deutlich als beim Plattenepithelkarzinom (☞ Abb. 15a im Farbbogen).

Klinik. In typischer Weise über Jahre wachsendes hartes Knötchen mit perlschnurartigem Randwall mit Teleangiektasien und zentralem Ulkus (**nodulärer Typ**). Subkutanes Wachstum mit schwierig erkennbaren Tumorgrenzen findet man vor allem bei **sklerodermiformen Wachstumsarten.** Ein lange bestehendes Basaliom kann große Destruktionen in horizontaler (**Ulcus rodens**) und vertikaler Richtung (**Ulcus terebrans**) verursachen.

Therapie. Zweizeitige Exzision mit im Gesicht knappem Sicherheitsabstand und plastische Defektdeckung nach histologischer Beurteilung der Resektionsränder (☞ Abb. 15a, b, c und d im Farbbogen). In Abhängigkeit von der Lokalisation, dem Alter und Allgemeinzustand des Patienten sollte auch eine (Nach-)Bestrahlung diskutiert werden.

Keratoakanthom

Pathogenese. Epidermaler Tumor mit raschem Wachstum, der spontan rückbildungsfähig ist und vor allem bei älteren Männern auftritt. Möglicherweise existiert ein Zusammenhang mit chronischer UV-B-Exposition. Klinisch und histologisch besteht eine große Ähnlichkeit mit einem Plattenepithelkarzinom. Bei einigen Keratoakantomen wurden Metastasen nachgewiesen.

Klinik. Innerhalb einiger Wochen entwickelt sich ein harter Knoten mit zentraler Verhornung, später sinkt das Zentrum ein.

Diagnostik/Therapie. Wie beim Plattenepithelkarzinom.

Plattenepithelkarzinom, spinozelluläres Karzinom !

Pathogenese. Verhornende und nicht-verhornende Plattenepithelkarzinome treten am häufigsten im Bereich der Unterlippe auf (☞ 3.5.10), darüber hinaus kann das gesamte nicht-behaarte und behaarte Integument betroffen sein. Pathogenetisch bedeutsam ist die chronische Sonnenlichtexposition, prädisponierend wirkt ein heller Teint (☞ Abb. 16 und 17 im Farbbogen).

Klinik. Anfangs kleiner derber Knoten unterschiedlicher Färbung mit oberflächlicher Hyperkeratose, der oft über längere Zeit konstant bleibt. Bei primär schnellem Wachstum oder Wachstumsschüben bis dato langsam wachsender Tumoren infiltrierendes und ulzerierendes Wachstum. Lymphoregionäre Metastasierung, später generalisierte Metastasierung. Welche Halslymphknotenstation betroffen ist, hängt von der Lokalisation des Primärtumors ab. Besonders Tumoren der präaurikulären Haut, der Ohrmuschel, Schläfe, Stirn- und Augenregion metastasieren in die Ohrspeicheldrüse (☞ 9.4.6).

Diagnostik/Therapie. Histologische Sicherung, bei kleinen Befunden ggf. primär komplette Tumorentfernung. Staging der regionären Lymphknotenstationen, Ausschluß von Fernmetastasen. Die Resektion erfolgt im Gesicht mit einem relativ geringen Sicherheitsabstand. Zweizeitige plastische Defektdeckung wie beim Basaliom. Ggf. Lymphbahnsanierung, Parotidektomie und Nachbestrahlung.

Malignes Melanom

Pathogenese/Epidemiologie. Maligner Tumor der Haut und der Schleimhäute von Nase, Nasennebenhöhlen und Mundschleimhaut, ausgehend von den Melanozyten. Inzidenz in Deutschland z. Zt. 10 : 100 000 Einwohner und Jahr, im Norden Australiens 60 : 100 000 mit erheblicher Inzidenzsteigerungsrate bei der hellhäutigen Bevölkerung. Ein Zehntel der kutanen malignen Melanome entwickelt sich in der Kopf-Hals-Region. **Risikofaktoren** sind chronische UV-B-Exposition und mehrere schwere Sonnenbrände im Verlauf des Lebens (☞ Abb. 18 im Farbbogen).

Pathologie. Unter den verschiedenen Formen der malignen Melanome haben das im Kopf-Hals-Bereich vorherrschende **Lentigo-maligna-Melanom** und das **superfiziell spreitende** eine bessere Prognose als das **noduläre Melanom** mit primärem Tiefenwachstum.

Prognostisch entscheidend sind:
- die Eindringtiefe des Tumors in die einzelnen Hautschichten (**Level nach Clark** 1–5)
- die vertikale Tumordicke (5 **Level nach Breslow** zwischen < 0,78 mm und > 3 mm)

Diagnostik/Therapie. Keine Probeexzision! Primäre vollständige Entfernung. Umfangreiches Staging der regionären Lymphknotenstationen einschließlich der Glandula parotis (☞ 9.4.6), Ausschluß von Fernmetastasen. Die Wahl des Sicherheitsabstandes erfolgt nach neuen Erkenntnissen entsprechend der aktuellen Empfehlung für die Resektion von malignen Melanomen anderer Lokalisation unter Berücksichtigung der Eindringtiefe:

- Melanoma in situ 0,5 cm Sicherheitsabstand
- Tumordicke bis 1 mm
  1 cm Sicherheitsabstand
- Tumordicke mehr als 1 mm
  2–3 cm Sicherheitsabstand

Auf diese Weise ist die **Primärtumoroperation** in der Regel in Lokalanästhesie möglich, die Defektdeckung erfolgt durch einen lokalen Verschiebelappen.

2

Lymphbahnsanierung bei regionären Lymphknotenmetastasen (Neck dissection). Die elektive Lymphbahnsanierung bei klinisch unauffälligen Lymphknoten ist bei Melanomen mit einer Eindringtiefe von < 1 mm wegen der geringen Metastasierungsrate nicht erforderlich, bei vertikalen Durchmessern von 1–4 mm bringt sie keine prognostischen Vorteile. Melanome von > 4 mm weisen in > 50 % (okkulte) lymphoregionäre Metastasen auf, in den meisten Fällen aber auch eine okkulte oder auch manifeste Fernmetasierung. Zunehmende Bedeutung gewinnt die **Sentinel-node-Biopsie**, also die Untersuchung des ersten im jeweiligen Drainagegebiet des Melanoms liegenden Lymphknotens (☞ 8.4).

Eine adjuvante (prophylaktische) Chemotherapie scheint zu einer Prognoseverbesserung beizutragen, am erfolgreichsten gilt der Einsatz von **Interferon alpha**.

2.5.3 Formvarianten der äußeren Nase

Bei der Beurteilung des äußeren Erscheinungsbildes der Nase sind neben anatomisch-ästhetischen Normvorstellungen ethnische Gesichtspunkte und besonders die subjektive Bewertung des Patienten selbst von Bedeutung.

Pathogenese/Klinik. Unterschieden werden **Höcker-, Sattel-, Schief-, Breit- und Langnase**; wichtig für das Erscheinungsbild ist auch die **Form der Nasenspitze**. Für die Beurteilung der Nase ist letztendlich der harmonische Gesamteindruck des Gesichtes entscheidend (Größenverhältnisse, Symmetrie). Darüber hinaus können besonders eine Sattel- und eine Schiefnase zu einer Nasenatmungsbehinderung führen (☞ Abb. 19 im Farbbogen).

Die äußere Nasenform kann durch genetische Faktoren, Wachstum, Traumen (Septum-, Nasenbeinfraktur), Operationen (Septumoperation und iatrogene Perforation) und systemische Erkrankungen (Lues, M. Wegener) beeinflußt werden.

Diagnostik. Inspektion, Rhinoskopie (funktionelle Gesichtspunkte), vor einer Rhinoplastik: Fotodokumentation.

Therapie. Bei der Therapieplanung muß zwischen der Behandlung funktioneller (Nasenatmungsbehinderung) und ästhetischer Probleme unterschieden werden, da in der Regel nur erstere im Rahmen der gesetzlichen Krankenversicherung abgedeckt wer-

den. Ein ausführliches Gespräch über die Vorstellungen des Patienten ist von großer Bedeutung.

Es wird eine **Rhino- oder Septorhinoplastik** vorgenommen, mit individueller Korrektur der Formfehler. Der Zugang erfolgt in der Regel von endonasal. Bei einem „externen" Zugang liegt der Hautschnitt im Bereich der Columella. Die Korrekturen können je nach Ausgangssituation die Abtragung eines Höckers oder den Ausgleich einer Aussattelung durch autologen Septum-, Ohrmuschel- oder Rippenknorpel umfassen. Außerdem ist eine Verschmälerung oder Begradigung der Nase durch Frakturierung der Processus maxillaris und frontalis (laterale und transversale Osteotomien) möglich.

Postoperativ Nasentamponade und Gipshülse.

Bis zum Erreichen des endgültigen Operationsergebnisses vergehen mitunter Monate; Zweiteingriffe sind nicht selten (ca. 30 % der Fälle).

2.5.4 Traumatologie der äußeren Nase   !

Nasenpyramidenfraktur

Pathogenese. Geschlossene, bei zusätzlicher Verletzung der Haut offene Fraktur der Nasenpyramide und/oder des Septums nach direkter Gewalt; entweder isoliert oder im Rahmen von Mittelgesichtsfrakturen.

Klinik/Diagnostik. Allgemeine Frakturzeichen (Dislokation, Crepitatio), die Überprüfung kann durch eine Begleitschwellung erschwert sein. Ggf. Nasenbluten und behinderte Nasenatmung.

Rhinoskopie, Röntgen a.p. und seitlich (☞ Abb. 2.12). Bei V.a. eine Mittelgesichtsfraktur auch Prüfung von Visus, Augenmotilität und Hautsensibilität (Trigeminusversorgungsgebiet). Koronares CT.

Therapie. Wundversorgung bei offener Fraktur. Ein Septumhämatom muß sofort drainiert und tamponiert werden (☞ 2.5.5). Reposition der Fragmente innerhalb von fünf Tagen, evtl. mit postoperativer Schienung, ggf. später korrektive Rhinoplastik.

Merke!

Bei jeder Nasenpyramidenfraktur muß ein Septumhämatom ausgeschlossen und ggf. sofort drainiert werden. Sonst droht eine infektionsbedingte Knorpelabzedierung mit Ausbildung einer Sattelnase.

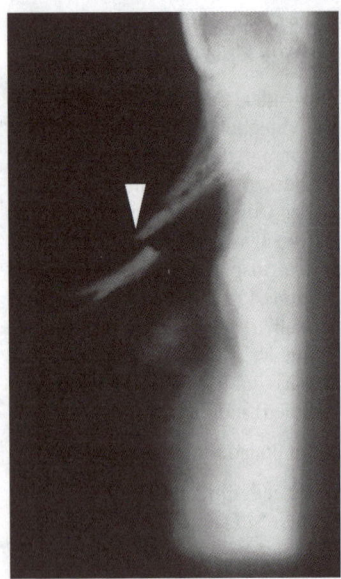

Abb. 2.12: Röntgen, Nase seitlich: dislozierte Nasenbein-fraktur.

Kindliches Nasentrauma

Eine besondere Bedeutung hat das leicht übersehene **kindliche Nasentrauma** sowohl des Septums als auch der Nasenpyramide. Die Verletzung der Knorpel-Knochen-Grenze, insbesondere aber ein komplizierter Abszeß mit Gewebsuntergang (☞ 2.5.5) kann zu einer Wachstumshemmung großer Teile des Mittelgesichtes führen. Es entsteht im Extremfall eine **nasomaxilläre Dysplasie**, die teilweise umfangreiche plastische Eingriffe erforderlich macht.

2.5.5 Erkrankungen der Nasenhaupthöhlen

Septumpathologie

Septumdeviation

Pathogenese. Angeborene, wachstumsbedingte oder traumatische Schiefstellung der Nasenscheidewand mit Ausbildung von Leisten und Spornen. Steht die Septumunterkante neben der Spina nasalis anterior, spricht man von einer **(Sub-)Luxation** des Septums (☞ Abb. 20 im Farbbogen). Bei posttraumatischer Deviation liegt oft eine Knickbildung vor.

Symptome. Klinisch bedeutsam sind die Behinderung der Nasenatmung (☞ 2.2.1) und, besonders bei hohen Deviationen mit Verlegung des mittleren Nasenganges, eine komplizierende Sinusitis oder ein **E-vacuo-Kopfschmerz** wegen einer Minderbelüftung der Nasennebenhöhlen. Im Bereich von scharfen Kanten treten auch Blutungen auf (☞ Epistaxis).

Ein Zusammenhang zwischen einer Nasenatmungsbehinderung und einem **Schlafapnoesyndrom** wird diskutiert, konnte bis dato aber noch nicht unwidersprochen nachgewiesen werden.

Diagnostik. Rhinoskopie, Rhinomanometrie, Röntgendiagnostik (Ausschluß einer Sinusitis).

Therapie. Operative Prinzipien der heute üblichen konservativen **Septumplastik** beinhalten eine submuköse Resektion von Leisten und Spinae sowie eine plastische Bearbeitung deviierter Septumanteile. Das operierte Septum wird ggf. geschient und für ca. 2 Tage tamponiert. Nach Entfernung der Tamponaden erfolgt eine mehrwöchige lokale Schleimhautpflege mit Nasensalben, -ölen und Spülungen bzw. Absaugen von Sekret und Borken.

Bei extremen Fehlstellungen wie posttraumatischen Knickbildungen oder Luxationen wird die Nasenscheidewand auch komplett entnommen, extrakorporal bearbeitet und reimplantiert. Bei ausgeprägten Schief- und Sattelnasenbildungen ist ggf. eine **Septo-Rhinoplastik** erforderlich. Submukös-resezierende Operationstechniken (Septumresektion) wurden wegen häufiger Komplikationen wie Sattelnasenbildung oder Perforation des Septums verlassen.

Septumhämatom und -abszeß   !

Pathogenese. Ein subperichondrales Hämatom tritt nach stumpfen Traumen, Nasenbeinfrakturen oder Septumoperationen auf. Ohne Therapie kommt es meist zu einer sekundären Infektion und Abszedierung sowie evtl. zur Ausbildung einer **Sattelnase** durch den Verlust der knorpelig-knöchernen Stütze der Nasenpyramide.

Klinik. Fluktuierende Schwellung des Septums, Behinderung der Nasenatmung. Bei Abszeß Schmerzen, Fieber und teilweise spontaner Eiterabgang.

Diagnostik. Inspektion und Palpation mit einem Instrument (Fluktuation).

Therapie. Sofortige Drainage mit Einlegen einer Lasche und antibiotikagetränkte Tamponade, systemische Antibiose. Ggf. Entfernung von nekrotischen Knorpel- und Knochenanteilen.

Septumperforation

Pathogenese. Oft im Bereich des knorpeligen Septums gelegene Perforation der Nasenscheidewand. Iatrogen nach Septumoperation (☞ oben) und bilateraler Ätzung oder Elektrokaustik von Blutgefäßen. Nach Septumabszeß, bei Lues, TBC, Sarkoidose, Wegener-Granulomatose (☞ 2.5.6), toxisch durch Kokain, Chrom- und Schwefelsäure (digitale Übertragung).

Klinik. Behinderte Nasenatmung durch Luftturbulenzen, pfeifendes Atemgeräusch besonders bei kleinen Perforationen, Krustenbildung, Nasenbluten, Kopfschmerzen. Sattelnasenbildung im Bereich der knorpeligen Nase.

Diagnostik. Anamnese, Inspektion des Septums, evtl. Probebiopsie zum Ausschluß einer Systemerkrankung.

Therapie. Zunächst konservativ durch Unterstützung der Schleimhautbefeuchtung (ölige Nasensalben, Spülungen). Der operative Verschluß durch Haut- oder Schleimhautlappen ist aufwendig, die Zahl der Rezidivperforationen hoch. Ggf. operative Korrektur einer komplizierenden Sattelnase durch Spanunterfütterung. Nach einem Septumperforationsverschluß ist eine mehrwöchige minutiöse Nasenpflege von großer Bedeutung (☞ Septumoperation).

Fremdkörper

Pathogenese. Alltägliches Problem für den HNO-Arzt bei Kindern. Häufig handelt es sich um Spielzeug oder Nahrungsmittel, die teilweise stark quellfähig sind (Hülsenfrüchte).

Klinik. Anamnese oft unklar. Meist einseitig behinderte Nasenatmung. Bei Kindern häufigste Ursache eines **einseitigen putriden Schnupfens** (Sinusitis). Bei Schleimhautläsionen auch Epistaxis.

Diagnostik. Inspektion. Der tiefsitzende Fremdkörper ist häufig nicht sichtbar, da Schleimhautschwellungen bestehen und die untersuchten Kinder meist wenig kooperativ sind! Prüfung der nasalen Durchgängigkeit mit möglichst weichen Sonden (Verlet-

zungsgefahr!) oder mit dem Politzer-Ballon. Ggf. Röntgen p.a.

Therapie. Entfernung mit einem Sauger oder Häkchen. Bei Kindern sollte bei begründetem Verdacht auch nach nicht sichtbaren Fremdkörpern in Narkose gefahndet werden.

Epistaxis   !

Pathogenese. Breites Spektrum von harmlosen Blutbeimengungen bei kräftigem Schneuzen bis zu lebensbedrohlichen Blutungen, z.B. bei Patienten mit Gerinnungsstörungen. In den meisten Fällen wird der Blutverlust durch den Patienten selbst überschätzt! Neben der Stärke einer Blutung sind rezidivierende Blutungen für die diagnostisch-therapeutische Konsequenz wichtig. Die häufigste Blutungsquelle in der Nase ist der **Locus Kiesselbachii** (☞ 2.1.3).

Es wird zwischen lokal bedingtem und symptomatischem Nasenbluten unterschieden:
- **Lokale Ursachen** sind:
  – Fremdkörper
  – mechanischeTraumen (Fraktur, bohrender Finger bei Kindern)
  – Schleimhautschädigung durch Infekte
  – Austrocknung
  – Inhalationsgiftstoffe
  – Tumoren der Nase (blutig-eitrige Sekretion)
  – blutende Septumpolypen (Granuloma teleangiectaticum)
- Rezidivierende, lokal bedingte Blutungen entstehen auch im Bereich einer Septumleiste, eines Septumsporns oder einer Septumperforation.
- **Symptomatisches** Nasenbluten kommt vor:
- im Rahmen einer **arteriellen Hypertonie**
- bei **Blutungskrankheiten** (Thrombozytopenie oder -pathie)
- bei **Gerinnungsstörungen (Hämophilie), Gefäßerkrankungen** (M. Osler, Purpura Schoenlein-Henoch, Skorbut)

Diagnostik. Rhinoskopie und Lokalisation der Blutungsquelle. Blutungsquellen im hinteren Septumdrittel, im Siebbeinbereich sind oft schwer beurteilbar, auch bei Septumdeviationen ist die Übersicht oft erschwert. Bei Verdacht auf Trauma, Sinusitis oder Tumor Röntgen, CT.

Bei Verdacht auf symptomatisches Nasenbluten Suche nach der Grunderkrankung durch Bestimmung der Gerinnungsparameter, Blutdruckkontrolle oder Entnahme einer Biopsie.

Therapie. Beherrschen einer evtl. Schocksymptomatik. Bei symptomatischer Blutung Behandlung entsprechend der Ursache (z.B. Blutdruckeinstellung, Faktor-VIII-Gabe).

Bei Septumveränderungen als Ursache einer rezidivierenden Blutung erfolgt eine Septumplastik.

Liegt ein **M. Osler** (Teleangiektasien der Schleimhaut, Haut und innerer Organe) vor, sollte zunächst die Septumschleimhaut mit Fibrinkleber unterspritzt werden, bei weiteren Blutungen ist eine Transplantation von gesunder Haut oder Schleimhaut erforderlich.

Die Behandlung lokal bedingter Blutungen und symptomatischer Blutungen, deren Ursache nicht ausreichend therapiert werden kann, erfolgt nach einem Stufenplan (☞ Kasten).

Therapie der Epistaxis

- **Erstmaßnahmen** bestehen in einer Kopfhochlagerung, Kompression der Nasenflügel, Eiskrawatte (Vagusreiz bewirkt reflektorische Vasokonstriktion).
- Läßt sich die Blutung mit diesen Maßnahmen oder einer **vasokonstriktorischen Lokaltherapie** (Spray) nicht beherrschen, ist eine **Tamponade** der Nase erforderlich: Zunächst wird ein salben-

getränkter Gazestreifen ein- oder beidseitig als vordere Tamponade zur Kompression der Blutungsquelle eingelegt (☞ Abb. 2.13a). Die Tamponade wird für 2–3 Tage belassen, evtl. unter Antibiotikaschutz
- Umschriebene, gut sichtbare und erreichbare blutende Gefäßstümpfe können mit der **bipolaren Elektrokaustik** oder durch **Verätzung** (z.B. mit Silbernitrat 10 %) gestillt werden. Diese Maßnahmen dürfen wegen der Gefahr der Septumperforation jedoch nur einseitig erfolgen
- Blutungen der hinteren Abschnitte der Nasenhaupthöhlen oder Nasennebenhöhlen werden durch einen **Choanal-Bellocq** versorgt. Meist in Narkose wird ein fadenarmierter Schaumstoff-, Gaze- oder Ballontampon über den Rachen in der Choane plaziert und die Nasenhaupthöhle von vorn mit einer Salbentamponade ausgestopft (☞ Abb. 2.13b)
- Bei Blutungsquellen im Nasen-Rachen-Raum (z.B. Tumoren, sehr selten nach Adenotomie) benutzt man einen größeren Tampon, der den ganzen oberen Nasenrachen ausfüllt (**Nasen-Rachen-Bellocq**). Diese Maßnahme ist jedoch wegen einer möglichen Atemdepression durch Druck auf den Hirnstamm komplikationsträchtig (intensive Überwachung erforderlich!)
- Als Ultima ratio: **Ligatur oder Embolisation der A. maxillaris** und ihrer Endäste oder der **A. ethmoidalis.** Je näher die Ligatur an der Blutungsquelle liegt, desto sicherer ist ihre Wirkung.

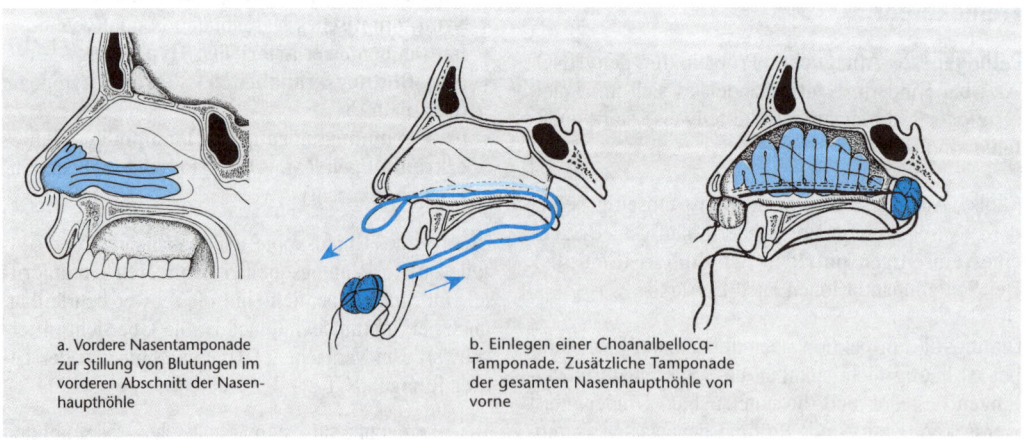

a. Vordere Nasentamponade zur Stillung von Blutungen im vorderen Abschnitt der Nasenhaupthöhle

b. Einlegen einer Choanalbellocq-Tamponade. Zusätzliche Tamponade der gesamten Nasenhaupthöhle von vorne

Abb. 2.13: a) Vordere Nasentamponade; b) Choanalbellocq-Tamponade.

2.5.6 Entzündungen der inneren Nase

Akute Rhinitis (Schnupfen, Coryza)

Pathogenese. Tröpfcheninfektion mit Rhino-, Influenza-, Parainfluenza-, Entero-, Myxo- oder RS-Viren. Inkubationszeit Stunden bis Tage.

Symptome. Zunächst trockene Nasenschleimhaut, Niesreiz. Später glasige Sekretion, Behinderung der Nasenatmung und des Riechvermögens, Beeinträchtigung des Allgemeinbefindens. Gesichtskopfschmerz. Nach längerem Verlauf komplizierende bakterielle Superinfektion oder Sinusitis.

Diagnostik. Anfangs blasse, später gerötete und geschwollene Schleimhaut mit wäßrigen Sekretauflagerungen.

Therapie. Symptomatisch, physikalische Maßnahmen (Spülungen mit unterschiedlich temperiertem Wasser oder physiologischer NaCl-Lösung), ggf. vorübergehend abschwellende Nasentropfen (α-Mimetika) insbesondere zur Sinusitisprophylaxe.

> **Merke!**
> Bei der Therapie von Säuglingen und Kleinkindern mit α-mimetisch wirksamen Nasentropfen ist eine systemische Wirkung mit kardialen Komplikationen möglich. Deshalb sollten nur für Kinder vorgesehene Präparate verwandt werden.

Chronische Rhinopathien !!

Lang andauernde oder rezidivierend auftretende Schleimhauterkrankungen der Nasenhaupthöhle, es besteht ein enger Zusammenhang mit einer Sinusitis. Unter dem Begriff werden auch allergische und vasomotorische Formen, die differentialdiagnostisch von spezifischen Entzündungen abgegrenzt werden müssen, subsumiert.

Ätiologie. Endogene, d.h. genetische, besonders aber immunologische Faktoren führen letztendlich zu einer **Störung der mukoziliaren Clearance.**

Bei den exogenen Faktoren spielt die Langzeitexposition gegenüber Luftverunreinigungen in industriellen Ballungszentren ebenso wie am Arbeitsplatz (Abgase, Staub, Hitze, Klimaanlagen) eine zunehmende Rolle. Anatomische Ursachen sind Septumdeviatio-nen, Adenoide und Engpässe im Bereich der ostiomeatalen Einheit (☞ 2.1.4). Diese führen zu lokal begrenzten, später endonasal generalisierten Entzündungen bzw. einer akuten und chronischen Sinusitis (☞ 2.5.7). Bei langen Verläufen kann auch eine Allergie ausgelöst oder die allgemeine Abwehrlage verändert werden.

Klinik/Diagnostik. Chronische Entzündung mit behinderter Nasenatmung und Hypersekretion, E-vacuo-Kopfschmerz. Rhinoskopisch hyperämische, geschwollene Nasenschleimhaut, insbesondere der unteren Muscheln mit Verlegung der Nasenhaupthöhlen. Nach Jahren entwickelt sich eine sog. **Maulbeermuschel** mit einer granuliert erscheinenden Schleimhautoberfläche.

Ausschluß einer allergischen oder vasomotorischen Rhinitis.

Therapie. Wenn möglich ursächlich, d.h. Vermeidung exogener Ursachen, Operation einer Septumdeviation oder chronischen Sinusitis, bei Kindern: Adenotomie. Sonst symptomatisch mit Nasenspülungen (s. akute Rhinitis).

> **Merke!**
> Der Langzeitgebrauch von abschwellenden oder kortikoidhaltigen Nasensprays sollte unbedingt vermieden werden („**Privinismus**").

Formen

Unspezifische Form: Rhinitis chronica simplex
Chronische Rhinitis ohne morphologische Veränderungen.

Rhinopathia gravidarum und Rhinopathia medicamentosa

- Die **Schwangerschaftsrhinopathie** ist östrogenbedingt, nimmt im Verlauf der Schwangerschaft zu und klingt postpartal spontan ab.
- Die **arzneimittelinduzierte Rhinopathie** tritt vor allem im Rahmen einer antihypertensiven und Östrogentherapie sowie einer Langzeitbehandlung mit abschwellenden Nasensprays u.ä. auf.

Trockene Formen

Rhinitis sicca anterior

Ätiologie. Chronische Entzündung der vorderen Nasenabschnitte, wahrscheinlich multifaktoriell ausgelöst. Physikalische und chemische Faktoren spielen eine Rolle. Durch eine komplizierende Perichondritis kann ein **Septumulkus** entstehen.

Klinik. Gefühl der trockenen Nase, Juckreiz, Borkenbildung.

Diagnostik. Im vorderen Nasenabschnitt trockene, mit Krusten belegte, im übrigen Bereich normale Schleimhaut.

Therapie. Schleimhautbefeuchtende Salben und Öle.

Rhinitis atrophicans und Ozaena (Stinknase) !!

Ätiologie. Progressive chronisch-atrophische Erkrankung der gesamten Nasenschleimhaut und des darunterliegenden Knorpels/Knochens. Die Ozaena ist die Maximalform der Rhinitis atrophicans; die Ausbildung stinkender Krusten steht im Vordergrund.

Pathogenese. Mechanische, physikalische oder toxische Läsionen der Schleimhaut spielen eine Rolle. Hierzu zählen:
- chronischer Abusus von abschwellenden oder kortikoidhaltigen Nasentropfen oder -sprays (**„Privinismus"**)
- endonasaler Drogenabusus (Kokainschnupfen)
- Exposition gegenüber extremen klimatischen Bedingungen (Hochofenarbeiter)
- zu ausgedehnte Muschelbehandlung und dadurch bedingte Osteonekrose

Hinzu kommen endogene Faktoren und eine genetische Disposition. Meist sind Frauen betroffen.

Das respiratorische Epithel verliert durch Metaplasie zu Plattenepithel seine spezifische Funktion. Die Fibrosierung der subepithelialen Gewebeschicht führt zur Atrophie der Schleimhaut und später der knorpelig-knöchernen Strukturen. Zäher Schleim bildet Krusten, die durch bakterielle Superinfektion den typischen unangenehmen Geruch verursachen.

Klinik. Trockene Nase mit starker Borkenbildung, subjektiv Behinderung der Nasenatmung, Foetor ex naso, den der Patient selbst bald nicht mehr wahrnimmt.

Diagnostik. Rhinoskopisch trockene, mit stinkenden Borken bedeckte Nasenschleimhaut, auch die Schleimhaut von Rachen und Kehlkopf kann betroffen sein. Kleine Nasenmuscheln, weite Nasenhaupthöhlen.

Therapie. Intensive Schleimhautpflege mit Nasenemulsionen, regelmäßige Spülungen mit Salzwasser, Glucoselösung oder Traubenzucker (osmotische Wirkung).

Eine operative Therapie hat das Ziel, die Nasenhöhlen durch eine Unterfütterung der Schleimhaut der lateralen Nasenwand mit Knorpel oder Knochen zu verkleinern (Operation nach Lautenschläger) oder die laterale Nasenwand nach medial zu versetzen. Der Operationserfolg ist unsicher.

Die häufig lebenslang bestehende Krankheit stellt eine große, insbesondere psychische Belastung für die Betroffenen dar.

Hyperergische Formen

Rhinitis allergica

Ätiologie. Häufigste Manifestation einer allergischen Erkrankung in Europa, von der 10–15 % der Bevölkerung betroffen sind.

Pathogenese. Atopische Erkrankung mit Überempfindlichkeitsreaktion vom **Soforttyp** (Typ I nach Coombs) mit Freisetzung von IgE durch Mastzelldegranulation. **Allergene** sind in:
- 45 % Pollen
- 20 % Hausstaubmilben
- 15 % Tierhaare
- 5 % Nahrungsmittel

Manifestation häufig bereits im Kindes- oder Jugendalter. Auftreten als **saisonale** Rhinitis (z.B. Heuschnupfen) oder **perenniale** Rhinitis (z.B. allergische Reaktion auf Hausstaub, Nahrungsmittel oder berufliche Antigenexposition). Evtl. Kombination mit einem **Asthma bronchiale**. Die **Analgetikaintoleranz** i.S. einer allergischen oder pseudoallergischen Reaktion auf Acetylsalicylsäure (ASS) ist von besonderer Bedeutung für die Entstehung einer **Polyposis nasi** (☞ unten).

Klinik. Behinderung der Nasenatmung durch Schleimhautschwellung, Druckgefühl, Nies- und Juckreiz, konjunktivale Reaktion. Polyposis nasi und chronische polypöse Sinusitis bei langem Verlauf und Obstruktion des mittleren Nasengangs.

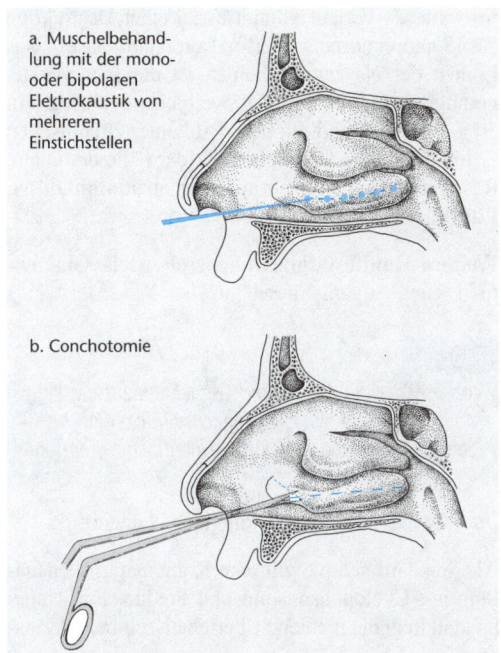

a. Muschelbehandlung mit der mono- oder bipolaren Elektrokaustik von mehreren Einstichstellen

b. Conchotomie

Abb. 2.14: Muschelbehandlung der unteren Nasenmuscheln.

Diagnostik. Ausführliche Anamnese! Rhinoskopisch blasse, im Anfall geschwollene Schleimhaut, glasiges Sekret, das bei einer Superinfektion auch putride werden kann. Allergietestung (☞ 2.4.6).

Therapie
- Allergenkarenz soweit möglich
- Hyposensibilisierung: bei einem oder zwei Allergenen häufig erfolgreich
- Medikamentös: lokal applizierbare α_2-Mimetika und Kortikoide. Systemisch-suppressive Therapie mit unterschiedlichen Substanzklassen: Antihistaminika, Cortison. Dinatriumcromoglicinsäure, Nedocromil und Ketotifen stabilisieren die Membran der Mastzellen. Ketotifen wirkt zusätzlich antihistaminerg.
- Operativ: Verkleinerung der unteren Muscheln durch Konchotomie, Laserbehandlung oder Elektrokaustik zur Reduktion des reaktionsfähigen Gewebes, bei Sinusitis auch Sinusoperation.

Hyperreflektorische (vasomotorische) Rhinopathie
Ätiologie. Pathologische Reaktion der Nasenschleimhaut auf exogene oder endogene Reize. Von besonderer Bedeutung sind emotionale Belastungen, Temperaturveränderungen und Staub. Es handelt sich um eine **vegetativ-neurovaskuläre Dysregulation,** die pathophysiologisch dem **intrinsischen Asthma** entspricht.

Klinik. Wie bei der allergischen Rhinitis, jedoch paroxysmales Auftreten.

Diagnostik. Anamnese, Allergietests negativ (Ausschlußdiagnose)! Blasse Schleimhaut, wäßrige Sekretion während des Ereignisses.

Therapie. Symptomatisch abschwellend, physikalische Maßnahmen (Nasenspülungen mit unterschiedlich temperiertem Wasser), ggf. Muschelbehandlung zur Reduktion des reaktionsfähigen Gewebes.

Nasenpolypen (Polyposis nasi) !!
Ätiologie. Ödematöse, breitbasig aufsitzende oder gestielte Wucherungen der Nasenschleimhaut. In der Regel besteht allerdings eine **chronische Sinusitis,** die Basis der in das Nasenlumen reichenden Polypen liegt im Bereich der Nebenhöhlen, v.a. des vorderen Siebbeins, ☞ 2.5.7 und Abb. 21 im Farbbogen.

Pathogenese. Allergisch (ca. 25 %), im Rahmen einer chronischen Rhinitis oder Sinusitis, einer hormonellen, enzymatischen und nervalen Dysregulation. Häufig kombiniert mit einer Acetylsalicylsäure-Unverträglichkeit (ASS-Trias, ☞ 2.5.7) und/oder einem Asthma bronchiale. Eine echte Polyposis nasi im Kindesalter ist selten, Ausnahme ist die Kombination mit einer **Mukoviszidose**.

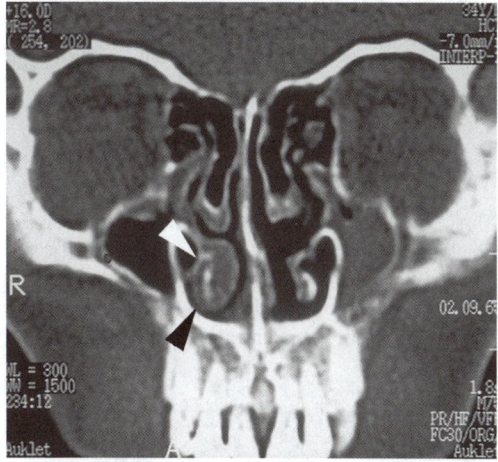

Abb. 2.15: CT der Nasennebenhöhlen, koronare Schichtung: Conchahyperplasie rechts.

Klinik. Behinderung der Nasenatmung und des Riechvermögens. Wäßrige, teilweise eitrige Rhinorrhö. Rhinophonia clausa (geschlossenes Näseln), Gesichtskopfschmerzen.

Diagnostik. Rhinoskopisch glatte, bewegliche Schleimhautwucherungen mit glasiger Oberfläche. Wegen der häufigen Kombination mit einer chronischen Sinusitis CT der Nasennebenhöhlen. Medikamentenanamnese, Allergietest.

Therapie. Kleinere Polypen bilden sich unter einer mehrwöchigen lokalen Kortikoidtherapie zurück. Sonst operative Abtragung (Schlinge). In der Regel ist eine Sanierung der Nasennebenhöhlen erforderlich. Besonders bei Vorliegen einer Analgetikaintoleranz ist wegen der hohen Rezidivneigung eine langfristige Nachbehandlung mit einem lokalen Kortikoid indiziert.

Merke!

Bei einer Polyposis nasi besteht in den allermeisten Fällen auch eine chronische Sinusitis. Es sollten deshalb immer auch eine Nasennebenhöhlendiagnostik und ggf. eine entsprechende operative Therapie erfolgen.

Sonderformen

Wegener-Granulomatose

Ätiologie. Die Ätiologie der Wegener-Granulomatose ist unbekannt. Das typische morphologische Substrat ist ein Granulationsgewebe mit histiozytär-epitheloidzelligen Knötchen, Riesenzellen und anderen Entzündungszellen. Die **pathologisch-anatomische Trias** umfaßt:
- granulomatöse Veränderungen
- Vaskulitits
- Glomerulitis

Klinik. Das oft unspezifische Initialstadium der Erkrankung beschränkt sich auf die oberen Luftwege. **Nase, Nasennebenhöhlen und Nasen-Rachen-Raum** sind von einer **borkigen, nekrotisierenden Entzündung** mit einer eitrig-schleimigen Sekretion betroffen.

Im weiteren Verlauf kommt es zu einer Destruktion des Septumknorpels (Perforation, Sattelnase). Das Lumen der Nasennebenhöhlen ist durch verdickte, granulierende Schleimhaut weitgehend verlegt. In 30 % der Fälle sind mit dem Bild einer **chronischen Otitis media** die Ohren, in 50 % der Fälle der untere Respirationstrakt in Form einer **granulomatösen Laryngotracheitis** betroffen.

Weitere Manifestationen: hyperplastische Ginigivitis, Lunge, Augen, Nieren.

Merke!

Von entscheidender prognostischer Bedeutung beim Morbus Wegener ist die möglichst frühzeitige histologische Sicherung, ggf. durch mehrfache Biopsien!

Diagnostik/Therapie. Histologische Diagnostik.

Als Standardtherapie gilt eine Kombinationsbehandlung mit Cyclophosphamid und Prednisolon. Unbehandelt liegt die mediane Überlebenszeit bei 9 Monaten.

Midline Granuloma (Granuloma gangraenescens)

Ätiologie. Unspezifische granulomatös-nekrotisierende Entzündung der Nasenschleimhaut. Möglicherweise handelt es sich um eine Manifestationsform eines Malignoms, vor allem eines T-Zell-Non-Hodgkin-Lymphoms oder einer Autoaggressionskrankheit.

Klinik. Nach unspezifischem Prodromalstadium mit schleimigem, später übelriechendem Schnupfen tritt eine Haut- und Schleimhautschwellung auf. Im aktivem Krankheitsstadium fortschreitende, nekrotische Destruktion des knöchernen Mittelgesichtes unter Einschluß der Orbita. Typisch sind dunkel und blau verfärbte Bezirke am Rand der Ulzera als Nekrosevorstufen. Tod durch Kachexie.

Das Fehlen von Schmerzen oder deren nur geringe Ausprägung ist typisch!

Therapie. Bestrahlung. Bei Nachweis eines Non-Hodgkin-Lymphoms Radiatio und Chemotherapie.

Keine operative Nekroseabtragung! So wird der Destruktionsprozeß lediglich beschleunigt.

2.5.7 Entzündliche Erkrankungen der Nasennebenhöhlen !

Allgemeine Bemerkungen

Formen

Eine akute, meist asymptomatische Sinusitis tritt als Begleiterscheinung jeder Rhinitis auf. Die Häufigkeit der chronischen Sinusitis liegt bei 5–10 % der Bevölkerung.

Man unterscheidet **katarrhalische** (seröse), **hämorrhagische** und **eitrige Formen.** Eine **primäre** Sinusitis ist in der betroffenen Nasennebenhöhle (NNH) selbst entstanden, eine **sekundäre** durch Fortleitung aus der Nachbarschaft. Bei Drainagestörungen entsteht ein **Empyem.** Die Sinusitis kann in einer, mehreren (**Polysinusitis**) oder allen NNH auftreten (**Panonderformen** sind die kindliche, die dentogene und die Barosinusitis, außerdem treten Sinusitiden im Rahmen anderer Erkrankungen (z.B. Mukoviszidose) auf.

Ätiologie/Pathogenese

Ätiologie und Pathogenese der chronischen Sinusitis sind weitgehend unbekannt. Zum einen wird eine Vielzahl **anatomischer Ursachen** wie Adenoide, hohe Septumdeviationen, den mittleren Nasengang obturierende mittlere Muscheln, eine Choanalatresie oder Fremdkörper pathogenetisch wirksam. Zum anderen werden **immunologische Mechanismen** (nasale Allergien, ASS-Intoleranz, s.u.) und **systemische Erkrankungen** wie die **Mukoviszidose** (visköses Sekret) sowie das **Immotile-Zilien-** und **Kartagener-Syndrom** (Ziliendysfunktion) verantwortlich gemacht.

Nach heutigem Kenntnisstand ist davon auszugehen, daß eine chronische Sinusitis **multifaktoriell** verursacht ist. Der Pathomechanismus wird in entscheidender Weise durch eine **Drainagestörung im Bereich der ostiomeatalen Einheit** (☞ 2.1.4) bestimmt, die eine Behinderung des mukoziliaren Transportes und eine Sekretstase bedingt. Von akut und chronisch entzündlichen Veränderungen sind in der Regel zunächst die vorderen Siebbeinzellen betroffen, die großen Nebenhöhlen (Kiefer- und Stirnhöhle) sind nachgeschaltet.

Die gemeinsame Endstrecke in der Entstehung einer chronischen Sinusitis ist eine **chronisch-hyperplastische Schleimhauterkrankung.** Histologisch findet man in den Polypen ein ausgeprägtes Ödem oder eine Fibrose, das geschädigte Epithel ist reich an eosinophilen Granulozyten.

Häufigste Erreger sind Haemophilus influenzae und Streptococcus pneumoniae, seltener andere Streptokokken, Staphylokokken und in 5–15 % der Fälle Anaerobier (v.a. bei chronischen Verläufen).

Bedeutung der ASS-Trias

Für die Prognose einer chronischen Sinusitis ist eine Unverträglichkeit von Acetylsalicylsäure (ASS) von besonderer Bedeutung. Bei dieser auffälligen Assoziation zur chronischen Sinusitis/Polyposis nasi handelt es sich in den meisten Fällen um eine **Pseudoallergie**, die sich klinisch als **Analgetikaasthma (respiratorische Reaktion)** manifestiert.

Als **ASS-Trias** wird also die **Kombination von chronischer Sinusitis/Polyposis nasi, intrinsischem Asthma und Analgetikaintoleranz** bezeichnet.

Während eine ASS-Intoleranz in der Normalbevölkerung in 0,5 % zu beobachten ist, tritt sie bei Patienten mit einem sinubronchialen Syndrom (chronische Sinusitis + Asthma bronchiale) in 50 % und bei einer diffusen Rezidivpolyposis nach Sinusoperation gar in 60 % der Fälle auf.

Akute Sinusitis

Klinik. Gesichtskopfschmerzen, typischerweise beim Bücken zunehmend. Behinderung der Nasenatmung mit schleimig-eitriger Rhinorrhö über den mittleren Nasengang in den Nasen-Rachen-Raum.

Diagnostik. Klopf- und Druckschmerz an typischer Stelle über der betroffenen NNH (☞ 2.4.1). Sekretstraße im mittleren Nasengang. Bei einem Empyem fehlt die Eiterstraße.

Röntgen mit Spiegelbildung oder diffuse Verschattung. Zur Diagnostik einer chronischen Sinusitis und Komplikationen CT (☞ Abb. 2.15 und 2.16). Ultraschall besonders zur Verlaufskontrolle.

Diagnostik einer kindlichen Sinusitis (☞ Sonderformen).

Therapie
- Medikamentös mit lokal abschwellenden Nasensprays oder -tropfen, systemisch Antiphlogistika und Sekretolytika. Antibiose. Unterstützend wirkt

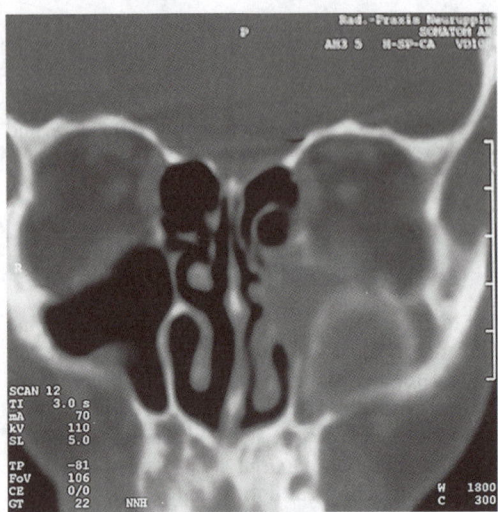

Abb. 2.16: Einseitige Sinusitis maxillaris und ethmoidalis.

eine physikalische Behandlung (Inhalation, Rotlichtbestrahlung).

- Bei schweren Verlaufsformen sollten evtl. wiederholt für 30 Min. Wattetamponaden mit abschwellenden Nasentropfen in den mittleren Nasengang eingelegt werden. Zusätzlich i.v. Antibiose. Auf spitze Kieferhöhlenspülungen und die Beck-Bohrung (☞ 2.4.8) kann heute meist verzichtet werden.
- Treten Komplikationen (☞ unten) ein, ist eine operative Vorgehensweise erforderlich.

Chronische Sinusitis

→ veranlagt konstitionelle Schwäche Eht

Klinik *○ Nicht ausgeheilt ○ Kinder (Atem.sch) ○ Allergien*

- **Kopfschmerzlokalisation** wie bei der akuten Sinusitis je nach betroffener Nebenhöhle, meist jedoch im Bereich der Nasenwurzel zwischen den Augen und geringer ausgeprägt als bei der akuten Form.
- **Behinderte Nasenatmung**
- Schleimig-eitrige **Rhinorrhö** in den Nasen-Rachen-Raum.
- Bei langen Verläufen tritt nicht selten ein **sinubronchiales Syndrom** hinzu.
- Mischinfektionen sind häufig (50 % Anaerobier).

Merke!

Bei einseitigen chronischen Sinusitiden muß immer an ein Malignom, bei Kindern auch an einen Fremdkörper oder eine einseitige Choanalatresie gedacht werden!

Diagnostik. Rhinoskopisch findet man pathologische Veränderungen zunächst im mittleren Nasengang mit Sekretstraße, Schleimhautschwellungen und Polypen (Rhinoskopie, Endoskopie ☞ Abb. 2.17 und Abb. 21 im Farbbogen).

Ultraschall und Röntgen wie bei akuter Sinusitis, CT in koronarer Schichtung zur Diagnosestellung und vor jeder Nebenhöhlenoperation.

Therapie. Bei Erfolglosigkeit konservativer Maßnahmen, in der Regel also bei einer chronischen Sinusitis, erfolgt eine Operation von endonasal unter den Kautelen der minimal-invasiven Chirurgie mit Endoskop, Mikroskop oder Lupenbrille.

Vor dem Hintergrund der Pathogenese wird vor allem die Funktionsfähigkeit der ostiomeatalen Einheit wiederhergestellt werden. Bei wenig fortgeschrittenen Erkrankungen reicht oft eine **Ostienerweiterung (Infundibulotomie)** mit Operation der vorderen Siebbeinzellen und Erweiterung des Zugangs zur Kieferhöhle („oberes Fenster") sowie zur Stirnhöhle (Recessus frontalis) aus. Eine Erweiterung des Eingriffs hängt von den vorgefundenen pathologischen Veränderungen ab und kann eine komplette Siebbeinausräumung, eine endonasale Stirn- und Keilbeinhöhlenoperation umfassen. Bedeutung der mittleren Nasenmuschel (☞ 2.5.8).

Die **klassische Radikaloperation der Kieferhöhle** vom Mundvorhof nach **Caldwell-Luc** mit Ausräumung der gesamten Schleimhaut wird heute aufgrund pathophysiologischer Erkenntnisse nur noch selten durchgeführt. Gleiches gilt für die **Radikaloperationen der Stirnhöhle** von außen nach **Ritter-Janssen, Killian** und **Riedel.** Nicht selten gesehene Folgeerscheinungen der radikalen Nasennebenhöhlenoperation sind Trigeminusneuralgien. Nach radikalen Stirnhöhleneingriffen kommt es zur Ausbildung von Mukopyozelen durch Narbenbildungen, die oft nur durch die Obliteration mit Fettgewebe zu beherrschen sind. Auch Siebbeinoperationen von außen sind nur bei Malignomen oder Komplikationen erforderlich.

Zunehmend werden bei schwierigen (Revisions-) Eingriffen an der vorderen Schädelbasis **computergestützte Navigationssysteme** eingesetzt. Die intraoperative Situation, insbesondere die Position des Operationsinstrumentes, wird durch „Referenzierungsmarker", die am Patienten fixiert werden, erfaßt und mit dem jeweiligen Datensatz eines präope-

2

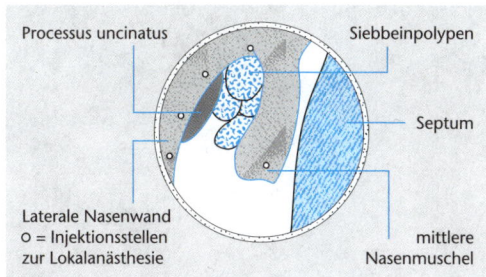

Abb. 2.17: Skizze des endoskopischen Bildes einer chronischen Sinusitis mit polypösen Schleimhautveränderungen im mittleren Nasengang.

rativ erstellten Schnittbildes verglichen. Die Genauigkeit verschiedener Systeme liegt zwischen 0,1 und 0,5 mm.

Von prognostischer Bedeutung ist die **Nachbehandlung** nach einer Sinusoperation. Diese besteht zum einen in einer lokalen Nachsorge mit Entfernung von Sekret, Borken und Fibrinbelägen insbesondere zur Vermeidung von narbigen Synechien zwischen mittlerer Nasenmuschel und lateraler Nasenwand. Zum anderen erfolgt eine lokale und ggf. systemische Kortikoidgabe zur Vermeidung einer Rezidivpolyposis. Die engmaschige postoperative Nachsorge sollte über Wochen durchgeführt werden, regelmäßige endoskopische Kontrollen über Jahre.

Sonderformen

Kindliche Sinusitis

Ätiologie. Eine akute Sinusitis beim Kleinkind betrifft ausschließlich das Siebbein, das schon bei Geburt ausgebildet ist. Sie tritt regelmäßig, meist ohne klinische Relevanz, bei einer akuten Rhinitis auf. Die Kieferhöhle ist frühestens im 4., die Stirnhöhle im 6. und die Keilbeinhöhle nicht vor dem 12. Lebensjahr betroffen. Erreger sind Pneumokokken, Staph. aureus und Haemophilus influenzae.

Klinik. Bei Kindern stehen oft uncharakteristische Allgemeinsymptome, Kopfschmerzen, Fieber und Husten im Vordergrund. Hinweisgebend sind eine mukopurulente Rhinorrhö und eine Schleimstraße an der Rachenhinterwand. Eine begleitende Otitis media oder Bronchitis ist häufig, auch orbitale Komplikationen treten eher als bei Erwachsenen auf.

Diagnostik. Im Rahmen der Diagnostik müssen bei einseitigen Prozessen auch immer eine Choanalatresie und ein Fremdkörper ausgeschlossen werden.

Therapie. Die konservative Therapie entspricht der bei Erwachsenen üblichen. Es sollte auf die Gabe für Kinder vorgesehener Nasentropfen (z.B. Olynth®, Otriven® 0,5 % oder 0,1 %) geachtet werden.

Eine chronische Sinusitis tritt ebenfalls zunächst als Sinusitis ethmoidalis vor allem bei allergischer Disposition oder im Rahmen einer anderen Grunderkrankung (z.B. Ziliendyskinesie, Mukoviszidose) auf.

Eine ggf. indizierte operative Therapie besteht je nach Alter und Befund in einer Adenotomie, Muschelbehandlung oder auch Nebenhöhlenoperation.

Dentogene Sinusitis maxillaris   !

Insbesondere die isolierte Sinusitis maxillaris hat ihre Ursachen meist in Zahnwurzelprozessen, v.a. des ersten und zweiten Molaren, oder einer nach zahnärztlichen Behandlungen entstandenen oroantralen Fistel. Die Therapie sollte sich nach der Ursache richten.

Ein Karzinom sollte ausgeschlossen werden (☞ 2.5.9)!

Barosinusitis

Durch Druckunterschiede zwischen der Umgebung, besonders beim Fliegen und Tauchen, und den lufthaltigen Hohlräumen der Nasennebenhöhlen entstehen Schädigungen der Schleimhaut mit Ödembildung. Im Extremfall kann es zur Schleimhautablösung kommen.

Akut treten stechende Schmerzen über den betroffenen Nebenhöhlen (v.a. der Stirnhöhle) und Blutungen auf. Bei ausgeprägter Schleimhautläsion entwickelt sich eine Sinusitis, die konservativ behandelt wird.

> **Merke!**
> Besteht eine Sinusitis oder eine ausgeprägte Rhinitis mit einer Tubenventilationsstörung, dann darf der Patient nicht tauchen!

Sinubronchiales Syndrom

Wahrscheinlich sind Sinusitis und Bronchitis Ausdruck eines einzigen **konstitutionellen oder immunologischen Krankheitskomplexes,** der die Schleimhaut des gesamten Respirationstraktes betrifft. Hierzu zählen eine nasale und bronchiale Hyperreagibilität, Kartagener-, Immotile-Zilien- oder Antikörpermangelsyndrome. Deszendierende, kanalikuläre Infektionen sind von untergeordneter Bedeutung. Von besonderer Bedeutung für den HNO-Arzt ist die **ASS-Trias** mit einer Polyposis nasi, einem intrinsischen Asthma und einer Analgetikaintoleranz (☞ oben).

Ein chronisch obstruktives Krankheitsgeschehen bessert sich nach einer Sinusoperation in vielen Fällen. Die Operation einer chronischen Sinusitis sollte auch aus diesem Grund immer angestrebt werden.

Lokale Komplikationen einer Sinusitis

Weichteilentzündung und -abszeß, Stirnbeinosteomyelitis

Ätiologie. Per continuitatem fortgeleitete entzündliche Schwellungen von Wangen- und Stirnhaut sind häufige Begleiterscheinungen einer Sinusitis. Über die Diploëvenen fortgeleitete Entzündungen mit einer Osteomyelitis des Os frontale stellen ein schwerwiegendes Krankheitsbild dar. Häufigste Erreger sind Staph. aureus, Pneumokokken, H. influenzae und P. aeruginosa.

Klinik. Leichtgradig gerötete Schwellung bis zu einer hochschmerzhaften teigigen und fluktuierenden Abszeßbildung mit teilweise spontanem Eiterabgang.

Bei Penetration der Stirnhöhlenhinterwand drohen **intrakranielle Komplikationen.**

Therapie. Bei einer Stirnbeinosteomyelitis besteht eine **dringliche Operationsindikation** mit Sanierung der Nebenhöhle, Drainage eines Abszesses und ggf. Entfernung von Knochensequester! Hochdosierte Antibiose mit einem betalactamasestabilem Staphylokokkenpenicillin oder Cephalosporin.

Zelen

Ätiologie. Eine Zele ist die pathologische Vergrößerung einer Nasennebenhöhle durch **fibröse Umbildung der knöchernen Wand** infolge einer **Sekretretention** bei einer Abflußbehinderung. Es

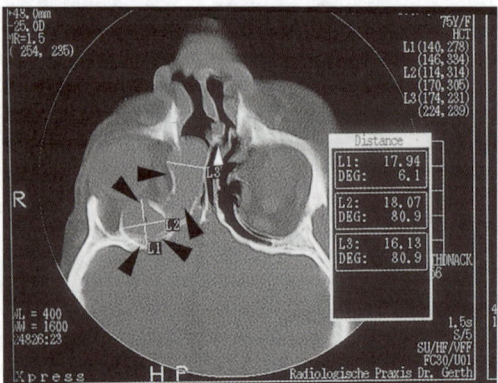

Abb. 2.18: Mukozele der Stirnhöhle und des vorderen Siebbeins.

werden **Muko-, Pyo- und Hämatozelen** (☞ Abb. 2.18) unterschieden. Der knöcherne oder narbige Verschluß des Ostiums bzw. Ausführungsganges entsteht **posttraumatisch** oder **postoperativ** (insbesondere nach Stirnhöhlenoperationen), seltener postentzündlich nach einer chronischen Sinusitis oder tumorbedingt.

In 90 % der Fälle handelt es sich um eine **frontoethmoidale Mukozele** mit einer elastischen Vorwölbung im Bereich des medialen Augenwinkels. Bei größeren Zelen und ausgedehnten knöchernen Destruktionen auch Exophthalmus oder Verdrängung des Bulbus nach lateral-kaudal mit Motilitätsstörungen.

Diagnostik/Therapie. Nach CT-, ggf. auch MRT-Diagnostik müssen das Drainagehindernis operativ entfernt und eine breite Drainage nach endonasal hergestellt werden, Besonders bei postoperativ entstandenen Zelen muß die Passage durch einen Platzhalter über längere Zeit offen gehalten werden. Rezidive sind häufig.

Orbitale Komplikationen

Meist harmlose orbitale Komplikationen treten besonders bei einer kindlichen Sinusitis ethmoidalis oder frontalis auf (☞ Abb. 22 im Farbbogen). **Bedrohliche Verläufe** kommen häufiger bei Erwachsenen vor. Es werden **fünf Schweregrade unterschieden.** Die Übergänge sind fließend, eine genaue Diagnosestellung und sofortige Therapie sind von großer Bedeutung.

Orbitaödem. Beim Orbitaödem liegt lediglich eine Lidschwellung ohne Bulbusbeteiligung vor. Eine konservative antibiotische, lokale und ggf. systemische antiphlogistische Therapie (☞ Sinusitistherapie) ist ausreichend. Engmaschige Kontrollen.

Periostitis. Entzündliche Penetration der knöchernen Orbitawand mit erhaltener Periostbarriere, keine Beteiligung des Bulbus. Lidschwellung und Druckschmerz über dem durchgebrochenen Knochenabschnitt, meist im medialen Augenwinkel.

Sofortige operative Sanierung der erkrankten Nasennebenhöhle, meist von endonasal. Antibiose. Augenärztliche Kontrolle.

Subperiostaler Abszeß. Schwellung der Lider, Schmerzen, Verdrängung des Bulbus (Protrusio) nach lateral/kaudal, evtl. Chemosis und Entwicklung eines Lidabszesses.

Ophthalmologische Kontrolle von Augenhintergrund und Visus. Dringende Op-Indikation mit Drainage und Eröffnung der Orbita sowie operativer Sanierung der verantwortlichen Nasennebenhöhle. Hochdosierte Antibiose.

Orbitalphlegmone. Eitereinbruch in Orbita und Orbitaumgebung mit massiver Schwellung und Verfärbung der Lider. Protrusio bulbi, Zunahme der Schmerzen bei Druck auf den Bulbus. Motilitätsstörungen. Visusbeeinträchtigung bis zur Erblindung.

Notfallmäßige breite Eröffnung und Drainage des Abszesses nach endonasal und außen! Hochdosierte Antibiose. Definitive Erblindungen sind nicht selten.

Orbitaspitzensyndrom, sinugene Neuritis nervi optici. Entzündliche Alteration von Nervus opticus und beim Orbitaspitzensyndrom auch von Augenmuskeln und Gefäßen im dorsalen Augenabschnitt mit Visusminderung/-verlust und Motilitätsstörungen.

Ausgangspunkt der Infektion sind die dem Apex orbitae benachbarten hinteren Siebbeinzellen oder das Keilbein.

Nach CT-Diagnostik und augenärztlicher Untersuchung sofortige operative Revision und Antibiose.

Endokranielle Komplikationen einer Sinusitis

Pathogenese. Ausgangsherde sind Infektionen der Stirnhöhle, Siebbeinzellen, Keilbein- und Kieferhöhle in absteigender Häufigkeit. Die Infektion breitet sich über eine Ostitis oder Osteomyelitis der Sinuswand oder über die Diploegefäße aus. Erreger sind v.a. Strepto- und Staphylokokken, Haemophilus influenzae sowie Anaerobier.

Nach Einbruch in das Schädelinnere entsteht eine **Meningitis,** ein **epi-** oder ein **subduraler Abszeß,** ein **Hirnabszeß** oder eine **Thrombose** des Sinus sagittalis superior bzw. cavernosus.

Klinik. Zunächst klinisches Bild einer Sinusitis. Die ersten Symptome mit subfebrilen Temperaturen, Kopfschmerzen und Abgeschlagenheit sind in der Regel uncharakteristisch und weisen nicht auf das lokale Geschehen hin.
- Bei der Entwicklung eines **epiduralen Abszesses** uncharakteristischer Kopfschmerz, evtl. nach einem symptomarmen Intervall. Zunehmende Verschlechterung des Allgemeinbefindens
- Bei **subduraler** Ausbreitung meningitische Zeichen, zunehmende neurologische Reiz- und Ausfallerscheinungen, Veränderung der Bewußtseinslage, Krampfanfälle und allgemeine Hirndruckzeichen
- **Frontalhirnabszesse** sind anfangs häufig symptomarm. Dann zunehmender Meningismus mit Allgemeinsymptomen und Hirndruckzeichen, deutlich ausgeprägte Herdsymptome mit Ausfällen des I., III. und VI Hirnnervs. Besonders typisch sind der Geruchsverlust und ein zunehmender Persönlichkeitsverfall. Terminales Koma

Auch bei den rhinogenen Abszessen lassen sich meist Initial-, Latenz-, Manifestations- und Terminalstadium (☞ Lehrbücher der Neurologie) unterscheiden.

Diagnostik. Nachweis einer Sinusitis mit Röntgen, immer CT, evtl. MRT. Neurologische Diagnostik mit Liquorpunktion. Der Liquorbefund ist oft normal!

Therapie
- Sicherung der Vitalfunktionen
- Sofortige operative Sanierung der Nasennebenhöhlen (meist der Stirnhöhle) mit Freilegung der Dura bei einem epiduralen Abszeß oder Eröffnung der Dura bei einem subduralen Abszeß. Hoch-

2

dosierte Antibiose mit einem liquorgängigen Antibiotikum. Intensivüberwachung
- Bei einem Hirnabszeß kombiniertes rhino- und neurochirurgisches Vorgehen

Thrombose des Sinus cavernosus

Ätiologie. Die septische Thrombose des Sinus cavernosus kann entstehen:
- durch direkte Affektion
- fortgeleitet über V. facialis, V. angularis und V. ophthalmica
- durch einen Weichteilabszeß des Mittelgesichtes (z.B. Nasen- oder Oberlippenfurunkel)
- rhinogen als Komplikation einer Sinusitis oder indirekt über die orbitale Komplikation einer Sinusitis
- durch einen Septumabszeß
- fortgeleitet über den venösen Plexus des Pharynx (z.B. Parapharyngeal-, Peritonsillarabszeß)
- durch Zahnwurzelprozesse
- durch Ohrinfektionen
- hämatogen

Klinik. Allgemeine Sepsiszeichen. Die Stauung der Orbitavenen führt zu **Lidödem, Chemosis, Exophthalmus,** Minderung der Bulbusbeweglichkeit, Stauungspapille. Meningismus.

Diagnostik. CT, MRT, Karotisangiographie. Positives **Queckenstedt**-Zeichen: Bei Kompression der V. jugularis interna erfolgt kein Anstieg des Liquordrucks.

Die bildgebenden Verfahren dienen besonders der Abgrenzung gegenüber einem primär orbitalen Prozeß, der mit ähnlicher Klinik einhergeht.

Therapie. Notfallmäßige Sanierung des Herdes (z.B. Nasennebenhöhlenoperation, Ligatur oder Resektion der V. angularis), hochdosierte systemische Antibiotikagabe, Antikoagulanzien. Kommt es nicht zu einer Befundrückbildung, ist eine direkte operative Entlastung des Sinus cavernosus erforderlich.

Die Letalität liegt bei 20–25 %.

2.5.8 Geruchsstörungen – therapeutische Aspekte

Die **häufigste Ursache** einer Geruchsstörung ist die **chronische Sinusitis,** aber auch eine Septumdeviation und Muschelhyperplasien, insbesondere eine Concha bullosa können dazu beitragen, daß die Riechspalte nicht ausreichend ventiliert wird. Der HNO-Arzt ist also nicht nur diagnostisch, sondern auch therapeutisch gefordert (☞ 2.3.3).

Im Rahmen der **konservativ-medikamentösen Therapie** spielen lokale Kortikoide in Sprayform die größte Rolle, die sowohl als Primärtherapie als auch zur postoperativen Nachbehandlung eingesetzt werden.

Chirurgisch soll durch Septumoperationen, Nasenmuschelbehandlungen und vor allem die funktionelle Siebbeinoperation eine gestörte Ventilation der Riechspalte verbessert werden. Bei der Siebbeinchirurgie ist Respektierung der Physiologie der mittleren Muschel von besonderer Bedeutung. Der Verlust der mittleren Nasenmuschel, Verwachsungen (Synechien) zwischen mittlerer Nasenmuschel und Septum sind neben der iatrogenen Verletzung der Rhinobasis häufigste Ursachen für eine postoperativ fortbestehende Geruchsstörung.

Die ebenfalls in das diagnostisch-therapeutische Spektrum des HNO-Arztes fallenden **frontobasalen Frakturen** führen zu in der Regel definitiven, einseitig oder doppelseitig ausgeprägten Anosmien.

2.5.9 Tumoren der inneren Nase und der Nasennebenhöhlen

Epidemiologie und Pathogenese

Benigne und maligne Tumoren der Nase und Nasennebenhöhlen sind insgesamt selten (Inzidenz maligner Tumoren in Europa 1–2/100 000), es besteht eine regionale Häufung von Karzinomen in Südostasien und Zentralafrika. Der Erkrankungsgipfel liegt zwischen dem 50. und 60. Lebensjahr, Männer sind durchschnittlich doppelt so häufig betroffen wie Frauen. Primär dentogene Tumoren kommen auch bei Kindern vor.

Zu den **ätiopathogenetisch wichtigen Faktoren** gehören Tabak (auch als Schnupftabak) und wohl auch inhalierbare Rauschgifte.

Weiter spielen **gewerbliche Noxen** eine zunehmende Rolle:

- Holzstaub von Eichen und Buchen → Adenokarzinom
- Nickel und Chrom → anaplastisches und Plattenepithelkarzinom
- Schadstoffe der Textil-, Leder- und Mineralölindustrie → Plattenepithel- und Adenokarzinom

> **Merke!**
>
> **Chronische Sinusitiden** gelten als „promoting factor", die Inzidenz von Malignomen ist 2- bis 3fach erhöht.

Pathologische Anatomie

Unterschieden werden:

- **epitheliale Neoplasien** → Papillom, Plattenepithelkarzinom
- **glanduläre Neoplasien** → pleomorphes Adenom, Adenokarzinom
- **mesenchymale Neoplasien** → Myxom, Fibrosarkom, Osteom (☞ Abb. 2.19)
- **Olfaktoriusneuroblastom (Ästhesioblastom)** → Ursprung sind Zellen des Riechepithels
- seltene Tumoren wie maligne Melanome, Lymphome, eosinophile Granulome, Glomustumoren und dentogene Tumoren
- selten Metastasen → besonders vom Nierenzell-, Bronchial- und Prostatakarzinom

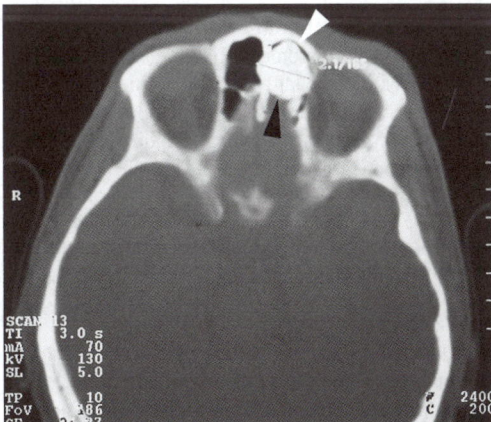

Abb. 2.19: Osteom am frontoethmoidalen Übergang.

Das **Osteom**, vor allem im Stirn- und Siebbeinbereich, und das **invertierte Papillom** sind die **häufigsten benignen Neubildungen.**

Plattenepithelkarzinome sind mit ca. 57 % die **häufigsten malignen Tumoren,** danach folgen Adenokarzinome (18 %), anaplastische Tumoren (10 %) und mesenchymale Tumoren (15 %).

Einteilung/Klassifikation/Metastasen

Eine allgemein anerkannte T-Klassifikation existiert für die Tumoren der Nasenhaupthöhle nicht.

Die T-Klassifikation der **Kieferhöhlenkarzinome** soll exemplarisch dargelegt werden:

- T1 – Kieferhöhlenbefall ohne Knochendestruktion
- T2 – Tumor mit Knochenarrosion/-destruktion ausgenommen posteriore Wand
- T3 – Tumordestruktion/-penetration der posterioren Wand oder Wangenhaut, der medialen Orbitawand oder des Siebbeins
- T4 – Tumorinfiltration intraorbital, von Schädelbasis, Nasopharynx, Stirn- oder Keilbeinhöhle

Der **häufigste Ausgangsort ist der Sinus maxillaris,** es folgt die Nasenhaupthöhle (laterale Nasenwand).

Die Lokalisation ist neben einem Tumoreinbruch in lebenswichtige Strukturen prognostisch entscheidend. Ein nah der Schädelbasis gelegener Tumor hat eine schlechtere Prognose als ein schädelbasisfern gelegener.

Aus diesem Grund gilt die klassische klinische **Einteilung nach Sébileau** mit Bildung von drei horizontalen Etagen immer noch als klinisch interessant:

- **untere Etage** → unterhalb des Kieferhöhlen- und Nasenbodens gelegene Tumoren
- **mittlere Etage** → unterhalb einer durch den Orbitaboden gebildeten Ebene gelegene Tumoren
- **oberste Etage** → oberhalb einer durch den Orbitaboden gebildeten Ebene gelegene Tumoren

Lymphknotenmetastasen liegen bei Tumoren der vorderen Nase submandibulär, bei Tumoren der hinteren Nase und des Nasenrachens retropharyngeal und im lateralen Halsfeld.

Klinik

Der Tumor breitet sich zunächst in einer präformierten Höhle aus, sein Wachstum bleibt also zunächst asymptomatisch. Erst später wächst der Tumor infiltrierend in die Schädelbasis, die Orbita oder die Fossa pterygopalatina. Die **ersten klinischen Zeichen** sind dementsprechend **lange uncharakteristisch.** Lediglich die **Einseitigkeit von Beschwerden** und in seltenen Fällen eine Riechstörung (besonders beim Olfaktoriusneuroblastom) können ein früher Hinweis sein!

Zu den Symptomen gehören eine einseitige **Behinderung der Nasenatmung** als Frühsymptom bei Tumoren der inneren Nase und als Spätsymptom bei Nasennebenhöhlen- und Kiefertumoren sowie die einseitige **eitrige, fötide oder blutige Rhinorrhö.** Später treten Schmerzen, Veränderungen der Nasenmuscheln und Zeichen der Nerveninfiltration wie Neuralgien oder Sensibilitätsstörungen (N. trigeminus) dazu. Auch Weichteilauftreibungen, Zahnlockerungen, Verdrängung des Bulbus und Sehstörungen durch Tumoreinbruch in die Orbita sowie Riechstörungen durch eine Ventilationsstörung kommen vor. Weitere Symptome können durch den Einbruch in die Rhinobasis entstehen oder eine Kieferklemme durch Wachstum in der Fossa pterygopalatina sein.

> **Klinik!**
>
> Lymphknotenmetastasen eines bis dato unbekannten Primärtumors sollten immer auch Anlaß sein, nach einem Nasen-/Nasennebenhöhlen- oder Nasenrachentumor zu suchen. Dies gilt vor allem für Metastasen im Bereich des laterelen Halsfelds.

Diagnostik

Inspektion. Äußerliche Beurteilung des Gesichtsschädels (Gesichtsasymmetrie, einseitige Schwellungen), der Lider, des Bulbus und der Augenmotilität. Spiegeluntersuchung und Endoskopie des Cavum nasi, der Nasennebenhöhlen und des Nasopharynx. Prüfen der Hirnnervenfunktion und des Kauapparates.

Bildgebende Verfahren. Große diagnostische Bedeutung haben bildgebende Untersuchungsverfahren. Die wichtigste Untersuchung ist das CT. Mit der MRT kann die Tumorinfiltration der Weichteilgewebe von Orbita, Endocranium und Fossa pterygopalatina gut dargestellt werden.

Histologie. Grundlage für die Therapie ist letztlich der histologische Befund. Aus jedem klinisch suspekten Schleimhautbezirk muß eine Gewebsprobe gewonnen werden! Auch klinisch unverdächtige Polypen müssen vollständig histologisch aufgearbeitet werden, da gut- und bösartige Veränderungen einander unmittelbar benachbart sein können.

Therapie

Die **Therapie der Wahl** besteht in der **Kombination aus möglichst radikaler Chirurgie und postoperativer Bestrahlung,** eine alleinige perkutane Strahlentherapie ist nicht unter kurativer Prämisse einsetzbar. Voraussetzung für eine komplette chirurgische Tumorentfernung ist eine ausreichende Übersicht, die in der Regel nur durch eine Operation von außen mit Freilegung des knöchernen Gesichtsschädels möglich ist (paranasale Schnittführung, Oberlippenspaltung, Midfacial degloving etc.).

Die Grenze für ein chirurgisches Vorgehen ist sicher der breite Tumoreinbruch in die Schädelbasis. Bei einem Tumoreinbruch in die Orbita ist nicht in jedem Fall die Exenteratio orbitae erforderlich; bei einem umschriebenen Tumoreinbruch sind auch Teilresektionen möglich. Bei Diagnosestellung sind die Tumoren der Nase und Nasennebenhöhlen oft schon so ausgedehnt, daß keine kurative Behandlung mehr möglich ist (über 60 % der Fälle).

Die Möglichkeiten für **plastisch-rekonstruktive Maßnahmen** wie Lappenplastiken und Osteosynthesen sind eingeschränkt. Oft bleibt nach entstellenden Operationen nur der Ersatz durch eine **Epithese** oder **Prothese** (z.B. nach Exenteratio orbitae).

Die **Strahlensensibilität** der vorgefundenen Tumoren ist abhängig von der Histologie. Gut strahlensensibel ist z.B. das Plattenepithelkarzinom. Spezielle strahlentherapeutische Probleme resultieren aus der engen anatomischen Beziehung zu reduziert strahlenempfindlichen Organen, z.B. Auge und Rückenmark.

Mesenchymale Tumoren (z.B. das Rhabdomyosarkom) sprechen teilweise gut auf eine **ergänzende Chemotherapie** an.

Nachsorge

Die engmaschigen Kontrollen beinhalten die lokale Inspektion und Endoskopie sowie regelmäßige CT-Untersuchungen.

Prognose

Da 80 % der malignen Tumoren erst in fortgeschrittenen Stadien diagnostiziert werden, ist die Prognose relativ schlecht. Die 5-Jahres-Überlebensrate aller sinunasalen Malignome und Kiefermalignome liegt bei 35–45 %.

Osteom

Osteome sind gutartige Neubildungen, die meist in der **Stirnhöhle** und im **frontoethmoidalen Übergangsbereich** entstehen.

Kleine Osteome sind meist Zufallsbefunde, die bei einer Röntgenaufnahme entdeckt werden.

Größere Tumoren verursachen Schmerzen durch Druck auf die Umgebung oder als Drainagehindernis.

Die **Diagnostik** erfolgt durch Röntgen und CT.

Kleine, asymptomatische Tumoren werden zunächst nur kontrolliert, die Wachstumsgeschwindigkeit ist oft gering. Größere, Beschwerden verursachende Tumoren werden in der Regel über einen externen Zugang operiert.

Papillom, invertiertes Papillom

Ätiologie. Das Papillom ist ein insgesamt seltener epithelialer Tumor und entsteht fingerartig (exophytisch) nahezu ausschließlich am Septum.

Das von der lateralen Nasenwand ausgehende **invertierte Papillom (Transitionalzellpapillom)** wächst unter intakter Schleimhautoberfläche lokal infiltrierend und destruierend. Die Häufigkeit der teilweise nur in einzelnen Abschnitten erfolgenden **Umwandlung in ein Plattenepithelkarzinom** wird mit 5–26 % angegeben. Metastasen werden nicht gebildet. Die **Rezidivneigung** ist hoch. Ätiologisch werden verschiedene Typen des humanen Papillomavirus verantwortlich gemacht.

Therapie. Die chirurgische Therapie zielt auf die **radikale Tumorentfernung.** Es werden extranasale Zugänge und bei lokalisierten Tumoren zunehmend auch endonasale Zugänge gewählt. Engmaschige endoskopische und CT-Kontrollen sind aus den beschriebenen tumorbiologischen Gründen erforderlich.

Plattenepithelkarzinom

Ätiologie. Von dem mit 57 % aller Nebenhöhlentumoren **häufigsten Karzinom** sind bevorzugt ältere Männer betroffen. Histologisch überwiegen mittelgradig differenzierte, exophytische Formen. Häufigste Lokalisation (60 %) ist der Sinus maxillaris (☞ Abb. 2.20). Ätiologisch spielen chronische Entzündungen und exogene Noxen (z.B. Nickel, Chrom) eine Rolle.

Therapie. Die Therapie besteht in einer möglichst radikalen Operation, ggf. mit Lymphbahnsanierung, und Nachbestrahlung.

Sonderform. Eine Sonderform des Plattenepithelkarzinoms ist das **lymphoepitheliale Karzinom (Schmincke-Regaud)** mit einer zusätzlichen lymphatischen Komponente, das gut strahlensensibel ist (☞ 3.5.13).

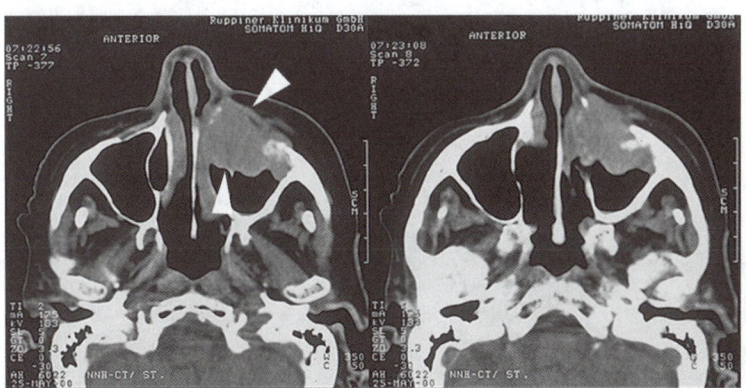

Abb. 2.20: CT der NNH, axiale Schichtung: Plattenepithelkarzinom der Kieferhöhle mit Durchbruch in die Wangenweichteile.

Adenokarzinom !

Ätiologie. Der zweithäufigste maligne Tumor der Nase und der Nasennebenhöhlen tritt bei Männern viermal häufiger auf.

Ätiologisch spielt die **langjährige Exposition gegenüber Hartholzstaub** (Eiche, Buche) eine Rolle, der letztlich auslösende Faktor ist unbekannt. Die Erkrankung ist als Berufskrankheit anerkannt. Histologisch handelt es sich um **Zylinderzell-Adenokarzinome,** wie sie sonst im Darm gefunden werden (intestinale Form). Häufigste Entstehungsorte sind **mittlere Muschel und Nasendach,** der Tumor wächst frühzeitig infiltrierend.

Diagnostik/Therapie. Ausschluß eines Primärtumors im Gastrointestinaltrakt. Radikale Operation, evtl. kombiniert mit einer Strahlentherapie. Hohe lokale Rezidivrate. Die 5-Jahres-Überlebensrate liegt bei 35 %. Bei der Diagnose eines Adenokarzinoms und entsprechender beruflicher Exposition gegenüber Hartholzstäuben muß die Anzeige auf das Vorliegen einer Berufskrankheit gestellt werden.

Anaplastisches Karzinom

Das am häufigsten in der Kieferhöhle entstehende anaplastische Karzinom zeichnet sich durch rasches Wachstum und frühe lymphogene Metastasierung aus.

Behandlung wie beim Plattenepithelkarzinom, die Prognose ist schlechter.

Olfaktoriusneuroblastom

Das Olfaktoriusneuroblastom (Ästhesioblastom) ist ein maligner Tumor des olfaktorischen Epithels, der lokal infiltrierend wächst und metastasiert. Der Tumor tritt bevorzugt bei jungen Menschen (2. Lebensdekade) und im höheren Lebensalter (6. Lebensdekade) auf.

Die Therapie besteht in der möglichst radikalen chirurgischen Entfernung und einer postoperativen Nachbestrahlung. Die Prognose wird durch das Grading wesentlich mitbestimmt.

2.5.10 Frakturen des Gesichtsschädels und der Rhinobasis

Mittelgesichtsfrakturen !!!

Ätiologie. Ursache für Mittelgesichtsfrakturen sind heute überwiegend Verkehrsunfälle mit frontalem Aufprall des Kopfes auf das Armaturenbrett. Die Frakturlinien verlaufen meist quer (transversal), selten sagittal (☞ Abb. 2.21).

Mittelgesichtsfrakturen werden nach LeFort in drei Gruppen eingeteilt:

- **LeFort I** basale Absprengung der Maxilla → Abriß von Hartgaumen und Processus alveolaris
- **LeFort II** mittlere Fraktur der Maxilla mit Abriß der Maxilla im Bereich des medialen Orbitabodens, Frakturen des

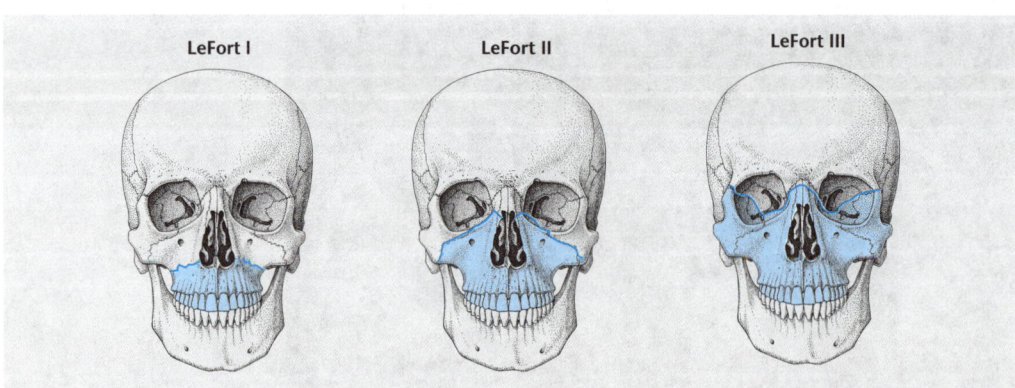

Abb. 2.21: Mittelgesichtsfrakturen – Einteilung nach Le Fort.

Siebbeins, Nasenbeins, Processus frontalis und Processus zygomaticus der Maxilla. Typische Vergrößerung des Zwischenaugenabstandes (Hypertelorismus)

- **LeFort III** hohe Absprengung der Maxilla mit Abriß des Gesichtsschädels von der Schädelbasis. Frakturlinienverlauf entlang den Schädelnähten.

Rhinobasale (frontobasale) Frakturen

Ätiologie. Als rhino- oder frontobasale Frakturen werden Verletzungen der knöchernen Hirnschädelkapsel im Bereich der vorderen Schädelgrube, die meist die Nasennebenhöhlen mit einbeziehen, bezeichnet. Bei Frakturen der Stirnhöhlenhinterwand, des Siebbeindaches und seltener auch der Keilbeinhöhle kann die Dura zerreißen. Es entsteht eine Rhinoliquorrhö, die teilweise bald spontan sistiert.

Durch den offen bleibenden Duradefekt kann es auch noch nach Jahrzehnten zu endokraniell aufsteigenden Infektionen kommen.

Die Einteilung der Rhinobasis-(Frontobasis-)Frakturen erfolgt nach **Escher:**
- **Typ I** ausgedehnte Trümmerfraktur der Frontobasis
- **Typ II** umschriebene frontobasale Fraktur
- **Typ III** LeFort-III-Fraktur mit Frontobasisbeteiligung
- **Typ IV** laterale Fraktur mit Orbitabeteiligung

Klinik der Mittelgesichts- und Rhinobasisfrakturen

Gesichtsdeformitäten und Blutungen aus Nase und Mund, **Rhinoliquorrhö** bei Duraverletzung. Oft stehen klinisch Weichteilverletzungen mit **Brillen- oder Monokelhämatom** im Vordergrund (☞ Abb. 23 und 24 im Farbbogen).

Bei Beteiligung der Orbitawand Lageabweichung des Bulbus, **Doppelbilder** und **Visusstörungen** durch Einklemmung von Muskeln und Orbitainhalt in den Frakturspalt. Bei Beteiligung der Rhinobasis **Riechstörungen,** bei ausgedehnten Frakturen mit Dislokation der Fragmente Hirnprolaps nach endonasal oder nach außen, Pneumenzephalon (subdurale Luftansammlung).

Diagnostik

Untersuchungen von polytraumatisierten Patienten sind schwer durchführbar. Starke Blutungen aus Mund und Nase sowie maskierende Gesichtsschwellungen behindern die Diagnostik.

Palpation zum Nachweis von Stufenbildungen (Orbitarand, Nase, Jochbein) und einer pathologischen Verschieblichkeit des Oberkiefers. **Spiegeluntersuchungen** unter Einschluß der Ohrmikroskopie (Ausschluß einer laterobasalen Fraktur ☞ 1.7.2). **Geruchsprüfung** und bei V.a. eine Rhinoliquorrhö **Nachweis von Glucose und β$_2$-Transferrin** im Nasensekret. Überprüfung von **Visus** und **Bulbusmotilität** sowie der **Aufbißverhältnisse.**

Bildgebende Verfahren mit Röntgen und vor allem CT.

Therapie

- Bei Mehrfachverletzten erfolgt die Versorgung nach der Dringlichkeit der einzelnen Verletzungen.
- An erster Stelle steht immer die Sicherung der Vitalfunktionen.
- Starke Blutungen aus Mund und Nase werden tamponiert.
- Antibiose besonders bei Duraverletzungen mit liquorgängigen Antibiotika.
- Liquorfisteln müssen wegen der Gefahr einer aufsteigenden Früh- und Spätmeningitis immer operativ dargestellt und verschlossen werden.
- Eine Siebbeinfraktur wird zeitlich versetzt operiert. Es erfolgt eine „Enttrümmerung" zur Vermeidung einer Zelenbildung.
- Dislozierte Orbita- und Nasenbeinfrakturen werden reponiert und ggf. durch Osteosynthesemaßnahmen stabilisiert (☞ Abb. 2.22 und Abb. 25 im Farbbogen).

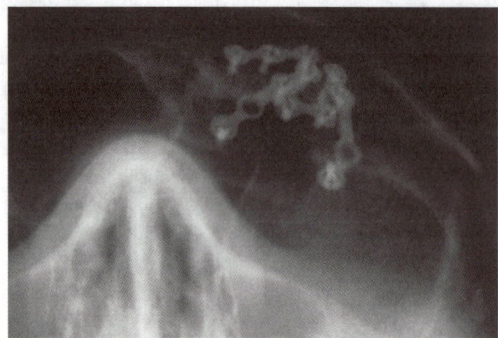

Abb. 2.22: Osteosynthese bei Stirnbeinfraktur.

• Frakturen der Kieferknochen mit Okklusionsstörungen (z.B. Maxillarabriß) müssen kieferchirurgisch versorgt werden.

Jochbeinfraktur !!

Ätiologie. Entstehung durch Gewalteinwirkung von lateral. Meist Mitbeteiligung von lateraler Orbitawand und -boden sowie Kieferhöhle.

Klinik. Hämatom über dem Jochbogen, Monokelhämatom oder Einblutung in die Kieferhöhle. Zeichen der Orbitabodenfraktur (☞ unten).

Diagnostik. Palpation (Stufenbildung), Röntgen als NNH-Übersichtsbild und Jochbein-Spezialaufnahme (sog. „Henkeltopf"-Aufnahme), CT.

Therapie. Reposition der Fragmente perkutan mit dem Jochbeinhaken bei geringer Dislokation häufig ausreichend, sonst offen mit Osteosynthese und Revision der knöchernen Orbita.

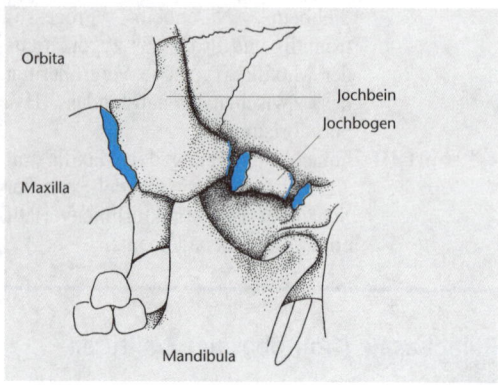

Abb. 2.23: Jochbeinfraktur – kombiniert mit einer Fraktur von Orbitaboden und lateraler Wand.

Orbitabodenfraktur (Blow-out-Fraktur) !!

Ätiologie. Entstehung im Rahmen einer Mittelgesichts-/Jochbeinfraktur oder durch direkte Gewalteinwirkung auf den Bulbus („Squashballverletzung"). Sollbruchstelle der Orbita ist der dünne Boden (☞ Abb. 2.23). Durch den Frakturspalt kann der Orbitainhalt in die Kieferhöhle dislozieren. Klinische Ausfallserscheinungen entstehen durch die Einklemmung/Inkarzerierung von Augenmuskeln und des N. infraorbitalis.

Klinik. Hämatom. Enophthalmus, der allerdings durch ein Hämatom kaschiert sein kann. Doppelbilder. Sensibilitätsstörung des N. infraorbitalis.

Diagnostik. Palpation mit Nachweis einer Stufenbildung des Orbitarandes. Sensibilitätsprüfung, Visus- und Motilitätsprüfung der Augen. Röntgen der NNH

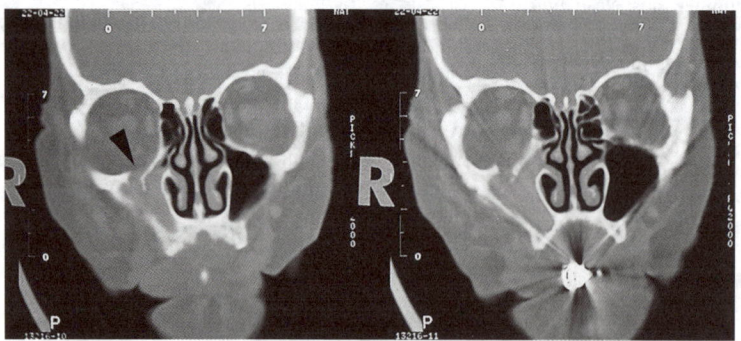

Abb. 2.24: Orbitabodenfraktur mit Dislokation des Orbitainhaltes in die Kieferhöhle.

mit Nachweis eines Kieferhöhlenspiegels (Hämatom) und des sog. „hängenden Tropfens" am Dach der Kieferhöhle, der durch dislozierten Orbitainhalt gebildet wird. Tomographie oder besser CT zur Darstellung der Frakturausdehnung (☞ Abb. 2.24).

Therapie. Ziele sind die Reposition der verlagerten Weichteile und die Dekompression des N. infraorbitalis. Über einen Subziliar- oder Konjunktivalschnitt erfolgt der Verschluß des Frakturspaltes mit Septumknorpel, lyophilisierter Dura oder PDS-Folie (Poly-p-dioxanon-Folie). Ggf. wird zusätzlich ein permaxillärer Zugang gewählt. Miniplattenosteosynthese des knöchernen Orbitarandes (☞ Abb. 2.25).

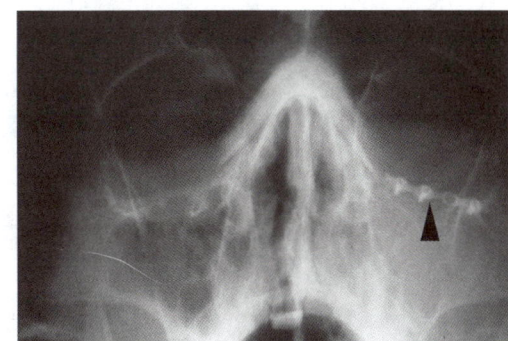

Abb. 2.25: Plattenosteosynthese des Orbitabodens.

2

• • • • • • • • • •

3.1 Anatomische Grundlagen

3.1.1 Mundhöhle

Topographie

Die **Mundhöhle** stellt der Raum von den Lippen bis zu den vorderen Gaumenbögen, der Grenze zum Oropharynx dar; sie wird nach oben durch den harten und weichen Gaumen vom Nasenraum sowie vom Epipharynx getrennt und nach unten vom Mundboden begrenzt.

Der **Mundvorhof, das Vestibulum oris**, umfaßt den Raum zwischen Mundspalte, Lippen und Wange einschließlich Wangenfettkörper sowie Zahnreihe bzw. Alveolarkamm. Die Haut-Schleimhaut-Grenze der Lippen liegt individuell unterschiedlich. Die Lippenbändchen (Frenula) ziehen ca. 5 mm vom Zahnfleischrand entfernt in die Lippen. In der Wangenschleimhaut mündet gegenüber dem zweiten oberen Molaren der Ductus parotideus mit seiner Papille.

Die **eigentliche Mundhöhle (Cavum oris)** wird von der **Zunge (Lingua)** nahezu völlig ausgefüllt. Die **Binnenmuskeln** bilden den Zungenkörper, die **Skelettmuskeln** verankern die Zunge an Zungenbein, Gaumen, Mundboden und Schädelbasis. Durch die Anordnung der Muskulatur wird eine extreme Mobilität gewährleistet. Topographisch unterschieden werden **Apex** (Zungenspitze), **Dorsum** (Rücken) und **Radix** (Zungenwurzel, -grund), die im **Sulcus**

glossoepiglotticus bis an die Epiglottis reicht. Der Zungengrund gehört topographisch zum Oropharynx.

Die Zungenschleimhaut geht lateral und vorn in die Schleimhaut des **Mundbodens** über, bei angehobener Zungenspitze werden das Zungenbändchen (Frenulum) und lateral davon die Mündungen der Ausführungsgänge von den Unterkiefer- und der unmittelbar submukös gelegenen Unterzungendrüsen sichtbar (☞ 9.1). Den wesentlichen muskulären Bestandteil des Mundbodens bildet der M. mylohyoideus, der sich zwischen Zungenbein und horizontalen Unterkieferästen spannt.

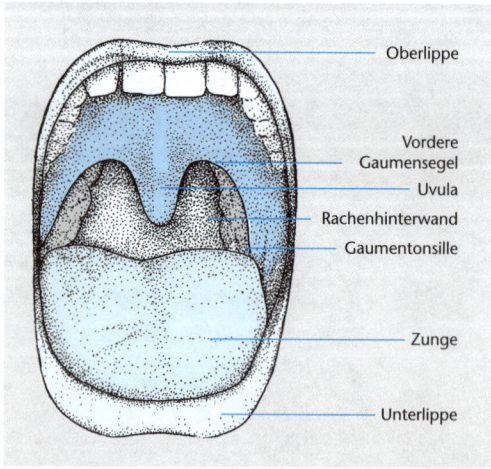

Oberlippe

Vordere Gaumensegel

Uvula

Rachenhinterwand

Gaumentonsille

Zunge

Unterlippe

Abb. 3.1: Anatomie der Mundhöhle.

Der Unterkiefer (**Mandibula**) bildet einen stumpfen Winkel, in dem der horizontale Unterkieferast in den vertikalen übergeht (**Kieferwinkel**). Der **Processus articularis** und die Gelenkpfanne an der lateralen Schädelbasis sind Bestandteile des **Kiefergelenks**. Erkrankungen des Kiefergelenkes sind für differentialdiagnostische Überlegungen unklarer, besonders in die gesamte Gesichtsregion ausstrahlender Kopfschmerzen von großer Bedeutung.

Histologie

- Die gesamte Mundhöhle und das Lippenrot werden von **nicht-verhornendem Plattenepithel,** in dem sich ca. 1000 kleine **Speicheldrüsen** befinden, ausgekleidet. Die Sekretion der kleinen Speicheldrüsen ist entscheidend für die Feuchtigkeit der Mundschleimhäute und spielt eine wichtige Rolle im Rahmen immunologischer Vorgänge und beim Zahnschutz (☞ 9.1.4).
- Der größte Teil des Zungenrückens ist von **Papillae filiformes** besetzt, die von Plattenepithel überzogen sind und den samtartigen Aspekt der Oberfläche ausmachen. Dazwischen eingestreut liegen **Papillae fungiformes** sowie an den hinteren Seitenrändern **Papillae foliatae**, die nicht von Plattenepithel überzogen sind und **Geschmacksknospen** tragen. Kaudal ist der Zungenrücken durch den **Sulcus terminalis**, der sich vom **Foramen caecum** (Endpunkt des **Ductus thyreoglossus**, ☞ 8.4.1) beidseits nach lateral vorn öffnet,

von der Zungenwurzel getrennt.
Unmittelbar vor dieser Furche liegen 7–12 **Papillae vallatae**, in deren Wallgräben die meisten Geschmacksknospen liegen.

Gefäßversorgung

Die intensive **arterielle Versorgung** erfolgt über Äste der A. carotis externa:
- A. facialis (Lippen)
- A. lingualis (Zunge)
- A. palatina
- A. pharyngea
- A. maxillaris

Die entsprechenden Venen münden letztlich in die **V. jugularis interna.** Sowohl retrograd über die V. facialis als auch anterograd über den Plexus venosus pterygoideus besteht ein Anschluß an den **Sinus cavernosus** und damit nach intrakraniell!

Lymphabfluß

Die regionären Lymphstationen der Mundhöhle sind die **submentalen** und **submandibulären Lymphknotenstationen;** außerdem erfolgt die Drainage in die oberen Lymphknoten der tiefen **jugulären Lymphknoten.** Es bestehen Verbindungen zu den entsprechenden kontralateralen Lymphknotenstationen und zu den parotidealen Lymphknoten (☞ 8.1.3).

Nerven

- Die **motorische Versorgung** der Zunge erfolgt durch den N. hypoglossus, die der Mundboden- und Kaumuskulatur durch den N. mandibularis des N. trigeminus.
- **Sensible Äste** des N. trigeminus innervieren die Mundhöhlenschleimhaut. Die Zunge wird sensibel durch den N. lingualis versorgt, im Bereich des Zungengrundes durch Äste des N. glossopharyngeus und des N. vagus.
- **Geschmacksfasern** aus der Region bis zum Sulcus terminalis verlaufen im N. lingualis und weiter mit der Chorda tympani (Speicheldrüseninnervation ☞ 9.1).

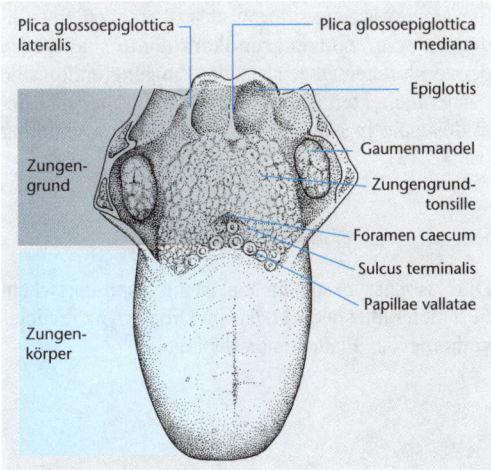

Abb. 3.2: Anatomie der Zunge.

3.1.2 Pharynx

Topographie

Der Pharynx stellt beim Erwachsenen einen ca. 13 cm langen Dreiviertelschlauch mit vorn gelegener Öffnung und fibrös-muskulären Seiten- und Hinterwänden dar. Unterschieden werden eine

- Pars nasalis → Nasopharynx
- Pars oralis   → Oropharynx
- Pars laryngea → Hypopharynx

Besprechung des Hypopharynx ☞ Kap. 4.

Die **Schlundschnürer**, die Mm. constrictor pharyngis superior, medius et inferior, entspringen von Schädelbasis, Zungenbein und Kehlkopf und umfassen den Pharynxtrichter von drei Seiten. Eine zweite Muskelgruppe, die von außen in die Pharynxwand einstrahlt, bewegt den Pharynxtrichter in vertikaler Richtung (parapharyngealer Gleitraum).

Der Nasopharynx ist ausschließlich Teil des Atemweges, dagegen kreuzen im Oropharynx Atem- und Speiseweg. Dies erfordert einen komplizierten Regulationsmechanismus während der Atmung und des Schluckaktes.

Der **Nasopharynx** hat sechs Wände und eine kubische Form:
- Nach oben wird er von der Schädelbasis mit Clivus und Os sphenoidale begrenzt. Hier liegt die **Tonsilla pharyngea.**
- Die vordere Begrenzung bilden Vomer und Choanen.
- Lateral liegen die **Rosenmüller-Gruben (Recessus pharyngis)** und weiter vorn der **Torus tubaris** (Öffnung der Ohrtrompeten).
- Die Hinterwand wird vom oberen Schlundschnürer, der prävertebralen Muskulatur und den oberen Halswirbelkörpern gebildet. Hier kann eine embryonal angelegte **Bursa pharyngealis (Tornwaldt,** ☞ 3.5.1) persistieren.
- Die kaudale Grenze des Nasopharynx ist eine gedachte Horizontale in Höhe des Gaumensegels.

Der **Oropharynx** öffnet sich nach vorn durch das Tor des vorderen und hinteren Gaumenbogens, den **Arcus palatoglossus** und **palatopharyngeus** mit den gleichnamigen Muskeln, zur Mundhöhle. Zwischen den Gaumenbögen liegen die Gaumenmandeln (**Tonsillae palatinae).** Die kaudale Grenze ist die Epiglottisoberkante. Zungengrund und linguale Epi-

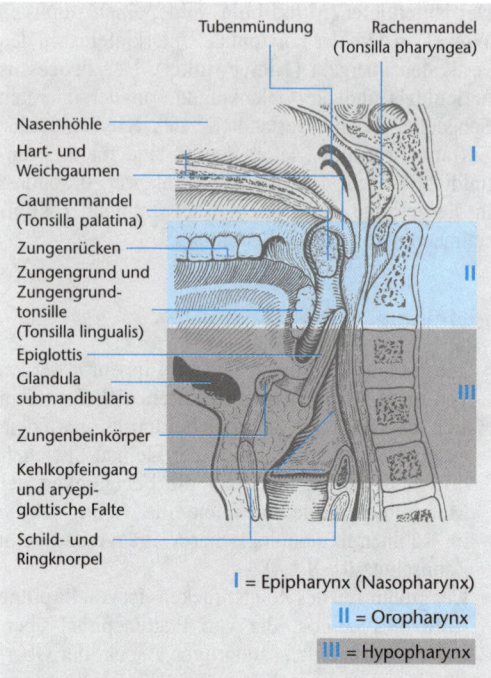

Abb. 3.3: Anatomie des Pharynx.

Labels in figure:
Tubenmündung
Rachenmandel (Tonsilla pharyngea)
Nasenhöhle
Hart- und Weichgaumen
Gaumenmandel (Tonsilla palatina)
Zungenrücken
Zungengrund und Zungengrundtonsille (Tonsilla lingualis)
Epiglottis
Glandula submandibularis
Zungenbeinkörper
Kehlkopfeingang und aryepiglottische Falte
Schild- und Ringknorpel

I = Epipharynx (Nasopharynx)
II = Oropharynx
III = Hypopharynx

glottisfläche werden ebenfalls zum Oropharynx gezählt. Dorsal und lateral liegen die Schlundschnürer und die Vorderflächen des zweiten und dritten Halswirbelkörpers.

An der Dorsalfläche der Zungenwurzel befindet sich das lymphatische Gewebe der **Zungengrundtonsille**. Sie kann Ausgangsort von abszedierenden Entzündungen sein. **Zungengrundkarzinome** sind wegen der zerklüfteten Oberfläche der Zungengrundtonsille bei der indirekten Spiegeluntersuchung, aber auch der Endoskopie in Narkose oft schwer diagnostizierbar (☞ 3.5.13).

Histologie

Die Nasopharynxschleimhaut ist mit respiratorischem Flimmerepithel bedeckt, das im Oropharynx in nichtverhornendes Plattenepithel übergeht.

Gefäßversorgung

Die **arterielle Versorgung** erfolgt durch Äste der A. carotis externa:

- A. palatina
- A. pharyngea ascendens
- A. maxillaris
- A. lingualis
- A. facialis

Die A. pharyngea ascendens versorgt die Tonsillenregion und hat klinische Bedeutung bei Blutungen nach Tonsillektomie (Ligatur des Gefäßes).

Der **venöse Abfluß** geschieht über die gleichnamigen Venen, den Plexus pterygoideus und schließlich die **V. jugularis interna.**

Lymphabfluß

Die Lymphe des Oro- und Nasopharynx drainiert entweder direkt oder über retropharyngeale Zwischenstationen in erster Linie in die **tiefen jugulären Lymphknoten.** Im Bereich der retropharyngealen Lymphknoten besteht ein Anschluß zur kontralateralen Seite! Zum Drainagegebiet der Tonsillenregion, der Rachenhinterwand und des Nasopharynx gehören auch **Lymphknoten der Parotisregion;** vom **Nasopharynx** besteht eine direkte lymphatische Verbindung in das **laterale Halsfeld** („Akzessoriuskette"). Die paratrachealen Lymphknoten der Rekurrenskette liegen im Abflußgebiet des Hypopharynx, von dort besteht ein direkter Anschluß an den Mediastinalraum (☞ 4.1).

Nerven

Die **sensible Schleimhautinnervation** erfolgt entsprechend den anatomischen Etagen von oben nach unten durch den:

- N. maxillaris (Nn. pterygopalatini) – Epipharynx
- N. glossopharyngeus – Oropharynx
- N. vagus – Hypopharynx

Die Anastomosen zwischen IX. und X. Hirnnerv zum N. tympanicus und R. auricularis erklären das Auftreten von Ohrenschmerzen bei Anginen, nach Tonsillektomie und bei infiltrierend wachsenden Tumoren der Pharynxseitenwände.

An der **motorischen Versorgung** sind neben dem IX. und X. Hirnnerv auch die Nn. faciales und hypoglossus beteiligt.

3.2 Physiologie und Funktion

3.2.1 Waldeyer-Rachenring

Zu den lymphoepithelialen Organen des Waldeyer-Rachenringes gehören:

- Tonsilla pharyngea (Rachenmandel/„Adenoide")
- Tonsilla palatina (Gaumenmandel)
- Tonsilla tubaria (Tubentonsillen)
- Tonsilla lingualis (Zungengrundtonsillen)
- lymphatisches Gewebe der Seitenstränge (Rachenhinterwand)
- lymphatisches Gewebe im Morgagni-Ventrikel (Kehlkopf)

3

Das „**mucosa associated lymphoid tissue" (MALT)** des Waldeyer-Rachenrings repräsentiert innerhalb der sekundären lymphatischen Organe ein **relativ eigenständiges Immunsystem.** In ihm erfolgen die antigenabhängige Stimulation und Proliferation der hier konzentrierten Immunzellen. Alle Bestandteile des schleimhautassoziierten Immunsystem verfügen im Gegensatz zu Lymphknoten **nur** über **efferente Verbindungen.** Die immunaktiven Oberflächen der Gaumenmandeln sind sowohl durch bis zu 2,5 cm tiefe Krypten als auch durch die retikuläre (Netz-) Struktur des Gewebes stark vergrößert.

Während lymphatisches Gewebe in der Schleimhaut bereits vorgeburtlich vorhanden ist (**Primärfollikel**), erfolgt die Ausreifung zu **Sekundärfollikeln** erst post partum nach Antigenkontakt. Typisch sind eine **physiologische Hyperplasie vom 1.–3. Lebensjahr** und die Involution in der Pubertät. Geprägt werden sowohl **B-Lymphozyten** zur humoralen Immunabwehr als auch **T-Lymphozyten** zur zelluläre Abwehr.

Die Organe haben also sowohl lokale als auch systemische Aufgaben der Immunstimulation. In den Krypten findet sich in der Regel blander Zelldetritus, bei pathologischen Prozessen treten aber auch Abszesse auf (☞ 3.5.5).

3.2.2 Nahrungsaufnahme

Bei der Nahrungsaufnahme und -vorbereitung im Mund und Rachen spielen mehrere Funktionssysteme eine Rolle, die durch eine differenzierte willkürliche und autonom-nervale Steuerung, an der die **Hirnnerven V, VII, IX, X und XII** beteiligt sind, koordiniert werden.

Durch das Zusammenspiel von Lippen- und Wangen-muskulatur, Kauorgan, Zunge und Kopfspeicheldrü-sen wird die Nahrung aufgenommen, zerkleinert, durchfeuchtet, chemisch teilaufgeschlossen und in Richtung des Schlundes transportiert. Bei Berührung des Zungengrunds wird der Schluckreflex ausgelöst. Dabei werden der Nasen-Rachen-Raum durch das Gaumensegel und der Kehlkopf durch Glottis-schluß, Bewegung des Kehlkopfes nach oben und Ab-senkung der Epiglottis abgedichtet. Der Nahrungsbrei gleitet dann beidseits durch die Sinus piriformes in den Ösophagus.

3.2.3 Geschmackssinn

Die **Grundqualitäten** des Geschmackssinnes sind:
- süß
- salzig
- sauer
- bitter

Die primären Sinneszellen (Geschmacksknospen) sind in der Zunge, in geringerem Umfang auch im Bereich des Gaumens, der Rachenhinterwand und des tiefen Rachenraumes lokalisiert (☞ 3.1.1). Ande-re oft als „Geschmackseindrücke" verstandene Empfindungen sind Leistungen des Riechorgans. Die Geschmacksqualität „süß" wird vor allem im Be-reich der Zungenspitze, „sauer" und „salzig" am Zun-genrand und „bitter" am Zungengrund wahrgenom-men. Die gustatorischen Informationen aus dem vor-deren Zungenabschnitt transportieren der **N. lingualis über die Chorda tympani** (Verlauf durch das Mittel-ohr, Gefahr einer Läsion bei Ohroperationen) und den N. facialis (Umschaltung im Ganglion geniculi). Die übrigen Abschnitte versorgen der **N. glossopharyn-geus** und die **Nn. palatini.** Die Fasern ziehen über das Ganglion pterygopalatinum und den N. petrosus major ebenfalls zum Ganglion geniculi. Von dort wer-den die Informationen über den Hirnstamm (Tractus solitarius, Lemniscus medialis), den Thalamus und die Capsula interna zum Gyrus postcentralis proji-ziert. Geschmacksfasern verlaufen auch im N. vagus.

3.2.4 Lautbildung

Mundhöhle und Pharynx sind im Rahmen der Sprach-produktion Teil des Ansatzrohrs, in dem die Ton-modulation – **Artikulation** – stattfindet.

Bei der Bildung der „**Mundlaute**" ist das Gaumen-segel kontrahiert, der Mund- ist gegen den Nasenra-chen abgedichtet. Im Gegensatz dazu wird die Reso-nanz des Nasen-Rachen-Raumes bei der Bildung der „**Nasallaute**" ausgenutzt, das Gaumensegel ist er-schlafft (☞ 7.1.1).

3.3 Leitsymptome

3.3.1 Schmerz

- **Akut beginnende Halsschmerzen** besonders beim Schlucken, die evtl. in die Ohren ausstrah-len, sprechen für eine entzündliche Genese, z.B. eine Angina tonsillaris oder Pharyngitis.
- **Einseitige Halsschmerzen** mit Ausstrahlung in das ipsilaterale Ohr, evtl. mit Fieber und Kiefer-klemme, sind typisch für einen Parapharyngeal- oder Peritonsillarabszeß.
- An ein Karzinom des Oro- oder auch Hypopharynx muß bei **einseitiger, über längere Zeit bestehen-der Schmerzsymptomatik** gedacht werden. Ty-pisch ist auch hier die Ausstrahlung in das Ohr.
- **Zungenbrennen** ist ein Symptom zahlreicher All-gemeinerkrankungen und tritt u.a. auf bei:
  - Intoxikationen mit Schwermetallen
  - Allergien
  - Magen-Darm-Erkrankungen
  - rheumatischen Erkrankungen (M. Sjögren)
  - Eisenmangelanämie
  - Diabetes mellitus
  - Mukoviszidose
  - Pellagra (Nikotinsäureamidmangel)

3.3.2 Globusgefühl !

Fremdkörpergefühl, das nach mehrfachem Schlucken verschwindet. In 80 % der Fälle liegt eine organische Ursache im Bereich des oberen Speiseweges vor. Auch internistische und neurologische Krankheits-bilder können ursächlich sein.

Merke!

Der „Globus nervosus" ist eine Ausschlußdiagnose!

3.3.3 Schwellung, Tumor

Schmerzhafte, insbesondere fluktuierende Schwellungen in Mund und Rachen mit geröteter oder eitrig bedeckter Schleimhautoberfläche sind Zeichen von Entzündungen (Abszessen). Maligne Tumoren der Mundhöhle und des Oropharynx imponieren klinisch meist als Ulkus, aber auch als verruköser, papillomatöser exophytischer Tumor.

3.3.4 Zungenveränderungen   !!!

Zungenveränderungen sind zumeist nicht Folge einer Erkrankung der Zunge selbst, sondern oft Ausdruck von systemischen Erkrankungen oder Allgemeinerkrankungen. Unterschieden werden können:
- **rote Zunge**
  - perniziöse Anämie
  - Leberzirrhose
  - Hypertonie
  - diversen Allergien
  - rheumatische Erkrankungen
  - Scharlach
- **graue Zunge**
  - Lichen ruber planus
  - Sklerodermie
  - Vitamin-A-Mangel
  - Strahlentherapie
- **Zungenbeläge unterschiedlicher Färbung** findet man bei:
  - Mundschleimhautinfektionen
  - Mangelernährung
  - Infektionen des Gastrointestinaltraktes
  - Niereninsuffizienz
  - Scharlach
  - Diphtherie
  - Typhus
- Eine **schwarze Haarzunge** kann Folge einer Antibiotikatherapie sein.
- Die **Haarleukoplakie** ist nahezu pathognomonisch für eine HIV-Infektion (☞ 3.5.11).
- Bei der **Lingua geographica** (☞ Abb. 26 im Farbbogen) mit einer landkartenartigen rot- und blaßgefärbten Zungenoberfläche, der **Lingua plicata** (Faltenzunge) und der **Glossitis rhomboidea mediana** mit einem geröteten Schleimhautareal in der hinteren Mittellinie der Zunge handelt es sich um **harmlose Normvarianten**.

3.3.5 Schleimhautbeläge

- Weißliche Beläge findet man bei **unspezifischen Infektionen.**
- Schmierige Beläge mit fötidem Geruch sind typisch bei **bakterieller Superinfektion**. Bei **Scharlach** und **Typhus** sind Zungenspitze und -ränder zusätzlich hochrot.
- Weiße, polygonal begrenzte Auflagerungen mit rotem Rand treten bei einem **Mundsoor** auf.
- Weißgraue Beläge mit leicht blutender Grundlage bei süßlichem Mundgeruch sind typisch für eine **Diphtherie.**
- Bei einer **Urämie** ist die Zunge braun-schollig belegt (typischer Foetor ex ore).
- **Schleimhauttrockenheit** (Xerostomie) mit zähen Schleimauflagerungen findet man bei allgemeiner Dehydratation (Kachexie), Infektionskrankheiten, rheumatischen Erkrankungen (z.B. M. Sjögren), Eisen- oder Vitamin-A-Mangel, Hypertonus, Diabetes mellitus und als Nebenwirkung von zahlreichen Medikamenten (Atropin, Phenothiazine, Psychopharmaka).

3.3.6 Geschmacksstörungen

Einteilung der Geschmacksstörungen
- **Hypogeusie** – vermindertes Geschmacksvermögen bei Infekten, nach Bestrahlung und im Alter
- **Hypergeusie** – gesteigerte Geschmacksempfindlichkeit bei N.-glossopharyngeus-Neuralgie
- **Ageusie** – totaler oder selektiver Ausfall des Geschmacksvermögens, z.B. toxisch
- **Parageusie** – Fehlschmecken, z.B. bei viraler Schädigung
- **Kakogeusie** – unangenehme Geschmacksempfindung zentraler Ursache

Ursachen von Geschmacksstörungen
- Angeborene, erbliche Störungen
- Lokale Störungen entzündlicher Art oder bei rheumatischen Erkrankungen (M. Sjögren)
- Exogene Noxen (Tabak, Alkohol, Verätzungen, direkte exogene Nervenschädigungen)
- Iatrogene Schädigungen durch Bestrahlung und zahlreiche Medikamente (z.B. Acetylsalicylsäure, D-Penicillamin, Neuroleptika, ACE-Hemmer, Lipidsenker u.a.)
- Periphere Nervenläsionen (v.a. der Chorda tympani bei Ohroperationen; Tumoren)
- Endokrine Störungen (Hypothyreose, Schwangerschaft, Diabetes mellitus, NNR-Insuffizienz)

3

3.3.7 Foetor ex ore – Ursachen

Entstehung in Mundhöhle und Oropharynx
- Kauorgan (Karies, Parodontose, Zahnprothesen)
- Mundschleimhauterkrankungen (Stomatitis herpetica, Stomatitis aphthosa, spezifische Infektionen, blasenbildende Dermatosen mit Schleimhautbeteiligung, Diphtherie)
- Tonsillitis (akut, chronisch, Angina Plaut-Vincenti, Mononukleose, Angina agranulocytotica)
- Pharyngitis/Angina lateralis
- Abszesse (Mundboden-, Peritonsillar-, Zungengrundabszeß)
- Maligne Tumoren (Superinfektion)

Entstehung in Nase und Nasen-Rachen-Raum
- Rhinitis (purulenta, atrophicans und Ozaena)
- Sinusitis
- Maligne Tumoren
- Fremdkörper
- Bursa pharyngealis

Entstehung im Hypopharynx und der tiefen Schluckstraße
- Divertikel (z.B. Zenker-Divertikel)
- Ösophagitis
- Magenschleimhauterkrankungen

Allgemeinerkrankungen
- Ketoazidotisches diabetisches Koma (Acetongeruch)
- Niereninsuffizienz (Foetor uraemicus)
- Coma hepaticum (süßlich)

3.4 Untersuchungsmethoden

3.4.1 Inspektion und Palpation

Inspektion der Mundhöhle
Die Inspektion der Mundhöhle erfolgt mit Stirnreflektor oder Stirnlampe und möglichst zwei geraden Mundspateln (nach Brüning oder Türck).

Beurteilt werden:
- **Schleimhautbeschaffenheit** (Farbe, Feuchtigkeit, Auflagerungen, Verletzungen, Neubildungen)
- **Organsymmetrie** (besonders der Gaumentonsillen)
- **Zahnstatus und Aufbißverhältnisse** (Funktion der Kiefergelenke)

- **Speicheldrüsenausführungsgänge** der Glandula parotis gegenüber den zweiten oberen Molaren und der Glandula submandibularis bzw. sublingualis im vorderen Mundvorhof
- **Motorik der Hirnnerven** VII, IX, X, XII mit Überprüfung der Lippenbeweglichkeit, der Zunge (weicht zur gelähmten Seite ab), des Gaumensegels (Uvula weicht nach der gesunden Seite ab) und des Würgereflexes (Berührung der Rachenhinterwand oder des Zungengrundes)

Inspektion des Nasopharynx
Der Nasopharynx wird durch die **posteriore Rhinoskopie** mit dem abgewinkelten Spiegelchen durch die Mundhöhle beurteilt. Die Untersuchung ist durch Würgreiz (Schleimhautanästhesie) oder bei Kindern oft erschwert.

Eine **Velotraktion** ist meist nur in Narkose möglich. Dabei wird das Gaumensegel mittels pernasal eingelegter und durch den Mund nach außen geführter kleiner Gummikatheter nach vorn gezogen. So kann der Nasopharyx mit dem abgewinkelten Spiegel oder der 70°- bis 90°-Winkeloptik unter optimierten Bedingungen beurteilt werden.

Palpation
- Die bimanuelle Palpation ist zur Lokalisation von **Steinen im Ausführungsgang** der Speicheldrüsen (☞ 9.4.3) und zur Beurteilung der **submukösen Ausbreitung von Tumoren** bedeutsam.
- Auch lediglich **submukös ausgeprägte Spalten** (Hartgaumen) kann man palpieren.
- Unter Zuhilfenahme von zwei Spateln kann die **Luxierbarkeit der Gaumenmandeln** überprüft werden. Adhärente Tonsillen findent man bei chronischer Tonsillitis und infiltrierend wachsenden Tumoren.
- Untersuchung der regionären Lymphknoten.

Die Palpation des Nasen-Rachen-Raums ist wegen des erheblichen Würgreizes, der in der Regel ausgelöst wird, problematisch.

> **Merke!**
> Besonders Zungenkarzinome haben eine palpatorisch erfaßbare submuköse Ausbreitung, die oft erheblich über den Schleimhautbefund hinausgeht.

3.4.2 Starre und flexible Endoskopie, Müller-Manöver

Die Untersuchung mit dem **starren Endoskop** erfolgt mit folgenden Winkeloptiken:

- 30° → pernasale Endoskopie des Nasen-Rachen-Raumes
- 70°–90° → perorale Endoskopie des Nasen-Rachen-Raumes
- 90° → perorale Endoskopie von Zungengrund, Larynx und Hypopharynx

Mit dem 3–4 mm durchmessenden **flexiblen Endoskop** kann der gesamte Pharynxtrichter in pernasaler Technik untersucht werden.

Müller-Manöver. Untersuchung mit dem flexiblen Endoskop bei Patienten mit **schlafbezogenen Atemstörungen** zur Feststellung des Ortes, an dem ein Schnarchgeräusch entsteht.

Bei einem Patienten in Rückenlage wird das Endoskop bis zur Velumoberkante eingeführt. Mit verschlossener Nase und verschlossenem Mund muß der Patient maximal einatmen. Kollabiert hierbei nur das Velum und nicht die Pharynxwände, ist das Manöver positiv und eine Velumoperation erfolgversprechend (☞ 3.5.3).

3.4.3 Geschmacksprüfung (Gustometrie)

Überprüfung der Erkennungsschwelle für Glucose-, Kochsalz-, Zitronensäure- und Chininlösung, die in steigenden Konzentrationen z.B. auf einem Watteträger angeboten werden.

Bei der **Elektrogustometrie** werden die Geschmacksrezeptoren durch einen konstanten anionischen Strom gereizt und die Schwelle bestimmt, bei der der Patient die Stromwirkung verspürt.

Die Untersuchungen erfolgen getrennt für beide Zungenhälften.

Gustatorischer Riechtest ☞ 2.4.5.

3.4.4 Bildgebende Untersuchungsverfahren

- Die **B-Scan-Sonographie** sowohl mit dem 7,5- und 10-MHz-Linearscanner als auch mit einer Fingersonde wird in der Diagnostik besonders von Zungen- und Mundbodenprozessen und der regionären Lymphknoten eingesetzt.
- Konventionelle Röntgenaufnahmen dienen der Darstellung von Speichelsteinen (**Mundbodenübersichtsaufnahme).**
- Zum Nachweis von Zahnwurzelerkrankungen und einer Knocheninfiltration bei Malignomen wird eine **Orthopantomographie** (Panoramaaufnahme) angefertigt.
- **Kontrastmittelbreischluck-Untersuchungen** erfolgen zur (Funktions-)Diagnostik der gesamten oberen Schluckstraße (☞ 4.3.3).
- **CT und MRT** werden zur Ausbreitungsdiagnostik von Tumoren (Tiefeninfiltration, Metastasen) eingesetzt. Das MRT ist bei der Darstellung reiner Weichteilinfiltrationen (z.B. Zungenkarzinom) überlegen, durch das CT können knöcherne Infiltrationen (z.B. Unterkiefer) nachgewiesen werden. Außerdem ist das CT wesentliche Grundlage für die Bestrahlungsplanung.
- Die **Szintigraphie** dient der Untersuchung einer Zungenstruma.

3.4.5 Mikrobiologische Untersuchungen

- Des weiteren spielen bakteriologische und mykologische **Abstrichuntersuchungen** und die **Histologiegewinnung** durch Probeexzisionen zur Therapieplanung eine wichtige Rolle.

3.5 Klinik der Erkrankungen von Mundhöhle und Pharynx

3.5.1 Fehlbildungen

Lippen-Kiefer-Gaumen-Spalten   !

Ätiologie. Lippen-Kiefer-Gaumen-Spalten sind Entwicklungsanomalien der Kopfanlage und der ersten beiden Kiemenbögen als **Hemmungsfehlbildung** oder als **Wiederzerreißung** bereits vereinigter Gewebe. Spaltbildungen können auch isoliert nur ein Organ (z.B. reine Lippenspalte) betreffen sowie ein- oder doppelseitig sein (☞ Abb. 27 im Farbbogen). Schädigungen während der 5. und 6. Embryonalwoche verursachen Lippenspalten, während der 10. – 12. Woche Gaumenspalten.

Spalten treten genetisch bedingt, bei hohem Alter der Mutter oder als Folge von Embryopathien auf. Die Häufigkeit liegt bei ca. **1 : 650.**

Klinik
- Lippen- und Kieferspalten liegen stets paramedian.
- Gaumenspalten reichen vom Ende des Zwischenkiefers bis zur Uvula und sind teilweise nur submukös ausgeprägt. Das Gaumensegel kann komplett gespalten oder nur hypoplastisch sein.
- Die Minimalvariante einer Spaltbildung ist eine Uvula bifida (gedoppelte Uvula), häufig ein Zufallsbefund, der erst später erhoben wird.
- Auch das Septum, der Nasenboden und damit die äußere Nasenform sowie die seitlichen Schneidezähne können mitbetroffen sein.

Folgen sind:
- **Ernährungsprobleme:** Der Säugling kann nicht saugen, da der Mundrachen nicht gegen den Nasenrachen abgeschlossen werden kann. Später kommt es zum Nahrungsaustritt aus der Nase.
- **Tubenventilationsstörungen:** durch seitlich verlagerte Velumanteile bedingte Verlegung der Tubenostien
- **Stimmstörungen:** Artikulationsstörungen und Störungen des Stimmklanges, z.B. Rhinophonia aperta (☞ 7.3.5).

Therapie. Interdisziplinäres Vorgehen von HNO-Ärzten, Mund-Kiefer-Gesichts-Chirurgen, Kieferorthopäden und Phoniatern!
- Lippenverschluß in den ersten Wochen zur Herstellung der Trinkfähigkeit
- Sofortige kieferorthopädische Anpassung von Platten zur Annäherung von Oberkiefer- und Hartgaumenanteilen
- Primäre Velumplastik nach dem ersten Lebensjahr
- Der osteoplastische Verschluß von Kiefer- und Hartgaumenspalten wird je nach Auffassung zwischen dem 1. und dem 10. Lebensjahr vorgenommen.

Parallel erfolgt eine intensive otologische Betreuung zur Sicherstellung der Mittelohrbelüftung, z.B. durch Paukendrainagen (☞ 1.7.3). Tubenbelüftungsstörungen findet man bei ca. 50 % der 8- bis 10jährigen. Die Adenotomie ist obsolet bzw. muß mit größter Vorsicht durchgeführt werden, da hyperplastische Adenoide die fehlende Abdichtung des Nasen-Rachen-Raumes zumindest teilweise ersetzen. Eine logopädische Begleitung ist obligatorisch.

Nachoperationen, v.a. Nasen- und Lippenplastiken, werden besonders aus ästhetischen Gründen häufig erforderlich.

Persistierendes Frenulum

Durch ein persistierendes **Oberlippenbändchen (Frenulum tectolabiale)** wird die Beweglichkeit der Oberlippe eingeschränkt, außerdem entsteht eine breite Lücke zwischen den oberen Schneidezähnen (**Diastema**).

Ein während des kindlichen Wachstums verkürztes **Zungenbändchen (Frenulum linguae)** führt zu Einschränkungen der Zungenmobilität und so zu Behinderungen beim Sprechen und teilweise auch beim Schlucken.

Therapie. Nach Durchtrennung erfolgt eine Verlängerungsplastik.

Bursa pharyngealis (Tornwaldt-Krankheit)

Pathogenese. Persistenz der embryonal angelegten Bursa pharyngealis an der epipharyngealen Rachenhinterwand. Durch Ausbildung einer Retentionstasche kommt es zu **Sekretverhaltungen** und **Eiterfluß an der Rachenhinterwand.** Differentialdiagnostisch müssen eine chronische Sinusitis und ein Karzinom ausgeschlossen werden.

Therapie. Operative Erweiterung des Engpasses zur Vermeidung eines Sekretrückstaus.

3.5.2 Traumatologie

Verbrühungen

Durch das Trinken von zu heißen Flüssigkeiten werden in erster Linie Lippen und Zunge verbrüht. Es resultieren eine schmerzhafte Schleimhautschwellung und -rötung, Schluckbeschwerden sowie eine Hypersalivation.

Bei der Behandlung reichen meist lokale kühlende und analgetische Maßnahmen.

Verätzungen ☞ 4.4.2.

Verletzungen/Fremdkörper

- Wenig tiefgreifende **Schleimhautverletzungen** bluten häufig kurzfristig heftig, nach Sistieren der Blutung ist aber meist keine weitere Therapie erforderlich.
- Tiefgreifende Verletzungen, besonders der **Zungenmuskulatur** nach Sturz oder durch Zungenbiß, z.B. bei Anfallsleiden, müssen mehrschichtig genäht werden.
- **Pfählungsverletzungen** treten überwiegend bei Kindern auf, die mit einem Bleistift oder Stöckchen im Mund stürzen. Es findet sich meist eine klaffende Wunde im Übergangsbereich vom harten zum weichen Gaumen. Bei penetrierenden oder stark klaffenden Wunden ist eine Nahtversorgung erforderlich.
- Spitze **Fremdkörper,** z.B. Fischgräten, sind meist entweder in der Gaumen- oder der Zungengrundtonsille eingespießt und werden mit einer Pinzette oder einer gebogenen Faßzange entfernt.

3.5.3 Hyperplasien der lymphoepithelialen Organe

Auf die **physiologische Hyperplasie** der lymphoepithelialen Organe in der Prägungsphase des Immunsystems wurde bereits hingewiesen (☞ 3.2.1). Eine **pathologische Hyperplasie,** die Ursache von funktionellen Problemen werden kann, ist multifaktoriell bedingt, wobei **genetische, hormonelle und humorale Gründe** eine Rolle spielen. Hyperplasien entstehen des weiteren bei

- **Fehlernährung** (Übergewicht, einseitige Ernährung durch Mehlspeisen)
- **Kompensation** nach Operation (Hyperplasie der Seitenstränge oder Zungengrundtonsille nach Tonsillektomie)
- **Status lymphaticus** mit Hyperplasie sämtlicher lymphatischer Organe
- **Tangier-Krankheit** durch Einlagerung von Cholesterin

Rachenmandelhyperplasie ("Adenoide Vegetationen", sog. "Polypen")

Klinik. Folgeerscheinungen der Verlegung des bei Kleinkindern schon physiologisch engen Nasen-Rachen-Raumes durch eine Rachenmandelhyperplasie, die insbesondere in der Prägungsphase des Immunsystems zwischen dem 1. und 3. Lebensjahr manifest wird, sind:

- Nasenatmungsbehinderung (Mundatmer, "Facies adenoidea")
- Schlafstörungen/Schnarchen
- Gedeihstörungen ("schlechte Esser")
- Ohrerkrankungen durch Tubenfunktionsstörungen (☞ 1.7.3)
- Störungen des regelgerechten Spracherwerbs durch Schwerhörigkeit
- Rhinitiden und Sinusitiden (☞ 2.5.6 und 2.5.7)
- Infektionen der tieferen Atemwege
- Fehlbildungen des Oberkiefers (Spitzgaumenbildung)
- Lautbildungsstörungen (Rhinophonia clausa, ☞ 7.3.5).

> **Merke!**
>
> Aus einer Rachenmandelhyperplasie können weitgehende Folgen für die geistige und körperliche Entwicklung resultieren!

Eine **funktionell-kompensatorische Rolle** spielen vergrößerte Rachenmandeln bei Spaltbildungen (☞ 3.5.1).

Diagnostik/Differentialdiagnostik. Bei Kindern sind Anamnese und Aspekt meist ausreichend. Posteriore Rhinoskopie und digitale Austastung des Nasen-Rachen-Raumes sind oft kaum möglich. Eine durch die Rachenmandelhyperplasie bedingte Tubenbelüftungsstörung mit Paukenerguß und Schalleitungsschwerhörigkeit muß immer ausgeschlossen und ggf. therapiert werden (Parazentese, Paukenröhrchen).

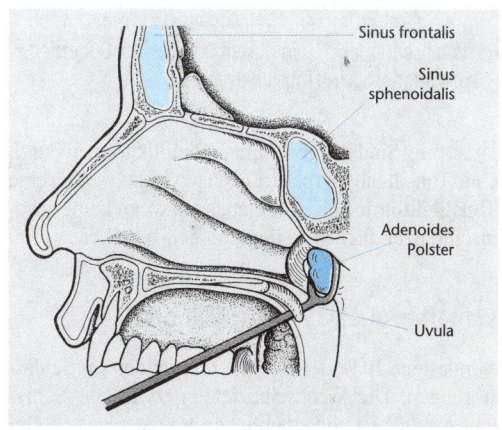

Abb. 3.4: Adenotomie mit dem Beckmann-Messer.

Bei im Jugendalter persistierenden Rachenmandeln muß ein **Nasenrachenfibrom** (☞ 3.5.12) ausgeschlossen werden. Im Erwachsenenalter persistierende Rachenmandeln müssen differentialdiagnostisch gegen ein Epipharynxkarzinom (☞ 3.5.13 und 2.5.9) abgegrenzt werden.

Therapie. Adenotomie in Intubationsnarkose mit dem Beckmann-Messer am hängenden Kopf. Je jünger die Kinder zum Zeitpunkt des Eingriffs sind, desto häufiger treten Rezidive auf.

Tonsillenhyperplasie

Klinik. Eine klinisch und therapeutisch relevante kindlichen Vergrößerung der Gaumenmandeln, die häufig kombiniert mit einer Rachenmandelhyperplasie auftritt, ist sicher oft nur schwer von der physiologischen Hyperplasie abzugrenzen. Ein klinischer Hinweis für eine pathologische Vergrößerung ist dann gegeben, wenn sich die Tonsillen in der Mittellinie berühren (**kissing tonsils**). Symptome sind:
- behinderte Nasenatmung
- Schluckstörungen
- Gedeihstörungen
- Halslymphknotenschwellungen

Eine Tonsillenhyperplasie im Kindesalter kann Ursache für eine **kindliche obstruktive Schlafapnoe** sein. In diesem Fall ist eine weitergehende Diagnostik erforderlich. Darüber hinaus wird ein Zusammenhang mit dem plötzlichen Kindstod diskutiert.

> **Merke!**
> Bei einseitiger Hyperplasie der Gaumenmandeln sollte im Kindesalter immer an ein malignes Lymphom, bei Erwachsenen auch ein Karzinom gedacht werden. Ggf. diagnostische Tonsillektomie!

Therapie. Sind die genannten Komplikationen durch eine Tonsillenhyperplasie nachgewiesen, sollte eine **Tonsillektomie** (TE) erfolgen, auch wenn keine chronisch entzündlichen Veränderungen bestehen.

Schlafbezogene Atemstörungen

Mindestens 10 % der Bevölkerung leiden an Schlafstörungen. Die Wechselbeziehung zwischen Schlaf und Atmung ist von erheblicher prognostischer Relevanz für die Inzidenz **kardiovaskulärer Störungen.**

Kennzeichnend für die von **schlafbezogenen Atemstörungen** betroffenen Patienten sind:
- lautes, unregelmäßiges Schnarchen
- morgendliche Zerschlagenheit
- Tagesmüdigkeit

Unterschieden wird zwischen schlafbezogenen Atemstörungen
- **ohne Obstruktion** der oberen Atemwege (zentrale Schlafapnoe, alveoläre Hypoventilation)
- **mit Obstruktion** der oberen Atemwege (primäres Schnarchen, obstruktives Schlafapnoesyndrom)

Für den HNO-Arzt sind die schlafbezogenen Atemstörungen mit Obstruktion der oberen Atemwege von besonderem Interesse.

Primäres Schnarchen

Krankheitsbild. Das primäre Schnarchen ist durch laute Atemgeräusche im Schlaf ohne Apnoe- oder Hypoventilationsphasen gekennzeichnet. Es besteht kein Hinweis auf Tagesmüdigkeit.

Diagnostik
- Genaue Anamnese einschließlich Fragen nach Schlafgewohnheiten und Müdigkeit
- HNO-Status einschließlich Endoskopie und Rhinomanometrie
- Körpergewichts- und -größenmessung
- Ambulante Polygraphie (☞ unten)

Therapie. Die Therapie richtet sich nach den individuellen Befunden:
- Konservative Maßnahmen sind Verbesserung der Schafhygiene (z.B. Vermeiden von Alkohol, Sedativa).
- Veränderung der Schlafposition
- Gewichtsabnahme
- apparative Hilfsmittel
- Operative Maßnahmen sind Eingriffe an der Nase und dem Gaumensegel.

Peripheres obstruktives Schlafapnoesyndrom (OSAS)

Krankheitsbild. Unter dem obstruktiven Schlafapnoesyndrom wird ein aufgrund einer Obstruktion der oberen Atemwege bedingtes Sistieren des Atemluftstromes (**Apnoe**) oder die Reduzierung des Atemluftstromes unter 50 % (**Hypopnoe**) verstanden. Relevante Apnoe-/Hypopnoephasen dauern mindestens 10 Sekunden und in Extremfällen bis zu 2 Minuten. Treten diese Ereignisse mehr als 5mal pro Stunde auf, kann ein **Abfall der Sauerstoffsättigung** i.d.R. nachgewiesen werden. Da der Betroffene zum Ende der Apnoe-/Hypopnoephasen erwacht, ist der **Schlafablauf nachhaltig gestört.** I.d.R. treten laute Schnarchgeräusche auf. Abgegrenzt werden muß das **obstruktive Schnarchen mit partieller Obstruktion** der oberen Atemwege.

Für Prognose und Therapie entscheidend ist die Anzahl der **Apnoe-/Hypopnoephasen** in einer Stunde:

- < 10   kein OSAS
- 10–20   leichtes OSAS
- 20–40   mittelgradiges OSAS
- > 40   schweres OSAS

Anamnese/Diagnostik. Wichtige **anamnestische Angaben** betreffen:

- morgendliche Zerschlagenheit
- Kopfschmerzen
- Tagesmüdigkeit
- Schlafgewohnheiten
- abendliches Trinken von Alkohol
- Einnahme von Sedativa

Die **Schnarchanamnese** sollte auch die Fremdanamnese berücksichtigen mit der Frage nach Unterbrechungen des Atem-(Schnarch-)rhythmus, besonders der typischen **Aufweckreaktion in tiefer Inspiration.**

Von großer Bedeutung sind die Feststellung von Körpergewicht/-größe, die Feststellung kardiopulmonaler Risikofaktoren und ggf. auch eine neurologische Untersuchung.

Bei der **HNO-Untersuchung** sind die folgenden Aspekte wichtig:

- Hyperplasie der Gaumen-, Zungengrund- und ggf. Rachenmandeln
- schlaffes Gaumensegels mit langer Uvula und geringem Abstand zwischen Velum und Rachenhinterwand
- insgesamt enger Oropharynx
- Behinderung der Nasenatmung (Septumdeviation, Muschelhyperplasie)
- chronische Sinusitis/endonasale Polyposis
- Unterkieferretrognathie-hypognathie.

Für die **Indikation zu einem Velumeingriff** ist ein positives **Müller-Manöver** (☞ 3.4.2) von prognostischer Bedeutung.

Besteht der anamnestische Verdacht auf das Vorliegen eines Schlafapnoesyndroms, sollte eine ambulante **Oligo- oder Polygraphie** bzw. eine **Polysomnographie** in einem Schlaflabor angestrebt werden. Bei dieser Untersuchung erfolgt während des Schlafs ein Monitoring mit Registrierung von Schlaf-EEG und -EKG, O_2-Sättigung, Atemzugvolumen, Atemgeräuschen, Atemexkursionen von Thorax und Bauch, Oberflächen-EMG und ggf. weiterer Parametern.

Therapie

- **Allgemeinmaßnahmen** zielen auf eine **Gewichtsnormalisierung** und eine positive Beeinflussung von **Schlaf- und Lebensgewohnheiten,** z.B. Vermeiden von abendlichem Alkohol, Vermeidung der Rückenlage, Hochlagerung des Oberkörpers etc.
- Bei einem leichten OSAS kann ein **konservativer Therapieversuch** mit Theophyllingabe zur Nacht unternommen werden.
- **Prothetische Maßnahmen** zielen auf eine Verminderung des Atemwegswiderstandes und bestehen in der Anpassung von **Dilatatoren,** insbesondere einer **Esmarch**-Prothese zur Verhinderung des pharyngealen Kollapses.
- **Operative Maßnahmen** im HNO-Bereich sind bei normalem Körpergewicht und leichtem bis mittelgradigem OSAS sowie positivem Müller-Manöver erfolgversprechend. Liegt die Enge im Bereich des tieferen Oropharynx und Hypopharynx (v.a. bei Übergewichtigen), ist eine Operation zwecklos.

  Bei mittelgroßen und großen Tonsillen sollte eine **Tonsillektomie** mit einer **Uvulo-Velo-Pharyngoplastik (UVPP)** kombiniert werden. Dabei werden nach Resektion überschüssiger Gaumensegelschleimhaut und (Teil-)Resektion der Uvula beide Gaumensegel miteinander vereinigt.

  Sind die Tonsillen klein oder erfolgte bereits eine Tonsillektomie, ist eine **laserassistierte Uvuloplastik (LAUP)** meist ausreichend.

  Bei hyperplastischen Gaumen- und Rachenmandeln in Fällen eines kindlichen OSAS erfolgt eine **Adenotonsillektomie.**

  Auch bei Stenosen im Bereich der Nase (Septumdeviation, Muschelhyperplasie, chronische Sinusitis) sollte eine operative Revision zur Therapie eines leichtgradigen OSAS oder zur Reduzierung des erforderlichen Beatmungsdruckes (CPAP-Maske) erwogen werden.

- Bei einem mittel- und schwergradigen OSAS muß eine nächtliche **CPAP-Maskenbeatmung** angestrebt werden. Das gleiche gilt für zentrale Atemstörungen.

3.5.4 Entzündliche Schleimhauterkrankungen

Entzündliche Schleimhauterkrankungen von Mund und Rachen können einzelne Bereiche betreffen, aufgrund fehlender Barrieren aber auch übergreifen.

Unterschieden werden:
- **Cheilitis** (Lippenentzündung)
- **Stomatitis** (Mundschleimhautentzündung)
- **Gingivitis** (Zahnfleischentzündung)
- **Glossitis** (Zungenentzündung)
- **Pharyngitis** (Rachenschleimhautentzündung)
- **Tonsillitis** (Gaumenmandelentzündung, „Angina")

Manifestationen internistischer und dermatologischer Erkrankungen sind nicht selten, auf die entsprechende Fachliteratur sei hingewiesen. Der besonderen Bedeutung der HIV-Infektion wird in einem eigenen Kapitel Rechnung getragen (☞ 3.5.11).

Cheilitis

Ätiologie. Isolierte entzündliche Erkrankungen der Lippen sind insbesondere Folge **thermischer, chemischer und aktinischer** (Sonne) **Schädigungen** (☞ Abb. 28 im Farbbogen). Unterschieden werden des weiteren **virale** (z.B. Herpes labialis), **bakterielle** (nach Superinfektion) und **allergische** (Atopie) Formen, Erkrankungen der Schleimhaut **(epitheliale)** und solche der Schleimhautdrüsen **(glanduläre).**

Klinik. Bei der unspezifischen Cheilitis Rötung und Rhagadenbildung, bei aktinischer Genese ödematöse Schwellung, evtl. mit Blasenbildung. Glanduläre Formen bilden umschriebene, erhabene Tumoren aus.

Therapie. Schleimhautsalben auf Fettbasis. Bei starker Sonnenexposition, insbesondere nach Operationen von Lippentumoren und Defektdeckungen durch Mundschleimhautlappen, sind Lichtschutzsalben (sog. Sunblocker) erforderlich.

Exzisionen bei der glandulären Form, die oft nicht leicht von einem Tumor abzugrenzen ist.

Mundwinkelrhagaden

Pathogenese. Mundwinkelrhagaden **(Perlèche)** sind Entzündungen der Mundwinkel, die schmerzhafte Blutungen beim Mundöffnen verursachen und bei Kindern oft Hinweis auf eine Atopie sind. Bei Erwachsenen sind die Rhagaden oft Zeichen einer **schlechten allgemeinen Abwehrlage,** z.B. bei Diabetes mellitus, Vitaminmangel oder Eisenmangel (Plummer-Vinson-Syndrom).

Therapie. Ausschluß internistischer Ursachen. Desinfizierende und fettende Salben.

Eine Sonderform ist die **Cheilitis granulomatosa (Miescher)** im Rahmen eines Melkersson-Rosenthal-Syndroms (mit einer Glossitis und peripheren Fazialisparese).

Gingivitis

Ätiologie. Überwiegend durch Mischinfektionen bedingte Infektion des Zahnfleischs besonders bei Patienten mit **reduzierter Abwehrlage** oder **mangelnder Zahnhygiene** (☞ Abb. 29 im Farbbogen). Weiche **Zahnbeläge** spielen eine wichtige ätiologische Rolle.

Klinik. Das Zahnfleisch kann blaß, aber auch dunkel rötlich bis blau verfärbt sein. Bei Berührung blutet es leicht.

Therapie. Verbesserung der Mundhygiene, lokal desinfizierende Maßnahmen, z.B. mit Farbstoffen. Zahnärztliche Untersuchung.

(Gingivo-)Stomatitis

Stomatitis simplex
Meist geht die banale Mundschleimhautentzündung von einer Gingivitis aus, es sollte also von einer **Gingivostomatitis** gesprochen werden (☞ Abb. 29 im Farbbogen).

Die Gingivostomatitis simplex muß differentialdiagnostisch auch gegenüber einer **chronisch-hyperplastischen Gingivostomatitis**, die besonders durch die Einnahme von **Antikonvulsiva (Hydantoin)** bedingt ist, abgegrenzt werden.

Stomatitis und Angina ulceromembranacea (Plaut-Vincent, nekrotisierende Stomatitis)   **!!**
Pathogenese. Fieberhafte, nekrotisierende, durch Infektion mit Spirochäten (**Borrelia vincentii**) und fusiformen Stäbchen (**Fusobacterium fusiforme**)

verursachte Stomatitis und meist auch Tonsillitis. Die Erreger gehören zu den normalen Mundkeimen, es besteht keine Ansteckungsgefahr! Betroffen sind oft junge Erwachsene, besonders Männer.

Klinik. Beginn meist mit einer Gingivitis. Fieber. Dann Ausbildung der **Ulzerationen,** die mit **Pseudo-membranen** bedeckt sind. Schleimhautblutungen beim Abstreifen der Membranen. Eine **Tonsillitis ist meist einseitig** ausgeprägt. Fötide Sekretion, vermehrter Speichelfluß, Foetor ex ore. Regionäre Lymphknotenschwellungen.

> **Merke!**
> Die subjektiven Beschwerden bei einer Stomatitis sind angesichts der ausgeprägten Schleimhautveränderungen überraschend gering! Besonders wegen der einseitigen Tonsillitis mit auf die Umgebung übergreifenden ulzerierenden Schleimhautveränderungen erinnert der Befund nicht selten an ein Karzinom.

Diagnostik/Therapie. Abstrichuntersuchung. Bei unkomplizierten Verläufen lediglich konsequente Mundhygiene, lokal desinfizierende Maßnahmen (z.B. Farbstoffe, Spülungen mit Kamillen- oder Salbeitee). Sonst Penicillin, alternativ Cephalosporine oder Clindamycin.

Pilzerkrankungen (Soorstomatitis)

Pathogenese. Meist durch **Candida albicans** verursachte Infektion der Mundschleimhaut, seltener liegt eine **Aspergillose** vor. Pilzinfektionen treten vor allem auf:
- bei abwehrgeschwächten Personen
- nahezu regelmäßig im Rahmen einer Radiatio und Zytostatikatherapie
- häufig nach längerer Antibiotikagabe
- bei HIV-Infizierten

Klinik/Diagnostik. Schmerzhafte weißliche Beläge der Schleimhaut von unterschiedlicher Größe mit rotem Randsaum, die konfluieren können und beim Abwischen bluten.

Ggf. Abstrichuntersuchung. Allgemeinuntersuchung.

Therapie. Meist nur lokale Behandlung mit Amphotericin B, Nystatin, wegen des längeren Schleimhautkontakts möglichst in Gelform. Mehrwöchige Gabe erforderlich.

> **Merke!**
> Wird die Therapie einer Soorerkrankung bei Abklingen der Schleimhautveränderungen beendet, kommt es mit großer Wahrscheinlichkeit zu einem Wiederaufflackern!

Bei **abwehrgeschwächten Patienten,** selten auch auf Intensivstationen, sind Komplikationen wie **Sepsis, Pneumonie, Meningitis oder Endokarditis** möglich. Bei diesem Personenkreis sollte deshalb auch eine systemische antimykotische Therapie erfolgen.

3

Aktinomykose

Pathogenese. Zur normalen Haut- und Schleimhautflora gehörende **Actinomyces israelii** vermehren sich insbesondere nach Verletzungen der Schleimhäute und Zahnbehandlungen unter anaeroben Bedingungen.

Klinik. Die **zervikofaziale Aktinomykose** ist die häufigste Manifestationsform. Die typische **brettharte Infiltration** tritt meist im Bereich des seitlichen Halses auf (☞ 8.4.2). In seltenen Fällen bleibt die Infektion auf die **Mundhöhle** beschränkt. Dann findet man eine **chronische Ulzeration mit derbem Randwall** (☞ Abb. 30 im Farbbogen).

Therapie. Inzision und Drainage, dabei Entleerung von gelblichen Kügelchen **(Actinomycesdrusen).** Mehrwöchige Antibiose mit Penicillin. Alternativ Tetracyclin kombiniert mit Metronidazol oder Clindamycin.

Glossitis

Die Zunge ist von der Mehrzahl der Mundschleimhautentzündung mitbetroffen. Auf die große Bedeutung von Allgemeinerkrankungen und deren unterschiedliche klinische Manifestation im Bereich der Zunge wurde hingewiesen (☞ 3.3.1, 3.3.4 und 3.3.5).

Glossitis simplex

Pathogenese. Oft dentogen infolge mechanischer Irritation oder durch zahnärztliche Materialien, im Rahmen internistischer Krankheitsbilder auftretende, durch Viren, Bakterien oder Pilze ausgelöste Erkrankung der Zunge.

Klinik/Diagnostik. Zungenbrennen und Geschmacksstörungen. Meist nur geringe entzündliche Schleimhautveränderungen, Papillenverlust.

Ausschluß mechanischer Irritationen durch scharfe Zahnkanten oder zahnärztliche Materialien, internistische Diagnostik, ggf. Abstrichuntersuchung.

Therapie. Soweit möglich, Beseitigung der Ursachen und Vermeidung von exogenen Reizen (z.B. Nikotin, Alkohol). Sonst symptomatisch durch schleimhautpflegende Mundspülungen (Kamillen-, Salbeitee, Bepanthen® Spüllösung).

Allergische Glossitis

Pathogenese. Als Quincke-Ödem unter Umständen dramatisches Krankheitsbild! Zahlreiche Allergene, insbesondere Medikamente und Nahrungsmittel kommen ursächlich in Frage. Die Zunge ist das Schockorgan.

Klinik. Plötzlich auftretende schmerzhafte, evtl. ödematöse Schwellung der Zunge. Je nach Befundausprägung, besonders bei Beteiligung der Schleimhaut des Kehlkopfeingangs, Verlegung der Atemwege!

Therapie
- Sicherung der Atemwege!
- Antiphlogistisch-antiallergische Therapie (Cortison, Antihistaminika, Calcium). Die Therapie sollte unbedingt unter stationären Bedingungen erfolgen.
- Allergennachweis im Intervall

Glossitis Möller-Hunter

Entzündliche Zungenerkrankung mit ausgeprägter Rötung, Zungenbrennen und Abflachung der Papillen als **Begleiterscheinung einer perniziösen Anämie** bei **Vitamin-B$_{12}$-Mangel.**

Mundbodenabszeß

Pathogenese. Ein Mundbodenabszeß entsteht durch eine einschmelzende Entzündung der Zungen-Skelettmuskulatur und des lockeren Mundbodengewebes. Eintrittspforte der Erreger sind oft nur kleine Schleimhautläsionen, die Speicheldrüsen oder Zahnwurzelentzündungen.

Klinik. Es besteht eine hochdolente, fluktuierende oder derbe Schwellung und Rötung der Submental- und Submandibularregion.

Diagnostik. Bimanuelle Palpation und Sonographie, Orthopantomogramm zum Ausschluß einer dentogenen Genese.

Therapie. Operative Drainage nach außen und Antibiose.

Zungengrundabszeß

Pathogenese. Zungengrundabszesse gehen von der Zungengrundtonsille aus. Bei großen Zungengrundabszessen kann, insbesondere bei einem **Übergreifen der Entzündung auf den Kehlkopfeingang,** zu den anfangs im Vordergrund stehenden Schluckstörungen eine bedrohliche Atemnot kommen.

Diagnostik. Spiegelbefund, ggf. (Sonographie) oder CT.

Therapie. Endoskopische Abszeßspaltung und Antibiose.

Pharyngitis   !

Entzündungen der Rachenschleimhaut treten häufig in Zusammenhang mit anderen Infekten des oberen Respirationstraktes auf, von besonderer Bedeutung sind die **Rhinitis** oder **Sinusitis.**

Akute Pharyngitis

Ätiologie. Primär entsteht meist ein **viraler Rachenkatarrh** durch Influenza-, Parainfluenza-, Myxo-, Adeno- oder Rhinoviren. Pathogenetisch sind oft auch physikalische Primärschädigungen wie Inhalationsrauchen und Aufenthalt in sehr heißen oder kalten Räumen von Bedeutung. Eine **bakterielle Superinfektion** erfolgt am häufigsten durch β-hämolysierende Streptokokken der Gruppe A.

Klinik/Befund. Plötzlicher Beginn mit starken, evtl. ausstrahlenden Halsschmerzen, Schluckstörungen, Trockenheits- und Wundgefühl, Räusperzwang. Meist in Zusammenhang mit einem Erkältungsinfekt.

Gerötete, geschwollene Rachenschleimhaut im Spiegelbefund. Stippchen oder schmierige Beläge besonders auf hyperplastischen Seitensträngen (**Angina lateralis**) als Ausdruck einer bakteriellen Superinfektion. Dann auch Fieber, Lymphknotenschwellungen und allgemeines Krankheitsgefühl.

Therapie. Vermeidung der physikalischen Reize (Rauchverbot). Feucht-warme Halswickel und Maßnahmen zur Schleimhautbefeuchtung (z.B. Bepanthen® Spüllösung, Salbeitee) und Schleimhautanästhesie (z.B. Dolo-Dobendan®). Virostatische Behandlung nur bei Herpesbefall möglich (Aciclovir). Bei bakteriellen Infekten Antibiose (Penicillin, Tetracycline).

Chronische Pharyngitis

Pathogenese. Pathogenetisch bedeutsam sind:
- eine behinderte Nasenatmung
- chronische Entzündungen der Nase und Nasennebenhöhlen
- Tabak- und Alkoholkonsum
- endokrine Fehlsteuerungen (Hypothyreose, Klimakterium)
- Allgemeinerkrankungen (Diabetes mellitus, chronische Bronchitis u.a.)
- Allergien
- eine vorausgegangene Strahlentherapie
- eine berufliche Exposition gegenüber Stäuben und Gasen

Klinik. Subjektives Gefühl der Trockenheit oder zähen Verschleimung. Räusperzwang, Kloßgefühl, Halskratzen, Brennen. Unterschieden werden:
- eine **chronisch-hyperplastische Form** mit rötlichen Granulationen
- eine **chronisch-atrophische Form** mit pergamentartig dünner Schleimhaut und zähen borkigen Belägen

Die vom Patienten geklagten, oft langjährigen und teilweise quälenden Beschwerden sind oft nicht mit dem klinisch eher geringen Schleimhautbefund in Einklang zu bringen.

Differentialdiagnostische Abgrenzung gegenüber anderen **„Sicca-Syndromen"** (z.B. M. Sjögren, ☞ 9.4.2).

Therapie. Möglichst Ausschaltung der Noxen. Ggf. operative Sanierung von Nase und Nasennebenhöhlen. Pinselung mit Lugolscher und Mandlscher Lösung. Vitaminapplikation in Puderform.

Oft sind dauerhaft durchzuführende schleimhautbefeuchtende Maßnahmen (Emser Salz®, Isla-Moos® oder Salbei-Lutschpastillen, Salzwasserspülungen, häufiges Trinken) erforderlich.

Der Patient sollte von der Harmlosigkeit seines Leidens überzeugt werden.

Parapharyngealabszeß/Retropharyngealabszeß

Pathogenese. Abszedierende Entzündung der seitlichen und/oder dorsalen Rachenwände. Ist die prävertebrale Region betroffen, spricht man auch von einem **Retropharyngealabszeß**. Ursächlich sind oft kleine Schleimhautverletzungen durch Fremdkörper oder endoskopische Untersuchungen sowie abszedierende Lymphknotenentzündungen.

Klinik/Diagnostik. Fluktuierende Vorwölbung der seitlichen und/oder dorsalen Rachenwände, oft ausgedehntes Begleitödem. Dysphagie. Bei Übergreifen auf Larynx oder Mediastinum auch Dyspnoe. Fieber.

Spiegelbefund. CT. Labordiagnostik.

Therapie. Breite endoskopische Abszeßeröffnung. Hochdosierte Antibiose.

3.5.5 Tonsillitis („Angina")

Akute Angina tonsillaris　　　　　!!!

Pathogenese. Infektion der Gaumenmandel, zunächst meist viral ausgelöst, dann bakterielle Superinfektion meist durch **β-hämolysierende Streptokokken,** seltener Pneumokokken, Staphylokokken oder Haemophilus. Betroffen sind häufiger Kinder.

Wegen des subjektiven Engegefühls im Hals wird oft nur von einer „Angina" gesprochen.

Klinik. Akuter Beginn mit starken, oft in die Ohren ausstrahlenden Schluckschmerzen, Fieber, kloßiger Sprache und vermehrtem Speichelfluß. Später behinderte Mundöffnung und Schwellung der Halslymphknoten. Erhöhte Entzündungsparameter.

Es werden unterschiedliche klinische Bilder, die oft stadienhaft auseinander hervorgehen, unterschieden:
- **Angina catarrhalis** → virale Infektion mit Rötung und Schwellung
- **Angina follicularis** → bakterielle Infektion mit gelblichen Stippchen

- **Angina lacunaris** → konfluierende Beläge entsprechend den Krypten (☞ Abb. 31 im Farbbogen)
- **Peritonsillitis** → bei Beteiligung der umgebenden Gaumenschleimhaut

Therapie. Antibiose mit Penicillin (3 × 1 Mio. IE Penicillin V), alternativ Cephalosporine, Makrolide oder Clindamycin über 10 Tage. Analgetika. Ausreichende Flüssigkeitszufuhr.

> **Merke!**
> Die Antibiose bei einer akuten eitrigen Angina dient in erster Linie der Prävention des rheumatischen Fiebers.

Komplikationen. Von erheblicher klinischer Bedeutung sind die Komplikationen einer Zweitkrankheit nach dem Streptokokkeninfekt:
- Myokarditis
- Nephritis
- Sepsis

Myokarditis und Nephritis sind Ausdruck einer **Antigen-Antikörper-Reaktion.**

Scharlachangina. Dem **klinischen Bild einer Angina lacunaris** kann auch eine **Scharlachinfektion** (β-hämolysierende Streptokokken Typ A) zugrunde liegen. Nur im Anfangsstadium findet man die scharlachtypischen dunkelrot geschwollenen Tonsillen. Diagnostisch hinweisgebend sind das typische, am Oberkörper beginnende Exanthem mit Aussparung der perioralen Region, das Erythem der Gaumenschleimhaut und das Rumpel-Leede-Phänomen (Petechien).

Angina lateralis/Angina lingualis. Nach einer **Tonsillektomie** kommt es zu einer – teilweise erheblichen – **kompensatorischen Hyperplasie** des lymphatischen Gewebes insbesondere der Seitenstränge und der Zungengrundtonsille. Das Keimspektrum bei einer akuten Infektion im Sinne einer Angina lateralis bzw. Angina lingualis gleicht dem der akuten Tonsillitis (Antibiose ☞ oben).

Peritonsillarabszeß   !

Pathogenese. Lokale Komplikation einer **akuten Angina tonsillaris** mit Abszeßbildung im peritonsillären, meist supratonsillären Weichteilgewebe. Betroffen sind meist Erwachsene mit rezidivierenden akuten Tonsillitiden in der Vorgeschichte.

Klinik/Befund
- Im Rahmen einer Angina zunehmende **einseitige Schluckschmerzen** mit Ausstrahlung in das Ohr, **Kieferklemme,** Schonhaltung des Kopfes
- Fieber
- Halslymphknotenschwellung
- Bei den **meist supratonsillär** gelegenen Abszessen finden sich eine einseitig betonte, putride belegte, vorgewölbte Tonsille, ein **vorgewölbtes, gerötetes Gaumensegel** und ein **Uvulaödem.**
- Bei den selteneren tonsillogenen **Parapharyngealabszessen** besteht eine **Vorwölbung der Pharynxwand** hinter oder unterhalb der Tonsille.

Therapie
- **Spaltung gut erreichbarer Abszesse** bei Erwachsenen in Lokalanästhesie. I.v. antibiotische Nachbehandlung. Die Inzision erfolgt zwischen dem hinteren Molaren und der Uvula an der Stelle der stärksten Vorwölbung, an den folgenden Tagen wird ggf. nachgespreizt. Ob eine Tonsillektomie in jedem Fall im Intervall durchgeführt werden sollte, ist umstritten.
- Alternativ **sofortige Abszeßtonsillektomie** mit Revision der Abszeßhöhle, insbesondere bei Patienten mit schweren Anginen oder Abszessen in der Vorgeschichte
- Bei Kindern Abszeßspaltung oder Abszeßtonsillektomie in Allgemeinnarkose.

Infektiöse Mononukleose (Pfeiffer-Drüsenfieber)   !!!

Krankheitsbild/Pathogenese. **Fieberhafte lymphatische Systemerkrankung,** bei der eine Angina lacunaris und Halslymphknotenschwellungen klinisch im Vordergrund stehen. Leber- und Milzbeteiligung. Pathogenetisch liegt ein Primärinfekt mit dem **Epstein-Barr-Virus** vor. Betroffen sind i.d.R. Jugendliche und junge Erwachsene.

Klinik. Nach einem Prodromalstadium zunächst hochfieberhafte **Angina tonsillaris** mit konfluierenden, schmutzigen Belägen und **Halslymphknotenschwellungen.** Später können auch andere Lymphknotenstationen betroffen sein. **Hepatosplenomegalie.**

> **Merke!**
>
> Patienten mit einer eitrigen Tonsillitis, bei denen die eingeleitete Penicillinbehandlung erfolglos bleibt, sind oft an einer infektiösen Mononukleose erkrankt!

Diagnostik

- Im selten angetroffenen Frühstadium Leukopenie
- Laborchemischer Nachweis einer Leukozytose mit 80 % Monozyten und atypischen Lymphozyten
- Mononukleose-Schnelltest und Paul-Bunnell-Reaktion mit Antikörpernachweis
- Klinischer, sonographischer und laborchemischer Nachweis einer Leberbeteiligung

Therapie

- Antiphlogistisch-analgetische, symptomatische Behandlung
- Antibiose bei Superinfektion mit einem Tetracyclinpräparat
- Leberschonung durch Vermeidung von körperlicher Belastung, Alkohol und Medikamenten
- Nach Normalisierung der Leberwerte Tonsillektomie
- Durch eine Tonsillektomie bereits in der Frühphase kann der Krankheitsverlauf stark abgekürzt werden. Möglicherweise wird so der Ort der größten Erregervermehrung entfernt.

> **Merke!**
>
> Bei einer infektiösen Mononukleose sollte eine Ampicillinbehandlung unterbleiben, da es gehäuft zu Interaktionen mit Lymphozyten und Ausbildung eines Exanthems kommt.

Komplikationen wie eine Myokarditis, Meningitis oder Hämorrhagien sind selten.

Angina agranulocytotica   !!!

Pathogenese. Schwere Angina tonsillaris mit tiefen Nekrosen, Ulzerationen, diffusen Schleimhautblutungen und schmierigen Belägen durch eine toxische, meist medikamentöse **Knochenmarkschädigung.** Es besteht ein ausgeprägtes allgemeines Krankheitsbild mit hohem Fieber und reduziertem Allgemeinzustand. In typischer Weise **fehlende Halslymphknotenschwellungen!**

Diagnostik. Neben einer ausführlichen Allgemeinanamnese und Untersuchung wird die Diagnose durch **Blutbild und Sternalpunktat** mit dem Nachweis einer Agranulozytose gesichert.

Medikamente, die eine Agranulozytose verursachen können, sind:

- Arzneimittel mit einem Benzolring (Pyramidon, Thyreostatika, Salvarsan, Sulfonamide, Chloramphenicol u.a.)
- Metamizol bei i.v. Gabe
- organische Arsenverbindungen
- Goldsalze
- Zytostatika

Therapie. Möglichst Ursachenausschaltung. Hochdosierte Antibiose. Hämatologische Behandlung, evtl. mit Substitution (Vollbluttransfusion, Thrombozytengabe).

> **Merke!**
>
> Eine Angina agranulocytotica stellt eine absolute Kontraindikation für eine Tonsillektomie dar!

Angina ulceromembranacea (Plaut-Vincent) ☞ 3.5.4.

Chronische Tonsillitis   !

Obwohl die Diagnose einer chronischen Tonsillitis oft gestellt wird, ist das Krankheitsbild aufgrund schwieriger morphologischer Abgrenzungskriterien gegenüber dem Normalzustand und seiner Bedeutung als Fokus, also der über die nächste Umgebung hinausgehenden Fernwirkungen, Gegenstand fortdauernder Diskussionen. Letztendlich bleibt es deshalb die Aufgabe des betreuenden Arztes, jeden Einzelfall zu beurteilen und die Indikation zu einer Tonsillektomie, der einzig möglichen therapeutischen Konsequenz, zu stellen.

Ätiopathogenese

Von wesentlicher Bedeutung sind:

- rezidivierende eitrige Anginen, die auf das peritonsilläre Gewebe übergreifen
- die Ausbildung von multiplen Kryptenabszessen
- eine narbige Parenchymumwandlung

3

Für die **Fokuswirkung** verantwortlich sind das Übertreten von pathogenen Mikroorganismen oder deren Produkten in die Blutbahn. Es kommt zur Sepsis, die als Bakteriämie klinisch latent ablaufen kann. Hierdurch wird eine **Antigenstimulation** oder eine allergische Reaktion im Sinne einer **Autoallergie** auf körpereigene Eiweiße ausgelöst.

> **Merke!**
>
> **Komplikationen durch Fokuswirkung bei einer chronischen Tonsillitis sind:**
> - rheumatisches Fieber
> - Glomerulonephritis
> - Endo- oder Myokarditis
> - Gefäß-, Bindegewebs- oder Hauterkrankungen aus dem rheumatischen Formenkreis
> - chronisch entzündliche Nerven- und Augenerkrankungen

Klinik
- Rezidivierende Anginen, die schon länger zurückliegen können, teilweise aber nur leichtgradige Hals- und Schluckschmerzen verursachen
- Mundgeruch
- Reduzierter Allgemeinzustand mit Gedeihstörungen bei Kindern
- Infektanfälligkeit

Diagnostik
- Zerklüftete, exprimathaltige, schlecht luxierbare Tonsillen. Die Größe der Tonsillen ist nicht entscheidend!
- Gerötete vordere Gaumenbögen
- Persistierende Halslymphknotenvergrößerungen
- Abstrichuntersuchungen und ein erhöhter Antistreptolysintiter (> 400) sind hinweisgebend.

Tonsillektomie   !
Indikationen und Kontraindikationen
- **Fokuswirkungen** (→ chronische Tonsillitis)
- Von den Tonsillen ausgehende **Abszesse** (☞ 3.5.5)
- Ausgeprägte **Hyperplasien,** insbesondere bei einem Schlafapnoesyndrom (☞ 3.5.3)
- Verdacht auf ein **Karzinom** (auch beim **CUP-** Syndrom, ☞ 8.4.3)
- Verdacht auf ein **malignes Lymphom**

Bei **HIV-Infizierten** mit einer oft lang andauernden subakuten Tonsillitis kann durch eine Tonsillektomie nicht nur die lokale Situation verbessert, sondern auch die Belastung des geschwächten Immunsystems vermindert werden.

Bei **Kindern** sollte eine Tonsillektomie bei mehr als drei schweren, fieberhaften Anginen jährlich erfolgen. Die Indikationsstellung bei Kindern unter drei Jahren und alten Menschen ist besonders streng zu stellen.

Kontraindikationen sind:
- Gerinnungsstörungen (☞ unten)
- eine Agranulozytose
- Spaltbildungen (☞ 3.5.1)
- nicht gegebene Narkosefähigkeit
- schwere Allgemeinerkrankungen

Operationsdurchführung. Die Operation erfolgt unter stationären Bedingungen heute zumeist in Intubationsnarkose am hängenden Kopf. Die Tonsillen werden vollständig unter stumpfem Abschieben der angrenzenden parapharyngealen Muskulatur entfernt. Die Tonsillenkappung (**Tonsillotomie**) ist obsolet. Nachblutungen sind insgesamt selten, können aber im Einzelfall bedrohlich sein, so daß die zuführenden Gefäße von außen ligiert werden müssen. Nervenverletzungen (N. lingualis, N. hypoglossus und N. glossopharyngeus) sind Raritäten.

> **Merke!**
>
> Zur Vermeidung von Blutungskomplikationen bei einer Adenotomie oder Tonsillektomie sollten präoperativ folgende hämatologischen Befunde im Normbereich liegen:
> - kleines Blutbild
> - Thrombozyten
> - Thromboplastinzeit (Quick) > 70 %
> - partielle Thromboplastinzeit (PTT)
> - Außerdem sollten Medikamente, die die Thrombozytenfunktion beeinflussen (besonders Salicylate, Phenylbutazon) mindestens fünf Tage präoperativ abgesetzt werden.

3.5.6 Erkrankungen durch Herpesviren

Unter den Verursachern viraler Erkrankungen der Schleimhäute spielen Herpesviren eine zentrale Rolle; eine klinische Unterscheidung einzelner Viruserkrankungen ist jedoch nicht möglich.

Humanpathogene Herpesviren sind:
- Herpes-simplex Typ I und II
- Varicella Zoster
- Zytomegalievirus
- Epstein-Barr-Virus
- Herpes-like-Viren

Typisch ist ein **biphasischer Krankheitsverlauf** mit einer meist inapparenten Erstinfektion. Rekurrierend treten Zweitinfektionen durch latent in Ganglienzellen verbleibende Viren auf, die insbesondere bei physischen oder psychischen Streßsituationen klinisch manifest werden.

Gingivostomatitis herpetica (Stomatitis aphthosa)   !

Pathogenese/Klinik. **Herpes-simplex-Erstinfektion im Kindesalter** mit Ausbildung von bis linsengroßen, hellen Bläschen im Bereich der Mund- und Rachenschleimhaut. Übertragung durch Speichel.

Nach 2- bis 7tägiger Inkubationszeit akuter Krankheitsbeginn mit Fieber, starken Schmerzen, Mundgeruch und Speichelfluß. Die Bläschen platzen bald, es bilden sich Erosionen auf rotem Grund (sog. Aphthen). Der Verlauf ist in der Regel harmlos, die Schleimhautveränderungen bilden sich folgenlos zurück. Eine **Herpessepsis und -enzephalitis** sind sehr selten.

Therapie. Lokal desinfizierende und anästhesierende Substanzen (z. B. Pyoktanin-, Gentianalösung). Ggf. Analgetika. Ausreichende Flüssigkeitszufuhr.

Herpangina, rekurrierende Herpeserkrankungen

Eine **Herpangina** ist meist durch **Coxsackie-Viren** ausgelöst. Typische Bläschen findet man initial im Bereich der Gaumenbögen. Die Tonsillen selbst sind kaum gerötet oder geschwollen, seltener ist die Oberfläche von milchig-weißen Bläschen bedeckt.

Verlauf und Therapie wie bei der Gingivostomatitis herpetica.

Rekurrierende Herpes-simplex-Erkrankungen im Erwachsenenalter treten als **herpetische Stomatitis, Herpes labialis** oder **Herpes genitalis** meist immer im gleichen Dermatom auf. Die schmerzhaften Bläschenbildungen klingen nach ca. einer Woche ab.

Herpes zoster

Ätiologie. Durch die **Reaktivierung von Varicella-Zoster-Viren** ausgelöste Erkrankung insbesondere bei abwehrgeschwächten Männern im höheren Lebensalter. Der **segmentale Befall von Haut und Schleimhaut** entspricht dem Versorgungsgebiet eines peripheren Nervs oder Hirnnervs. Die entzündliche **Infiltration der dorsalen Wurzeln bzw. Ganglien** mit Zelldestruktion ist für das Krankheitsbild entscheidend.

Klinik. Typische Haut-Schleimhaut-Veränderungen mit bis linsengroßen Bläschen in unterschiedlichen Entwicklungsstadien auf gerötetem Grund (☞ Abb. 32 im Farbbogen). Meist gehen Schmerzen den Hauterscheinungen voraus.

Nach Abheilung (ca. 4 Wochen) bleiben **bei ungefähr 20 % der älteren Patienten neuralgiforme Beschwerden** bestehen.

Insgesamt **selten** kommt es sekundär zu einem Befall der Hirnnervenganglien mit **neurologischen Ausfallserscheinungen** im Bereich des N. trigeminus oder N. facialis oder als Zoster oticus mit kochleären oder vestibulären Ausfällen. Außerdem kann der N. glossopharyngeus (in das Ohr ausstrahlende Schmerzen) oder der N. vagus (Kehlkopflähmung) betroffen sein.

Therapie. Neben lokalen desinfizierenden und anästhesierenden Maßnahmen **bereits in der Initialphase** Behandlung mit einem **Virostatikum,** später antiphlogistisch-antineuralgische Therapie mit Cortison und Vitamin-B-Komplex. Analgetika.

Sonstige virale Erkrankungen der Mund- und Rachenschleimhäute

Weitere viral bedingte Erkrankungen der Mund- und Rachenschleimhäute treten auf bei:
- **Kinderkrankheiten** (Masern, Windpocken)
- **Stomatitis epidemica** (Maul- und Klauenseuche): seltene Erkrankung mit primärer Blasenbildung im Bereich der Eintrittspforte (Mundschleimhaut, Hände oder Füße). In der virämischen Phase Sekundäraphthen, die ulzerieren.
- **Verrucae vulgares** (Schleimhautwarzen), oft kombiniert mit Hautwarzen als isolierte oder disseminierte weiche Knötchen der Lippen- und Mundschleimhaut

3.5.7 Aphthenerkrankungen !

Ätiologie/Krankheitsbild. Schmerzhafte Schleimhauterkrankungen **unklarer Ätiologie** mit Ausbildung von isolierten Schleimhautdefekten mit Fibrinbelägen und rotem Hof; bevorzugte Lokalisationen sind Wange, Gaumensegel und Zunge.

Habituelle Aphthen

Ätiologie. Oft über Jahre rezidivierendes Auftreten von meist weniger als vier Aphthen bei neurovegetativ oder psychisch labilen Personen. Prädisponierend sollen auch gastrointestinale Erkrankungen sein. Unterschieden wird zwischen einem:
- **Typus minor (Mikulicz)**
- **Typus major (Sutton)**, einer schweren Verlaufsform mit bis zu 5 cm großen Schleimhautulzera (☞ Abb. 33 im Farbbogen)

Klinik. Die Schleimhautveränderungen werden im Unterschied zur Stomatitis herpetica nicht von Fieber, Fötor oder Speichelfluß begleitet.

Therapie. Desinfizierende, anästhesierende Lokalmaßnahmen. In schweren Fällen Kortikoidgabe lokal oder systemisch.

Morbus Behçet !

Ätiologie. Schwere Form der Aphthenerkrankung mit einem langjährigen, in einigen Fällen sogar tödlichen Verlauf. Wahrscheinlich **Autoimmunerkrankung mit Virusbefall.** Bevorzugtes Auftreten bei Männern aus Japan und dem östlichen Mittelmeerraum.

Klinik

> **Merke!**
>
> **Symptomentrias beim Morbus Behçet**
> - Aphthen der Mund- und Genitalschleimhaut, häufig mehr als 5
> - Augensymptome (Hypopyoniritis, Papillenödem, Retinabefall)
> - Rheumatische Symptome mit einer Vaskulitis der Haut (evtl. Nierenbeteiligung)

Neben diesen Hauptsymptomen können eine **Polyarthritis, gastrointestinale Symptome** und **Gefäßläsionen** (Thrombophlebitis, Aneurysmen) bestehen, auch eine familiäre Häufung ist möglich.

Therapie. Die Therapie besteht in einer immunsuppressiven Langzeitbehandlung (auch Kortikoide), der Gabe von Gammaglobulinen und einer lokalen Behandlung der Aphthen.

3.5.8 Diphtherie (echter Krupp) !

Pathogenese. Durch das **Corynebacterium diphtheriae** verursachte Infektion des oberen Aerodigestivtraktes, vornehmlich des Oropharynx. Von der **lokalen, benignen Rachendiphtherie** ist die unmittelbar **lebensbedrohliche toxische Verlaufsform** zu unterscheiden! Die Krankheit galt bei uns als nahezu ausgestorben, einzelne Fälle wurden jedoch in jüngster Zeit bei Zuwanderern aus Osteuropa beobachtet. In Anbetracht der nachlassenden Impffreudigkeit großer Teile der Bevölkerung kann ein Wiederauftreten der unmittelbar lebensbedrohlichen Erkrankung nicht ausgeschlossen werden.

Klinik
- Allgemeine Schwellung der Schleimhäute des oberen Aerodigestivtraktes mit Ausbildung von **grauweißen, fest haftenden membranösen Belägen**, die beim Abwischen bluten
- Süßlicher Foetor ex ore
- Massive Halslymphome (**Cäsarenhals**)

Bei der **toxischen Verlaufsform** entwickelt sich nach kurzer Zeit ein schwerstes Krankheitsbild mit hohem Fieber, Schüttelfrost und Bewußtseinseintrübung.

Im Rahmen der Generalisation des Krankheitsgeschehens kommt es zu einer:
- **hämorrhagischen Diathese** mit diffusen Schleimhautblutungen
- **toxischen Myokarditis**
- **toxischen Neuropathie** mit Befall der Hirnnerven (z.B. teilweise doppelseitige Gaumensegellähmungen und Rekurrensparesen, ☞ 5.4.4).

Die **Diagnosesicherung** erfolgt durch den Hauttest und den Nachweis der typischen **keulenförmigen Stäbchen** im Abstrich bei der Gram-Färbung.

Bildbeilage

Abb. 1: Äste des N. facialis, OP-Situs nach totaler Parotidektomie.

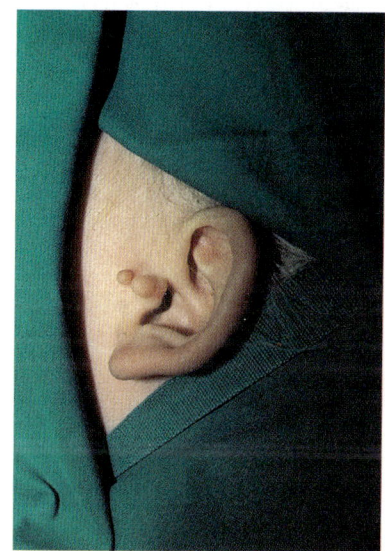

Abb. 3: Aurikularanhängsel.

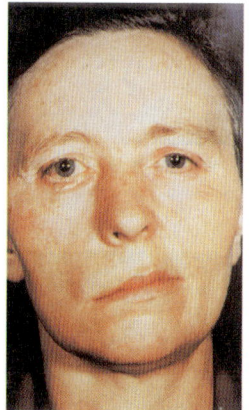

Abb. 2: Periphere Fazialisparese rechts.

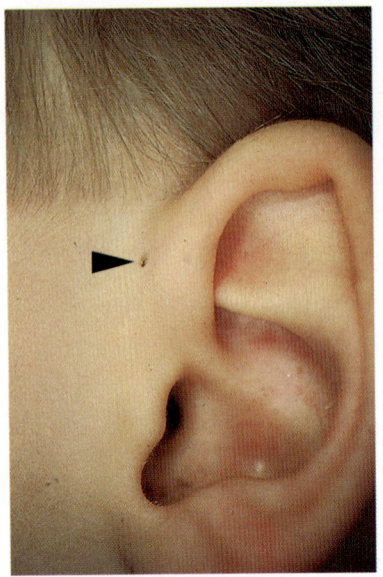

Abb. 4: Präaurikuläre Fistel.

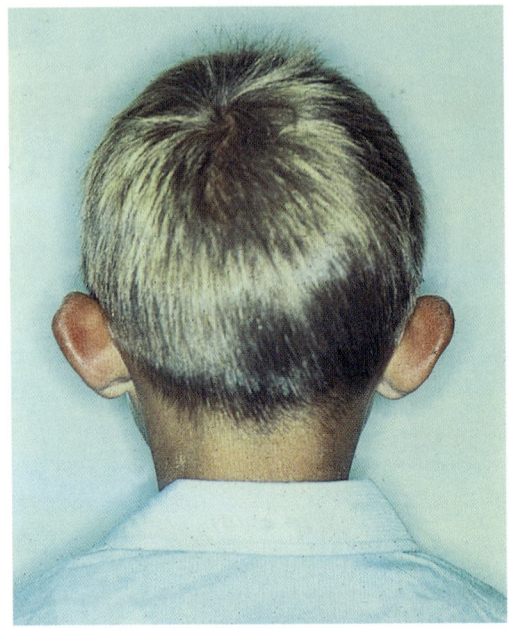

Abb. 5: Abstehende Ohren.

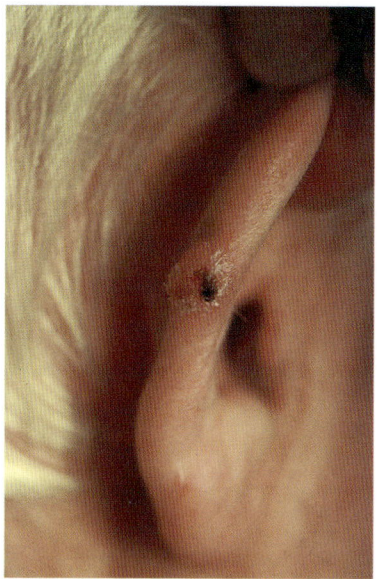

Abb. 6a: Basaliom der Ohrmuschel.

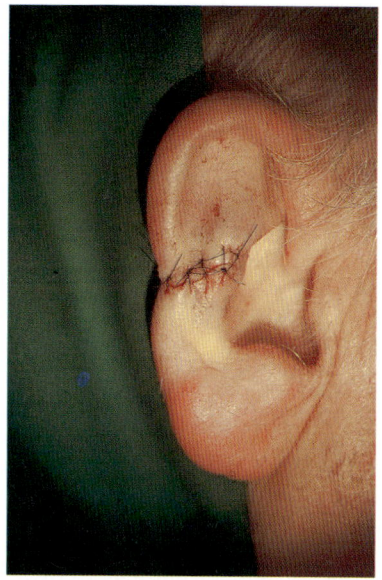

Abb. 6c: Ohrmuschel, Z. n. Wundverschluß.

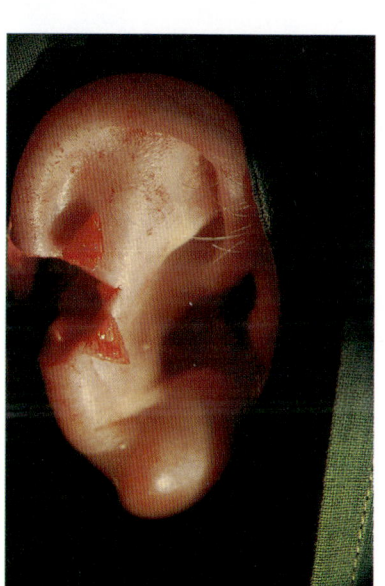

Abb. 6b: Ohrmuschel, Z. n. Keilexzision.

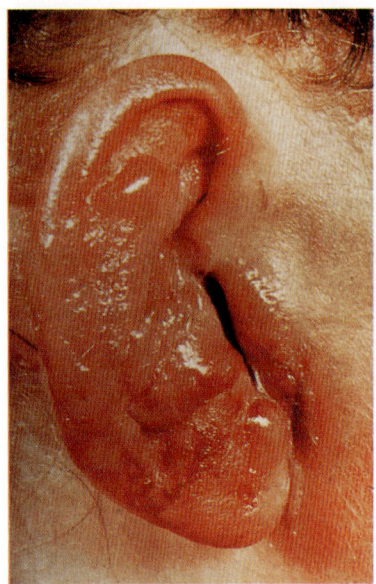

Abb. 7: Bullöses Erysipel bei einer Diabetikerin und Otitis externa.

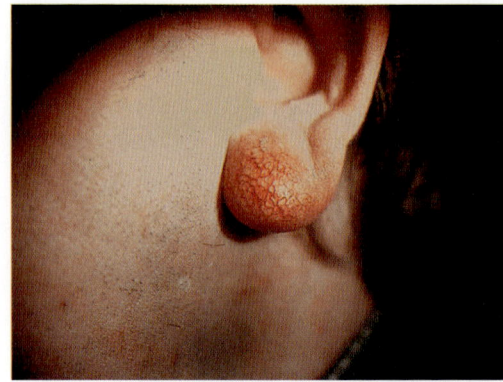

Abb. 8: Infiziertes Atherom des Ohrläppchens.

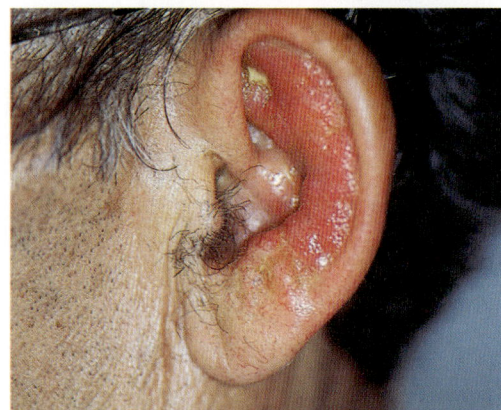

Abb. 9: Perichondritis der Ohrmuschel – in typischer Weise ist das Ohrläppchen nicht betroffen.

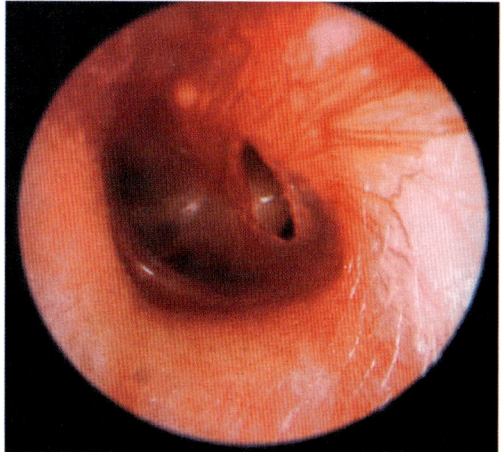

Abb. 10: traumatische Trommelfellperforation.

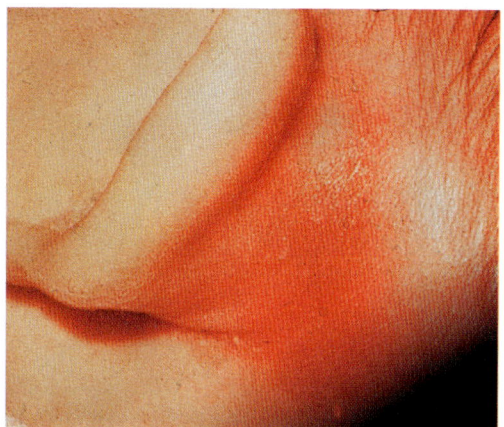

Abb. 12: Mastoiditis, subperiostaler Abszess.

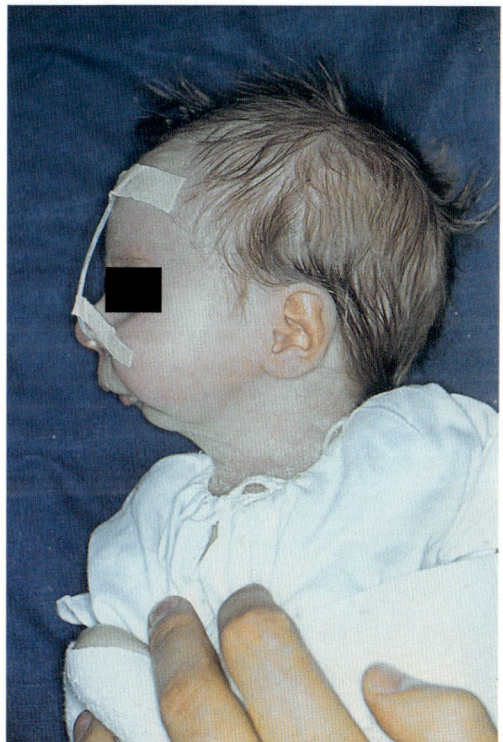

Abb. 11: Pierre-Robin-Syndrom.

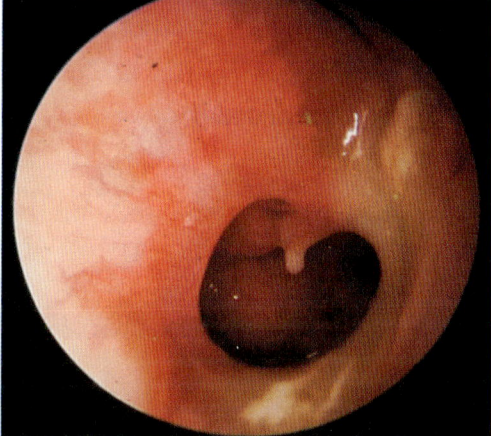

Abb. 13: Chronische mesotympanale Otitis media: subtotaler Defekt des Trommelfells.

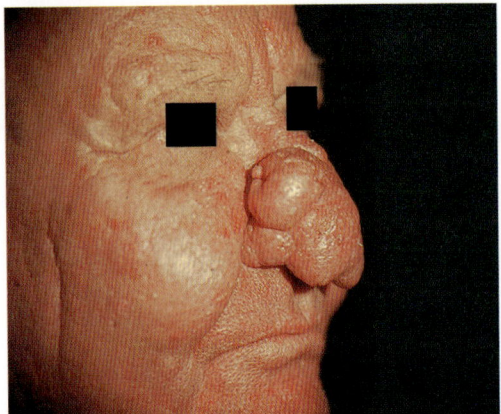

Abb. 14: Rhinophym.

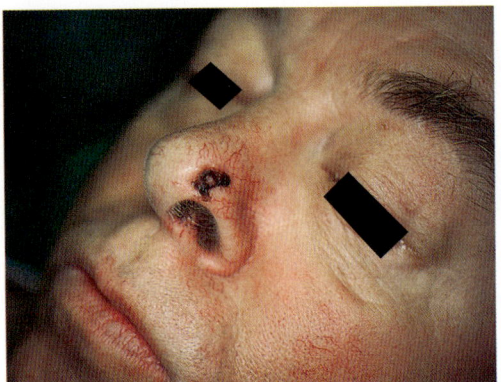

Abb. 15a: Basaliom der Nase.

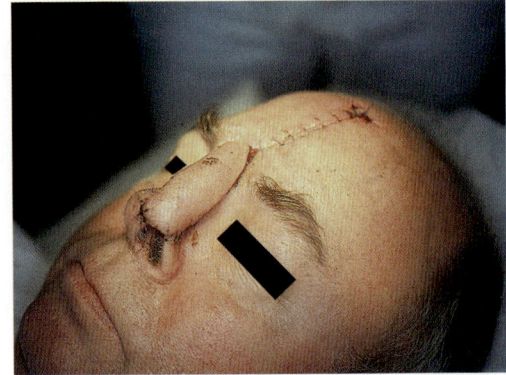

Abb. 15c: Basaliom der Nase, Middle-forehead-Deckung.

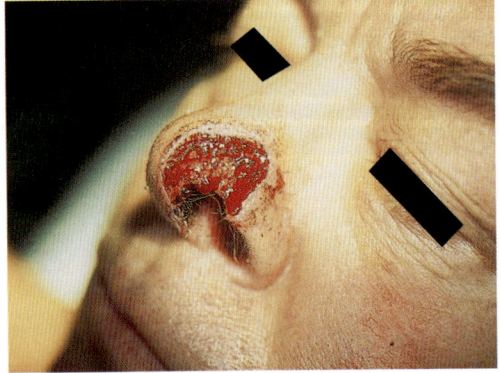

Abb. 15b: Basaliom der Nase, intraoperativer Defekt.

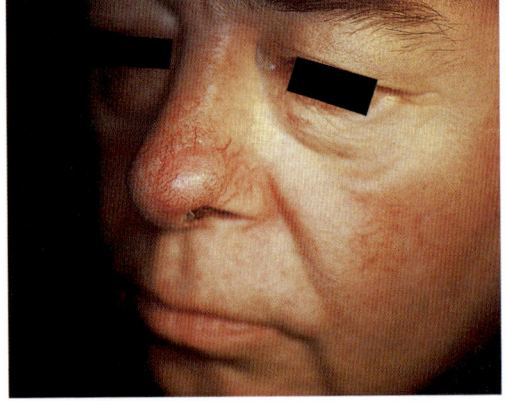

Abb. 15d: Basaliom der Nase, 6 Wochen postoperativ.

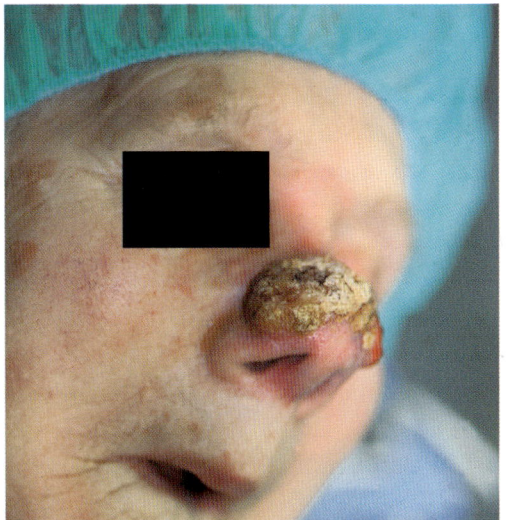

Abb. 16: Plattenepithelkarzinom der Nase.

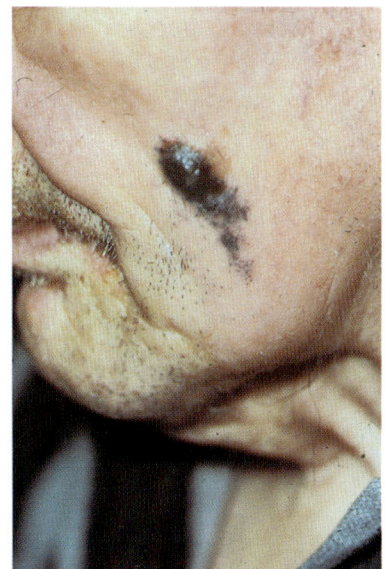

Abb. 18: Malignes Melanom der Wange.

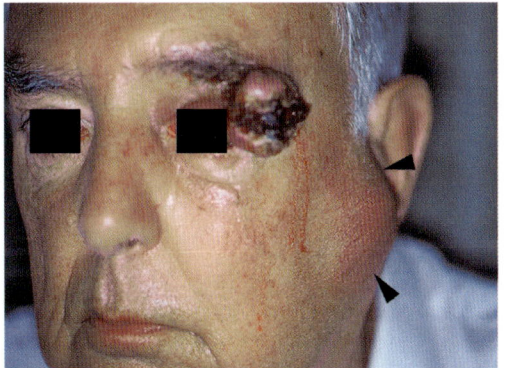

Abb. 17: Plattenepithelkarzinom des Oberlides, Parotismetastase, Fazialisparese.

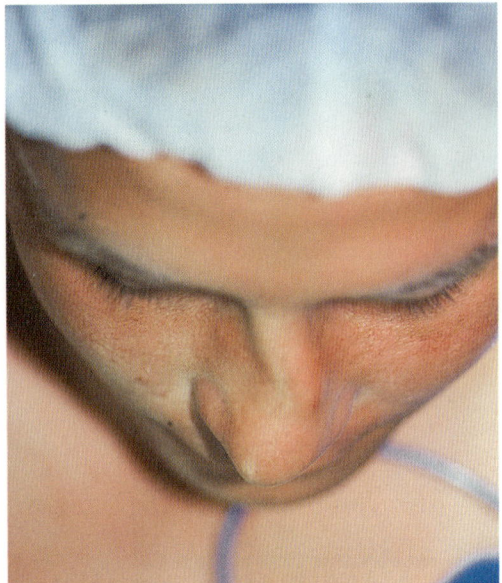

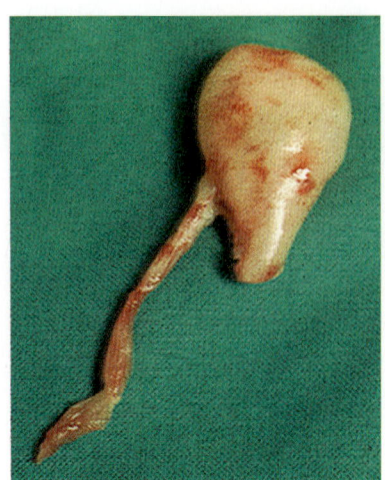

Abb. 21: Siebbeinpolyp.

Abb. 19: Schiefnase.

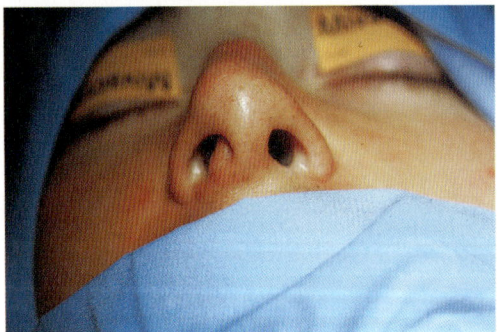

Abb. 20: Septumdeviation nach rechts mit Subluxation der Columella.

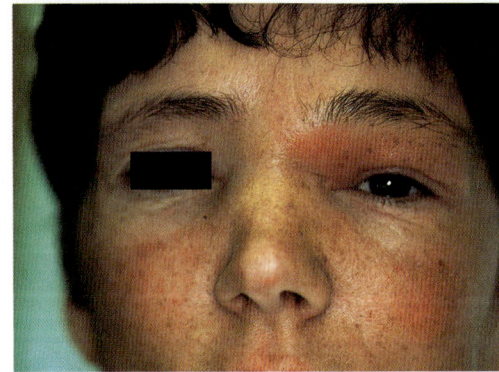

Abb. 22: Orbita mit geröteter Schwellung im Bereich des Oberlides und des inneren Augenwinkels (Komplikation bein Sinusitis).

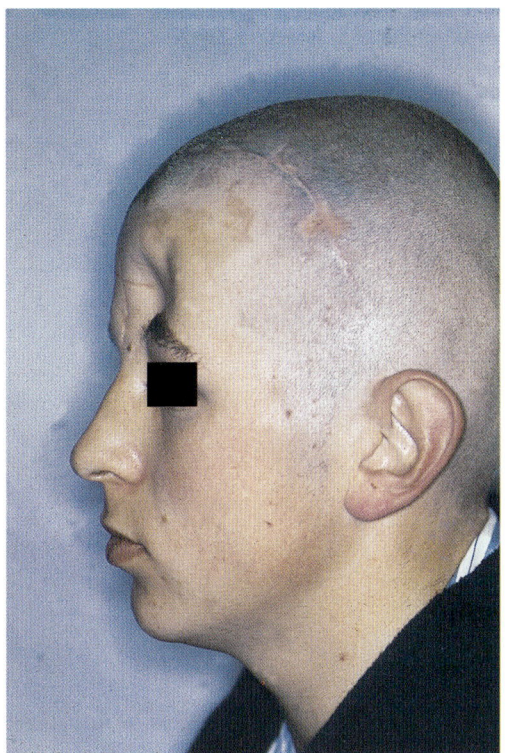

Abb. 23: Impressionsfraktur linkes Stirnbein.

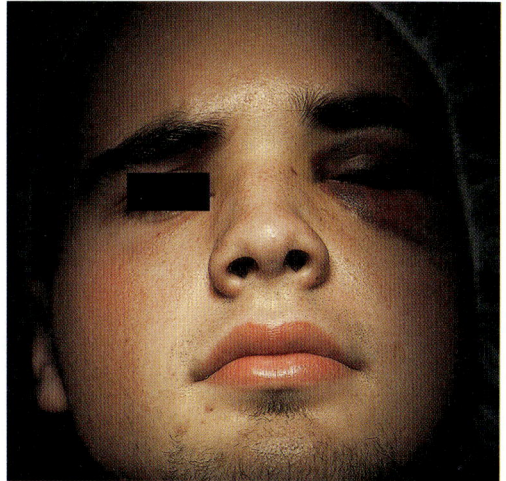

Abb. 24: Monokelhämatom bei Orbitabodenfraktur.

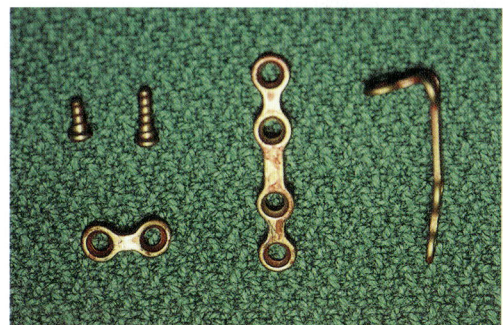

Abb. 25: Miniplatten/Schrauben zum Einsatz bei Schädelfrakturen.

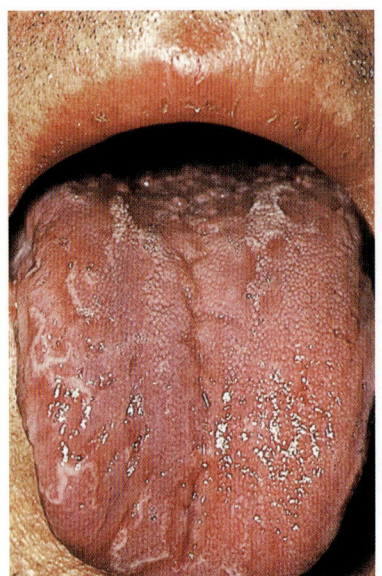

Abb. 26: Lingua geographica.

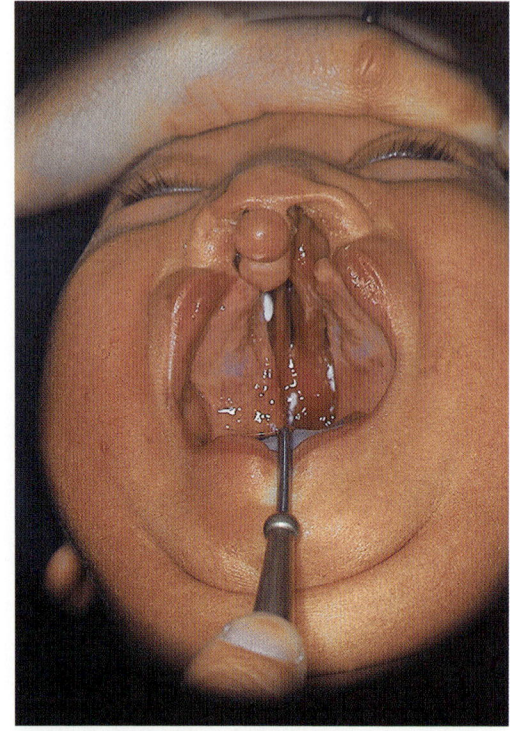

Abb. 27: Doppelseitige Lippen-Kiefer-Gaumen-Spalte.

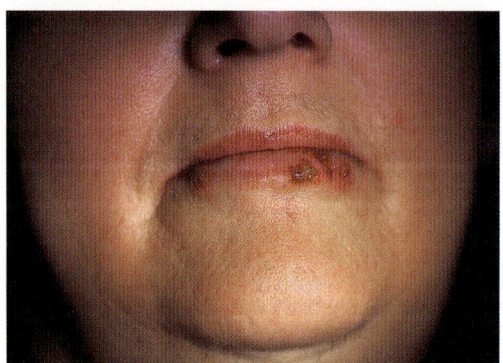

Abb. 28: Cheilitis.

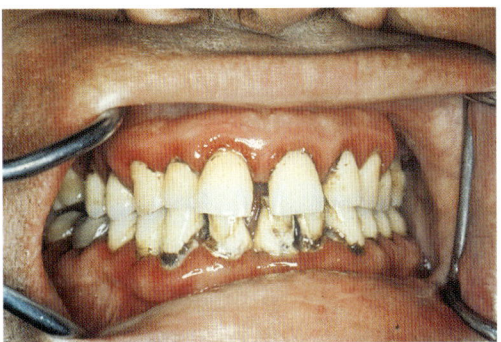

Abb. 29: Gingivitis, Parodontitis.

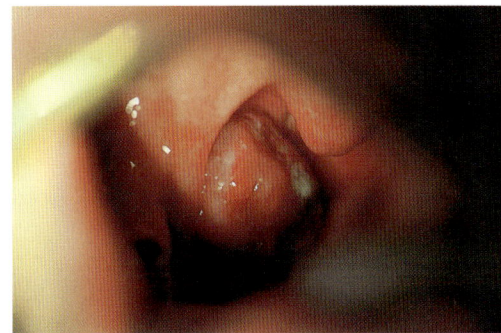

Abb. 31: Angina lacunaris.

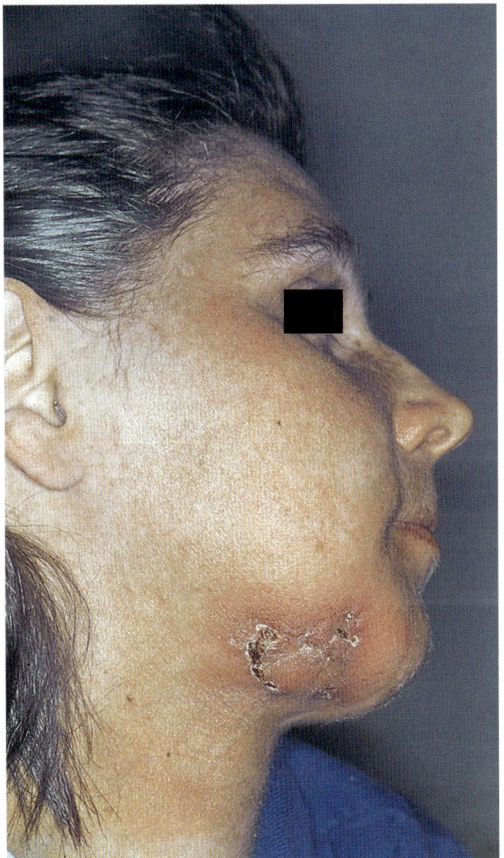

Abb. 30: Aktinomykose rechte Submandibularloge.

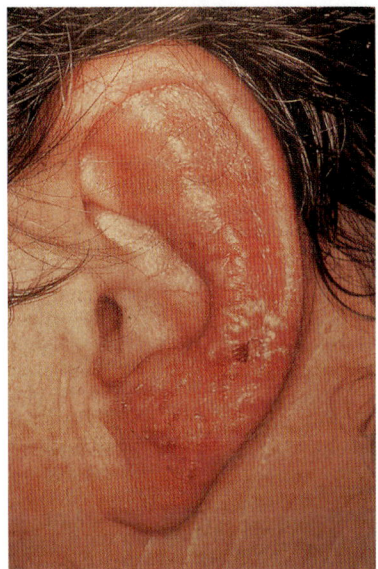

Abb. 32: Zoster oticus.

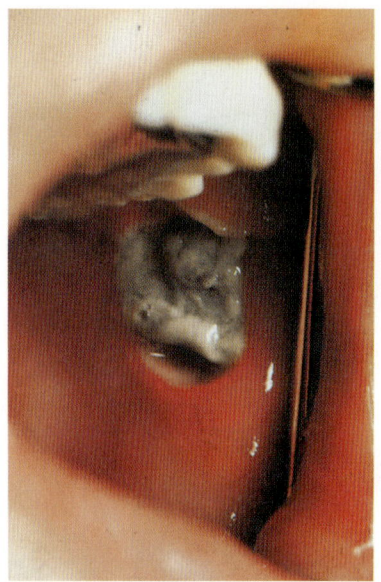

Abb. 33: Major Aphthe der Wangenschleimhaut.

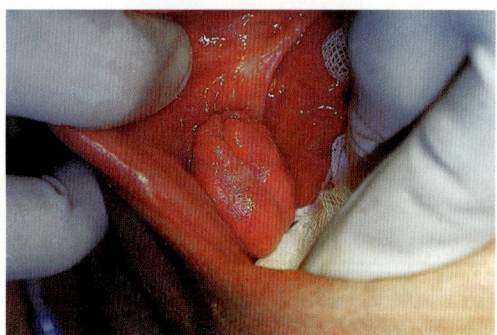

Abb. 34: Papillom der Mundschleimhaut.

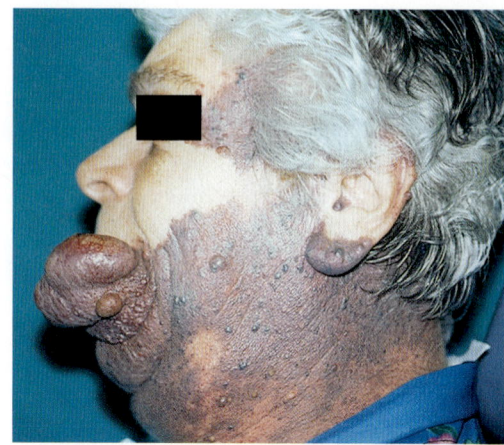

Abb. 35: Ausgedehntes Hämangiom von Lippe, Hals und Gesicht.

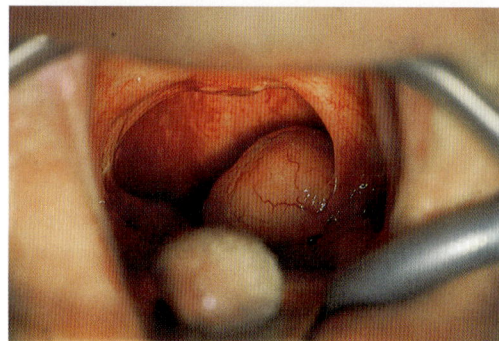

Abb. 36: Lymphom der Zungengrundtonsille.

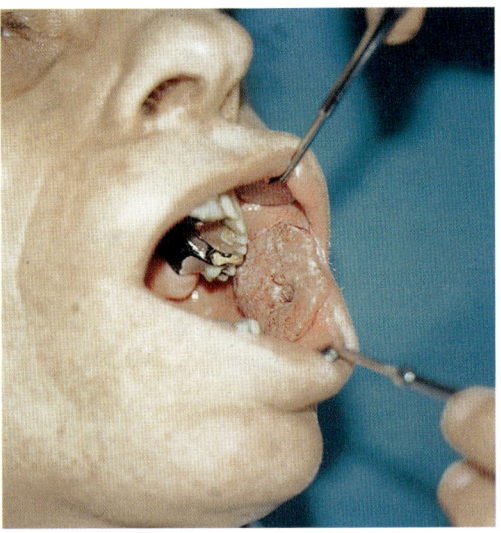

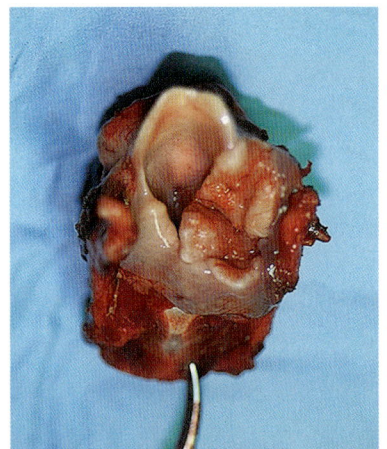

Abb. 39: OP-Präparat eines Larynx-Hypopharynx-Karzinoms.

Abb. 37: Karzinom der Wangenschleimhaut.

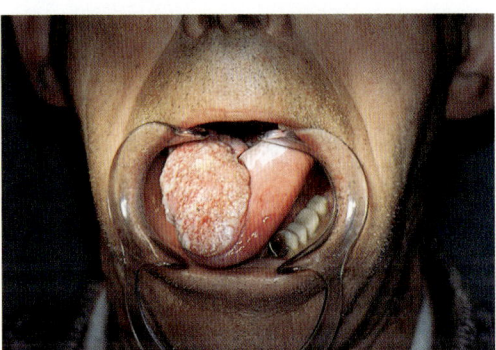

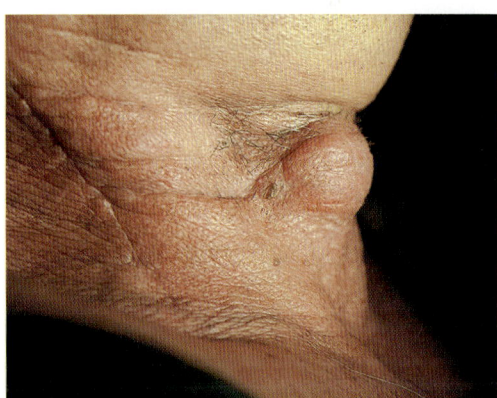

Abb. 38: Exophytisches Plattenepithelkarzinom der Zunge.

Abb. 40: Halslymphknotenmetastase.

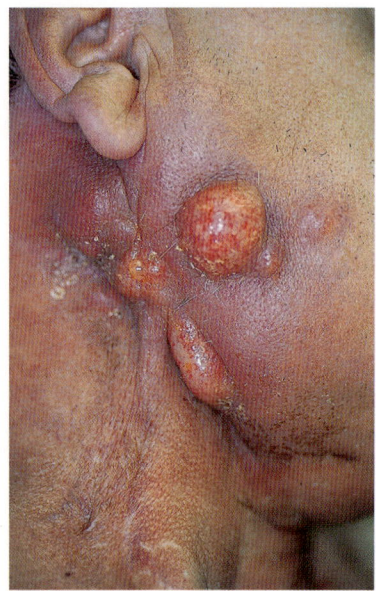

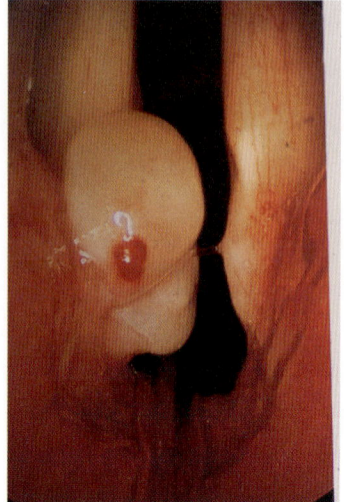

Abb. 43: Intubationsgranulom.

Abb. 41: Kutane Metastase eines Zungenkarzinoms.

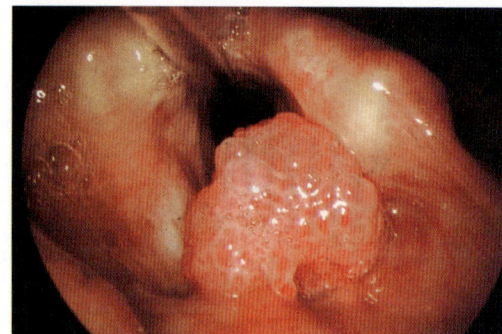

Abb. 44: Larynx-Papillomatose.

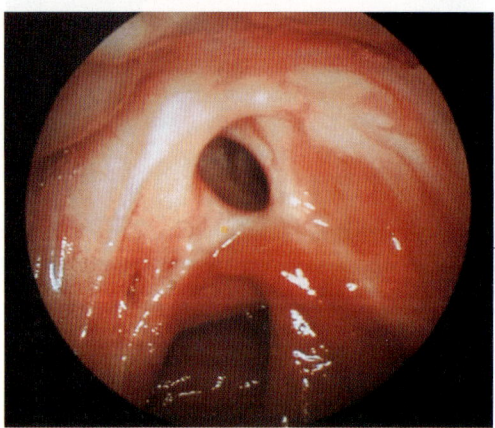

Abb. 42: Narbige Larynxstenose bei Z. n. Verätzung.

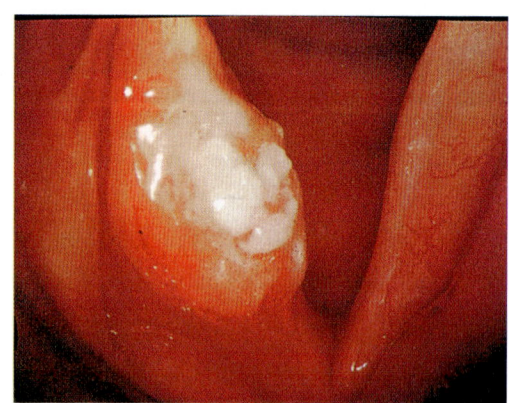

Abb. 45: Stimmlippenkarzinom.

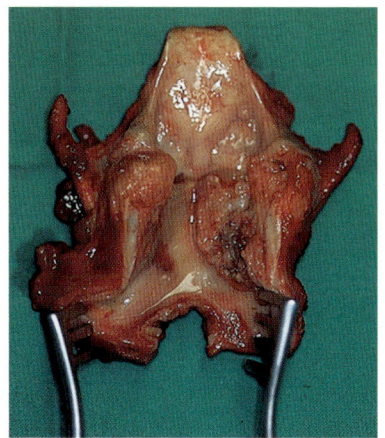

Abb. 46: Entdifferenziertes Larynxkarzinom, Operationspräparat nach totaler Larynektomie.

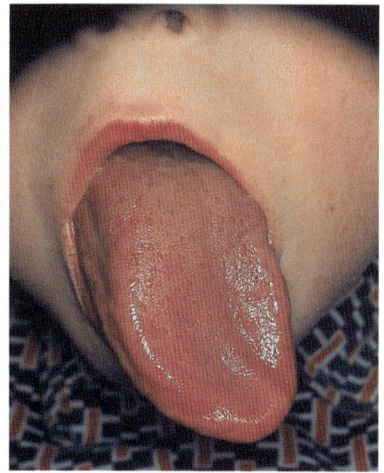

Abb. 48: Makroglossie.

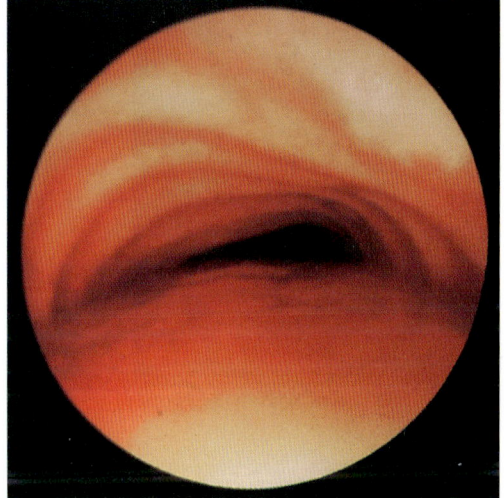

Abb. 47: Tracheomalazie.

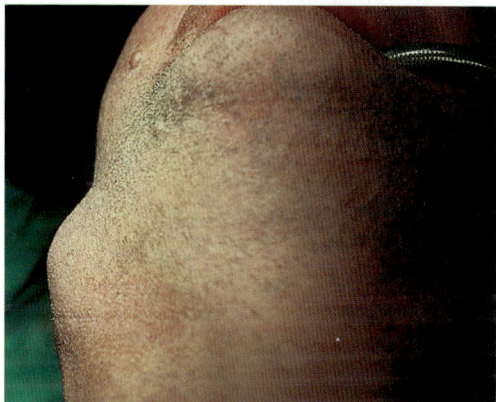

Abb. 49: Laterale Halszyste.

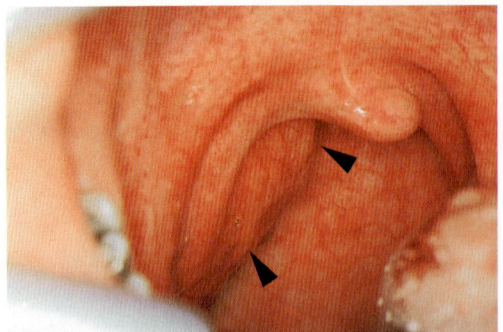

Abb. 50: Parapharyngealer Tumor rechts.

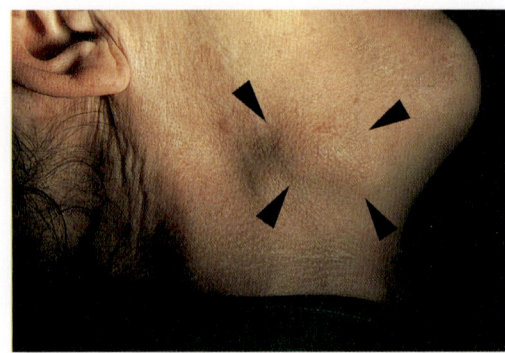

Abb. 52: „Tumor" der Glandula submandibularis.

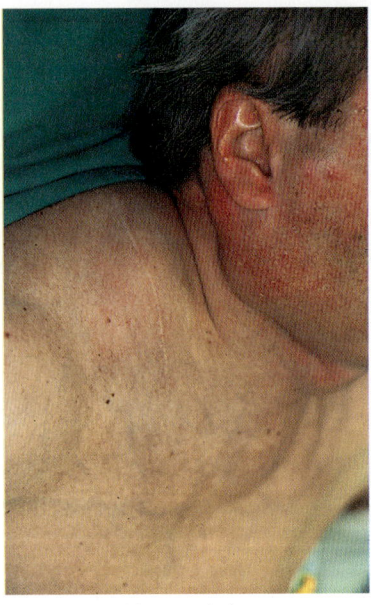

Abb. 51: Madelung-Fetthals.

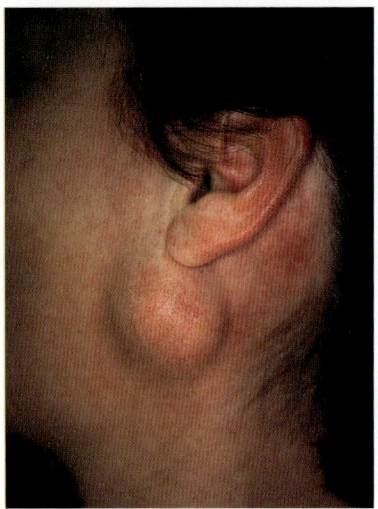

Abb. 53: Pleomorphes Adenom der Parotis.

Therapie. Schon bei Krankheitsverdacht muß das **Diphtherie-Antitoxin** (200–1000 IE/kg KG) gegeben werden!

Flankierend erfolgen antibiotische und antiseptische Maßnahmen. Bei einer doppelseitigen Stimmlippenlähmung ist eine Tracheotomie erforderlich.

Abstrichkontrollen, eine Überprüfung der Herzfunktion (EKG) und des Urins sind auch nach Abklingen der Krankheitssymptome über Wochen erforderlich.

Die Mortalität der Diphtherie ist auch heute noch hoch! Es besteht Meldepflicht.

3.5.9 Spezifische Infektionen

Tuberkulose !

Pathogenese. Bei der Schleimhautmanifestation einer Tuberkulose im Mund-Rachen-Bereich handelt es sich in unseren Breiten in der Regel um den **Postprimärprozeß** einer Lungentuberkulose infolge einer hämatogenen oder kanalikulären Streuung.

Klinik. Ausprägung als **miliarer Schleimhautbefall** mit kleinen Knötchen oder **ulkusartige, schmierig belegte Erosionen.** Halslymphknotenschwellung (Verkalkung).

Diagnostik. Abstrich- bzw. Histologiegewinnung. Tuberkulintest. Lungendiagnostik. Sonographie der Halslymphknoten. Meldepflicht!

Therapie. Systemische Therapie mit einer Dreierkombination (☞ pharmakologische Lehrbücher), bei Halslymphknotenabszessen operativ.

Lues !

Pathogenese. Eine syphilitische Schleimhautmanifestation im Mund-Rachen-Raum nach Infektion mit Treponema pallidum ist in allen drei Stadien möglich.

- **Stadium I: Primäraffekt** als kleines, rötlich-blaues Knötchen, das zunächst in ein schmerzloses, derbes Ulkus übergeht und dann auch ohne Therapie verschwindet. Begleitendes Halslymphom
- **Stadium II:** 5–8 Wochen nach dem Primäraffekt ungefähr gleichzeitig mit den Hauterscheinungen

Ausbildung von linsengroßen Schleimhauteffloreszenzen, die konfluieren können und nach Wochen in düsterrote Papeln **(Plaques muqueuses)** übergehen. Daneben finden sich weißliche Schleimhautveränderungen **(Plaques opalines).** Derbes Halslymphom. Auch diese Manifestationen bilden sich ohne Therapie zurück.
- **Stadium III:** Ohne adäquate Therapie bilden sich nach Jahren Gewebsknoten **(Gummen),** die ulzerieren und unter Defektbildungen abheilen. Jetzt sind keine Halslymphome mehr nachweisbar.

Diagnostik
- Erregernachweis im Primär- und Sekundärstadium (Dunkelfeld)
- Serologische Diagnostik mit dem TPHA-Test oder FTA-ABS-Test
- Verlaufskontrollen durch die Cardiolipin-Komplementbindungsreaktion

Therapie. Penicillingabe. Die Therapie erfolgt in der Regel durch einen Dermatologen. Es besteht Meldepflicht!

3.5.10 Dermatosen und Schleimhautveränderungen

Blasenbildende Dermatosen

Pathogenese. Es handelt sich um chronische erworbene **Autoimmunerkrankungen** mit intraepithelialer **(Pemphigus vulgaris)** oder subepithelialer Blasenbildung **(bullöses und vernarbendes Pemphigoid, Epidermolysis bullosa).** Schleimhautbeteiligungen sind in mehr als 50 % der Fälle nachweisbar und gehen der Hautmanifestation teilweise voraus (Pemphigus vulgaris).

Diagnostik. Histologisch mit Nachweis der Spaltbildung. Antikörpernachweis. Beim bullösen Pemphigoid Medikamentenanamnese und Malignomausschluß (paraneoplastisches Syndrom).

Therapie. Hochdosierte Kortikoidgabe, evtl. Immunsuppression. Bei der Epidermolysis bullosa sind die Therapieerfolge schlecht.

Lichen ruber planus !!!

Pathogenese. Häufige chronische Erkrankung mit **Schleimhautbeteiligung in 70 % der Fälle.** Betroffen sind überwiegend psychovegetativ labile Frauen. Die Krankheit kann aber auch durch Medikamente ausgelöst werden.

Klinik. Punktförmige weiße Flecken oder verzweigte Leistenbildungen der Mundschleimhäute (**Wickham-Zeichen**). Juckreiz und Schmerzen bei Erosionsbildungen. An der Haut stark juckende Papeln.

Diagnostik. Typisches klinisches Bild. Histologie.

Therapie. Kortikoid- und Vitamin-A-Säure-haltige Haftsalben. Systemische Behandlung mit Retinoid und Retinsäure.

Lupus erythematodes !!

Pathogenese. Chronische Immunkomplexvaskulitis mit Autoantikörper gegen nukleäre Strukturen, u.a. DNA. Betroffen sein können Haut, Schleimhaut, Gelenke und innere Organe. Lichtexposition und psychovegetative Faktoren wirken auslösend.

Klinik. Im Bereich der Mundschleimhaut Ödembildung mit weißlicher Zeichnung, schmerzhafte Erosionen.

Diagnostik/Therapie. Histologische Sicherung durch den HNO-Arzt. Umfangreiche dermatologische und internistische Diagnostik.

Lokale und systemische Kortikoidtherapie. Evtl. Immunsuppressiva, Plasmapherese.

Sklerodermie !

Pathogenese. Chronische Autoimmunerkrankung des gefäßführenden Bindegewebes mit Sklerose von Haut und inneren Organen.

Klinik. Im HNO-Bereich neben **Schleimhautsklerosierungen** unterschiedlicher Größe typische **Mikrostomiebildung** mit verschmälerten Lippen und Frenulumsklerose. Parodontose. **Sekundäres Sjögren-Syndrom.**

Diagnostik/Therapie. Histologie. Therapieversuch mit D-Penicillamin und Kortikoiden.

3.5.11 HIV-Manifestationen im HNO-Bereich

Das AIDS-Virus, ein Retrovirus mit reverser Transkriptase, heftet sich an die Zellmembranen von T_4-Lymphozyten, Monozyten, Makrophagen, Langerhans-Zellen der Haut und Schleimhaut sowie B-Lymphozyten und baut seine DNA in die Wirtszellen ein. Dies führt letztlich zum Zelluntergang.

Der HNO-Arzt sieht die Patienten oft bereits im Stadium der **generalisierten Lymphadenopathie** mit Schwellungen aller Halslymphknoten ohne Allgemeinsymptome.

Im Spätstadium des **Krankheitsvollbildes** besteht eine komplette **Lymphknotenatrophie.** Außerdem sind die Schleimhäute des oberen Aerodigestivtraktes von **opportunistischen Infektionen und HIV-assoziierten Tumoren** betroffen. Regelmäßig treten **Soormykosen** auf, virale Infektionen mit **Herpes simplex** und **Herpes zoster** sind ebenso gehäuft wie **bakterielle Entzündungen** der Schleimhäute von Mund, Rachen und Tonsillen (☞ 3.5.5). Die Erkrankungen sind **hartnäckig und rezidivieren,** sie müssen intensiv und über längere Zeiträume konservativ behandelt werden, bei Antibiotikatherapie sollten immer auch Antimykotika gegeben werden.

Die **Haarleukoplakie** mit Plaques, die haarähnliche Ausläufer aufweisen, tritt bevorzugt am freien Zungenrand auf und ist nahezu pathognomonisch für eine HIV-Infektion.

Der wichtigste **HIV-assoziierte Tumor** ist das multizentrisch auftretende **Kaposi-Sarkom** mit dunkelrot-violetten, unterschiedlich erhabenen Schleimhauttumoren vor allem im Bereich des Hartgaumens und der Gingiva, die meist asymptomatisch bleiben. Bei entsprechender Lokalisation sind dysphagische oder dyspnoische Beschwerden möglich. Bei Befall des Integumentes ist der Leidensdruck der Patienten oft groß. Die Befunde werden operativ, laserchirurgisch oder strahlentherapeutisch behandelt.

Weitere HIV-induzierte Tumoren sind **Non-Hodgkin-Lymphome** und seltener **Plattenepithelkarzinome.**

3.5.12 Gutartige Tumoren

Epitheliale Tumoren

Juveniles Nasenrachenfibrom

Ätiologie. Häufigster gutartiger, insgesamt jedoch seltener Tumor des Nasen-Rachen-Raumes, der vorzugsweise bei jungen Männern zwischen dem 10. und 25. Lebensjahr auftritt. Der Tumor entwickelt sich aus dem ventralen Periost des Os sphenoidale. Es handelt sich um ein derbes, breitbasig aufsitzendes, **stark vaskularisiertes Angiofibrom** von roter bis dunkelblauer Farbe, das **lokal infiltrierend und destruierend wächst,** jedoch nicht metastasiert.

Klinik

- Meist einseitig behinderte Nasenatmung und schleimig-eitrige Sekretion
- Teilweise schwerstes Nasenbluten
- Tubenbelüftungsstörungen
- Im fortgeschrittenen Stadium Auftreibung der Nase und der seitlichen Gesichtspartien, Exophthalmus (Froschgesicht)

Diagnostik. Posteriore Rhinoskopie, evtl. in Velotraktion.

Bildgebende Untersuchungsverfahren: **CT** zum Nachweis von Knochendestruktionen und **MRT** zur Darstellung einer Weichteilinfiltration von Fossa pterygopalatina, Orbita und Endocranium.

Durch eine **selektive Angiographie** gelingt oft eine so signifikante Darstellung der Tumorgefäße, daß **in den meisten Fällen die Diagnose gesichert** werden kann. Anläßlich der Angiographie erfolgt i.d.R. auch die präoperativ immer angestrebte **selektive Embolisation** der Tumorgefäße.

> **Merke!**
>
> Wegen der teilweise fatalen Blutungskomplikationen sollten möglichst keine Gewebsproben aus einem juvenilen Nasenrachenfibrom entnommen werden. Sind Gewebsproben doch erforderlich, sollte die Exzision unbedingt in einer Klinik mit der Möglichkeit zu einer definitiven operativen Entfernung des Tumors erfolgen.

Therapie. Operative Resektion, möglichst nach Embolisation. Dann gute Prognose. Radiatio nur bei aufgrund der Größe inoperablen Befunden.

Papillome

Bei der oralen Manifestation eines Papilloms handelt es sich um asymptomatische, fingerförmige Epithelausstülpungen, die Folge einer Virusinfektion oder lokaler mechanischer Irritationen sind. Die Veränderungen entstehen meist an der Zunge (☞ Abb. 34 im Farbbogen). Bei multiplem Auftreten spricht man von einer **fokalen epithelialen Hyperplasie** (virale Genese). Papillomähnliches Aussehen hat auch das rote oder gelbe **verruköse Xanthom.**

Die Therapie besteht in einer lokalen Resektion.

Hämangiome

Es handelt sich um angeborene Gefäßfehlbildungen mit irregulären Gefäßknäueln, die meist an der Zunge oder den Lippen auftreten (☞ Abb. 35 im Farbbogen).

Die blauen bis dunkelroten Tumoren können je nach Lokalisation Beschwerden verursachen.

Bei multiplem Auftreten müssen ein **M. Rendu-Osler-Weber,** ein **Klippel-Trénaunay-Syndrom** und ein **Sturge-Weber-Syndrom** differentialdiagnostisch abgegrenzt werden.

Hohe spontane Rückbildungstendenz, deshalb zurückhaltende Therapie. Bei schnellem Wachstum, gehäuften Blutungen oder Infektionen chirurgische oder laserchirurgische Resektion (☞ 8.4.1)

Lymphangiome

Angeborene, meist bis zum 2. Lebensjahr klinisch manifest werdende **kongenitale Fehlbildungen** mit einer Proliferation von Lymphgefäßen, die oft gleichzeitig mit Hämangiomen auftreten.

Die Raumforderungen sind blaß und weich, teilweise wegdrückbar. Häufigster Manifestationsort ist die Zunge.

Die Tumoren können so ausgedehnt sein, daß statt der im äußeren Halsbereich zu fordernden vollständigen Entfernung nur eine Tumorverkleinerung möglich ist (☞ 8.4.1).

Sonstige gutartige Tumoren

Weitere seltene gutartige Tumoren, die auch im Bereich der Mundhöhle und des Pharynx auftreten können, sind:
- Weichteiltumoren (Fibrome, Lipome, muskuläre Tumoren)
- Chondrome und Osteome
- neurogene Tumoren (☞ 8.4.4)
- Speicheldrüsentumoren (☞ 9.4.6)

Präkanzerosen !

Präkanzerosen sind Epithelveränderungen mit flacher, höckriger oder warzenartiger Oberfläche, die als **Leukoplakien** (Pachydermien) von Hornschuppen bedeckt oder als **Erythroplakien** nicht verhornend sind und aus denen sich ein Karzinom entwickeln kann.

Die **Einteilung nach Kleinsasser** unterscheidet bei Epitheldysplasien:
- Fehlen von Atypien (Grad I)
- Vorhandensein von Atypien beim Grad III, dem **Carcinoma in situ**, das vergleichbar dem M. Bowen der Haut ist
- Das sog. „atypische Epithel" des Grades II kann nicht zweifelsfrei einer Gruppe zugeordnet werden (☞ 5.4.6).

Während die **Schleimhautveränderungen des Grades I** nur in weniger als 5 % der Fälle in invasiv wachsende Karzinome übergehen und damit zu den **fakultativen Präkanzerosen** gezählt werden, ist die Wahrscheinlichkeit bei einem **Carcinoma in situ** hoch (**obligate Präkanzerose**). Im selben Schleimhautbefund können Anteile unterschiedlicher Dignität nebeneinander vorkommen. Außerdem kann ein Carcinoma in situ zwar lange stationär bleiben, jedoch auch sehr schnell in ein invasives Wachstum übergehen.

> **Merke!**
> Schleimhautleukoplakien sollten vollständig entfernt und fraktioniert histologisch aufgearbeitet werden! Regelmäßige Kontrolluntersuchungen sind vor allem dann erforderlich, wenn eine Exposition gegenüber Noxen (Rauchen, Alkohol) besteht.

Keratoakanthom

Schnell wachsende, wahrscheinlich viral bedingte epitheliale Neubildung mit einem zentralen Ulkus, die vornehmlich an der Unterlippe auftritt. Im Einzelfall problematische Abgrenzung gegenüber einem Plattenepithelkarzinom.

Die Diagnostik und Therapie sollten wegen des gelegentlichen Auftretens von Metastasen wie bei einem Plattenepithelkarzinom erfolgen.

3.5.13 Maligne Tumoren !

Epidemiologie und Ätiologie

Die Frequenz der Malignome von Mundhöhle und Pharynx wird mit ca. 5 % aller Malignome angegeben, in Südasien besteht eine regionale Häufung mit 20 %. Das männliche Geschlecht ist mit 2 : 1 bevorzugt betroffen (bis 1960 noch 4 : 1), der Altersgipfel liegt zwischen dem 50. und 60. Lebensjahr.

Wichtigste **Risikofaktoren** sind:
- **Tabak** (> 90 % Raucher, auch Kautabak)
- **Alkohol** (> 70 % Gewohnheitstrinker)
- **Mangelhafte Mundhygiene** und **chronisch-entzündliche Reize** (z. B. durch Zahnprothesen) sind zumindest kokarzinogene Faktoren.
- Nach Haschischgenuß und bei einer HIV-Infektion sind Karzinome schon bei ungewöhnlich jungen Patienten beschrieben.
- Ein Zusammenhang zwischen der Malignomentstehung und der beruflichen Exposition gegenüber Holzstaub, Asbest, organischen Verbindungen und Zement konnte nachgewiesen werden.
- bei Pharynxkarzinomen → Betelnußkauen
- bei Lippenkarzinomen → Sonneneinstrahlung
- bei Nasopharynxkarzinomen → Epstein-Barr-Virus

Morphologie

Mehr als 90 % der malignen Tumoren sind verhornende und nicht-verhornende **Plattenepithelkarzinome.** Neben der Entstehung aus Präkanzerosen (☞ 3.5.12) sind fließende Übergänge aus verrukösen und papillären Schleimhauthyperplasien beschrieben.

Eine besondere Variante des Plattenepithelkarzinoms stellt das **lymphoepitheliale Karzinom (Schmincke-Regaud)** mit einer zusätzlichen lymphatischen

Komponente dar. Die Lymphozyten sind jedoch nicht, wie zunächst angenommen, proliferierende Tumorzellen, sondern reagierende Immunzellen.

Erheblich seltener als Plattenepithelkarzinome im Bereich von Mundhöhle und Pharynx sind:
- maligne Speicheldrüsenkarzinome (☞ 9.4.6)
- maligne Lymphome (☞ Abb. 36 im Farbbogen)
- maligne Melanome
- mesenchymale Tumoren (Kaposi-Sarkom, ☞ HIV, 3.5.11)
- Basaliome (Lippen)

Der **Grad der Differenzierung** eines Tumors erlaubt eine, wenn auch begrenzte, Aussage über den Malignitätsgrad. Das histopathologische Grading wird bei allen Tumoren der Kopf-Hals-Region in gleicher Weise angewandt.

Histopathologisches Grading
- GX Differenzierungsgrad ist nicht bestimmbar
- G1 gut differenziert
- G2 mäßig differenziert
- G3 schlecht differenziert
- G4 undifferenziert

Von besonderer Bedeutung ist infolge der **Feldkanzerisierung** in Zusammenhang mit Risikofaktoren das syn- oder metachrone Auftreten von **Zweittumoren** (bis 20 %), die den gesamten oberen Aerodigestivtrakt einschließlich Lunge und Ösophagus betreffen können (☞ 5.4.6).

Die Klassifizierung der Primärtumoren in Mundhöhle und Pharynx im TNM-System erfolgt nach der Tumorgröße:

- T1: Tumoren kleiner als 2 cm im Durchmesser
- T2: Tumoren kleiner als 4 cm
- T3: Tumoren größer als 4 cm
- T4: Tumoren infiltrieren einen weiteren Bezirk.

Prognostisch wichtig ist die Tiefeninfiltration (Grenze bei ca. 5 mm)!

Die **regionären Lymphknotenmetastasen** werden mit der N-Klassifikation (☞ 8.4.3) erfaßt.

Klinik
- Kleine Tumoren von Mundhöhle und Pharynx verursachen kaum Beschwerden, erst bei infiltrierendem Wachstum treten Schmerzen auf, die oft in das Ohr ausstrahlen können.

- Die Tumoren sind meist als **Ulkus mit erhabenem Randwall gut sichtbar,** können klinisch aber auch als **verruköser, papillomatöser exophytischer Tumor** imponieren (☞ Abb. 37 und 38 im Farbbogen). Obwohl die Karzinome von Mundhöhle und Pharynx of gut sichtbar sind, treten meist mehrmonatige Verzögerungen bis zur Einleitung einer Therapie auf, weil Patienten indolent sind und oft eine längere, meist antibiotische oder lokale Vorbehandlung erfolgte. Risikofaktoren (☞ oben) sollten zu einer frühzeitigen Biopsie veranlassen.

3

> **Merke!**
> Einseitige Tonsillenvergrößerungen und Beläge sind lymphom- oder karzinomverdächtig!

Diagnostik

- **HNO-Spiegeluntersuchung** einschließlich Palpation, da derbe Tumorinfiltrationen häufig deutlich über die Schleimhautmanifestation hinaus tastbar sind.
- **Panendoskopie** zum Ausschluß eines Zweitkarzinoms
- Zur Erfassung der Tumorausdehnung und Tiefeninfiltration wird ggf. ein MRT durchgeführt. Die oft feinen Tumorausläufer sind jedoch nicht sicher darstellbar.

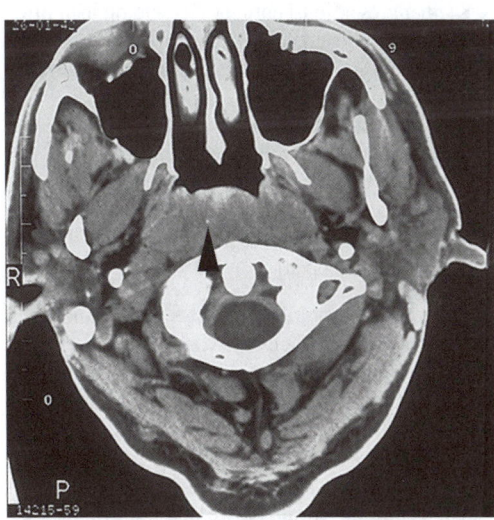

Abb. 3.5: CT: Tumor der Epipharynxhinterwand.

- Mit dem Orthopantomogramm erfolgt der Nachweis einer Kieferknocheninfiltration von Ober- oder Unterkiefer (☞ 3.4.4).
- Ein präoperatives CT dient der Bestrahlungsplanung (☞ Abb. 3.5).
- Das **Staging** umfaßt:
  - die regionären Lymphknotenstationen (Sonographie, CT)
  - Oberbauchorgane (Sonographie)
  - Thoraxorgane (Röntgen, ggf. CT)

> **Merke!**
> Vor der Therapie jedes malignen Tumors des oberen Aerodigestivtraktes ist die bioptisch-histologische Sicherung unerläßlich!

Therapeutische Prinzipien

Die **multimodale Therapie** der Mundhöhlen- und Pharynxmalignome besteht aus einer Primärtumoroperation, einer Lymphbahnsanierung (☞ 8.4.3) und einer Strahlentherapie.

Primärtumoroperation. Entscheidend für die Operation des Primärtumors ist der Überblick über den Tumor; derselbe muß durch die Wahl des Zugangs optimiert werden!
- Kleine Tumoren können peroral reseziert werden.
- Bei größeren Tumoren ist ein operativer Zugang von außen (Pharyngotomie) oder die temporäre Spaltung des Unterkiefers erforderlich.
- Kleinere resektionsbedingte Defekte bleiben offen und epithelialisieren. Dies erleichert die postoperative Kontrolle, ein Residualtumor wird frühzeitig entdeckt.
- Eine Defektdeckung insbesondere bei größeren Defekten erfolgt durch regionale, meist aus der Zunge gewonnene Verschiebelappen, durch gefäßgestielte (z.B. vom M. pectoralis major) oder durch freie, gefäßanastomosierte Muskel-Haut-Lappen (z.B. Radialislappen).

Lymphbahnsanierung (Neck dissection). Eine Neck dissection wird bei Nachweis von Halslymphknotenmetastasen und den meisten größeren Tumoren auch als Elektiveingriff durchgeführt (☞ Einzeldarstellungen ☞ 8.4.3).

Strahlentherapie:
- **Alle größeren Tumoren** werden i.d.R. unter Einschluß der Halsfelder nachbestrahlt. Weitere wichtige Kriterien für eine Strahlentherapie sind eine **Non-in-sano-Resektion des Primärtumors** (R > 0) und der **Nachweis von lymphoregionären Metastasen.**
- Eine **primäre Bestrahlung** erfolgt bei inoperablen oder prognostisch infausten Tumoren als palliative Maßnahme. Auch bei Nasenrachenkarzinomen und/oder beim lymphoepithelialen Karzinom (Schmincke-Regaud) wird eine primäre Strahlentherapie durchgeführt.
- Die **interstitielle Radiotherapie (Afterloading)** wird vor allem bei der Therapie eines Rezidivs eingesetzt.

Vor jeder Bestrahlung unter Einschluß der Mundhöhle ist eine **Zahnsanierung** erforderlich. Sonst sind Infektionen des Kieferknochens oft unvermeidlich, die medikamentös und operativ nur schwer beherrschbar sind.

Chemotherapie. Die Wirksamkeit einer Chemotherapie konnte bei Plattenepithelkarzinomen noch nicht überzeugend nachgewiesen werden.

Lippenkarzinome

Ätiologie/Klinik. Die **Plattenepithelkarzinome** der Lippen entstehen überwiegend (95 %) an der **Unterlippe.** Ätiopathologisch bedeutsame Faktoren sind **Pfeifenrauchen** und **Sonneneinstrahlung.**

Metastasen dieser Tumoren in die submentalen oder submandibulären Lymphknoten sind mit 15 % selten, treten dagegen bei Oberlippenkarzinomen in 50 % der Fälle auf.

Therapie
- Nur die oft flächenhaft wachsenden Präkanzerosen und präinvasiven Tumoren können in loco reseziert werden. Der Defekt wird durch einen Verschiebelappen aus der enoralen Schleimhaut gedeckt.
- Größere Tumoren, die den M. orbicularis oris infiltrieren, müssen mit Unterbrechung der Muskelkontinuität reseziert werden **(Keilexzision).** Ist der entstehende Defekt größer als ca. 50 % der Lippenlänge, ist eine regionale Verschiebeplastik aus der angrenzenden Wange oder der anderen Lippe erforderlich. Sonst kann ein primärer Verschluß erfolgen.
- Bei infiltrierend wachsenden Tumoren sollte eine Lymphbahnsanierung (Neck dissection) unter Einschluß der submentalen und submandibulären Lymphknotenstationen erfolgen. Insbesondere bei

mittellinienüberschreitenden Tumoren muß der Eingriff ggf. bilateral durchgeführt werden.

- Große Tumoren und Metastasen werden postoperativ radiiert.

Insbesondere wenn enorale Schleimhaut zur Defektdeckung verwandt wurde, muß postoperativ eine sorgfältige **Sonnenprotektion** betrieben werden. Die **Prognose** der meist noch kleinen Tumoren ist gut.

Karzinome des Zungenkörpers und des Mundbodens

Ätiologie/Klinik. Tumoren der vorderen zwei Drittel der Zunge entstehen meist am lateralen Rand des mittleren Drittels (☞ Abb. 38 im Farbbogen). Bei Mundbodentumoren ist häufig die ventrale Region nahe des Frenulums betroffen. Hinsichtlich Verlauf und Therapie bilden beide Entitäten eine Einheit. Bei größeren Tumoren sind Zunge und Mundboden oft gemeinsam befallen. Zungengrundtumoren werden den Oropharynxtumoren zugeordnet.

Klinisch imponieren die Tumoren als **Ulkus mit erhabenem Randwall. Submuköses Tumorwachstum** ist häufig (Palpation!) und geht oft über den Schleimhautbefund hinaus. Es finden sich aber auch **exophytische Wachstumsmuster** (☞ Abb. 3.6). Die Frequenz teilweise okkulter Metastasen ist auch bei kleinen Tumoren hoch (T1-Tumoren bis 30 %!). Andererseits ist eine Knocheninfiltration der Mandibula mit ca. 10 % der Fälle selten.

Therapie. Nur kleinere Tumoren können peroral reseziert werden; bei größeren Tumoren ist eine Resektion von außen, evtl. mit temporärer Spaltung der Mandibula erforderlich. Werden Unterkieferteilresektionen durchgeführt, sollte eine sofortige Rekonstruktion des Defektes erfolgen.

Das wesentliche chirurgische Problem ist die oft schwere Übersicht auf den Tumor, die durch die Wahl des Zugangs optimiert werden soll.

Besonders bei Überschreitung der Mittellinie ist ggf. auch eine bilaterale **Neck dissection** unter Einschluß der Submandibularloge erforderlich.

Eine **Nachbestrahlung** wird bei allen größeren Primärtumoren und bei Metastasennachweis durchgeführt. Die 5-Jahres-Überlebensrate liegt bei durchschnittlich 50 % und variiert zwischen 70 und 80 % bei T1 und 20 % bei T4-Tumoren.

(Prognostische Bedeutung von Metastasen ☞ 8.4.3.)

Tonsillenkarzinome ❗

Ätiologie/Klinik. Von den Gaumenmandeln ausgehende Karzinome sind mit ca. 80 % die **häufigsten Oropharynxtumoren.** Kleine Tumoren können in der Tiefe der Krypten entstehen und sind dann schwer erkennbar. Die Schleimhautoberfläche kann unauffällig sein, eine Größendifferenz zwischen beiden Tonsillen ist verdächtig.

> **Merke!**
> Aufgrund der Frequenz klinisch okkulter Tonsillenkarzinome sollte die ipsilaterale Tonsille entfernt werden, wenn bei Halslymphknotenmetastasen kein Primärtumor gefunden wird (☞ CUP-Syndrom, 8.4.3).

Größere Tumoren infiltrieren das Gaumensegel, die Zunge und die parapharyngealen Weichteile, eine Metastasierung erfolgt frühzeitig (☞ Abb. 3.6).

Therapie. Nur kleinere Tumoren können peroral als erweiterte Tonsillektomie operiert werden. Größere Tumoren müssen von außen auf dem Wege einer lateralen Pharyngotomie oder nach Spaltung des Unterkiefers angegangen werden.

Meist werden eine ggf. bilaterale Lymphbahnsanierung und eine Nachbestrahlung erforderlich.

Die 5-Jahres-Überlebenszeit liegt im Durchschnitt unter 50 % (T1 80–90 %, T4 ca. 20 %).

(Prognostische Bedeutung von Metastasen ☞ 8.4.3.)

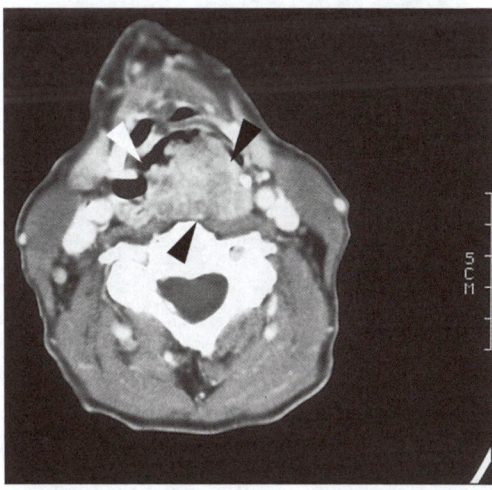

Abb. 3.6: CT eines Oropharynxkarzinoms.

Zungengrundkarzinome   !

Klinik. Auch endoskopisch sind die im Bereich der Zungengrundtonsille gelegenen Tumoren oft nur schwer nachzuweisen. Bei mittelliniennahen Tumoren liegen häufig bilaterale Metastasen vor.

> **Merke!**
>
> In > 20 % der Fälle sind Halslymphknotenmetastasen die erste klinische Tumormanifestation eines Zungengrundkarzinoms.
> Bei Karzinommetastasen eines unbekannten Primärtumors sollte deshalb auch immer ein Zungengrundkarzinom durch tiefe Biopsien ausgeschlossen werden.

Therapie. Kleine Tumoren können unter Kontinuitätserhaltung von Zunge und Kehlkopf operiert werden. Bei größeren Tumoren, die die Epiglottis infiltrieren oder die Vallecula glossoepiglottica überschreiten, ist eine supraglottische oder aus funktionellen Gründen auch totale Laryngektomie notwendig (Schluckakt ☞ 5.1.8).

Ggf. bilaterale Neck dissection. Strahlentherapie.

Diese Tumoren sind unter allen Tumoren dieses Kapitels die prognostisch schlechtesten mit einer durchschnittlichen **5-Jahres-Überlebenszeit von ca. 25 %,** da sie zum Zeitpunkt der Diagnosestellung meist schon fortgeschritten sind.

Nasopharynxkarzinome   !!!

Ätiologie. Nasopharynxkarzinome sind überwiegend **Plattenepithelkarzinome (besonders vom Typ Schmincke-Regaud)** und undifferenzierte Karzinome. Betroffen sind überwiegend Männer jenseits des 40. Lebensjahres.

Ätiologisch spielt das **Epstein-Barr-Virus** eine entscheidende Rolle; darüber hinaus wird die Bedeutung von chronisch-entzündlichen Nasennebenhöhlenerkrankungen diskutiert. Eine starke **regionale Häufung** findet man in **Zentralafrika und Südasien,** bei Menschen weißer Hautfarbe ist der Tumor selten.

Klinik/Diagnostik

- **Erste Tumormanifestationen sind in 40–50 % Halslymphknotenmetastasen,** die oft im lateralen Halsfeld und frühzeitig auch bilateral auftreten können.
- Es folgen **nasale Symptome** mit einer (einseitig) behinderten Nasenatmung und Rhinorrhö, dann otologische Symptome mit **Tubenventilationsstörungen** und deren Folgeerscheinungen.
- **Spätsymptome** betreffen die Hirnnerven, insbesondere die in die Orbita hineinziehenden.

Zur bioptischen Sicherung werden eine Velotraktion (Cave Nasenrachenfibrom!, ☞ 3.5.12) und zur Ermittlung der Infiltrationstiefe CT und MRT durchgeführt.

Therapie/Prognose

- **Primäre Radiatio,** die besonders beim lymphoepithelialen Karzinom gut anspricht.
- Eine Operation des Primärtumors wäre kaum ausreichend radikal durchführbar. Ggf. chirurgische Lymphbahnsanierung. **Bei Rezidiven** erfolgt nach chirurgischer Tumormassenreduzierung ein **Afterloading** durch Spickung des Tumors mit Iridium.
- Die **Bestrahlung** erfolgt über bilaterale Seitenfelder. Wegen der hohen kompensatorischen Rückbildungstendenz der Tumoren wird eine **akzelerierte** Technik und zum Schutz insbesondere des Rückenmarks eine **hyperfraktionierte Technik** eingesetzt. Bei ausgedehnten Tumoren wird auch eine simultane Chemotherapie eingesetzt.
- Die 5-Jahres-Rezidivfreiheit liegt bei nahezu 50 %.

4 Hypopharynx und Ösophagus

Obwohl die erste Ösophagoskopie in starrer Untersuchungstechnik durch einen HNO-Arzt (Kilian) erfolgte, ist das Organ heute sowohl hinsichtlich der Diagnostik als auch der Therapie überwiegend Gegenstand der Bemühungen internistischer und chirurgisch tätiger Kollegen. Die Besprechung der Speiseröhre im folgenden Kapitel berücksichtigt deshalb vor allem die differentialdiagnostischen, aber auch therapeutischen Aspekte, die für den HNO-Arzt wichtig sind.

4.1 Anatomische Grundlagen

Hypopharynx

Der **Kehlkopfrachen** oder Hypopharynx reicht von einer durch die Epiglottisoberkante verlaufenden Ebene als Grenze zum Oropharynx bis in Höhe der Ringknorpelunterkante und geht dort in den Ösophagus über. Der Hypopharynx wird durch den Kehlkopf zu einem nahezu lumenlosen Spalt zusammengedrängt, der nur während des Schluck- und Sprechaktes geweitet wird. Hieraus resultieren diagnostische Probleme bei der indirekten Spiegeluntersuchung (☞ 4.3.2).

Es wird eine Einteilung in drei Regionen vorgenommen. Die **Postkrikoidregion** liegt unmittelbar hinter der Ringknorpelplatte des Kehlkopfes und wird nach oben durch die aryepiglottischen Falten begrenzt; die untere Grenze stellt die Ringknorpelunterkante dar.

Seitlich davon liegen bds. die **Recessus piriformes** als sackförmige Ausbuchtungen zwischen den Ringknorpelseitenflächen medial und großem Zungenbeinhorn sowie der hinteren Innenfläche der Schildknorpel lateral. Die dritte Region, die **Hypopharynxhinterwand,** schließt sich beiderseits dorsal davon an. Seiten- und Hinterwand werden von dem flächenhaften **M. constrictor pharyngis inferior** gebildet, unmittelbar dorsal liegt das vordere Längsband der Halswirbelsäule. Kaudal davon beginnt der Ösophagus.

Der Hypopharynx wird zirkulär von einem Bindegewebssaum, dem Spatium parapharyngeum, umgeben.

In der – zum Hypopharynx gehörenden – **Pars fundiformis**, dem untersten Anteil der schräg verlaufenden Muskelfasern des M. constrictor pharyngis inferior, ziehen die Muskelbündel quer und strahlen nach unten in die äußere Längsmuskulatur des Ösophagus ein. So entsteht im dorsalen Übergangsbereich zwischen Hypopharynx und Ösophagus eine dreieckförmige, muskelschwache Zone, das sog. „**Laimersche Dreieck**", an dem sich durch Wandaussackungen **Hypopharynxdivertikel** bilden können.

Durch die Kontraktion von Muskeln, die an der Schädelbasis inserieren und im Spatium parapharyngeum verlaufen, wird der Pharynxtrichter in der Vertikalen bewegt.

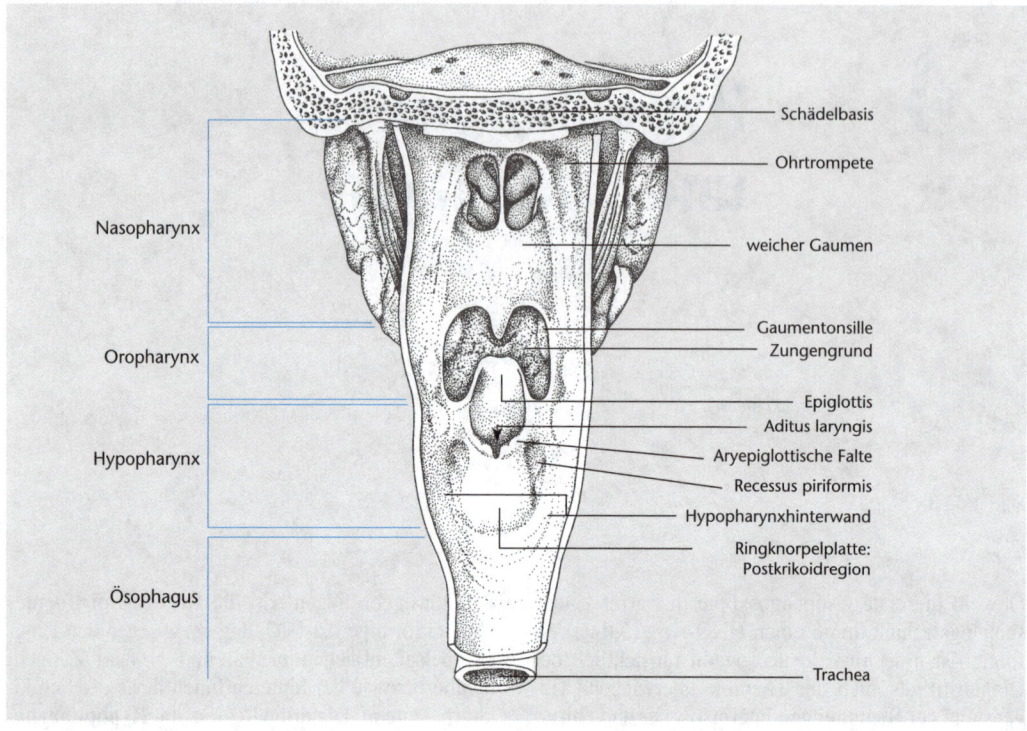

Abb. 4.1: Anatomie des Pharynx – Eröffnung und Sicht von dorsal.

Ösophagus

Der Ösophagusmund liegt unmittelbar hinter dem Ringknorpel. Hier befindet sich die sog. **obere Enge**. Distal davon liegt die Speiseröhre unmittelbar hinter der Pars membranacea der Trachea und hinter dem Aortenbogen (**mittlere Enge**). Die Speiseröhre endet an der Kardia (**untere Enge**).

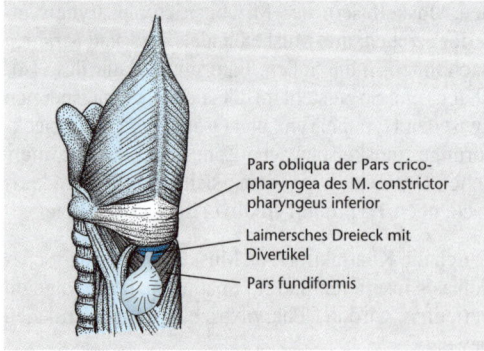

Abb. 4.2: Anatomie des Laimerschen Dreiecks; Divertikel.

Die Muskulatur des Ösophagus ist im oberen Drittel quergestreift, im mittleren Drittel geht sie in längsgestreifte Muskulatur über.

Histologie/Innervation

Im gesamten Hypopharynx und Ösophagus findet sich **mehrschichtiges, nicht-verhornendes Plattenepithel**. Die sensible Versorgung erfolgt durch **Äste des N. vagus,** auf die Bedeutung der Schleimhautinnervation bei der Koordination des Schluckaktes wurde bereits hingewiesen (☞ 3.2.2).

Lymphdrainage

Der Lymphabfluß des Hypopharynx erfolgt zum einen gemeinsam mit der Kehlkopfdrainage durch die Membrana thyrohyoidea nach vorn in die tiefen **Halslymphknoten auf der V. jugularis interna,** zum anderen unmittelbar nach kaudal in die Lymphknoten der Rekurrenskette. Auf diese Weise wird ein Anschluß an das **mediastinale Lymphknotensystem** hergestellt. Auch der Ösophagus drainiert in die mediastinalen Lymphknoten.

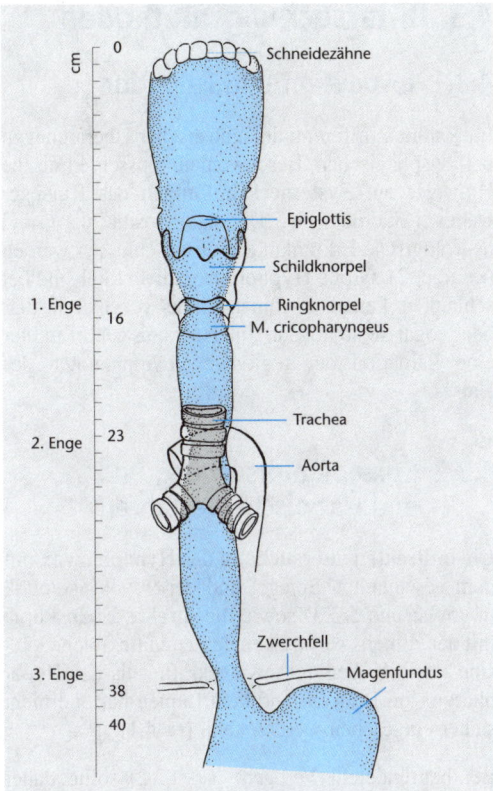

Abb. 4.3: Topographie des Ösophagus.

4.2 Leitsymptome

4.2.1 Dysphagie (Schluckstörungen) !!

Feste Speisen können bei stenosierenden Prozessen in unterschiedlicher Höhe steckenbleiben oder unmittelbar nach der Nahrungsaufnahme erbrochen werden. Schluckstörungen können mit Schmerzen verbunden sein (☞ 4.2.2).

Eine **Aspiration durch Fehlschlucken** ist besonders beim Trinken möglich. **Sodbrennen** entsteht durch Reflux von Magensaft. Das Hochwürgen unverdauter Nahrungsmittel (**Regurgitation**) beim Hinlegen nach einer Mahlzeit, verbunden mit Hustenreiz infolge einer Aspiration, ist ein typischer Hinweis auf ein **Divertikel** (☞ 4.4.3).

Synopsis der Schluckstörungen

Oropharyngeale Ursachen
- Fehlbildungen (Makroglossie, Spaltbildungen, Zungenbeinanomalien, Processus-styloideus-Syndrom)
- Entzündlich (z.B. Glossitis) oder allergisch (Quincke-Ödem), besonders bei abszedierenden Entzündungen (z.B. Peritonsillar-, Parapharyngeal-, Zungengrundabszeß)
- Nerval bei Lähmung der Hirnnerven IX, X, XII
- Raumforderungen wie Zungengrundstrumen, hyperplastische Zungengrundtonsillen, Halszysten, benigne und maligne Neubildungen. Z.n. Operationen dieser Tumoren
- Verschiedene Ursachen wie Xerostomie (Mundtrockenheit), besonders nach Strahlentherapie, Speicheldrüsenerkrankungen, Kieferfrakturen, Verätzungen

Hypopharyngeale und laryngeale Ursachen
- Entzündlich bei Epiglottitis, Pharyngitis, Laryngitis, Larynx-Perichondritis
- Nerval bei Lähmungen des N. vagus, Verschlucken bei einem Ausfall des N. laryngeus superior
- Raumforderungen/Fehlbildungen wie Laryngozelen, Hypopharynxdivertikel (Regurgitation), benigne und maligne Neubildungen, Z.n. Operationen und Strahlentherapie
- Sonstige wie Kehlkopffrakturen, Verätzungen, Fremdkörper

Ösophageale Ursachen
- Fehlbildungen/Anomalien wie angeborene Stenosen und ösophagotracheale Fisteln, Megaösophagus, Hiatushernie, Dysphagia lusoria, Divertikel
- Entzündlich bei Ösophagitis (Reflux, Soor)
- Motilitätsstörungen bei Achalasie, Spasmen, Vaguslähmungen
- Raumforderungen wie benigne und maligne Ösophagustumoren, Ösophagusvarizen, Kompression oder Infiltration durch Tumoren der Schilddrüse, Mediastinal- und Lungentumoren, Aortenaneurysma
- Sonstige wie Fremdkörper, Perforationen, Verätzungen und Narbenstrikturen

Allgemeinerkrankungen als Ursache
- Infektionskrankheiten, hämatologische Erkrankungen (Anämien, Agranulozytose), Tetanie, Hypokaliämie, Raumforderungen bei Leukosen, Vitaminmangel (A, B_2), Mitralvitien

Neurologische Erkrankungen als Ursache

- Amyotrophe Lateralsklerose, Bulbär- und Pseudobulbärparalyse, Poliomyelitis, Polyneuritis, Polyneuropathie (diabetisch, alkoholisch), multiple Sklerose, Syringomyelie, zerebrale Gefäßerkrankungen, Hirntumoren, Hirndruck, Myasthenia gravis, Chorea Huntington, Morbus Parkinson, Tabes dorsalis, Wallenberg-Syndrom, Blei-Intoxikation

Dermatosen als Ursache

- Sklerodermie, Urtikaria, Pemphigus, Aphthen, Epidermolysis bullosa, Dermatomyositis

Singultus als Ursache

- Beim „Schluckauf" handelt es sich um die unwillkürliche, plötzlich einsetzende und i.d.R. harmlose Kontraktion des meist linksseitigen Zwerchfells.

4.2.2 Schmerzen

Schmerzen neben dem Kehlkopf unmittelbar nach dem Essen oder dem versehentlichen Verschlucken eines Gegenstandes in Kombination mit einer Dysphagie und Hypersalivation weisen auf einen im Hypopharynx eingespießten **Fremdkörper** hin.

Eine Schmerzausstrahlung von retrosternal in den Rücken wird bei einem Fremdkörper im Ösophagus berichtet.

> **Merke!**
> Länger bestehende, einseitige Schmerzen im tiefen Halsbereich mit Ausstrahlung in das Ohr können ein Hinweis auf ein Hypopharynxkarzinom sein. Eine endokopische Ursachenklärung ist unbedingt erforderlich!

4.2.3 Blutung

Häufigste Blutungsquelle im Bereich von Hypopharynx und Ösophagus sind **Ösophagusvarizen** im Rahmen einer Leberzirrhose. Meist kommt es zur **Hämatemesis** von kaffeesatzartigem (hämatinisiertem) Blut, nur bei schwallartigen Blutungen zum Abgang von rotem Blut. Blutungen treten außerdem im Zusammenhang mit einem **Ulkus** und einer **Cortison- oder ASS-Therapie** auf.

4.3 Untersuchungsmethoden

4.3.1 Inspektion und Palpation

Im Rahmen differentialdiagnostischer Überlegungen bei dysphagischen Beschwerden müssen klinische Hinweise auf **Systemerkrankungen** des Bindegewebes (Sklerodermie, Dermatomyositis u.a.) und neurologische Erkrankungen ausgeschlossen werden (☞ Kap. 3). Große **Hypopharynxdivertikel** sind bei schlanken Personen zumeist links zervikal tastbar oder sogar sichtbar. Zur Untersuchung gehört immer eine Palpation der regionären Lymphknoten des Halses.

4.3.2 Spiegeluntersuchung und endoskopische Verfahren

Die **indirekte Untersuchung des Hypopharynx** mit dem gewinkelten Spiegel und der 90°-Winkeloptik (☞ 5.3.2 und 5.3.3) sowie die **direkte Endoskopie** mit der zumeist pernasal eingesetzten flexiblen Optik sind nur sehr bedingt aussagekräftig, da der Hypopharynx im Ruhezustand kein Lumen hat und nicht sicher eingesehen werden kann (☞ 4.1).

Bei begründetem Verdacht (☞ 4.2.2) sollte daher beispielsweise ein Hypopharynxkarzinom immer durch eine **starre Hypopharyngoskopie** in Narkose ausgeschlossen werden. Nur so kann der Hypopharynx aufgedehnt und sicher beurteilt werden. Auch Fremdkörper können so sicher entfernt werden.

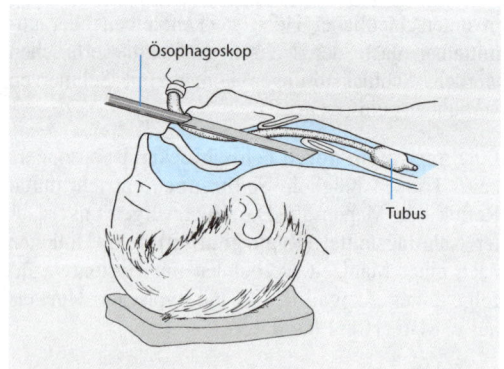

Abb. 4.4: Starre Hypopharyngoskopie und Ösophagoskopie in Intubationsnarkose.

Zur **Untersuchung des Ösophagus** stehen starre und flexible Systeme zur Verfügung. Flexible Untersuchungen sind weniger belastend, können in Lokalanästhesie durchgeführt und mit einer Inspektion des distal gelegenen Verdauungstraktes kombiniert werden. Bei einer starren Endoskopie sind durch Aufdehnung eine bessere Übersicht und mehr Handlungsspielraum beim Umgang mit Instrumenten gegeben.

4.3.3 Bildgebende Untersuchungsverfahren

Eine **Röntgenübersichtsaufnahme** dient der Darstellung röntgendichter Fremdkörper und mediastinale Prozesse (z.B. Mediastinitis).

Sollen Fremdkörper aus nicht röntgendichten Materialien oder anatomisch-pathologische Veränderungen (Tumoren, Divertikel, Stenosen) nachgewiesen werden, muß ein **Kontrastmittelbreischluck** er-

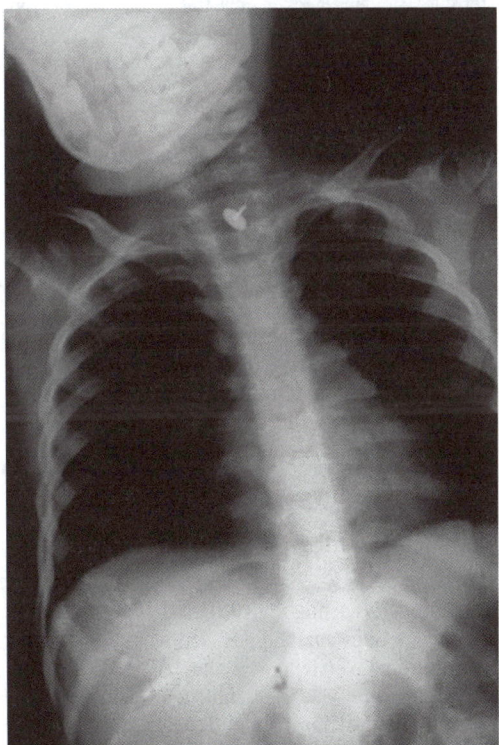

Abb. 4.5: Röntgenaufnahme einer verschluckten, schattengebenden Reißzwecke in der ersten Ösophagusenge bei einem Kind.

folgen (☞ Abb. 4.5). Neben dem klassischen Kontrastbrei **Barium** stehen **hoch-, niedrig-** und **isomolare Jodkontrastmittel** zur Verfügung.

> **Merke!**
> Bei Aspirationsgefahr, Perforationen oder ösophagotrachealen Fisteln sollte nicht Barium, sondern ein wasserlösliches Kontrastmittel gewählt werden.

Durch die Erstellung von Bildserien, z.B. mit der **Videofluoroskopie**, können der gesamte Schluckakt als Vorgang dargestellt werden und eine Funktionsdiagnostik erfolgen.

Die **Sonographie (B-Scan)** wird bei der Diagnostik der Halslymphknoten, aber auch von Hypopharynxtumoren und -divertikeln eingesetzt.

Durch **CT** und besser noch **MRT** können die Ausdehnung und Tiefeninfiltration von Tumoren beurteilt werden, sie sind im Rahmen der Operations- und Bestrahlungsplanung wesentlich.

4.3.4 Ösophagusmanometrie und -pH-Metrie

Die Ösophagusmanometrie dient der Untersuchung des Relaxationsverhaltens der Ösophagus, die -pH-Metrie der Diagnostik des gastrischen Refluxes. Es handelt sich um internistische Untersuchungen, die für den HNO-Arzt bei differentialdiagnostischen Überlegungen von Bedeutung sein können.

4.4 Klinik

4.4.1 Kongenitale Ösophaguserkrankungen

Stenosen

Seltene angeborene Fehlbildung als Dys- oder noch seltener Aplasie der Speiseröhre, die unmittelbar nach der Geburt zu Dysphagie und meist auch einer Aspiration führt. Endoskopische und bildgebende Diagnostik (Kontrastmittelbreischluck).

Therapie mit mechanischer Aufdehnung des Engpasses (Bougierung) von innen oder Operation mit Resektion der Stenose von außen.

Dysphagia lusoria (Arteria lusoria)/ gedoppelter Aortenbogen

Anomalie eines der aus dem Aortenbogen abgehenden Gefäße, am häufigsten der A. subclavia dextra. Das Gefäß verläuft meist zwischen Wirbelsäule und Ösophagus (80 %). Klinisch manifest wird eine **Schluckstörung** – wenn überhaupt – erst **im höheren Lebensalter** infolge eines Elastizitätsverlustes der Gefäßwand.

Entsteht die Schluckstörung durch einen **gedoppelten Aortenbogen**, kann es zusätzlich zur Dyspnoe und Hustenattacken kommen.

Meist ist die Diagnosestellung Ausdruck eines Zufallsbefundes im CT oder MRT, eine Gefäßdarstellung braucht i.d.R. nicht zu erfolgen. Auch eine chirurgische Intervention ist nur selten erforderlich.

Ösophagotracheale Fistel ☞ 6.4.1.

4.4.2 Traumatologie

Fremdkörper   !!

Pathogenese. Auch wenn 95 % der verschluckten Gegenstände den Gastrointestinaltrakt problemlos passieren, hat der HNO-Arzt im klinischen Alltag häufig mit Patienten zu tun, die einen steckengebliebenen Fremdkörper vermuten. Meist sind Kinder oder ältere Patienten betroffen. Die Fremdkörper bleiben – wenn nicht im Oropharnx (☞ 3.5.2) – in der Regel in der **oberen Ösophagusenge** stecken.

Klinik. Hustenreiz durch ein quälendes Fremdkörpergefühl, bei großen Fremdkörpern auch Dysphagie oder Luftnot.

Diagnostik. Bei der Spiegeluntersuchung ist der Fremdkörper im Hypopharnx **nur selten direkt sichtbar.** Lediglich bei total lumenverlegenden Fremdkörpern oder schmerzbedingtem Schluckverhalt findet sich ein **Speichelsee.**

Zur bildgebenden Darstellung eines röntgendichten Fremdkörpers reicht die Übersichtsaufnahme (☞ Abb. 4.5), sonst **Kontrastmittelbreischluck.** Auch bei einem negativen röntgenologischen Ergebnis muß schon bei begründetem Verdacht eine sofortige **endoskopische Untersuchung** erfolgen. Die richtige Indikationsstellung ist häufig ein schwieriges Problem.

Therapie. Der Fremdkörper wird am sichersten im Rahmen einer starren **Endoskopie** mit einer geeigneten Faßzange entfernt.

> **Merke!**
> Verbleibt ein Fremdkörper mehr als 12 Stunden im Hypopharynx oder im Ösophagus, drohen eine Perforation und eine lebensbedrohliche Mediastinitis!

Mediastinitis als Komplikation. Sowohl durch einen Fremdkörper als auch eine Verletzung im Zusammenhang mit einer Fremdkörperentfernung kann eine Perforation des oberen Speiseweges entstehen. Besteht eine Perforation oder kann eine Perforation nicht ausgeschlossen werden, müssen eine Hospitalisierung besonders in Hinblick auf eine oft lebensbedrohliche Mediastinitis und eine hochdosierte Antibiose erfolgen.

Klinische Zeichen einer Mediastinitis sind retrosternale, in den Rücken ausstrahlende Schmerzen, Fieber und Luftnot.

Verätzungen

> **Merke!**
> Verätzungen sind für den HNO-Arzt immer bedeutsame Notfallsituationen!

Pathogenese. Besonders häufig sind Kinder, die haushaltliche Reinigungsmittel essen oder trinken, aber auch Erwachsene mit suizidalen Absichten betroffen. Durch Ingestion von **Säuren** werden **Koagulationsnekrosen**, durch **Laugen Kolliquationsnekrosen**, die tiefgreifender und meist schwerwiegender sind, verursacht. Aufgrund des längeren Schleimhautkontaktes treten die **ausgeprägtesten Schleimhautschädigungen im Bereich der tieferen Schluckstraße** auf!

Anamnestisch wichtig sind die Feststellung der aufgenommenen Substanz und das Zeitintervall zwischen Ingestion und Vorstellung in der Klinik. Ggf. sollte zur Beurteilung der geschluckten Substanz ein **Giftinformationszentrum** zu Rate gezogen werden.

Klinik. Im Vordergrund stehen **Schmerzen** im Bereich der gesamten Schluckstraße, die besonders retrosternal ausgeprägt sind, außerdem bestehen **Dys-**

phagie und **Hypersalivation.** Je nach Menge der getrunkenen Flüssigkeit kann auch eine Schocksymptomatik auftreten.

Diagnostik/Befund. Im Rahmen der Spiegeluntersuchung werden Ätzspuren besonders in Oropharynx und Mundhöhle beurteilt. Ein Schleimsee im Bereich des Hypopharynx spricht für eine Atonie des Ösophagus, also ein schwerwiegendes Ereignis!

Liegt der Zeitpunkt der Ingestion nicht länger als ca. sechs Stunden zurück, sollte eine direkte Endoskopie erfolgen, um das Ausmaß der Ösophagusbeteiligung, dem potentiellen Hauptschädigungsort, zu beurteilen und ggf. eine Magensonde zu plazieren. Auch eine Untersuchung von Magen und Duodenum ist unter Umständen erforderlich.

Die Durchführung einer Ösophaguskopie nach einer Säure- oder Laugeningestion ist immer heikel und erfordert Erfahrung, um eine Perforation zu vermeiden!

> **Merke!**
> Bei einer länger als sechs Stunden zurückliegenden Säure- oder Laugeningestion sollte eine endoskopische Untersuchung wegen der Perforationsgefahr unterbleiben und darf erst wieder nach ca. acht Tagen durchgeführt werden.

Schweregrade der vorgefundenen Ösophagus-Schleimhautläsionen:

- leichtgradige Schädigungen mit Ausbildung eines Schleimhautödems
- mittelgradige Schädigungen mit Fibrinbelägen, die nach Abstreifen bluten
- schwergradige, flächige, ulzerierende Läsionen mit möglicher Schädigung aller Wandschichten und ggf. (gedeckte) Perforation

Während leicht- und mittelgradige Läsionen i.d.R. folgenlos ausheilen, droht bei schwergradigen Verätzungen einerseits eine **Mediastinitis,** andererseits kommt es zur **narbigen Defektheilung** und häufig auch zur Stenose.

Therapie. Am Unfallort steht die Behandlung eines Schocks im Vordergrund. Nach Feststellung des schädigenden Agens:

- Verdünnung durch reichliches Trinken
- Neutralisation von Laugen durch säurehaltige Getränke
- Neutralisation von Säuren durch Magnesia usta u.ä.

> **Merke!**
> Nach Säure- oder Laugeningestionen sollte keinesfalls Erbrechen ausgelöst werden oder eine Magenspülung erfolgen!

In der Klinik werden bei nicht-perforierenden Verletzungen eine orale Antibiotikatherapie sowie eine Kortikosteroidmedikation nach dem Verätzungsschema (1 mg Prednisolonäquivalent/kg KG) zur Vermeidung einer narbigen Stenose eingeleitet.

Bei einer nachgewiesenen Perforation hochdosierte, systemische Antibiose, ggf. Einlage einer Magensonde und Überwachung in Hinblick auf eine drohende Mediastinitis (☞ oben). Kein Cortison!

Je nach Ausmaß des Erstbefundes ist eine Kontrollendoskopie erforderlich. Können keine Schädigungen mehr nachgewiesen werden, wird die Therapie beendet.

Bei perforierenden, zirkulären Schädigungen drohen narbige Defektheilungen und Stenosen, die einer langwierigen Bougierungsbehandlung oder operativen Resektion bedürfen.

Boerhaave-Syndrom/ Mallory-Weiss-Syndrom

Ursächlich ist eine **durch heftiges Erbrechen ausgelöste Spontanperforation** überwiegend im Bereich des unteren Ösophagusdrittels. Die Genese ist nicht sicher geklärt. Nach einem anfänglichen Vernichtungsschmerz kommt es zur raschen Verschlechterung des Allgemeinzustandes und zur Schockentwicklung. **Entscheidend für die Prognose ist der Zeitabstand zwischen Ereignis und operativer Revision.**

Rezidivierende Ösophagusperforationen treten auch bei einer **Bulimie** auf.

Traumen

Verletzungen von Hypopharynx und Ösophagus durch Gewalteinwirkung von außen im Rahmen einer offenen Halsverletzung, z.B. bei einem Verkehrsunfall, sind sehr selten. Der Unfallhergang ist meist hinweisgebend. Nach endoskopischer und bildgebender Diagnostik erfolgt der Perforationsverschluß von außen über einen hals- und/oder thoraxchirurgischen Zugang.

4.4.3 Hypopharynxdivertikel (Zenker)

Pathogenese. Häufigstes Divertikel mit zunächst temporärer, dann bleibender hernienartiger Ausbuchtung der Hypopharynxwand im Bereich des **Laimerschen Dreiecks** (☞ Abb. 4.2).

> **Merke!**
> Ursprung des Zenker-Divertikels ist der Hypopharynx und nicht der Ösophagus!

Die durch Koordinationsstörungen des Schluckaktes begünstigte Aussackung schiebt sich zwischen Hypopharynxhinterwand und prävertebraler Faszie meist in das linke seitliche Halsfeld. Betroffen sind meist Männer im mittleren und höheren Lebensalter.

Klinik/Diagnostik. Kleine Divertikel verursachen ein Fremdkörpergefühl beim Schlucken. Große Divertikel bedingen dysphagische Beschwerden mit Steckenbleiben der Speisen und in typischer Weise eine **Regurgitation unverdauter Nahrungsmittel** besonders im Liegen. Foetor ex ore. Durch Überlaufen und Aspiration kann Hustenreiz ausgelöst werden.

Große Divertikel sind teilweise tastbar, eine gute Befunddarstellung gelingt sowohl sonographisch als auch durch einen Kontrastmittelbreischluck (☞ Abb. 4.6).

Die endgültige Befundsicherung erfolgt endoskopisch.

Therapie. Bei kleineren Divertikeln endoskopische **Schwellendurchtrennung mit Myotomie der Pars cricopharyngea des M. constrictor pharyngis** (☞ 4.1) und Reintegration in das Kopfdarmlumen; größere Befunde werden von außen über einen Zugang von links abgetragen. Bedeutsam ist auch dabei die Schwellendurchtrennung.

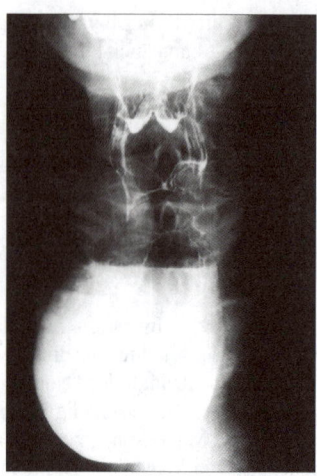

Abb. 4.6: Kontraströntgenbild eines Hypopharynx-(Zenker-) Divertikels.

Während bei der endoskopischen Operation als oft bedrohliche Komplikation eine Mediastinitis im Vordergrund steht, droht bei der Operation von außen eine Rekurrensparese.

> **Merke!**
> Bei der Operation eines Zenker-Divertikels ist immer der histologische Ausschluß eines Karzinoms erforderlich.

4.4.4 Ösophagusdivertikel, Hernien, Motilitätsstörungen und Ösophagusvarizen

Im folgenden Abschnitt werden mehrere Krankheitsbilder kurz vorgestellt, die für den HNO-Arzt vor allem von differentialdiagnostischer Bedeutung bei Patienten mit Dysphagiebeschwerden sind (☞ 4.2.1).

Ösophagusdivertikel

Prädilektionsorte für die Entstehung von Divertikeln sind die Region des Lungenhilus (> 70 %) und der kardianahe Abschnitt des Ösophagus.

Parabronchiale (thorakale) und selten **zervikale Divertikel** entstehen als **Traktionsdivertikel** durch einen entzündlich, früher zumeist tuberkulös veränderten Lymphknoten und den bei der Abheilung entstehenden Narbenzug. Als angeborene Variante entstehen sie aufgrund einer segmental unvollständigen Lösung von Luft- und Speiseröhre. Zusätzlich kann eine Pulsation von Bedeutung sein. In der Regel handelt es sich um Zufallsbefunde, die nicht therapiebedürftig sind.

Epiphrenische (parahiatale) Divertikel sind Folge einer funktionellen Störung des unteren Ösophagussphinkters. Diese **Pulsionsdivertikel** sind häufig mit einer Hiatushernie, einem Ösophagusspasmus oder einer Achalasie vergesellschaftet (☞ unten). Zu den Symptomen gehören Sodbrennen, epigastrische Schmerzen und eine leichtgradige Dysphagie.

Eine operative Abtragung ist nur selten erforderlich.

Zwerchfell-(Hiatus-)Hernien

Hiatushernien entstehen durch eine meist reversible Verlagerung von Teilen des Magens durch den Hiatus oesophageus in den Thoraxraum.

Gleithernien
Am häufigsten sind die reversiblen Gleithernien bei alten Menschen, die durch eine Verlagerung der Kardia entstehen und **meist als Zufallsbefunde** diagnostiziert werden (☞ Abb. 4.7). Eine Therapie ist nur bei einer Refluxsymptomatik erforderlich.

Paraösophageale Hernien
Klinisch und therapeutisch bedeutsamer sind paraösophageale Hernien. Ca. 30 % der Patienten entwickeln eine z.T. schwergradige **Dysphagie** oder eine Anämie infolge leichtgradiger **Magenschleimhautblutungen.** Als Komplikation droht die Inkarzeration.

Auch asymptomatische paraösophageale Hernien sollten deshalb der Operation (**Gastropexie oder Hiatoplastik**) zugeführt werden.

Motilitätsstörungen

Achalasie
Die bekannteste Motilitätsstörung ist die Achalasie, die infolge einer **progressiven Tonuszunahme des unteren Ösophagussphinkters** entsteht. Der proximal dieser funktionellen Stenose gelegene Ösophagus ist weitgestellt. Es kommt zu zunehmenden dys-

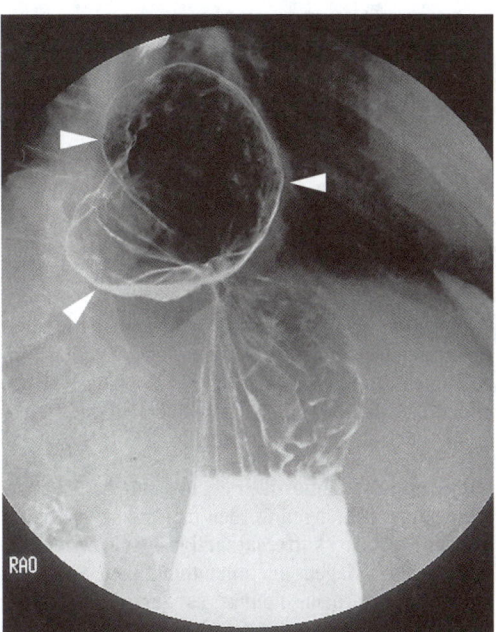

Abb. 4.7: Axiale Hiatusgleithernie. In den Thoraxraum verlagerter Magenanteil (Pfeile).

phagischen Beschwerden mit dem Gefühl, daß der Nahrungsbrei steckenbleibt, und zu Erbrechen nach der Nahrungsaufnahme.

Bei der Diagnostik durch Kontrastmittelbreischluck, Ösophagusmanometrie und Ösophagoskopie spielt der differentialdiagnostische **Ausschluß eines Ösophaguskarzinoms** eine Rolle.

Therapie: (wiederholte) Bougierungen, Kardiamyotomie.

Idiopathischer Ösophagusspasmus
Der idiopathische Ösophagusspasmus mit unterschiedlich stark ausgeprägter Dysphagie und mit retrosternalen Schmerzen ist Folge einer **Störung der vegetativen Innervation** des Ösophagus. Psychische Faktoren spielen eine bedeutende Rolle.

Radiologische Diagnostik und Ösophagusmanometrie sichern die Diagnose. Die Erkrankung ist in der Regel harmlos!

Therapie: Vermeidung der auslösenden Faktoren, Anpassung der Eßverhaltens.

Weitere Motilitätsstörungen

- die **krikopharyngeale Achalasie** mit einer Funktionsstörung des oberen Ösophagussphinkters
- der **hyperkontraktile Ösophagus** mit einer Hyperkontraktion der distalen Speiseröhre
- sekundäre Funktionsstörungen bei **Diabetes mellitus** und **Sklerodermie**

Ösophagusvarizen !!

Ösophagusvarizen haben ihre Ursache meist in einer **Leberzirrhose** (in 50 % Varizen) und der dadurch bedingten portalen Hypertonie. Ösophagusvarizen bilden sich bei 50 % der Zirrhotiker. Sie sind Ausdruck eines Umgehungskreislaufes.

Klinik und Diagnostik der ursächlichen Lebererkrankung. Blutungen werden meist zunächst durch **Teerstühle** oder **kaffeesatzartiges Erbrechen** infolge von Magenschleimhautblutungen klinisch manifest. Erst dann kommt es zur Hämatemesis von teils großen Mengen frischen, hellroten Blutes. Auch dysphagische Beschwerden treten auf.

Therapie (internistisch): ggf. notfallmäßige, endoskopische Sklerosierung. Sonst Ballonkompression.

4.4.5 Entzündliche !!
Ösophaguserkrankungen

Die **Refluxösophagitis** entsteht durch eine Insuffizienz des unteren Ösophagussphinkters. Durch den Rückfluß von saurem Mageninhalt kommt es zunächst zu entzündlichen, später zu narbigen Schleimhautveränderungen der distalen Speiseröhre mit **Sodbrennen** und **dysphagischen Beschwerden**.

Endoskopie und pH-Metrie zur Diagnosesicherung. Biopsie insbesondere bei längerem Verlauf zum Ausschluß einer malignen Entartung!

Konservative Therapie mit H_2-Blockern, bei Therapieversagern Fundoplicatio. Komplikationen stellen Ulzera und Erosionsblutungen dar. Entwicklung eines **Ösophaguskarzinoms** (☞ 4.4.8).

Die **Candida-Soor-Ösophagitis** ist typische Begleiterkrankung konsumierender Erkrankungen und besonders einer Chemotherapie.

4.4.6 Gutartige Tumoren des Hypopharynx und Ösophagus

Ätiologie. Insgesamt selten vorkommende Neubildungen epithelialer Herkunft, z.B. Zysten und Papillome, oder mesenchymaler Herkunft. Am häufigsten treten die oft gestielten **Leiomyome** auf, seltener Lipome oder Hämangiome.

Klinik/Befund. Meist uncharakteristische Beschwerden mit Globusgefühl und Dysphagie auch bei großen Neubildungen, die weit in den Ösophagus herabhängen. Eine vitale Gefährdung kann durch eine Verlegung der Luftwege auftreten, wenn der Tumor hochgewürgt wird.

Diagnostik. Oft schwierig. Sowohl bei Röntgenkontrastuntersuchungen als auch bei der Endoskopie bleiben die Tumoren leicht unentdeckt.

Therapie. Chirurgische Resektion.

4.4.7 Maligne Tumoren !!
des Hypopharynx

Die malignen Tumoren des Hypopharynx haben **von allen Karzinomen des oberen Aerodigestivtraktes** die deutlich **schlechteste Prognose.** Dies muß in der Therapieplanung berücksichtigt werden, insbesondere wenn es um die Frage geht, ob ein kurativer oder palliativer Therapieansatz gewählt wird.

Epidemiologie/Pathogenese

Hypopharynxkarzinome sind seltener als Larynxkarzinome, die Geschlechtsdisparität zugunsten des männlichen Geschlechts liegt bei 4:1, die meisten Patienten sind zwischen 55 und 65 Jahre alt. Neben den für die Tumorentstehung wichtigsten exogenen Noxen **Tabak** und **Alkohol** besteht beim Hypopharynxkarzinom der Postkrikoidregion ein noch nicht vollständig geklärter Zusammenhang mit dem Paterson-Kelly-Syndrom, auch Plummer-Vinson-Syndrom genannt. Es handelt sich um eine sideropenische Dysphagie, von der überwiegend Frauen betroffen sind. Nach Schätzungen entwickeln zwischen 10 und 30 % der Betroffenen ein Karzinom.

Histologie/Tumorlokalisation/Klassifikation

Der allergrößte Teil (> 90 %) der malignen Tumoren sind oft schlecht differenzierte verhornende und nichtverhornende **Plattenepithelkarzinome** (Grading, ☞ 3.5.13).

Tumorstadieneinteilung. Entsprechend der anatomischen Regionen werden die Hypopharynxtumoren dem Sinus piriformis, der Postkrikoidregion oder der Hypopharynxhinterwand zugeordnet:

- **T1** Der Tumor ist auf eine Region beschränkt und weniger als 2 cm groß in größter Ausdehnung
- **T2** Befall von zwei benachbarten Region ohne Larynxfixierung, Ausdehnung zwischen 2 und 4 cm
- **T3** Infiltratives Wachstum mit Larynxfixierung oder größte Ausdehnung mehr als 4 cm
- **T4** Der Tumor überschreitet die Organgrenzen und infiltriert Nachbarstrukturen.

Die **häufigste Tumorlokalisation** ist der **Sinus piriformis.** Meist sind die Tumoren bei Diagnosestellung schon weit fortgeschritten, und die ipsilaterale Stimmlippe ist fixiert (T3–4). Kleine Hypopharynxkarzinome (T1 oder 2) werden nur selten diagnostiziert (☞ Abb. 39 im Farbbogen).

Metastasen

Nicht selten sind **lymphoregionäre Metastasen** die ersten klinischen Zeichen eines Hypopharynxkarzinoms. Typisch ist eine große Metastase im Bereich des oberen Venenwinkels (☞ Abb. 40 im Farbbogen).

Bei Diagnosestellung sind in ungefähr **80 % der Fälle** ipsi- und in 10 % kontralaterale Metastasen nachweisbar. Neben den tiefen jugulären Lymphknoten werden auch primär bereits die Lymphknoten der Rekurrenskette besiedelt (☞ Abb. 41 im Farbbogen). Es besteht also ein unmittelbarer Anschluß an die Lymphknoten des Mediastinalraums. Auch Fernmetastasen, v.a. in der Lunge, treten häufiger als beim Kehlkopfkrebs auf. Klinisch nachweisbare Knochenmetastasen sind bei der Erstdiagnose eines Hypopharynxkarzinoms selten, bei Rezidiven jedoch häufiger (Ausschluß durch ein Knochenszintigramm).

> **Merke!**
>
> Ein Hypopharynxkarzinom muß immer ausgeschlossen werden, wenn die Halslymphknotenmetastase eines Plattenepithelkarzinoms gefunden wird (CUP-Syndrom, ☞ 8.4.1) und der Primärtumor bis dato unbekannt ist!

Klinik/Diagnostik

Beschwerden werden erst durch größere Tumoren verursacht: Typisch sind **einseitige Schluckschmerzen** im tiefen Hals mit **Ausstrahlung in die Ohrregion.** Manchmal tritt ein Foetor ex ore auf. Heiserkeit oder tastbare Halslymphknotenmetastasen sind Zeichen fortgeschrittener Tumoren. Teilweise bereits bei Erstdiagnose Tumorkachexie.

Eine Diagnosestellung auf dem Wege einer indirekten Spiegelung ist oft nicht möglich. Die Untersuchung ist aber im Rahmen der Therapieplanung von großer Bedeutung, um die Stimmlippenbeweglichkeit zu beurteilen (☞ Tumorstadien). Bei Tumorverdacht muß eine direkte Hypopharyngoskopie erfolgen. Die Feststellung der genauen Tumorausdehnung und die Abgrenzbarkeit zu den benachbarten Organen, insbesondere dem Ösophagus, sind für die Therapieplanung von großer Bedeutung. Ein Zweitkarzinom des oberen Aerodigestivtraktes muß immer ausgeschlossen werden. Ein CT oder MRT ist zum Nachweis der Tiefeninfiltration und zur Planung einer Bestrahlung wesentlich. Die Staginguntersuchungen umfassen die sonographische Untersuchung der Halslymphknoten und Oberbauchorgane, eine Röntgenuntersuchung, ggf. CT des Thorax und bei Rezidiven auch ein Knochenszintigraphie.

Therapie

Operation

- **Kleine Hypopharynxkarzinome (T1/T2)** werden entweder peroral meist unter Einsatz eines Lasers reseziert, oder es erfolgt eine Hypopharynxteilresektion von außen. In Abhängigkeit von der Tumorausdehnung und -lage ist eine partielle oder totale Laryngektomie erforderlich. Eine totale Laryngektomie ist oft bei Tumoren der medialen Wand des Sinus piriformis und der Postkrikoidregion unvermeidlich.
- **Größere Tumoren (T3/T4)** werden als partielle oder totale Hypopharyngektomie mit totaler Laryngektomie operiert (☞ Abb. 39 im Farbbogen). Ein etwa 25 mm breiter Pharynxschleimhautstreifen reicht für eine primäre Rekonstruktion der Schluckstraße (☞ totale Laryngektomie, 5.4.6). Größere Schleimhautdefekte müssen durch gefäßgestielte Lappenplastiken (z.B. myokutaner M.-pectoralis-major-Lappen) oder gefäßanastomosierte Darminterponate rekonstruiert werden. Eine perorale Resektion nur in besonderen Fällen möglich.

- **Große, zirkulär wachsende und in die Umgebung infiltrierende Tumoren** gelten in den meisten Fällen, den Ösophaguseingang infiltrierende Tumoren stets als inoperabel.

  Ein schlechter Allgemeinzustand des Patienten oder Fernmetastasen können ebenfalls eine Operation ausschließen.

Lymphknotensanierung. Angesichts einer hohen Metastasierungstendenz ist die tumorseitige **Neck dissection** eine obligatorische Maßnahme, die Operation der Gegenseite erfolgt fakultativ.

Strahlentherapie. Die Strahlentherapie nach erfolgter Operation unter Einschluß der Primärtumorregion und der Halsfelder ist obligat. Bei Kontraindikationen gegen eine Operation kann eine primäre Strahlentherapie auch bei kleinen Primärtumoren durchgeführt werden.

Mit Hinblick auf die auch nach einer radikalchirurgischen Therapie schlechten Prognose sollte eine primäre Strahlentherapie bei allen Hypopharynxkarzinomen, die eine totale Laryngektomie oder noch ausgedehntere Eingriffe erforderlich machen, erwogen werden.

Palliativmaßnahmen. Von großer Bedeutung in der Therapie der Hypopharynxkarzinome sind Palliativmaßnahmen. Hierzu gehören:
- Strahlentherapie
- Tracheotomie
- Plazierung einer Ernährungssonde
- suffiziente Schmerztherapie

Prognose
Die Prognose der Hypopharynxkarzinome ist schlecht. Knapp ein Drittel der Tumoren ist bereits bei Diagnosestellung inoperabel. Nur Patienten mit kleineren Tumoren ohne Metastasen haben 5-Jahres-Überlebensraten von mehr als 50 %, bei größeren Tumoren ist die Überlebensrate deutlich geringer.

4.4.8 Ösophaguskarzinome

Die Therapie der Ösophaguskarzinome liegt in der Hand von Strahlentherapeuten und Chirurgen. Die Erstdiagnostik insbesondere der Tumoren der proximalen Speiseröhre erfolgt allerdings nicht selten durch den HNO-Arzt. Außerdem tritt ein Ösophaguskarzinom als syn- oder metachrones Zweitkarzinom bei Karzinomen des oberen Aerodigestivtraktes auf und muß bei der Diagnostik (Panendoskopie) berücksichtigt werden.

Ätiopathogenese/Epidemiologie
Wie bei allen Karzinomen des oberen Aerodigestivtraktes spielen **Tabak** und **Alkohol** eine überragende Rolle. Wie sonst in keiner Lokalisation sind im Falle des Ösophaguskarzinoms aber auch **chronisch entzündliche Reizzustände** der Schleimhaut von pathogenetischer Bedeutung. Hierzu zählen z.B. Refluxösophagitis, Achalasie, chronische thermische oder mechanische Belastungen (☞ 4.4.4 und 4.4.5). Regionale Tumorhäufungen findet man in Südostasien und Südamerika. Überwiegend sind Männer (5:1) um das 60. Lebensjahr betroffen.

Lokalisation/Histologie/Staging
Gut 40 % der Tumoren entstehen jeweils im unteren und mittleren Drittel der Speiseröhre, 15 % haben ihren Ursprung im oberen Drittel. Histologisch handelt es sich meist um entdifferenzierte **Plattenepithelkarzinome.** Die **Metastasierung** erfolgt in die paratrachealen und mediastinalen Lymphknoten.

Tumorstadieneinteilung
- T1   Tumorinfiltration von Lamina propria oder Submukosa
- T2   Infiltration der Muscularis propria
- T3   Infiltration der Adventitia
- T4   Infiltration von Nachbarstrukturen

Klinik/Diagnostik
- Unspezifische Beschwerden im Frühstadium sind retrosternales Brennen und Hitzegefühl sowie dyspeptische Beschwerden (Refluxsymptomatik).
- Dysphagie, retrosternale Schmerzen, Völlegefühl, Erbrechen und Gewichtsabnahme sind Zeichen weit fortgeschrittener Tumoren.

- Nicht selten ist eine Kehlkopflähmung mit Heiserkeit durch eine Tumorinfiltration des N. recurrens ein frühes klinisches Zeichen.

Die Diagnose wird durch einen **Kontrastmittelbreischluck** sowie durch eine **endoskopisch-histologische Untersuchung** gesichert. Im Rahmen des Stagings sind CT-Untersuchungen des Thorax und der Bauchorgane erforderlich.

Therapie/Prognose

40 % aller Ösophaguskarzinome sind bereits bei der Erstdiagnose **inoperabel**. Hierzu zählen Tumoren des oberen Drittels und in den Ösophagus vorwachsende Hypopharynxkarzinome. Es erfolgt eine palliative Radiatio. Die meisten Patienten sterben innerhalb eines Jahres nach der Diagnosestellung.

Tumoren des mittleren und unteren Drittels werden chirurgisch mit Interposition von Kolon oder Magenhochzug reseziert, oder es erfolgt eine strahlentherapeutische Behandlung. Die Prognose ist schlecht.

Auch in der Therapie des Ösophaguskarzinoms sind **Palliativmaßnahmen von großer Bedeutung.** Hierzu gehören besonders bei Tumoren des oberen Drittels eine Tracheotomie, zur Sicherstellung des Ernährung die Plazierung einer Ernährungssonde oder nach Rekalibrierung des Ösophaguslumens die Einlage eines Tubus bzw. Stents. Auch eine suffiziente Schmerztherapie ist von großer Wichtigkeit.

4

5 Larynx

5.1 Anatomische und physiologische Grundlagen

5.1.1 Morphologie und Embryologie

Lage/Entwicklung

Der Kehlkopf liegt zentral in der Regio colli mediana im Raum zwischen mittlerer und tiefer Halsfaszie beim Erwachsenen in Höhe des 4. und 5. Halswirbelkörpers. Beim Säugling liegt er in Höhe des 2. Halswirbelkörpers. Der Larynx wird teilweise von der infrahyoidalen Muskulatur und dem Platysma bedeckt. Entwicklungsgeschichtlich entsteht der Kehlkopf aus dem 4. und 6. Kiemenbogen. Aus dem 4. Kiemenbogen entwickeln sich Schildknorpel, Taschenfalten, aryepiglottische Falte, Epiglottis teilweise und Cartilagines cuneiformia. Aus dem 6. Kiemenbogen entwickeln sich Ring- und Aryknorpel sowie Stimmlippenmuskulatur. Die zugehörigen Kiemenbogennerven sind Äste des N. vagus.

Aufbau

- Das knorpelig-knöcherne Stützgerüst besteht aus **Schild-, Ring- und Aryknorpeln, Kehldeckel (Epiglottis)** und den funktionslosen **Santorinischen** und **Wisberg-Knorpeln**, die durch Bänder und Membranen miteinander verbunden sind.

- Durch die **Membrana thyrohyoidea** ist der Kehlkopf nach oben am Zungenbeinkörper fixiert, durch das **Ligamentum cricotracheale** erfolgt die Verankerung an der Trachea. Die Membrana cricothyroidea, das **Ligamentum conicum**, verbindet Schild- und Ringknorpel, an dieser Stelle ist die Entfernung zwischen Halshaut und oberen Luftwegen am geringsten: Ort der **Koniotomie.**

- M. thyrohyoideus und M. sternohyoideus verbinden den Kehlkopf mit dem Zungenbein und dem Sternum: Durch die Kontraktion der infrahyoidalen Muskulatur wird der Larynx in vertikaler Richtung zwischen Zungenbein und Sternum bewegt.

- Im Zentrum des Kehlkopfes liegen zwischen den Proc. vocales der Aryknorpel und dem Schildknorpel die **Stimmlippen,** die **Ligamenta vocalia.** Deren mediale Kanten begrenzen die Stimmritze **(Rima glottis),** ihre Länge beträgt beim Mann 2–2,5 cm, bei der Frau 1,5–2 cm und beim Säugling 0,5 cm. Die Stimmlippen bilden vorn einen spitzen Winkel, die **vordere Kommissur.** Der Winkel ist bei Frauen aufgrund einer größeren Abduktionsfähigkeit der Stimmlippen größer als bei Männern. Der Abstand dorsal zwischen den Aryknorpeln beträgt ungefähr 5 mm **(hintere Kommissur).**

- Aus onkologischen Gründen bedeutsam ist die **Broyle-Sehne.** Es handelt sich um eine Bindegewebsstruktur, zu der beide Stimmbänder im Bereich der vorderen Kommissur verschmelzen und die im Schildknorpel inseriert. An dieser Stelle

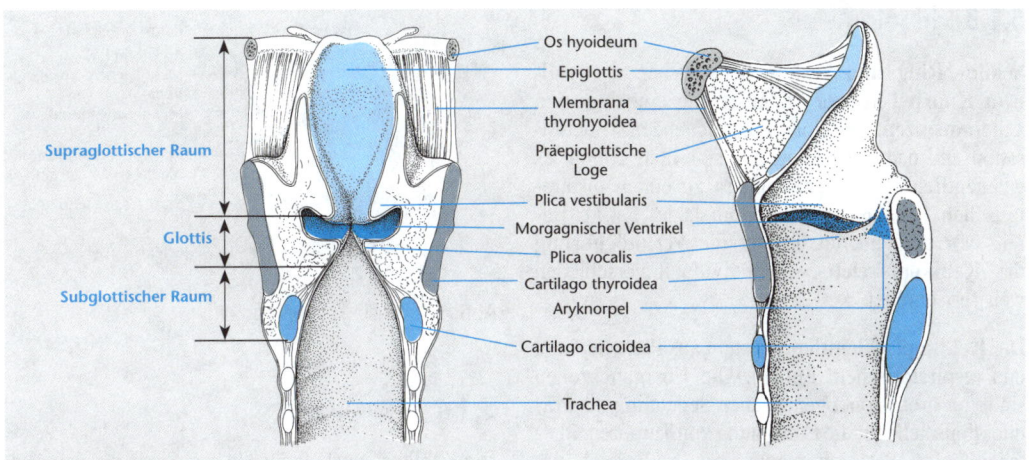

Abb. 5.1: Anatomie des Kehlkopfes. Linkes Bild als *koronarer* Schnitt durch das Kehlkopfzentrum, rechtes Bild als sagittaler Schnitt in der Mittellinie.

5

des Schildknorpels fehlt das Perichondrium bzw. Periost. Ein Tumor kann deshalb leichter in das Kehlkopfskelett einwachsen. Außerdem stehen hier intra- und extralaryngeale Gefäße miteinander in unmittelbarer Verbindung.

- Oberhalb der Stimmbänder werden durch Schleimhautfalten die **Taschenfalten** aufgeworfen, zwischen beiden Strukturen liegen die **Morgagni-Ventrikel.**

5.1.2 Einteilung und Begrenzungen

Die kraniale und die laterale obere Begrenzung des Larynx bilden der freie Epiglottisrand und die **ary-epiglottische Falte** als Grenze zum Sinus piriformis (Hypopharynx). Die Hinterfläche, gebildet im wesentlichen durch den dorsalen Anteil des Ringknorpels (Siegelringplatte), grenzt ebenfalls an den Hypopharynx (**Postkrikoidregion**). Der Ringknorpel reitet auf dem obersten Trachealknorpel. Das aus Fett und Bindegewebe bestehende **Spatium pre-epiglotticum** und das **Spatium paraglotticum**, die dem Kehlkopf vorn und seitlich benachbart gelegen sind, sind für die Ausbreitung von Tumoren bedeutsam.

Bei der klassischen topographischen Einteilung des Kehlkopfes werden drei Etagen unterschieden:
- Der **supraglottische Raum** umfaßt den Larynxeingang bis zum Morgagni-Ventrikel.

- Den **glottischen Raum** bilden die Stimmlippen bis 5 bzw. 10 mm subglottisch (unterschiedliche Angaben).
- Kaudal der Glottis bis zur Ringknorpelunterkante liegt der **subglottische Raum.**

Aus embryologischer und auch anatomisch-onkologischer Sicht sinnvoll ist eine Unterscheidung der Räume ober- und unterhalb einer Linie zwischen vorderer Kommissur, der größten Tiefe des Morgagni-Ventrikels, etwa der mittleren Ebene der Aryknorpel und der hinteren Kommissur. Oberhalb und unterhalb dieser Ebene besteht eine getrennte arterielle, venöse, lymphatische und nervale Versorgung.

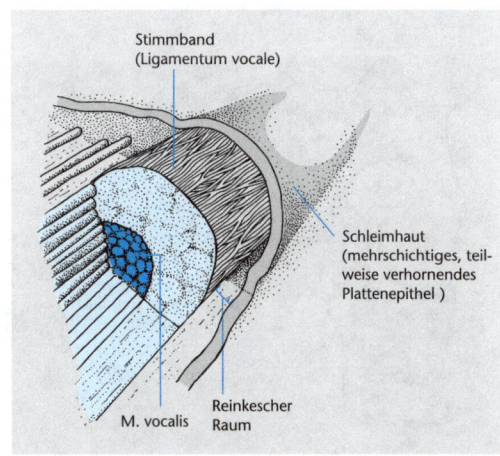

Abb. 5.2: Schnitt durch die Stimmlippe.

5.1.3 Histologie

Schild-, Ring- und Aryknorpel bestehen aus **hyalinem Knorpel** mit zur Stabilisierung **eingelagerten Calciumsalzen.** Bei einer unzureichenden Mineralisation und dadurch bedingter Instabilität, kommt es gelegentlich bei kleinen Kindern zu einem inspiratorischen Kollaps (☞ Laryngomalazie, 5.4.1). Bereits vor der Pubertät beginnt die **Verknöcherung des Kehlkopfskeletts,** die individuell verschieden weit fortschreitet.

Die **Kehlkopfschleimhaut** besteht aus Plattenepithel und respiratorischem Epithel. Die Übergangszonen sind von großer onkogenetischer Bedeutung als Prädilektionsstelle für die Entstehung von Tumoren. Plattenepithel findet sich regelmäßig im Bereich der Stimmlippen und ist dort teilweise verhornend. Die unmittelbar subglottisch gelegene Linea arcuata inferior als Grenze zum Flimmerepithel der Trachea ist der Ort im Kehlkopf, an dem die meisten Karzinome entstehen. Weitere Plattenepithelvorkommen finden sich supraglottisch im gesamten Kehlkopfeingang: im Bereich der Randzonen der laryngealen Epiglottisfläche, der aryepiglottischen Falten und deren Übergangszone zu den Taschenbändern. Der übrige Kehlkopf ist von respiratorischem Flimmerepithel ausgekleidet. Subglottisch ist Plattenepithel selten nachweisbar.

Unter dem Plattenepithel der Stimmlippen befindet sich ein drüsen- und lymphgefäßfreier Verschiebespalt, der **Reinke-Raum** (Reinke-Ödem, ☞ 5.4.4).

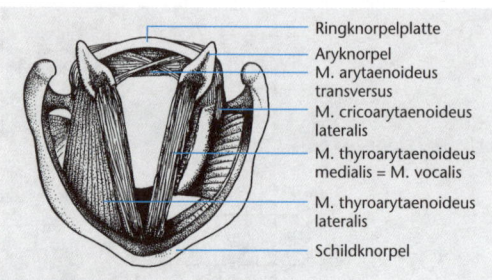

Abb. 5.4: Innere Kehlkopfmuskeln.

5.1.4 Muskulatur

Die Kehlkopfmuskeln im engeren Sinne werden nach funktionellen Gesichtspunkten in drei Gruppen unterteilt:

- **Stimmritzenerweiterer** M. cricoarytenoideus posterior (Postikus)
- **Stimmlippenspanner** M. cricothyroideus, M. vocalis
- **Stimmritzenschließer** alle übrigen Kehlkopfmuskeln

Der M. cricothyroideus ist der einzige äußere Kehlkopfmuskel. Der M. vocalis bildet den randkantenseitigen Anteil der Stimmlippe. Die Stimmlippenschließer sind in einem quantitativen Kräfteverhältnis von 3 : 1 dem einzigen Stimmritzenöffner deutlich überlegen.

Infrahyoidale Muskulatur ☞ 5.1.1.

5.1.5 Nerven

Die **motorische und sensible Versorgung des Kehlkopfes** erfolgt durch Äste des **N. vagus.**

Der M. cricothyroideus wird vom R. externus des **N. laryngeus superior** innerviert, alle anderen Kehlkopfmuskeln vom R. externus des **N. laryngeus inferior/**N. recurrens. Nach Abgang in variabler Höhe aus dem N. vagus umschlingt der linke N. recurrens den Aortenbogen, der rechte die A. subclavia. In der Rinne zwischen Trachea und Ösophagus ziehen beide in den Halsraum zurück und treten in enger anatomischer Beziehung zu den unteren Schilddrüsengefäßen an den Larynx heran. Entsprechend dem komplexen Nervenverlauf können Nervenlähmungen infolge zervikaler und intrathorakaler Erkrankungen oder Operationen auftreten (☞ 5.4.2).

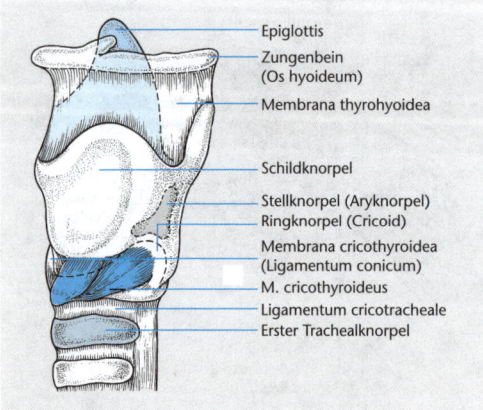

Abb. 5.3: Äußere Kehlkopfmuskeln und Membranen.

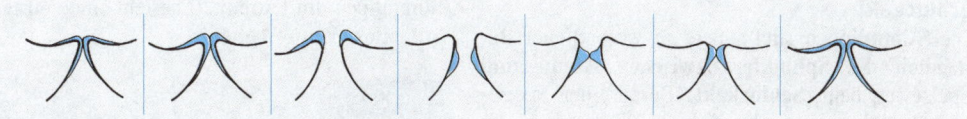

Abb. 5.5: Randkantenphänomen während der Phonation.

Die **Schleimhaut der oberen Kehlkopfetage** wird durch den R. internus des N. laryngeus superior versorgt. Der Nerv triggert bei der Koordination des Schluckaktes den reflektorischen Glottisschluß (☞ 5.1.8). Die **Schleimhaut der unteren Kehlkopfetage** innerviert der R. internus des N. laryngeus inferior.

5.1.6 Gefäßversorgung

Die **arterielle Gefäßversorgung** erfolgt oberhalb der Glottis durch die **A. laryngea superior** aus der A. carotis externa und unterhalb der Glottis durch die **A. laryngea inferior** aus der **A. subclavia.** Das **venöse Blut** fließt über die entsprechenden Venen und weiter über die **V. jugularis interna** und die V. subclavia.

5.1.7 Lymphdrainage

Der Larynx verfügt über ein dichtes submuköses und tief gelegenes Lymphsystem, von dem nur der Reinke-Raum ausgespart bleibt. Hauptsächlicher Kollektor der Lymphe sind die **tiefen Lymphknoten der Jugulariskette,** die auf der V. jugularis interna vor und unter dem M. sternocleidomastoideus liegen (☞ 8.1.3).

Lymphe aus dem supraglottischen Raum fließt durch die Membrana thyrohyoidea zu den kaudalen und mittleren der tiefen jugulären Lymphknoten. Lymphe aus dem subglottischen Raum und dem Hypopharynx drainiert in die kaudalen, aber auch in die paratrachealen Lymphknoten (sog. Rekurrenskette, ☞ 8.1.3).

Unmittelbar prälaryngeal liegt in 30 % der Fälle der **Delphi-Lymphknoten,** der bei Tumoren der vorderen Kommissur befallen sein kann (☞ 5.4.6).

Obwohl in diesem Netz zahlreiche Querverbindungen bestehen, erfolgt die Drainage doch, wenn keine Operation oder Bestrahlung stattgefunden hat, weitgehend regelhaft. Die Metastase eines Kehlkopfkarzinoms ohne Mittellinienüberschreitung findet sich meist ipsilateral in den regionären Lymphknoten. Eine ausgesprochene Mittellinienschranke ist allerdings nicht nachweisbar.

5.1.8 Physiologie und Funktion

Phonation und Respiration

Die Stimmlippen sind der „Schwingungsgenerator" der Stimme. Bei der Stimmerzeugung, der **Phonation,** ist die Glottis geschlossen, d.h., die Stimmlippen liegen aneinander. Angeblasen durch die Ausatemluft werden ihre freien Schleimhautkanten in periodische Schwingungen versetzt und ein Ton erzeugt. Dies ist das **Randkantenphänomen** (☞ Abb. 5.5).

Die Stimmlippen stehen während der Atmung maximal lateral in **Respirationsstellung**. Wegen der größeren Abduktionsfähigkeit der Stimmlippen bei Frauen ist die für die Atmung zur Verfügung stehende Querschnittsfläche trotz einer geringeren Stimmlippenlänge nicht geringer. Bei Kleinkindern sind wegen der wesentlich geringeren Stimmlippenlänge (5 mm) schon mittelgradige Schleimhautschwellungen im Kehlkopf für eine kritische Reduzierung der Querschnittsfläche ausreichend.

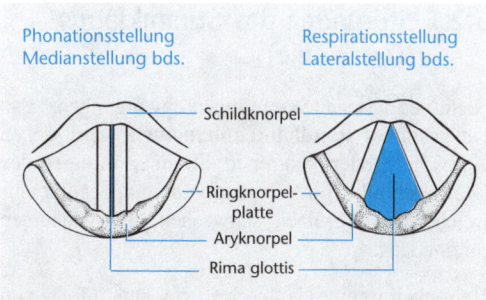

Abb. 5.6: Phonationsstellung und Respirationsstellung der Stimmlippen.

Schluckakt

Die **Stimmlippen** sind außerdem wesentlicher Bestandteil des **Sphinkters zwischen Atem- und Speiseweg** beim **Schluckakt:** Berührt der Speisebrei den Zungengrund, erfolgen reflektorisch der Glottisschluß, ein Höhertreten des Kehlkopfes und die Absenkung der Epiglottis. Der Nahrungsbrei passiert den Kehlkopf beidseits über die Sinus piriformes und erreicht den Ösophagus. Die autonome **Koordination** erfolgt über den **N. glossopharyngeus** und den **N. vagus** und hat klinische Bedeutung bei horizontalen Kehlkopfteilresektionen (☞ 5.4.6).

Hustenreflex/Bauchpresse/vagovagale Reflexe

Ein **suffizienter Glottisschluß** ist auch Voraussetzung für das Funktionieren der **Bauchpresse** und den **Hustenreflex.** Durch die Kontraktion der Zwerchfell- und Intrakostalmuskulatur nach dem Stimmritzenschluß wird der intrathorakale Druck gesteigert, so kommt es zur „Fixierung" des Thoraxraumes. Wird der Druck bei Sistieren der Atmung gehalten, kann die Bauchpresse beim Stuhlgang und schweren Heben genutzt werden. Beim Husten wird durch eine plötzliche Öffnung der Stimmritze der intrathorakale Druck explosionsartig abgebaut, und beispielsweise ein Fremdkörper wird nach außen geschleudert. Diese Funktionen sind bei einer Kehlkopflähmung oder nach einer Laryngektomie gestört.

Die Larynxschleimhaut ist ein wichtiges Reflexfeld bei der Auslösung von **vagovagalen Reflexen.** Myokardiale Irritationen bis hin zum reflektorischen Herzstillstand beispielsweise infolge einer Intubation oder eines Fremdkörpers sind möglich.

5.2 Leitsymptome

5.2.1 Störungen des Stimmklangs (Dysphonie)

Nicht-periodische Stimmlippenschwingungen, also ein **gestörtes Randkantenphänomen,** verursachen eine rauhe oder knarrende Stimme, **mangelnder Glottisschluß** bei der Phonation durch irregulär entweichende Luft einen schwachen und hauchigen Stimmklang.

Heiserkeit ist eine Geräuschentwicklung infolge von Luftturbulenzen durch einen Tumor der Stimmlippen oder die aufgehobene Schwingungsfähigkeit einer Stimmlippe. Im Extremfall besteht eine vollständige Stimmlosigkeit – **Aphonie.**

> **Merke!**
> Eine Heiserkeit von mehr als drei Wochen ist in der Regel nicht Folge einer banalen Entzündung. Es müssen eine Laryngoskopie und in klinisch suspekten Fällen eine bioptische Klärung erfolgen!

5.2.2 Atemnot (Dyspnoe), Stridor !

> **Merke!**
> Eine Atemnot ist für den betroffenen Patienten immer ein bedrohliches Ereignis und in der Regel auch für den Arzt ein Symptom, das der sofortigen diagnostischen und therapeutischen Intervention bedarf.

Liegt die Ursache für eine Dyspnoe im Kehlkopf, kann dies durch infektions-, tumor- oder fremdkörperbedingte Raumforderungen verursacht sein. Typisch für eine Atemnot, die im Kehlkopf entsteht, ist ein begleitendes inspiratorisches oder gemischt in- und exspiratorisches Atemgeräusch – **Stridor.** Für die Entstehung des Atemgeräusches ist eine Einschränkung des Lumens um 30–50 % erforderlich.

Die möglichen **Ursachen** für eine im Kehlkopf entstehende Dyspnoe sind vielfältig:

- Stridor congenitus durch Segelbildung oder Laryngomalazie
- Epiglottitis, Epiglottisabszeß, hierbei anfängliche Schluckstörung
- gutartige Neubildungen der Glottis (Ödem, Polypen, Papillome)
- Kehlkopflähmungen (meist nur bei beidseitiger Ausprägung)
- Spasmus laryngis
- Pseudokrupp (Laryngitis subglottica acuta) bei Kleinkindern
- Diphtherie des Larynx (dabei auch bilaterale Kehlkopflähmung möglich)
- Fremdkörper (meist mit stärkstem Reizhusten)
- Karzinome mit einer länger bestehenden, zunehmenden Symptomatik
- Traumen

Anamnestisch wichtig sind die Zeitdauer der Entstehung und die Unterscheidung zwischen **Ruhe-** und **Belastungsdyspnoe.**

Die Ursache von Dyspnoe und Stridor muß dringend geklärt werden!

5.2.3 Hustenreiz

- Ein in der Regel **trockener Reizhusten** begleitet unterschiedliche entzündliche Kehlkopferkrankungen (☞ 5.4.4).
- **Hüsteln und Räusperzwang** sind Symptome funktioneller Stimmstörungen (☞ 7.2.5).
- Häufige **Hustenanfälle bei der Nahrungsaufnahme** sind durch Verschlucken bedingt und können ihre Ursache in neurologischen und onkologischen Krankheitsbildern haben.
- **Stärkste Hustenanfälle,** die von Erstickungszeichen begleitet sind, weisen auf eine Fremdkörperaspiration hin (☞ 6.4.3).
- **Husten mit Auswurf,** begleitet von einem exspiratorischen Stridor, ist Ausdruck einer chronisch-obstruktiven Bronchialerkrankung.
- Husten mit blutigem Auswurf **(Hämoptoe)** kann ein Hinweis auf ein Hämangiom oder Karzinom des Larynx sein.
  Differentialdiagnostisch muß u.a. an eine Aspiration von Blut, z.B. bei Epistaxis, eine Lungenembolie, eine Gerinnungsstörung oder an einen arrodierten intratrachealen oder -bronchialen Tumor gedacht werden (☞ 5.4.6).

5.2.4 Schmerzen

Schmerzen im Kehlkopfbereich können als **Begleitsymptome** entzündlicher Kehlkopferkrankungen oder funktioneller Stimmstörungen (funktionelle Dysphonie, ☞ 7.2.5) auftreten. **Starke, teilweise stechende Schmerzen** sind Symptom eines Traumas (☞ 5.4.3) oder einer Perichondritis. Ein **seitenbetonter Schmerz** an der Schildknorpeloberkante oder dem lateralen Zungenbeinabschnitt kann Hinweis auf eine Neuralgie des N. laryngeus superior sein (☞ 5.4.4). **Einseitige, in das Ohr ausstrahlende Schmerzen** neben dem Kehlkopf sind ein Hinweis auf ein Hypopharynxkarzinom!

5.3 Diagnostik

5.3.1 Inspektion und Palpation

Insbesondere beim Mann können der Schildknorpel und dessen Bewegung während des Schluckaktes durch die Inspektion beurteilt werden. Crepitatio, Hämatom und Emphysem sind Hinweise auf ein Trauma. Eine Fixierung des Kehlkopfes in seiner Weichteilumgebung läßt ein infiltrierendes Tumorwachstum vermuten.

Das Ligamentum conicum (Koniotomie) ist als unmittelbar subkutan gelegene, elastische Membran meist gut tastbar.

Die regionären Lymphknoten im Bereich der Gefäßscheide und die Schilddrüse sollten immer palpiert werden.

5

5.3.2 Indirekte Laryngoskopie

Die indirekte Laryngoskopie (Abb. 5.7) wird mit dem abgewinkelten, angewärmten Spiegel durchgeführt, mit dem bei herausgestreckter und vom Untersucher gehaltener Zunge das Gaumensegel aufgeladen und der Kehlkopf seitenrichtig betrachtet werden. Der Patient sollte zur Unterdrückung des Würgreizes wäh-

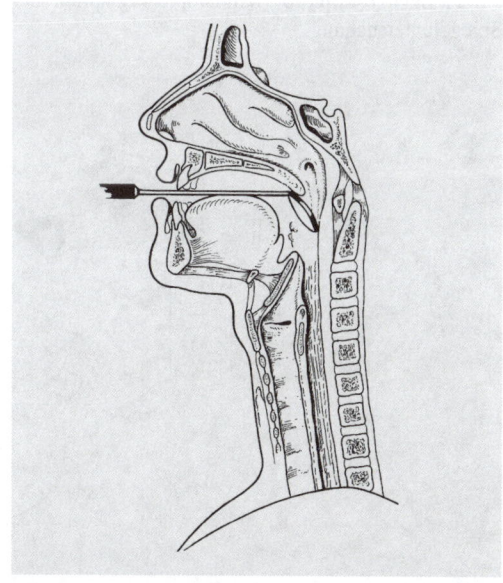

Abb. 5.7: Indirekte Laryngoskopie mit dem Spiegel.

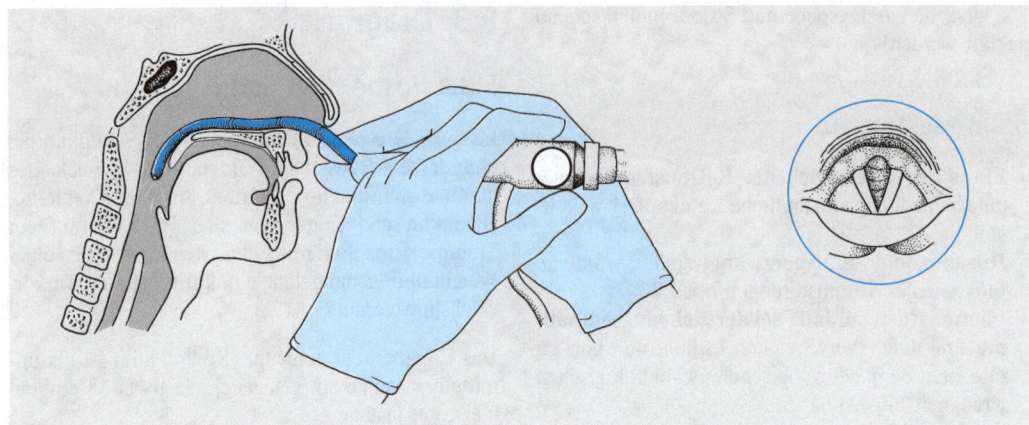

Abb. 5.8: Direkte pernasale Laryngoskopie mit der flexiblen Optik.

rend der Untersuchung mit erhöhter Frequenz durch den Mund atmen. Ggf. ist eine Schleimhautanästhesie erforderlich.

Die vordere Kommissur ist am besten beurteilbar, wenn der Patient den Kopf in den Nacken legt, die hintere Kommissur, wenn der Kopf auf die Brust gebeugt wird. Durch **Phonieren** während der Untersuchung wird die **Stimmlippenbeweglichkeit überprüft.**

Das Vorgehen bei der Untersuchung mit dem starren **Lupenlaryngoskop** (90°-Winkeloptik) entspricht der Spiegeluntersuchung.

5.3.3 Direkte Laryngoskopie

Besonders bei erschwerten Untersuchungsbedingungen (Würgreiz) oder unübersichtlichen anatomischen Verhältnissen erfolgt eine direkte Laryngoskopie pernasal mit einer flexiblen Optik, ggf. ebenfalls mit zusätzlicher Schleimhautanästhesie.

In Narkose kann die Untersuchung peroral mit einem **Laryngotracheoskop** mit integriertem Lichtträger durchgeführt werden. Über dieses Instrument wird gleichzeitig beatmet. Es hat große Bedeutung in Notfallsituationen, wenn eine normale Intubation nicht möglich ist, z.B. bei einer Epiglottitis (☞ 5.4.4).

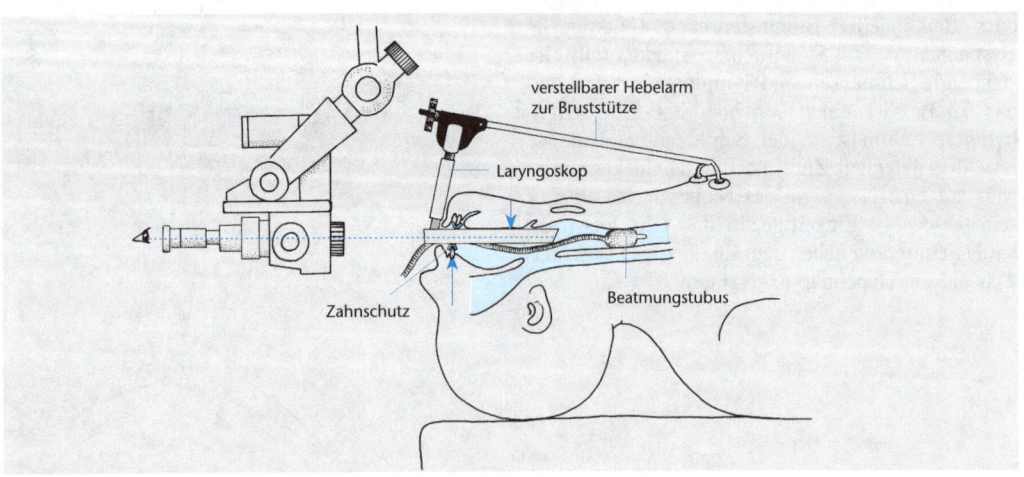

Abb. 5.9: Stützlaryngoskopie nach Kleinsasser.

Stützlaryngoskopie. Bei der Stützlaryngoskopie wird nach Intubation mit einem möglichst dünnen Tubus (alternativ: Jet-Ventilation) ein gewinkeltes Laryngoskop in den Kehlkopf eingebracht und durch einen auf dem Brustbein abgestützten Hebelarm fixiert (Abb. 5.9). Mit einem Mikroskop (400 mm Brennweite) kann so nicht nur untersucht, sondern auch mikrochirurgisch operiert werden.

5.3.4 Stroboskopie !!!

Die Stroboskopie ist ein Verfahren, bei dem die periodischen Feinschwingungen der Stimmlippen (**Randkantenphänomen**) während der Phonation mit Hilfe von frequenzsynchronisierten Lichtblitzen dargestellt werden. Es entsteht ein stehendes Bild, wenn die Schwingungsperiode der Stimmlippen und die Frequenz der Lichtblitze übereinstimmen. Ist der zeitliche Abstand zwischen den Lichtblitzen etwas größer, entsteht ein bewegtes Bild der Stimmlippen in Zeitlupentempo.

Die Frequenz der Stimmlippenschwingungen ist abhängig von der Tonhöhe der Stimme. Die Amplituden und Phasen, also Öffnung und Schluß, sind seitengleich.

Die Untersuchung wird zur **Diagnose von Stimmstörungen** (☞ 5.4.2 und 7.2) eingesetzt. Pathologische Phänomene sind wechselnde Amplituden und alternierende Schwingungen mit einem Phasenunterschied, so daß immer ein Glottisspalt bestehenbleibt.

Bei einer völligen Schwingungsunfähigkeit einer Stimmlippe mit unterbrochenem Randkantenphänomen liegt ein **phoniatrischer Stillstand** vor (☞ 5.4.6). Ursache ist meist ein infiltrierend wachsender Tumor. Die Stroboskopie ist deshalb vor allem zur **Beurteilung der Infiltrationstiefe kleiner Stimmlippenkarzinome** und im Rahmen der Verlaufskontrolle nach Therapie bedeutsam.

5.3.5 Bildgebende Verfahren

Die **Sonographie** (B-Scan-Verfahren) wird zur Diagnostik extralaryngealer Weichteilprozesse wie Laryngozelen oder Halslymphknoten eingesetzt. Der Endolarynx kann bis dato sonographisch nicht sicher beurteilt werden.

Röntgennativaufnahmen des Kehlkopfs und die **Laryngographie** (Kontrastmittelaerosol) zur Darstellung von Fremdkörpern und Frakturen sind heute von untergeordneter Bedeutung. Die konventionelle **Tomographie** zur Diagnostik von Stenosen und Laryngozelen ist ebenfalls meist durch das CT verdrängt.

CT und **MRT** stehen in der Diagnostik insbesondere bei Karzinomen vor einer Operation und zur Bestrahlungsplanung im Vordergrund. Mit dem MRT kann besonders die Weichteilinfiltration supraglottischer Karzinome in den Zungengrund gut dargestellt werden.

5.4 Klinik

5.4.1 Kongenitale Anomalien

Atresien und Membranen

Ätiologie. Atresien und Membranen entstehen durch fehlende oder unvollständige fetale Rekanalisierung des Kehlkopflumens. Große Variationsbreite der vorgefundenen Veränderungen zwischen Membranbildung zwischen den Stimmlippen (**Diaphragma laryngis**) und teilweise dicken Atresieplatten.

Symptome. Inspiratorischer Stridor bis zu Apnoe mit frustranen Atemexkursionen in Abhängigkeit vom Ausmaß der laryngealen Lumenverlegung. Zyanose.

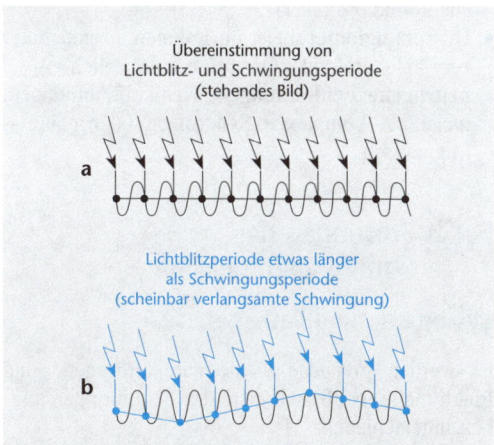

Abb. 5.10: Prinzip der Stroboskopie.

Diagnostik/Therapie. Befundsicherung auf dem Wege einer direkten Laryngoskopie und ggf. Aufsprengung eines membranösen Hindernisses. Je nach Ausprägung des Befundes vorübergehende Intubation, Plazieren eines Platzhalters (Stent) oder Tracheotomie.

Laryngomalazie

Ätiologie. Die Laryngomalazie ist die bei weitem **häufigste Fehlbildung.** Es liegt eine **unzureichende Mineralisation des Kehlkopfskeletts** einschließlich der Epiglottis vor. Damit verbunden sind eine unzureichende Stabilität und eine besonders inspiratorisch ausgeprägte **Kollapsneigung i.S. einer funktionellen Stenose.** Der Befund kann unmittelbar post partum, aber auch erst nach Wochen manifest werden.

Symptome. Inspiratorischer Stridor mit suprasternalen Einziehungen, meist ohne bedrohliche Dyspnoe. Endoskopisch zeigt sich eine schlaffe, omegaförmige Epiglottis, die gemeinsam mit den tiefer gelegenen Kehlkopfstrukturen während der Inspiration lumenwärts gezogen wird.

Therapie. Meist kann zugewartet werden, da es im Lauf einiger Wochen zur spontanen Stabilisierung kommt. Bei schwereren Fällen sind ggf. eine klinische Kontrolle und Intubationsbereitschaft erforderlich.

Weitere Fehlbildungen der Kehlkopfknorpel

Zu weiteren Fehlbildungen des knorpeligen Stützgerüstes des Kehlkopfes werden neben der Laryngomalazie die folgenden Befunde gezählt:

- **Epiglottisanomalien** (Aplasie, Spaltbildung, U-Form)
- **Schildknorpelfehlbildungen** (Dysplasie, Spaltbildung)
- **Ringknorpelfehlbildungen** (Spaltbildung, geringes Lumen)
- **Arytenoidfehlbildungen**

Laryngozele

Ätiologie. In der Regel erst im Erwachsenenalter manifest werdende, hernienartige Aussackung der Kehlkopfweichteile infolge einer **unvollständigen fetalen Rückbildung des Sacculus laryngis.** Nach der Ausdehnung unterscheidet man zwischen:

- **inneren Zelen** des Morgagni-Ventrikels mit Vorwölbung in das Larynxlumen
- **äußeren Zelen** mit Aussackung durch die Membrana thyrohyoidea nach extralaryngeal

Symptome/Diagnostik. Innere Laryngozelen verursachen je nach Größe Heiserkeit, Dyspnoe und Schluckbeschwerden. Endoskopisch zeigen sich Auftreibungen im Bereich des Taschenbandes und der aryepiglottischen Falte.

Äußere Zelen können zusätzlich besonders beim Pressen lateral des Kehlkopfes getastet werden (Sonogramm, CT, MRT).

Therapie. Innere Zelen werden entweder endoskopisch (Schwellendurchtrennung) oder in gleicher Weise wie die äußeren durch eine komplette Resektion von außen mit Larynxverschlußplastik operiert. Kleine, symptomlose innere Zelen können vor allem bei alten Patienten belassen werden.

Es ist noch nicht gesichert, ob eine Korrelation zwischen Laryngozelen und Malignomen besteht. Regelmäßige Befundkontrollen erscheinen jedoch ratsam.

Komplexe Fehlbildungen und kongenitale Tumoren

- **Cri-du-chat-Syndrom:** inspiratorischer Stridor durch Kollaps wegen einer schlaffen, U-förmigen Epiglottis und M.-interarytenoideus-Parese
- **Hämangiome:** wegen hoher spontaner Rückbildungstendenz zuwarten oder temporäre Tracheotomie (☞ 8.4.1)
- **Lymphangiome:** meist im Rahmen ausgedehnter zervikaler Befunde. Operation erforderlich
- **neurogene Fehlbildungen:** Kehlkopflähmungen, meist bei komplexen Syndromen oder geburtstraumatisch

5.4.2 Störungen der Stimmlippenfunktion

Systematik und Pathogenese

Es werden myogene, neurogene, arthrogene und funktionelle Fehlfunktionen der Stimmlippentätigkeit unterschieden.

- Entgegen der früher üblichen Diktion mit Diagnosen wie Internuslähmung oder Rekurrensparese

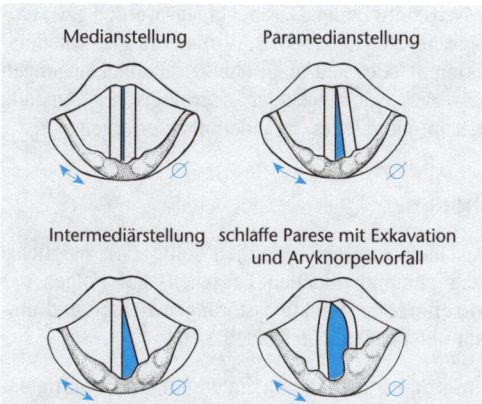

Abb. 5.11: Laryngoskopisches Bild einer rechtsseitigen Stimmlippenlähmung während der Phonation. Die gelähmte Stimmlippe steht in Median-, Paramedian- und Intermediärstellung still. Rechts unten handelt es sich um eine seit langem bestehende Lähmung (alte Bezeichnung: „Kadaverstellung").

sollte man nur von einer **„Kehlkopflähmung"** sprechen und nach klinisch gut abgrenzbaren Kriterien beschreiben. Dementsprechend werden zunächst **ein- oder beidseitige Befunde** unterschieden. Ferner ist von Bedeutung, ob die gelähmte **Stimmlippe in Median-, Paramedian- oder Intermediärstellung fixiert** ist (☞ Abb. 5.11).

- Nur eine **Lähmung des M. cricothyroideus** kann klinisch eindeutig ermittelt werden. Bei straffen Lähmungen ist durch eine intakte Funktion des M. cricothyroideus die Stimmlippe gespannt, bei Funktionsausfall verkürzt und exkaviert mit später auch vorgekipptem Aryknorpel. Früher wurde von einer **Kadaverstellung** gesprochen.
- Anamnestisch bedeutsam ist, wie lange die Symptome bereits bestehen und ob die Funktionsstörung plötzlich oder allmählich eingetreten ist.

Neurogene Funktionsstörungen

Es handelt sich um die klinisch bedeutsamste Störung, bei der ätiologisch zwei Formen unterschieden werden:

- zentrale (supranukleäre) Läsionen
- peripher-neurogene Läsionen (Vaguskern und distal).

In den meisten Fällen ist die Ursache eine **iatrogene Schädigung** eines oder mehrerer Kehlkopfnerven, die vor allem bei **Schilddrüsenoperationen** auftreten. Die Frequenz einer Kehlkopflähmung liegt bei

Primäroperation bei 3–10 %, bei Rezidivoperation bei 4–50 %. Seltener findet man Paresen nach anderen Hals- oder Thoraxeingriffen wie Karotisoperationen, Neck dissection, Divertikeloperationen, Mediastinoskopien oder Thorakotomien. Verletzt wird meist der N. laryngeus recurrens, seltener auch der N. laryngeus superior.

Benigne und maligne Tumoren des Halses und des Thorakalraumes als Ursachen einer neurogenen Kehlkopflähmung sind:

- Glomustumor
- Struma maligna
- Larynx- oder Hypopharynxkarzinom
- maligne Lymphome
- peripheres Bronchialkarzinom
- mediastinale Metastasen
- Ösophaguskarzinom

Andere seltene Ursachen sind eine **Gefäßkompression** (z.B. Aortenaneurysma) oder **Verletzungen** des Halses und Thorakalraumes sowie Frakturen der Schädelbasis und der oberen Thoraxapertur.

Entzündliche und **neurologische Erkrankungen** mit Schädigung der peripheren Nerven sind:

- virale Neuritiden
- Polyneuritiden (Guillain-Barré-Syndrom)
- Polyneuropathien (bei Diabetes mellitus, Alkoholismus).

Zentrale Schädigungen der Bahnen zwischen Hirnrinde und den Kernen der Medulla oblongata entstehen im Rahmen einer:

- Bulbär- oder Pseudobulbärparalyse
- Multiplen Sklerose
- emyotrophen Lateralsklerose
- intrakraniellen infektiösen, vaskulären und tumorösen Erkrankungen

Differentialdiagnostisch bedeutsam sind bei der Abgrenzung zentraler Ausfälle das Vorhandensein von **Spastik oder Tremor der Kehlkopfmuskulatur** und **weitere neurologische Ausfälle** wie z.B. Lähmungen anderer Hirnnerven.

Arthrogene Funktionsstörungen

Arthrogene Funktionsstörungen sind Folge einer Bewegungseinschränkung des Aryknorpels im Krikoarytenoidgelenk durch:

- Luxation (besonders nach Intubation)
- Arthritis (rheumatische Erkrankungen, z.B. chronische Polyarthritis)
- Ankylose (nach Infektion oder Vernarbung)

5

Myogene Funktionsstörungen !!

Als myogene Funktionsstörungen werden Erkrankungen der Kehlkopfmuskulatur bei **Systemerkrankungen**, z.B. Myastenia gravis, oder **Muskelatrophien** in Zusammenhang mit einer Altersinvolution, Langzeitintubation oder nach einem Operationstrauma bezeichnet. Meist besteht eine isolierte M.-vocalis-Atrophie mit einer schlaffen, exkavierten Stimmlippe und ovalärer Spaltbildung bei Phonation.

Klinisches Bild

- Bei einer **einseitigen Kehlkopflähmung** tritt je nach Breite der Rima glottis bei der Phonation, also je nach Stellung der gelähmten Stimmlippe (median bis intermediär), eine unterschiedlich ausgeprägte **Heiserkeit** auf. Bei primärer Medianstellung oder guter Kompensation nach logopädischer Therapie kann die Sprechstimme normal sein, lediglich besondere Stimmleistungen wie Schreien oder Singen sind nicht möglich.
- Eine ein- oder auch beidseitige **unzureichende Stimmlippenspannung** (Funktionsstörung des M. cricothyroideus) bei sonst normaler Funktion verursacht eine verhauchte, schwache Stimme.
- Eine leichtgradige Dyspnoe oder Stridor tritt in Fällen einseitiger Lähmungen allenfalls bei körperlicher Belastung auf.
- Bei einer **beidseitigen Lähmung** mit Stillstand der Stimmlippen in Medianstellung ist eine teilweise hochgradige **Dyspnoe mit inspiratorischem Stridor** das vorrangige Problem. Die Stimme ist, soweit angesichts der im Vordergrund stehenden Luftnot überhaupt beurteilbar, normal.
- Die **Störung der sensiblen Innervation** der Schleimhaut der oberen Kehlkopfetage (N. laryngeus superior) führt zu Koordinationsstörungen des Schluckaktes mit **Verschlucken.**

Diagnostik

Zur Diagnostik gehören die sorgfältige und umfassende Anamnese, die Analyse des Stimmklanges, indirekte und ggf. direkte Laryngoskopie und Stroboskopie.

Liegt die Ursache nicht auf der Hand (z.B. postoperativ), erfolgt eine bildgebende Diagnostik entsprechend den möglichen anatomischen Schädigungsorten im Verlauf der Kehlkopfnerven. Hierzu gehören CT des Halses, des Thorax, CCT und Schild-

drüsenszintigramm. Darüber hinaus werden ggf. serologische Diagnostik (z.B. Virusserologie, Rheumafaktoren) oder neurologische Zusatzuntersuchungen zum Ausschluß weiterer neurologischer Ausfälle oder intrakranieller Veränderungen erfolgen.

Therapie

Das therapeutische Vorgehen sollte sich möglichst nach den individuellen Ursachen und Folgen der vorgefundenen Funktionsstörungen richten und umfaßt unterschiedliche Modalitäten.

Einseitige Stimmlippenlähmungen. Akut auftretende einseitige neurogene Lähmungen werden im klinischen Alltag am häufigsten gesehen. Hier sollte über ungefähr zwei Wochen eine **medikamentöse** Behandlung mit Cortison und Vitamin-B-Komplex erfolgen.

Eine **logopädische Übungsbehandlung** mit unterstützender perkutaner **Reizstrombehandlung** muß ebenfalls möglichst frühzeitig eingeleitet werden. Nahziel dieser Maßnahmen ist die Vermeidung einer neurogenen („braunen") Muskelatrophie. Mittelfristig kann so aber auch bei ausbleibender Funktionswiederkehr der geschädigten Stimmlippe eine gute Sprechstimme erreicht werden, indem die intakte Stimmlippe die Funktion der ausgefallenen beim Glottisschluß kompensiert. Eine Funktionswiederkehr ist bis zu ein Jahr nach der Lähmung möglich. Die Stimmlippenbewegung wird jedoch bei einem lang dauernden Funktionsausfall oft durch eine Ankylose des Aryknorpels, die bereits wenige Wochen nach Entstehung der Parese eintreten kann, erschwert.

Liegt eine Aryknorpelluxation vor, muß eine sofortige Reposition (Mikrolaryngoskopie) erfolgen.

Stimmverbessernde glottisverengende Operationen bei zu weitem Glottisspalt während der Phonation können durch Knorpelspan- oder Teflonimplantation erfolgen.

Bilaterale Stimmlippenlähmung. Ein Patient mit einer bilateralen Stimmlippenlähmung, die am häufigsten nach Schilddrüsenoperation auftritt, muß wegen der hochgradigen Dyspnoe in den meisten Fällen **reintubiert** und **tracheotomiert** werden. Bei iatrogener Schädigung sollte eine operative Neurolyse unbedingt erwogen werden. Bleibt der Patient wegen der ausbleibenden Funktionswiederkehr (logopädische, physikalische Therapie) mindestens einer Stimmlippe dauerhaft auf eine Kanüle angewiesen, kann nach Ablauf eines Jahres eine **glottiserweiternde Operation** erwogen werden. Es ist jedoch unbedingt darauf hinzuweisen, daß sämtliche Operationen einen Kompromiß zwischen Stimmqualität und Atmung darstellen.

> **Merke!**
> Je besser die Atmung nach einer glottiserweiternden Operation, desto schlechter die Stimme!

OP-Techniken:
- Im Rahmen einer **Laterofixation** wird ein Aryknorpel von dorsal mit einer Naht an der ipsilateralen Schildknorpelhinterkante (d.h. lateral) fixiert.
- Alternativ werden der M. vocalis, der lateral von diesem gelegene M. cricoarytenoideus lateralis und evtl. zusätzlich ein Teil des Aryknorpels reseziert (maximal mögliche Querschnittserweiterung der Glottisebene).

Funktionelle Dysphonien ☞ 7.2.5.

5.4.3 Traumatologie

Innere Kehlkopftraumen

Pathogenese. Innere Verletzungen werden hervorgerufen durch:
- mechanische Schädigung
- chemische Schädigung (Inhalation von Reizgasen oder ätzenden Substanzen)
- thermische Schädigung (Verbrühungen, Tubusbrand)
- Insektenstiche

Die Mehrzahl der **mechanischen Läsionen** ist iatrogen und Folge von **Intubationsnarkosen** oder **Endoskopien.** Meist handelt es sich um bedeutungslose Schleimhautläsionen. Schwerwiegendere Schleimhautverletzungen, Stimmlippenabrisse oder Aryknorpelluxation sind erheblich seltener. Narbigstenosierende Defektheilungen nach Langzeitintubationen sind heute die häufigste Ursache für eine **subglottische Larynx- bzw. Trachealstenose** (☞ unten).

Diagnostik. Feststellung von Schädigungsart und -ausmaß auf dem Wege einer indirekten bzw. direkten Laryngoskopie. Bei den typischen, gering ausgeprägten Schädigungen der Schleimhaut imponieren

klinisch eine Abschürfung, evtl mit Fibrinauflagerungen, Hämatombildung oder Ödem. Bevorzugte Lokalisation sind der Processus vocalis der Aryknorpel und der subglottische Bereich. Als Spätfolgen sind **Intubationsgranulome** und narbige Defektheilungen mit Stenosebildungen möglich.

Therapie. Bei frischen Schädigungen antibiotisch-antiphlogistische (Kortikosteroide) Therapie.

Bei größeren mechanischen und bei allen thermischen und chemischen Traumen sollte mit Hinblick auf eine ggf. auch zeitlich versetzt eintretende Ödembildung eine **stationäre Überwachung** erfolgen. Ein luxierter Aryknorpel muß sofort endoskopisch reponiert werden.

Larynxstenose

Pathogenese. Eine Larynxstenose liegt **meist unmittelbar subglottisch** im Ringknorpelbereich und dem angrenzenden Trachealabschnitt. Es sind aber auch **narbige Brückensynechien** der vorderen Kommissur möglich (☞ Abb 42 im Farbbogen).

Hauptursache für eine Larynxstenose stellen heute stenosierende Defektheilungen nach **Langzeitintubationen** dar. Bereits nach einer Intubationsdauer von mehr als 48–72 Stunden bei Erwachsenen und einer bis zwei Wochen bei Kindern können Stenosen trotz der meist verwandten Niederdruckmanschetten auftreten! Betroffen sind besonders **Frühgeborene** mit einem Geburtsgewicht unter 1500 g und wegen eines **Pseudokrupps** (☞ 5.4.4) intubierte Kinder.

Klinik/Diagnostik. Meist allmählich zunehmender Stridor und Dyspnoe. Endoskopische Sicherung. Röntgenschichtuntersuchung.

Therapie. Frühzeitige operative Stenosebeseitigung mit Ringknorpelspaltung und Interposition von autologem Knorpel bei subglottischer Stenose. Eine Tracheotomie sollte möglichst vermieden werden und, wenn unbedingt erforderlich, möglichst tief angelegt werden. Narbige Stenosen auf Glottisniveau können endoskopisch versorgt werden, ggf. muß zur Vermeidung einer Restenosierung ein Platzhalter für einige Wochen eingesetzt werden.

5

Äußere Kehlkopftraumen

Pathogenese. Das früher häufige Trauma durch eine Lenkradverletzung ist seit Einführung der Gurtpflicht seltener geworden.

Unterschieden werden offene Verletzungen durch scharfe und geschlossene Verletzungen durch stumpfe Gewalteinwirkung.

Die geschlossenen Verletzungen entstehen durch Schlag, Aufprall oder Strangulation, am häufigsten bei Sportverletzungen. Frakturen entstehen durch Druck des Kehlkopfes gegen die Wirbelsäule. Die Frakturfragmente können nach innen und außen penetrieren. Bei scharfer Gewalteinwirkung liegt immer eine Hautverletzung vor.

Klinik

1. Symptome leichtgradiger Kehlkopfverletzungen sind Schmerzen, Heiserkeit bis zur Aphonie, Dysphagie, Hustenreiz, evtl. Hämoptysis.

2. Ausgedehntere stumpfe Kehlkopftraumen sind durch die folgende Trias gekennzeichnet:
   - Dyspnoe, ggf. verzögert einsetzend
   - Hautemphysem
   - zervikale Prellmarken

3. Bei offenen Kehlkopftraumen besteht eine zusätzliche Verletzung der Halshaut.

> **Merke!**
>
> Schwergradige Kehlkopfverletzungen stellen wegen der Verlegung der oberen Atemwege eine lebensbedrohliche Erkrankung dar. Tückisch ist das oft zeitlich verzögerte Eintreten der Atemnot.

Diagnostik
- Inspektion und Palpation
- Spiegeluntersuchung
- Endoskopie, nach Möglichkeit primär flexibel
- Tomographie, CT bei Frakturverdacht

Therapie. Sicherung der Atmung! Bei leichtgradigen Traumen antiphlogistisch-antibiotische **Therapie unter stationären Bedingungen,** da sich zeitlich versetzt ein relevantes Ödem entwickeln kann. Tracheotomie bei schwergradigen Traumen. Operative Versorgung bei dislozierten Frakturen und penetrierenden Verletzungen.

5.4.4 Entzündliche und allergische Kehlkopferkrankungen

Akute Laryngitis

Pathogenese. Virale, allergische, inhalationstoxische, mechanische und selten bakteriell superinfizierte Erkrankung der Larynxschleimhaut. Häufig in ursächlichem Zusammenhang mit anderen Infektionen der oberen Luftwege, v.a. der Nasennebenhöhlen. Virale Laryngitiden treten auch in Zusammenhang mit Mumps-, Masern- und Windpockenerkrankungen auf.

Klinik. Die typischen Symptome einer akuten Laryngitis sind:
- Heiserkeit bis Aphonie
- unterschiedlich starke lokale Schmerzen
- trockener, unproduktiver Reizhusten

Eine Dyspnoe mit inspiratorischem Stridor infolge einer akuten unspezifischen Laryngitis tritt bei Erwachsenen nahezu überhaupt nicht auf. Bei kleinen Kindern ist dies wegen der engen anatomischen Verhältnisse (☞ 5.1) und aufgrund der Beteiligung der subglottischen Schleimhaut allerdings möglich.

Diagnostik. Durch indirekte Laryngoskopie Nachweis von geröteter, ödematös geschwollener Schleimhaut besonders der Stimmlippen im Randkantenbereich, gelegentlich Auflagerung von Schleim oder Borken.

Therapie
- **Stimmschonung!** Optimal ist eine vollständige Stimmruhe. Lautes Sprechen und Flüstern (!) sollten in jedem Fall vermieden werden.
- Inhalationen zur Schleimhautbefeuchtung (Salbei, Kochsalz)
- Systemische Sekretolyse (z.B. Acetylcystein)
- Antiphlogistika, bei starker Ödembildung auch Steroide
- Bei Superinfektion Antibiose, nur selten erforderlich
- Ggf. Behandlung von Infektionen der oberen Luftwege (z.B. Sinusitis)

Eine länger andauernde Heiserkeit (> 3 Wochen) muß zum Ausschluß eines Tumors laryngoskopisch untersucht werden, bei jedem suspekten Befund ist eine histologische Klärung anzustreben!

Mykosen des Kehlkopfes

Schleimhautmykosen des oberen Aerodigestivtraktes können sich auch im Bereich der Larynxschleimhaut manifestieren. Besonders betroffen sind Patienten mit einer erworbenen oder iatrogenen Immunsuppression. **Klinisch relevant** sind:

- Candidamykosen
- Aspergillusmykosen
- Histoplasmose

Die Diagnose erfolgt auf dem Wege eines **Abstrichs.** In einigen Fällen ist eine Biopsie erforderlich, da der Spiegelbefund manchmal an ein Karzinom erinnert. Antimykotische Therapie.

Laryngitis subglottica acuta (Pseudokrupp) !!!

Pathogenese. Akute, meist viral bedingte Infektion der subglottischen Kehlkopfregion, die deszedierend auch Luftröhre und Bronchien betrifft. Durch die Schleimhautschwellung der engen kindlichen Atemwege kommt es zu der charakteristischen Symptomatik. I.d.R. sind Kleinkinder betroffen (☞ Tab. 5.1).

- **Pathogenetisch** bedeutsam sind **rezidivierende Infekte** des Nasen-Rachen-Raums und der Tonsillen. Erreger sind meist Parainfluenzaviren Typ 1, RS-Viren und Influenzaviren. Bakterielle Superinfektionen treten gehäuft auf.
- Nicht selten wird eine rezidivierende **nicht-entzündliche spastische Form** gesehen, die besonders bei Atopikern auftritt.

Symptome/Diagnostik. Das typische klinische Bild umfaßt:

- trockenen, bellenden Husten
- Heiserkeit
- je nach Ausprägungsgrad in- und exspiratorischen Stridor
- in der Regel leichtgradige Dyspnoe

Die Diagnose wird klinisch gestellt. Endoskopisch besteht eine wulstige Schleimhautschwellung.

Therapie

- Bei leichten Fällen Hochlagerung, leichte Sedierung und Unterdrückung des Hustenreizes. Beobachtung muß gewährleistet sein.
- Dyspnoe mit Stridor sollte zur Klinikeinweisung veranlassen. Neben einer Sedierung (z.B. Chloralhydrat) erfolgt die Gabe von Kortikoiden und

α-Mimetika. Inhalationen mit Sekretolytika. Kontrollierte (!) Sauerstoffgabe

- Eine Intubation ist nur selten erforderlich und sollte wegen drohender narbig stenosierender Defektheilungen nach Möglichkeit vermieden werden.

Diphtherie (echter Krupp)

Pathogenese. Durch das **Corynebacterium diphtheriae** verursachte Infektion des oberen Aerodigestivtraktes, vornehmlich des Oropharynx. Von der **lokalen, benignen Rachendiphtherie** ist die unmittelbar **lebensbedrohliche toxische Verlaufsform** zu unterscheiden!

Klinik. Typische, membranöse Schleimhautveränderungen und süßlicher Mundgeruch. Bei der toxischen Verlaufsform entwickelt sich nach kurzer Zeit ein schwerstes Krankheitsbild mit hohem Fieber, Schüttelfrost und Bewußtseinseintrübung. Im Rahmen der Generalisation des Krankheitsgeschehens kann es zu einer **toxischen Neuropathie** mit Befall der Hirnnerven kommen. Teilweise doppelseitige Kehlkopflähmungen wurden beschrieben.

Therapie

> **Merke!**
>
> Schon bei Krankheitsverdacht muß das **Diphtherie-Antitoxin** (200–1000 IE/kg KG) gegeben werden!

Bei einer doppelseitigen Stimmlippenlähmung ist eine Tracheotomie erforderlich.

Mund-Rachen-Diphtherie ☞ 3.5.8.

Quincke-Ödem !!

Pathogenese. Angioneurotisches Ödem als IgE-vermittelte Sofortreaktion der Haut und Schleimhaut. Infolge einer allergisch, toxisch oder physikalisch bedingten Histaminfreisetzung kommt es zu umschriebenen Haut- und Schleimhautödemen. Im Bereich des oberen Aerodigestivtraktes sind vor allem Larynx und Pharynx betroffen. Darüber hinaus kann ein allergisches Larynxödem auch im Rahmen einer generalisierten allergischen Reaktion (Anaphylaxie) entstehen.

5

Klinik. Meist rasch auftretende Ödembildung mit Spannungsgefühl und Schluckstörungen. Eine Beteiligung von Zungengrund und Larynxschleimhaut kann zu bedrohlicher Atemnot mit inspiratorischem Stridor führen.

Therapie. Hochdosierte antiphlogistisch-antiallergische Therapie mit Kortikoiden, Antihistaminika und Calcium. Bei schweren Fällen Intubationsbereitschaft.

Hereditäres Angioödem

Das pathophysiologische Substrat des hereditären – nicht-allergischen – Angioödems ist der **C1-Esterase-Inhibitor-Mangel.** Es handelt sich um eine autosomal-dominant vererbte Krankheit.

Klinisch stehen rezidivierende Ödeme der Haut, des Darms und der oberen Luftwege im Vordergrund. Erstickungen treten vor allem durch ein sich rasch entwickelndes Larynxödem bei bis dato nicht bekannter Grundkrankheit auf.

Die Therapie besteht in der Gabe von **gerinnungsaktivem (Frisch-)Plasma** oder gereinigtem **C1-Esterase-Inhibitor.** Das Enzym wird auch vor Operationen gegeben; bei gehäuften Rezidiven erfolgt eine **Langzeitprophylaxe mit Androgenen.**

> **Merke!**
>
> Eine genaue Aufklärung des Betroffenen über die Frühsymptome ist bei einem hereditären Angioödem prognostisch entscheidend.

Epiglottitis !!!

Pathogenese. Meist bakteriell verursachte, ödematös-phlegmonöse, bei Erwachsenen teilweise abszedierende Infektion der Epiglottis und/oder des gesamten Larynxeingangs.

Betroffen sind meist Kinder unter 10 Jahren, der Häufigkeitsgipfel liegt zwischen dem 3. und 4. Lebensjahr.

Häufigste Erreger sind Haemophilus influenzae bei Kindern, bei Erwachsenen Streptokokken und Staph. aureus. Die Infektion tritt oft im Rahmen von anderen Infekten der oberen Luftwege auf.

Klinik. Zunächst stehen eine stark schmerzhafte Dysphagie mit Hypersalivation, eine kloßige Sprache, Fieber und Zeichen einer Allgemeinerkrankung im Vordergrund (☞ Tab. 5.1).

> **Merke!**
>
> Im Rahmen einer Epiglottitis entwickelt sich insbesondere bei Kindern wegen der Enge der oberen Luftwege nicht selten ein bedrohliches Krankheitsbild mit rasch zunehmendem inspiratorischem Stridor und Dyspnoe **(Epiglottitis acuta)**. Bei einem foudroyanten Krankheitsverlauf spricht man von einer **Epiglottitis acutissima!**

Diagnostik. Bei Kindern meist bereits bei der Mundinspektion mit dem Spatel sichtbarer, verbreiterter und geröteter oberer Epiglottisrand.

Tab. 5.1: Differentialdiagnose der akuten Epiglottitis und der akuten subglottischen Laryngitis.		
Symptom/Merkmal	Akute Epiglottitis	Subglottische Laryngitis
Alter	24–72 Monate	6–36 Monate
Verlauf	Akut, teilweise foudroyant	Subakut über Stunden bis Tage
Atmung	Häufig ausgeprägte Dyspnoe mit inspiratorischem Stridor, bes. im Liegen	Selten Dyspnoe, in- und exspiratorischer Stridor
Husten	Selten	Sehr ausgeprägt, bellend
Stimme	Kloßig	Heiser
Dysphagie	Ausgeprägt, Speichelfluß	Fehlt
Allg. Entzündungszeichen	Sehr ausgeprägt, Fieber > 38 °C	Kaum ausgeprägt, Fieber < 38 °C

Merke!

Bei einer kindlichen Epiglottitis sollten umfangreichere Manipulationen unbedingt vermieden werden. Sämtliche Maßnahmen müssen in einer Fachklinik erfolgen, da eine Intubation oft nur mit einem starren Laryngotracheoskop von einem Geübten durchgeführt werden kann!

Bei Erwachsenen indirekte Spiegeluntersuchung, ggf. muß ein Karzinom histologisch ausgeschlossen werden!

Therapie. Bei Kindern nicht selten vorübergehende Intubation. Hochdosierte antibiotisch-antiphlogistische Behandlung. Vorübergehend parenterale Ernährung. Ggf. endoskopische Abszeßspaltung.

Chronische Laryngitis !!

Es werden nach dem klinischen und histologischen Erscheinungsbild mehrere Formen unterschieden. Bei der chronisch unspezifischen Laryngitis unterscheidet man drei Subtypen:
- **katarrhalische Form** mit ödematös verdickter Schleimhaut, insbesondere verdickte, hyperämische Stimmlippen mit verdicktem freien Rand. Schleimauflagerungen
- **hyperplastische Form** mit unruhiger Oberfläche durch granulationsartige Schleimhautverdickungen und leukoplakischen Arealen. Zäher Schleim. Teilweise schwierige Abgrenzung gegenüber einem Malignom
- **atrophische Form** mit schmalen, pergamentartigen Stimmlippen, allgemein trockene, teilweise borkig belegte endolaryngeale Schleimhaut.

Als Sonderformen müssen die Larynxperichondritis, die Kehlkopftuberkulose oder -sarkoidose, die Laryngitis syphilitica, die Larynxamyloidose, das Reinke-Ödem und die Laryngopathia gravidarum abgegrenzt werden (☞ unten).

Genese/Klinik. Bei der Entstehung spielen überwiegend **exogene Noxen,** insbesondere das Inhalationsrauchen und eine berufliche Exposition gegenüber Dämpfen, Staub, Hitze, Kälte und trockener Luft, eine Rolle. Außerdem sind (hyper-)**funktionelle Stimmstörungen** (☞ 7.2.5) und eine **chronische Rhinitis oder Sinusitis** pathogenetisch bedeutsam. Ein wesentlicher pathogenetischer Faktor scheint auch ein **gastroösophagealer Reflux** zu sein.

Die klinischen Symptome sind:
- wechselnd belegte bis heisere, teilweise aphone Stimme mit verminderter Belastbarkeit, die Stimmlage wird tiefer
- trockener, unproduktiver Husten
- Über Monate bestehen Räusperzwang, Globusgefühl und teilweise leichte Schmerzen.

Therapie
- Möglichst Ausschalten der Inhalationsnoxen
- Evtl. operative Sanierung der Nase und der Nasennebenhöhlen
- Bei akuter Exazerbation konservative sekretolytische, antiphlogistische Therapie, Inhalationen zur Schleimhautbefeuchtung (z.B. NaCl, Salbei)
- Logopädische Therapie bei funktionellen Stimmstörungen
- Antazida bei nachgewiesenem Reflux, ggf. auch als adjuvanter Therapieversuch

5

Merke!

Auch wenn die chronische Laryngitis nicht zu den Präkanzerosen im engeren Sinne gezählt werden kann, so gilt sie doch als „promoting factor" und ist zudem klinisch oft nicht sicher von einem Karzinom abgrenzbar. Von großer Bedeutung ist also ein Karzinomausschluß, gegebenenfalls auch durch wiederholte Histologiegewinnung!

Kehlkopfperichondritis

Pathogenese. Eine Infektion des Kehlkopfperiosts entsteht durch Verletzungen und infiltrierend wachsende Karzinome, häufiger jedoch nach Langzeitintubation (☞ 5.4.2), unsachgemäß durchgeführter Tracheotomie (☞ 6.5.2) und nach Bestrahlung.

Klinik
- Anhaltende Heiserkeit mit Schluckstörungen
- Entzündungszeichen der Larynxschleimhaut und der prälaryngealen Halshaut
- Starke Schmerzen
- Fieber

Merke!

Typisch für eine Kehlkopfperichondritis ist die zögerliche Befundbesserung unter konservativer Therapie.

Therapie. Hochdosierte Antibiose und Kortikoste-roidgabe. Bei Versagen der konservativen Therapie operative Entfernung des nekrotischen Materials.

In Abhängigkeit von der Ausprägung des Befundes und dem Verlauf werden eine Tracheotomie und be-sonders bei radiogener Perichondritis sogar eine Laryngektomie erforderlich.

Laryngopathia gravidarum

Durch die hormonelle Umstellung während der Schwangerschaft kommt es in der zweiten Schwan-gerschaftshälfte gelegentlich zu einer durch Ödeme der Stimmlippen bedingten Dysphonie. Die Sym-ptome bilden sich post partum in der Regel spontan wieder zurück (☞ 7.2.4).

Spezifische Sonderformen der chronischen Laryngitis

Als spezifische Sonderformen der chronischen La-ryngitis liegen meist unter dem klinischen Bild einer **Monochondritis** unterschiedliche Grundkrankheiten vor:
- **Kehlkopftuberkulose** – granulomatöse Mono-chondritis
- **Kehlkopfsarkoidose** – granulomatöse Monochon-dritis
- **Laryngitis syphilitica** – bei Lues III auch Knorpel-destruktion

Diagnostisch entscheidend ist die **Histologie.** Die Spiegeluntersuchung allein ist i.d.R. nicht sicher hin-weisgebend. Auch hier ist die Abgrenzung gegenüber einem Karzinom bedeutsam.

Die **Therapie** erfolgt entsprechend der Grunderkran-kung. Bei der Behandlung der Kehlkopftuberkulose müssen die Kautelen des Vorgehens bei einer offenen Tuberkulose berücksichtigt werden!

Reinke-Ödem   !!

Pathogenese. Im Rahmen chronischer Laryngitiden kann es zur Ausbildung eines Ödems im Reinke-Raum kommen. Bei längerem Verlauf wird das Ödem durch Gewebsproliferation bindegewebig or-ganisiert. Pathogenetisch in erster Linie bedeutsam sind das **Inhalationsrauchen** und eine hohe Stimm-belastung.

Meist sind beide Stimmlippen befallen, die Ausprä-gung ist jedoch asymmetrisch.

Symptome/Diagnostik. Heiserkeit und tiefe Stimm-lage. Laryngoskopisch ödematös verdickte, teilweise gelappte Stimmlippen.

Therapie. Konservativer Therapieversuch mit Korti-koiden bei Erkrankungen im Anfangsstadium. Sonst mikrochirurgische Abtragung als **Stimmlippen-stripping**. Sind beide Stimmlippen betroffen, droht insbesondere im Bereich der vorderen Kommissur postoperativ eine Synechiebildung. Deshalb Opera-tion in zwei Sitzungen.

Postoperativ Sprech- und Rauchverbot, ggf. logo-pädische Nachbehandlung. Ohne Vermeidung der Risikofaktoren, besonders des Rauchens, ist die Rezidivquote sehr hoch.

Systemische Erkrankungen mit Kehlkopfmanifestation

Unterschiedliche Systemerkrankungen manifestieren sich im Kehlkopf:
- **Larynxamyloidose** – gelb-rötliche Tumoren
- **Wegener-Granulomatose** – nekrotische Granu-lome, besonders subglottisch (☞ 2.5.6)
- **Dermatomyositis/Sklerodermie** – muskuläre Funktionsstörung

Die tumorartigen Veränderungen bei einer Amylo-idose und dem M. Wegener werden mikrochirurgisch abgetragen.

Neuralgie des N. laryngeus superior   !!

Pathogenese. Mononeuraler Schmerzzustand, meist seitenbetont im oberen Schildknorpel- und Zungen-beinbereich, der besonders beim Schlucken manifest wird. Die Ursache für die Irritation des N. laryngeus superior ist unklar.

Therapie. Therapeutische Lokalanästhesie im Be-reich des lateralen Zungenbeinhorns oder der Schild-knorpeloberkante.

5.4.5 Gutartige Tumoren

Stimmlippenpolypen

Pathogenese. Häufigste gutartige, i.d.R. solitär auftretende **Schleimhautneubildung,** die sich nur am membranösen Teil der Stimmlippe ausbildet

(☞ Abb. 43 im Farbbogen). Überwiegend sind Männer im mittleren Alter betroffen. Es wird nach dem histologischen Bild unterschieden zwischen:

- gallertartigen Polypen
- teleangiektatischen Polypen
- transitorischen Polypen

Pathogenetisch handelt es sich wohl am ehesten um ein **Phonationstrauma** im Rahmen einer hyperkinetischen Stimmstörung (☞ 7.2.5). Außerdem werden eine entzündlich-allergische Genese und Inhalationsrauchen als Ursachen diskutiert.

Klinik/Diagnostik. Stimmstörungen mit Heiserkeit, Hustenreiz, selten Dyspnoe bei ausgedehnten Befunden.

Spiegeluntersuchung. Die breitbasig aufsitzenden oder gestielten Tumoren befinden sich meist im Übergangsbereich vom vorderen zum mittleren Stimmlippendrittel.

Logopädische Diagnostik.

Therapie. Mikrochirurgische Abtragung und histologische Untersuchung. Kortikoidtherapie über eine Woche. Vorübergehend Stimmruhe. Logopädische Vor- und Nachbehandlung bei einer Stimmstörung.

Stimmlippenknötchen

Ätiologie. Symmetrisch im Übergangsbereich vom vorderen zum mittleren Stimmlippendrittel gelegene, zunächst weiche Schleimhauthyperplasie, die dann bindegewebig organisiert wird. Ätiologisch liegt meist eine **hyperfunktionelle Stimmstörung** vor. Bei Kindern sind die „Schreiknötchen" oft mit Adenoiden und Hörstörungen vergesellschaftet. Häufig betroffen sind auch junge Frauen mit hoher Stimmbelastung (☞ 7.2.5).

Symptome. Heiserkeit, bei Kindern dunkle Stimme.

Therapie. Organisierte Knoten im Erwachsenenalter werden mikrochirurgisch abgetragen und logopädisch vor- und nachbehandelt. Die logopädische Behandlung bei Kindern ist wegen mangelnder Kooperationsfähigkeit meist zwecklos. Schreiknötchen werden i.d.R. belassen.

Kehlkopfzysten

Stimmlippenzysten sind Retentionszysten der Schleimhautdrüsen und liegen i.d.R. im Reinke-Raum. Klinisch steht Heiserkeit unterschiedlicher Ausprägung im Vordergrund. Laryngoskopisch findet man wenige Millimeter große gelbliche Raumforderungen unter der intakten Stimmlippenschleimhaut. Mikrochirurgische Abtragung.

Epiglottiszysten entstehen an der lingualen Epiglottisfläche, große Befunde greifen auf den Zungengrund über. Meist handelt es sich um Zufallsbefunde, nur große Zysten führen zu einem Globusgefühl und ggf. auch zur Dysphagie. Chirurgische Abtragung bei Beschwerden.

Kontaktulkus/Kontaktgranulom

Pathogenese. Das Kontaktulkus ist eine Pachydermie der Schleimhaut über dem Processus vocalis mit **Epithelhyperplasie durch „harten Stimmeinsatz"** mit Aneinanderschlagen der Processus vocales. Betroffen sind insbesondere Männer; Rauchen und chronische Infekte der oberen Luftwege wirken fördernd. Außerdem sollen psychosoziale Faktoren eine Rolle spielen.

Besonders durch ein Refluxgeschehen entsteht als Ausdruck einer **entzündlichen Reaktion im Ulkusbereich** ein **Kontaktgranulom**. Klinisch einem Kontaktgranulom vergleichbare Befunde treten durch eine Traumatisierung infolge einer Intubation auf (**Intubationsgranulome).**

Klinik. Zeichen der hyperfunktionellen Dysphonie mit vermehrtem Organgefühl, verhauchter Stimme, Stimmermüdung, Räusperzwang und Hustenreiz (☞ 7.2.5).

Therapie. Mikrochirurgische Abtragung und histologische Untersuchung, auch zum Malignomausschluß. Logopädische und ggf. psychotherapeutische Vor- und Nachbehandlung. Bei Granulomen und Nachweis einer Refluxkrankheit Therapie mit einem Antazidum. Hohe Rezidivrate.

5

> **Merke!**
>
> Bei sämtlichen organischen Stimmlippenveränderungen, die durch eine funktionelle Stimmstörung verursacht oder wesentlich mitbedingt sind (Polypen, Knötchen, Reinke-Ödeme, Kontaktgranulome), ist eine mikrochirurgische Abtragung ohne eine logopädische Vor- und Nachbehandlung sinnlos.

Papillome !!

Ätiologie. Solitär im Stimmlippenbereich oder primär multipel auftretende benigne epitheliale Tumoren, die oft auch supraglottisch oder subglottisch bis in den Tracheobronchialbaum hinein auftreten (☞ Abb. 44 im Farbbogen). In Analogie zu den Hautwarzen ist eine **Virusgenese (Papillomviren Typ 6 und 11)** für die kindliche und die adulte Form gesichert. Wegen des trotz gleicher Pathogenese klinisch und prognostisch deutlich verschiedenen Bildes wird zwischen einem juvenilen und einem adulten Typ unterschieden.

> **Merke!**
>
> Bedeutsam für die prognostisch wichtige Kanzerisierungstendenz der Papillome ist das Vorhandensein oder Fehlen einer bedeckenden Verhornungsschicht! Die Tendenz zur Entartung ist bei den solitären, verhornten Papillomen (adulte Form) am größten.

Juvenile Form – Papillomatose

Ätiologie. Bei Kindern liegt der Erkrankungsgipfel vor dem 5. Lebensjahr. Es finden sich primär multilokulär auftretende flächenhafte, glasige und weiche Papillomrasen sowie blumenkohlartig gestielte Papillome von roter bis blasser Farbe. Die im Kindesalter auftretenden Papillome sind nicht verhornt. Eine spontane Kanzerisierung ist allerdings in seltenen Fällen auch im Kindesalter möglich.

Klinik. Meist liegt ein ausgedehnter Befall der Glottis und der supraglottischen Region vor, die subglottische Trachealschleimhaut ist seltener betroffen.

In Abhängigkeit von der Lokalisation steht klinisch eine ausgeprägte Heiserkeit oder eine sich in Einzelfällen auch foudroyant entwickelnde Dyspnoe mit Stridor und Zyanose im Vordergrund.

Therapie. Zur Sicherstellung der Atmung ist bei lumenverlegenden Befunden ggf. eine sofortige Intubation, die teilweise nur mit einem starren Kindertracheoskop durchführbar ist, erforderlich. Da eine Kausaltherapie nicht möglich ist, ist eine konventionell mikrochirurgische, laserchirurgische oder elektrische Saugkoagulation die einzig mögliche Behandlungsform. Bei zu tiefer Resektion mit Verletzung der Submukosa drohen narbige Defektheilungen. Regelmäßige laryngoskopische Kontrollen.

Adulte Form

Pathogenese. Adulte Larynxpapillome treten meist solitär im Stimmlippenbereich auf. Die Befunde sind verhornt und weisen unterschiedliche Grade einer Dysplasie bis hin zum Carcinoma in situ auf. Es handelt sich um eine **fakultative Präkanzerose!**

Klinik. Klinisch steht eine Heiserkeit im Vordergrund. Im Vergleich zur kindlichen Form sind Wachstums- und Ausbreitungstendenz sowie die Rezidivneigung weniger ausgeprägt.

Therapie. Mikrolaryngoskopische Abtragung. Regelmäßige laryngoskopische Kontrollen erforderlich!

5.4.6 Maligne Tumoren des Larynx !!!

Larynxkarzinome sind die häufigsten bösartigen Tumoren des oberen Aerodigestivtraktes. Eine Frühdiagnostik ist vor allem bei glottischen Primärtumoren möglich. Auf diese Weise ist nicht nur bei vielen Patienten eine funktionserhaltende Therapie durchführbar, sondern auch eine sehr gute Prognose erreichbar (☞ Abb. 45 und 46 im Farbbogen).

Epidemiologie, Ätiologie und Pathogenese

Das Larynxkarzinom ist mit ca. **40 % der häufigste aller Tumoren im HNO-Bereich.** Während der letzten Jahre nahm die Inzidenz zu. Eine regionale Häufung besteht in Industriegebieten und einigen südostasiatischen Ländern. Der Altersgipfel liegt zwischen dem 55. und 65. Lebensjahr. Mit einem Verhältnis von ca. 9 : 1 sind Männer deutlich stärker betroffen als Frauen. Diese **größte Geschlechtsdisparität** aller Karzinome ist allerdings deutlich rückläufig, da der Anteil von Frauen unter den Inhalationsrauchern angestiegen ist. Eine ähnliche Tendenz wurde auch beim Bronchialkarzinom beobachtet. Familiäre Häufungen sind beschrieben.

Risikofaktoren. **Inhalationsrauchen** ist der **wichtigste Risikofaktor** für die Entstehung eines Larynxkarzinoms. Der Anteil der Raucher unter den Karzinomträgern liegt zwischen 88 % und 98 %. Pathogenetisch bedeutsam sind die aromatischen Kohlenwasserstoffe des Tabakteers. Zumindest als „promoting factor" ist **Alkohol** wirksam: 50 % der Patienten mit supraglottischen Krebsen sind Alkoholiker, und 85 % der Kehlkopftumorpatienten trinken regelmäßig Alkohol. Von weit geringerer Bedeutung sind ionisierende Strahlen. Der pathogenetischen Bedeutung einer beruflichen Exposition gegenüber **Kokereigasen, Nickel und Asbest** wird mit der Anerkennung des Kehlkopfkrebses als **Berufskrankheit** Rechnung getragen. In der Berufskrankheitenverordnung werden die zugehörigen Berufskrankheiten unter den Ziffern BK 4104 (Asbest), 4109 (Nickel) und 4110 (Kokereigase) geführt.

Ebenfalls als „promoting factor" anzusehen ist die chronische Laryngitis, insbesondere wenn bioptisch bereits Epitheldysplasien nachgewiesen wurden. Bekannt ist auch die Bedeutung von Viren (Papillome, ☞ 5.4.5).

Pathologische Anatomie und Histologie

Wie bei allen HNO-Tumoren sind mehr als 90 % der Kehlkopfkrebse verhornende und nicht-verhornende **Plattenepithelkarzinome.** Zu den seltenen Sonderformen gehören Adenokarzinome, adenoidzystische Karzinome, kleinzellige Karzinome, Non-Hodgkin-Lymphome, mesenchymale Tumoren und Metastasen.

Prädilektionsstellen für die Tumorentstehung sind die **Übergangszonen zwischen Plattenepithel und respiratorischem Epithel** (☞ 5.1.3), insbesondere im Bereich der Linea arcuata nahe der vorderen Kommissur.

Die meisten Karzinome entwickeln sich nicht unmittelbar aus gesunder Schleimhaut, sondern in stark verdickter Schleimhaut und haben **Vorstufen** (Dysplasie, Carcinoma in situ) durchlaufen. Manifeste Karzinome haben häufig (40–50 %) keine glatte Begrenzung zu gesunder Schleimhaut, sondern einen sog. „**karzinomatösen Randsaum**" (Carcinoma in situ) und peripher davon eine „**parakanzeröse Epidermisierungszone**" mit abnehmenden Atypien.

> **Merke!**
> Ein insuffizient behandeltes Carcinoma in situ geht mit hoher Wahrscheinlichkeit in ein infiltrierend wachsendes Karzinom über.

5

Der **Grad der Differenzierung** eines Tumors erlaubt eine, wenn auch **begrenzte, Aussage über den Malignitätsgrad.** Das histopathologische Grading wird bei allen Tumoren der Kopf-Hals-Region in gleicher Weise angewandt.

Histopathologisches Grading
- GX Differenzierungsgrad ist nicht bestimmbar
- G1 gut differenziert
- G2 mäßig differenziert
- G3 schlecht differenziert
- G4 undifferenziert

Tab. 5.2: Grading der Epitheldysplasien nach Kleinsasser.		
	Histologie	Therapie
Grad I	Einfache Epitheldysplasie ohne Atypien, unterschiedlich ausgeprägte Akanthose seltene, regelhafte Mitosen	Laryngoskopische Kontrolle
Grad II	Epithelhyperplasie mit einzelnen Atypien, erschwerte Zuordnung	Kurzfristige mikrolaryngoskopische und histologische Kontrolle
Grad III	Carcinoma in situ Schwere Dysplasie ohne Durchbruch durch die Basalmembran	Vollständige chirurgische Resektion Engmaschige bioptische Kontrollen

Tumorlokalisation und Klassifikation

Stimmlippenkarzinome   !!!

Die meisten Larynxkarzinome sind Stimmlippenkarzinome (> 65 %) und entstehen im Bereich der **Linea arcuata des vorderen Drittels** (☞ Abb. 45 im Farbbogen).

Von besonderer Bedeutung für die Stadieneinteilung ist die Beurteilung der Stimmlippenbeweglichkeit. Die Einschränkung der Stimmlippenbeweglichkeit bedeutet immer eine tiefe Infiltration in den Muskelkörper oder in den Aryknorpel.

Tumorstadieneinteilung

- T1 kleine Karzinome mit erhaltener Stimmlippenbeweglichkeit
- T1a bei Befall einer Stimmlippe
- T1b bei Befall beider Stimmlippen
- T2 größere intralaryngeale Tumoren mit allenfalls eingeschränkter Stimmlippenbeweglichkeit
- T3 auf den Larynx beschränkter Tumor mit fixierter Stimmlippe
- T4 großer Tumor, der die Organgrenzen überschreitet

Tumoren der vorderen Kommissur haben aus funktioneller und chirurgischer Sicht wegen ihrer topographischen **Beziehung zur Broyle-Sehne** und damit zur prälaryngealen Region eine besondere Bedeutung (☞ 5.1.1). Karzinome, die im Bereich der hinteren Kommissur entstehen, sind selten.

Subglottisches Karzinom

Ob Kehlkopfkarzinome primär subglottisch entstehen oder ob es sich bei den subglottischen Krebsen eigentlich um solche glottischen Ursprungs, die nur primär nach kaudal gewachsen sind, handelt, ist umstritten. In letztgenanntem Fall sollte man von **„transglottischen" Karzinomen** sprechen (☞ Abb. 46 im Farbbogen). Die Stadieneinteilung entspricht der der Stimmlippentumoren.

Supraglottisches Karzinom   !!

Der Anteil supraglottischer Karzinome liegt bei > **30 %.** Sie werden entsprechend der Zugehörigkeit zu den Regionen suprahyoidale Epiglottis, laryngealer Anteil der aryepiglottischen Falte, Arytenoidregion, infrahyoidale Epiglottis und Taschenfalten eingeteilt.

Tumorstadieneinteilung

- T1 Der Tumor ist auf eine supraglottische Region beschränkt.
- T2 Der Tumor infiltriert mehr als einen Unterbezirk der Supraglottis oder Glottis. Keine Einschränkung der Stimmlippenbeweglichkeit.
- T3 Der Tumor ist auf den Larynx begrenzt oder infiltriert die Postkrikoidregion oder die mediale Wand des Sinus piriformis. Die Stimmlippenbeweglichkeit ist eingeschränkt.
- T4 Der Tumor hat die Organgrenzen überschritten und infiltriert beispielsweise die Zunge.

Metastasen

Die Metastasierungsfrequenz eines Kehlkopfkarzinoms hängt von der Lokalisation und Größe des Primärtumors ab.

> **Merke!**
>
> Das Vorhandensein oder Fehlen von Metastasen ist für den Kehlkopfkarzinompatienten oft von schicksalhafter Bedeutung. Sind lymphoregionäre Metastasen vorhanden, verschlechtert sich die Prognose um 50 %.

Regionäre Lymphknotenmetastasen

Solange keine operativen oder strahlentherapeutischen Eingriffe durchgeführt worden sind, erfolgt die Metastasierung eines Tumors meist zunächst in die ipsilateralen regionären Lymphknoten des Halses (☞ 5.1.7 und 8.1.3). Typisch ist eine große Metastase im Bereich des oberen Venenwinkels, der mehrere kleinere besiedelte Lymphknoten kaudal anliegen. Es wird keine Unterscheidung zwischen lymphogenen und hämatogenen Metastasen vorgenommen (☞ Abb. 40 und 41 im Farbbogen).

Zur **Klassifikation** (TNM) der regionären Lymphknotenmetastasen ☞ 8.4.3.

Der **Kapseldurchbruch** einer Lymphknotenmetastase mit Einbruch in die Weichteile oder die Muskulatur oder eine Infiltration in die V. jugularis bedeutet ein weitere Prognoseverschlechterung. Die Infiltration lebenswichtiger Strukturen, z.B. der A. carotis communis oder interna, ist i.d.R. mit einer primären Inoperabilität verbunden. Beim Auftreten von sog. **Spätmetastasen,** also einer Metastase, die 5 Jahre nach Primärtumordiagnose auftritt, muß dringend ein Zweitkarzinom ausgeschlossen werden.

Stimmlippenkarzinome. Kleine Stimmlippenkarzinome (T1) metastasieren äußerst selten, so daß bei einer Metastasierung unbedingt ein okkultes Zweitkarzinom ausgeschlossen werden muß. Mit wachsender Größe des Primärtumors steigt auch die Metastasenfrequenz. Bei Bewegungseinschränkung einer Stimmlippe sind in ca. 20 % und bei T3-Tumoren in 40 % der Fälle Metastasen nachweisbar. Tumoren, die die vordere Kommissur erreichen, können in den prälaryngealen „delphischen" Lymphknoten metastasieren.

Handelt es sich um sub- oder transglottische Krebse mit einer Ausdehnung von mehr als 20 mm subglottisch, finden sich in 30–40 % Metastasen in den paratrachealen Lymphknoten der Rekurrenskette.

Supraglottische Karzinome. Supraglottische Karzinome haben zum Zeitpunkt der Diagnosestellung häufig Metastasen gesetzt. Die Frequenz liegt bei Berücksichtigung aller Stadien bei 35–40 %. Besonders im Bereich der Mittellinie gelegene Karzinome metastasieren auch bilateral.

Fernmetastasen

Fernmetastasen werden bei klinischen Staginguntersuchungen in ca. 10 % der Fälle nachgewiesen. Meist handelt es sich um **Lungenmetastasen**, selten um **Lebermetastasen.** Die Fernmetastasenfrequenz bei Autopsien fortgeschrittener Larynxkarzinome liegt bei 25 %.

Werden zum Zeitpunkt der Primärtumordiagnose Fernmetastasen diagnostiziert, stellt dies i.d.R. eine Kontraindikation zumindest für eine verstümmelnde Operation, z.B. eine totale Laryngektomie, dar.

Wird die Metastase später gefunden, kann nach Ausschluß eines zweiten Primärtumors eine chirurgische Entfernung erwogen werden. Typisch bei einem Larynxkarzinom ist eine oft isolierte Lungenmetastase. Differentialdiagnostisch kann es sich um einen bronchialen Zweittumor handeln. Bei ausreichender Lungenfunktion und erfolgreicher Entfernung kann

häufig eine Verlängerung der Überlebenszeit erreicht werden.

Knochenmetastasen sind bei der Erstdiagnose eines Larynxkarzinoms sehr selten, sollten aber bei einem Rezidivtumor immer ausgeschlossen werden (Knochenszintigramm).

Multiple Primärtumoren

Bei allen malignen Tumoren des oberen Aerodigestivtraktes treten in ca. **10 % der Fälle synchrone Zweittumoren** auf. Typisch ist das gemeinsame Vorkommen von Kehlkopf- und Bronchialkarzinom. Auch **metachrone Zweitkarzinome** treten gehäuft auf: In ca. 10 % der Fälle wird ein Bronchialkarzinom nach einem Kehlkopfkarzinom diagnostiziert. Supraglottische Karzinome sind in typischer Weise mit Oropharynx- oder Ösophaguskarzinomen vergesellschaftet. Drittkarzinome werden in 1 % der Fälle diagnostiziert.

Diese Zusammenhänge sind durch die gemeinsamen pathogenetischen Faktoren Tabak und Alkohol begründet (Feldkanzerisierung). Die Wahrscheinlichkeit eines Zweitkarzinoms steigt bei weiterer Exposition gegenüber Risikofaktoren auf 40 %.

Klinik

Die klinische Symptomatik ist je nach Tumorlokalisation unterschiedlich. Die erste klinische Manifestation eines Larynxkarzinoms kann durch die folgenden Symptome erfolgen:

- Heiserkeit – bei Glottiskarzinomen schon im Frühstadium
- Dyspnoe – große, lumenverlegende Tumoren sämtlicher Lokalisationen
- Dysphagie – supraglottische Krebse
- Halslymphknotenmetastasen – supraglottische oder Hypopharynxkarzinome

Manche Patienten mit Stimmlippenkarzinomen berichten von akut einsetzender Heiserkeit bei einer Erkältung, die nach Abklingen der Erkältung andauert.

> **Merke!**
> Heiserkeit ist bei glottischen Krebsen ein Frühsymptom, bei primär supra- oder subglottischen und Hypopharynxkarzinomen ein Spätsymptom.

Diagnostik

- Bei der Diagnostik steht die indirekte **Laryngoskopie** an erster Stelle.
- Die **histologische** Diagnosesicherung und Operationsplanung erfolgen auf dem Wege einer **Stützautoskopie.** Kleine Tumoren sollten dabei möglichst primär vollständig entfernt werden.
- In gleicher Sitzung wird eine **Panendoskopie** zum **Ausschluß eines Zweittumors** durchgeführt.
- Zur Beurteilung der Stimmlippenbeweglichkeit wird auch die **Stroboskopie** eingesetzt. Durch den Nachweis eines unterbrochenen Randkantenphänomens kann infiltratives Wachstum auch bei kleinen Stimmlippentumoren dargestellt werden.
- Im Rahmen eines präoperativen **Stagings** erfolgen B-Scan-Untersuchung und CT der **Halsweichteile,** Sonographie der **Oberbauchorgane,** eine Röntgen- und ggf. CT-Untersuchung der **Lunge** und bei Rezidivtumoren auch ein Knochenscan.
- Insbesondere zur Beurteilung der Weichteilinfiltration organüberschreitender Tumoren und der Gefäßwandinfiltration von Metastasen wird eine **MRT** bzw. **Duplexsonographie** durchgeführt.
- Ein präoperatives **Hals-CT** ist zur Bestrahlungsplanung erforderlich.
- Der Allgemeinzustand des Patienten ist in Hinblick auf die geplante Therapie ein entscheidendes Kriterium. Zur Beurteilung der Operabilität ist im Einzelfall eine weitergehende Diagnostik erforderlich.

Therapie

Therapeutische Prinzipien

Zur **multimodalen Therapie** der Larynxkarzinome gehören wie auch zur Therapie anderer Kopf-Hals-Tumoren:

- Primärtumoroperation (endoskopisch-mikrochirurgisch, Laserchirurgie, Operation von außen)
- Metastasenchirurgie (Neck dissection)
- Strahlentherapie (postoperativ, als Monotherapie, palliativ – kurativ)
- (Chemotherapie)

Das im Einzelfall gewählte **therapeutische Konzept** hängt von der Tumorlokalisation, dem Staging, dem Allgemeinzustand des Patienten und nicht zuletzt vom behandelnden Arzt ab. Ein einheitliches Therapieregime gibt es letztendlich nicht. Die hierfür erforderlichen prospektiven Studien sind aufgrund der großen Individualität der Tumoren, aber sicher auch aus ethischen Gründen problematisch. Vor diesem Hintergrund müssen auch die folgenden Darlegungen zur Therapie der Kehlkopfkarzinome gesehen werden: Auch wenn die Leitlinien der Deutschen Gesellschaft für HNO-Heilkunde, Kopf- und Halschirurgie grundsätzlich berücksichtigt werden, wird ein im Einzelfall konzipiertes Therapiekonzept sicher oft sehr unterschiedlich aussehen.

Primäres Ziel der Operation ist die vollständige – radikale – Entfernung des Tumors. Besonders glottische Karzinome werden oft in einem frühen Stadium diagnostiziert, so daß bei der Operationsplanung funktionelle, d.h. funktionserhaltende Gesichtspunkte ohne onkologischen Nachteil für den Patienten berücksichtigt werden können (☞ Kehlkopfteilresektionen). In Zweifelsfällen ist aber immer der Methode, durch die der Tumor am sichersten entfernt werden kann und die dann auch die radikalere sein wird, der Vorzug zu geben!

Operationsmodalitäten. Neben **konventionell-mikrochirurgischen Operationsverfahren** und der **transzervikalen funktionserhaltenden** oder **totalen Kehlkopfoperation** wird besonders zur funktionserhaltenden Therapie kleiner Kehlkopfkarzinome auch der Operationslaser, meist ein CO_2-Laser, eingesetzt. Als minimal-invasives Verfahren wird er peroral unter mikroskopischen Bedingungen eingesetzt (☞ 5.3.3), die Resektion orientiert sich unter Organerhaltung an den klinisch sichtbaren Tumorgrenzen. Zu den Vorteilen gehört, daß eine Schleimhautabdeckung des entstandenen Defektes nicht erforderlich ist. Der Defektbereich wird meist zügig von Schleimhaut überwachsen.

Auklärung des Patienten. Vor jeder Tumoroperation ist eine intensive Aufklärung des Patienten über das ihn betreffende therapeutische Konzept wichtig. Wegen der stigmatisierenden Bedeutung, die besonders die totale Laryngektomie für das weitere Leben des Betroffenen hat, müssen vor einer Kehlkopfoperation insbesondere die Auswirkungen auf das Sprech- und Schluckvermögen sowie die möglichen rehabilitativen Maßnahmen detailliert besprochen werden. Vor einer geplanten organerhaltenden Operation muß mit dem Patienten über eine mögliche Erweiterung des Eingriffs zu einer totalen Laryngektomie gesprochen werden.

Oft ist es günstig, bereits präoperativ eine Logopädin und einen bereits operierten Patienten (Selbsthilfegruppe: Kehlkopflosenverband) hinzuzuziehen.

Primärtumoroperation

Operation der Stimmlippenkarzinome

- **Kleine Stimmlippenkarzinome** (Stadium T1a) können meist peroral mikrochirurgisch (ggf. mit dem Laser) mit guten onkologischen und funktionellen Ergebnissen operiert werden (Abb. 5.12). Ist die intraoperative Übersicht über den Tumor schwierig, sollte eine Spaltung des Schildknorpels in der Sagittallinie (**Laryngofissur**) erfolgen. Sind beide Stimmlippen betroffen (Stadium T1b), wird aus funktionellen Gründen vielfach einer Bestrahlung der Vorzug gegeben (☞ unten).

- Auch bei größeren Stimmlippenkarzinomen mit noch erhaltener oder allenfalls eingeschränkter Stimmbandbeweglichkeit (Stadium T2) sollte eine Kehlkopfteilresektion angestrebt werden. Die klassische Kehlkopfteilresektion ist die **frontolaterale Teilresektion (Leroux-Robert)** bei einseitig betonten Stimmlippenkarzinomen, die über die vorderer Kommissur auf das vordere Drittel der anderen Stimmlippe übergreifen (Abb. 5.13). Alternativ kommt eine endolaryngeale laserchirurgische Resektion in Frage. Ausgedehntere Tumoren, die den Aryknorpel befallen, können auf dem Wege **einer vertikalen Hemilaryngektomie (Gluck, Soerensen)** oder sogar einer Dreiviertelresektion operiert werden. Durch eingeschwenkte Schleimhaut- oder Muskellappen werden die entstandenen Schleimhautdefekte gedeckt. Operationsfolgen der vertikalen Teilresektionen sind eine bleibend heisere, teilweise aphone Stimme, bei Resektion eines Aryknorpels auch Schluckstörungen.

- Während bei Tumoren im Stadium T2 eine **totale Laryngektomie** in den meisten Fällen zugunsten einer Teilresektion vermieden werden kann, ist dieselbe bei großen intralaryngealen Kehlkopfkrebsen

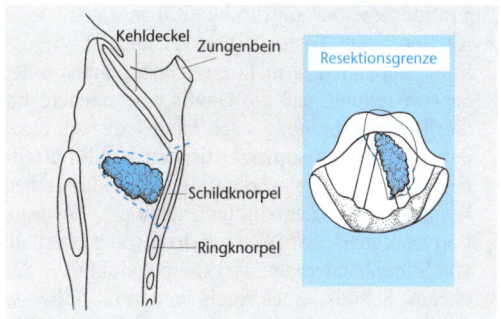

Abb. 5.13: Frontolaterale Kehlkopfteilresektion eines größeren Stimmlippenkarzinoms.

mit Stimmlippenfixierung (Stadium T3) zumeist erforderlich. Überschreitet der Tumor gar die Organgrenzen (T4), ist eine noch ausgedehntere Resektion (z.B. mit Pharynxteilresektion) nötig (☞ Abb. 39 und 46 im Farbbogen).

Das wesentliche Merkmal der totalen Laryngektomie ist die definitive Trennung zwischen dem oberen Luftweg, der in einem endständigen Tracheostoma im Bereich der vorderen Halshaut endet, und dem oberen Speiseweg, der als (Pharynx-)Trichter aus der verbliebenen Pharynxschleimhaut hinter dem Tracheostoma liegt. Bei einer ausgedehnten Resektion von Pharynxschleimhaut (Laryngopharyngektomien) muß die Schluckstraße ggf. durch Schleimhaut- oder Haut-Muskel-Lappen rekonstruiert werden.

Folgen der Operation für den Patienten sind der Verlust des Tongebers der Stimme und die fehlende Windkesselfunktion der Lunge. Postoperative Schluckprobleme sind nur bei einem zu eng rekonstruierten Pharynxtrichter oder bei narbiger Schrumpfung, z.B. nach Bestrahlung zu erwarten.

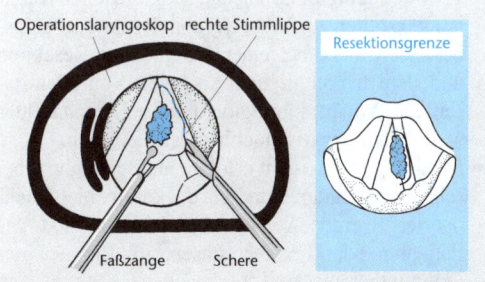

Abb. 5.12: Endolaryngeale mikroskopische Abtragung eines kleinen Stimmlippenkarzinoms mit mikrochirurgischen Instrumenten.

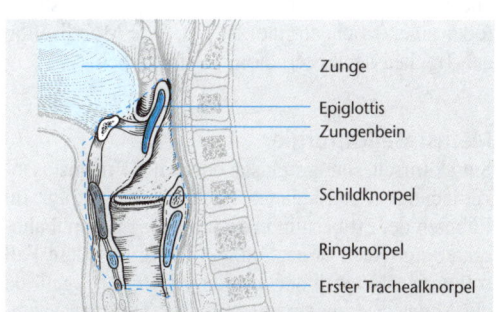

Abb. 5.14: Totale Laryngektomie – Resektionsgrenzen.

Operation der supraglottischen Karzinome

- Karzinome im Tumorstadium T1 und T2, die das Stimmlippenniveau nicht erreichen, können unter der Vorstellung, daß die Glottis eine Barriere für die Tumorausbreitung nach kaudal darstellt, auf dem Wege einer **supraglottischen Kehlkopfteilresektion** operiert werden. Bei der klassischen horizontalen Kehlkopfteilresektion (Alonso, Leroux-Robert) wird der Larynxeingang oberhalb von Stimmbändern und Aryknorpeln inklusive des oberen Schildknorpeldrittels entfernt. Teilweise werden auch größere Tumoren, die den Sinus piriformis oder den Zungengrund infiltriert haben, operiert. Alternativ werden perorale Teilresektionen, oft mit dem Laser, durchgeführt.
- Bei großen supraglottischen Tumoren (T3 und T4) sind meist eine totale Laryngektomie und ggf. eine der Tumorausdehnung entsprechende Zungen- oder Hypopharynxteilresektion erforderlich.
- Bei allen horizontalen Teilresektionen sind Schluckstörungen das größte postoperative Problem. Häufige Aspirationen und Atelektasenbildung können die Folge sein. Zur Vermeidung dieser Komplikationen sind eine exakte präoperative Diagnosestellung und Patientenauswahl mit der Beschränkung auf kooperative Patienten, die nicht älter als ca. 65 Jahre sind, unerläßlich. Auch die intraoperative Erhaltung der Hypoglossusnerven und mindestens eines N. laryngeus superior sind von Bedeutung (☞ 5.1.8). Durch persistierendes Verschlucken kann in Einzelfällen auch eine sekundäre totale Laryngektomie aus funktionellen Gründen erforderlich werden.

Operation der subglottischen Karzinome.

Subglottische Karzinome bzw. glottische Karzinome mit subglottischer Ausdehnung können nur durch eine totale Laryngektomie mit Resektion von mindestens zwei nicht tumorbefallenen Trachealknorpeln operiert werden. Zur Anlage eines Tracheostoma (oder einer Tracheallinie) ist ggf. eine Mobilisation der Trachea nach Sternotomie erforderlich.

Metastasenchirurgie

Sind klinisch, sonographisch oder im CT metastasenverdächtige Lymphknoten nachweisbar, erfolgt im Rahmen der Primärtumoroperation eine Lymphbahnsanierung (Neck dissection, ☞ 8.4.3). In jedem Fall sollte eine Neck dissection tumorseitig erfolgen, da die Metastasierungsfrequenz dieser Tumoren erfahrungsgemäß hoch ist bei:

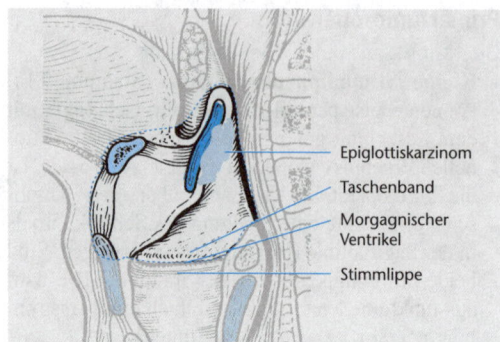

Abb. 5.15: Supraglottische Larynxteilresektion bei einem Epiglottiskarzinom – Resektionsgrenzen.

- Glottiskarzinomen mit eingeschränkter Stimmlippenbeweglichkeit
- sämtlichen supraglottischen Karzinomen
- Hypopharynxkarzinomen

Kriterien, die für die Neck dissection auch der Gegenseite sprechen, sind:

- klinisch oder bildgebend metastasenverdächtige Lymphknoten
- mittellinienüberschreitende Primärtumoren
- tumorseitiger Nachweis von Metastasen (☞ Sentinel-node-Biopsie, 8.3.3).

Strahlentherapie

- Bei **kleinen einseitigen Stimmlippenkarzinomen** (Tumorstadium T1a) und kleinen supraglottischen Karzinomen kann alternativ zur Operation eine **primäre hochdosierte Strahlentherapie** in kurativer Absicht durchgeführt werden. Beidseitige Stimmlippenkarzinome (T1b) bestrahlt man wie erwähnt aus funktionellen Gründen primär.
- Bei **großen Stimmlippenkarzinomen** (Stadium T3/T4), supraglottischen und subglottischen Karzinomen sollten zur Verbesserung der Prognose, insbesondere aber bei einer Non-in-sano-Resektion und dem histologischen Nachweis von Metastasen, die Primärtumorregion und die Lymphabflußwege **postoperativ nachbestrahlt** werden.
- In **palliativer Absicht** erfolgt eine Bestrahlung bei sehr ausgedehnten Tumoren, die kurativ nicht mehr operiert werden können, bei Inoperabilität des Patienten oder Fernmetastasen. Im Rahmen der Palliativtherapie sind zu gegebener Zeit oft ein Tracheostoma, eine orogastrische oder perkutane Sonde und eine suffiziente Schmerztherapie erforderlich.

Prognose

Die Prognose des Larynxkarzinomträgers, ausgedrückt in der 5-Jahres-Überlebensrate, hängt ab:

- von der Primärtumorgröße
- von der Tumorlokalisation
- von dem Vorhandensein oder Fehlen regionärer Metastasen bei Diagnosestellung.

Beim Nachweis von Fernmetastasen liegt die Lebenserwartung meist unter einem Jahr.

Bei einem Primärtumorstadium T1 eines Glottiskarzinoms liegt die 5-Jahres-Überlebensrate höher als 90 % und sinkt ungefähr kontinuierlich bis auf einen Prozentsatz von weniger als 50 % beim Stadium T4. **Glottiskarzinome sind prognostisch günstiger** als supra- und subglottische Tumoren. Dies hängt mit dem meist höheren Primärtumorstadium und der Frequenz teilweise bilateraler Metastasen zusammen. Im übrigen sei darauf hingewiesen, daß die Angaben zu den Überlebensraten in unterschiedlichen Statistiken teilweise deutlich voneinander abweichen.

Tumornachsorge. Von großer Bedeutung für den weiteren Verlauf ist die Tumornachsorge, an der alle mit der Behandlung des Patienten befaßten Fachdisziplinen beteiligt sein sollten ("Tumorsprachstunde"). Die **engmaschige klinische Kontrolle** erfolgt zunächst in sechswöchigen, später in drei-, sechs- und zwölfmonatigen Intervallen. Die klinischen Untersuchungen sollten durch sonographische Kontrollen der Halsweichteile und jährliche Röntgenuntersuchungen des Thorax ergänzt werden. Neben einem Rezidiv des Primärtumors oder Metastasen muß auch ein Zweittumorgeschehen ausgeschlossen werden. Bei **Larynxteilresektionen** sind darüber hinaus in der Anfangsphase **mikrolaryngoskopische Kontrollen** erforderlich. Die histologische Untersuchung aller klinisch suspekten Befunde ist obligat.

Rehabilitation nach totaler Laryngektomie

Für den Laryngektomierten ist der **postoperative Stimmverlust** von stigmatisierender Bedeutung. Bereits präoperativ müssen der Betroffene und seine Familie mit diesem Umstand und den Möglichkeiten zur Rehabilitation vom Operateur selbst und möglichst auch durch eine Logopädin vertraut gemacht werden.

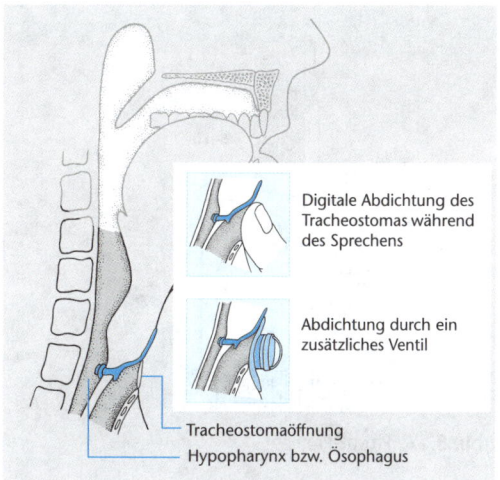

Digitale Abdichtung des Tracheostomas während des Sprechens

Abdichtung durch ein zusätzliches Ventil

Tracheostomaöffnung
Hypopharynx bzw. Ösophagus

Abb. 5.16: Stimmrehabilitation nach totaler Laryngektomie durch eine Stimmprothese – Funktionsprinzip.

Die wohl bestmögliche Rehabilitationsmaßnahme ist das Erlernen der **Ruktusstimme**, mit dem bereits zwei Wochen nach der Operation begonnen werden sollte. In das obere Ösophagusdrittel geschluckte Luft wird bei der Produktion des Tones „hochgerülpst" (Ruktus). Der Ösophagus dient also als Windkessel. An seinem Eingang bildet sich eine schwingende Pseudoglottis. 60–70 % der Laryngektomierten erlernen bei entsprechender logopädischer Schulung das Sprechen.

Darüber hinaus stehen **elektronische Sprechhilfen** zur Verfügung. Sie erzeugen als „Tongeneratoren" einen allerdings sehr monotonen Ton. Aufgesetzt auf die Mundbodenmuskulatur, wird der erzeugte Ton über die Muskulatur bis in den pharyngealen Luftraum fortgetragen.

Eine **Stimmprothese** (Provox, Herrman) stellt funktionell einen Ventilmechanismus dar, der zwischen Tracheostoma und Ösophagus eine gerichtete Luftpassage ermöglicht. Durch temporären Verschluß der Tracheostomaöffnung meist durch einen Finger oder ein zusätzliches Stomaventil wird Ausatemluft in die Speiseröhre und damit den Pharynx- und Mundraum gedrückt und so ebenfalls über die Ausbildung einer Neoglottis die Stimme erzeugt. Nachteil der Methode sind Infektionen der Fistel und dadurch bedingte Insuffizienzen, die einen regelmäßigen Wechsel der Prothese erforderlich machen.

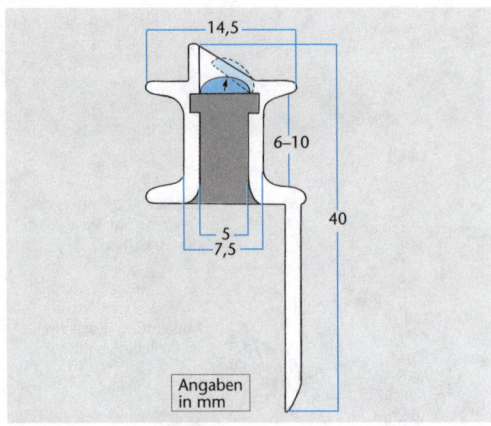
14,5

6–10

5
7,5

40

Angaben
in mm

Abb. 5.17: Provox-Prothese.

Um soziale Hilfestellungen wie Krankengeld, Rentenfragen oder Vergünstungen sicherzustellen, ist eine frühzeitige Kontaktaufnahme mit dem **Krankenhaussozialdienst** und dem bundesweit organisierten **Kehlkopflosenverband e.V.** vorteilhaft.

Die **Wiedereingliederung des Kehlkopfoperierten in das Berufsleben** ist durchaus möglich und auch wünschenswert, ein weitgehend staubfreier Arbeitsplatz und eine nicht zu schwere Tätigkeit sind jedoch Voraussetzung.

Minderung der Erwerbsfähigkeit (MdE) und Rentenfragen ☞ 10.3.

6 Trachea und Bronchialbaum

Da obere und untere Luftwege sowohl anatomisch als physiologisch eine Einheit darstellen, wird auch der HNO-Arzt mit den Erkrankungen des intrathorakal gelegenen Anteils der Luftwege konfrontiert. Eine enge Zusammenarbeit mit Pulmologen und Thoraxchirurgen auf diesem Feld ist erforderlich.

6.1 Anatomische und physiologische Grundlagen

Topographie. Die Trachea ist über das Lig. cricotracheale am Ringknorpel des Kehlkopfs verankert und endet mit der Teilung in die beiden Hauptbronchien, der **Bifurkation** in Höhe des 6. Brustwirbelkörpers beim Erwachsenen und beim Kind in Höhe des 2.–4. BWK. Die Trachea hat eine Länge von **10–13 cm beim Erwachsenen** und lediglich **3,5 cm beim Kleinkind.** Die **lichte Weite** der Erwachsenentrachea beträgt **13–20 mm,** die des **Kleinkindes 6–7 mm.** Das Lumen der Trachea wird durch **16–20 hufeisenförmige Knorpel,** die durch Bänder verbunden sind, offen gehalten.

Der **extrathorakale Trachealabschnitt** umfaßt 1/3 bis 1/2 der Gesamtlänge, ist im Vergleich zum intrathorakalen elastischer und in den Wirkungsbereich der Halsmuskulatur einbezogen. Nach dorsal grenzt die Pars membranacea die Luftröhre vom Ösophagus ab. Im Halsteil umgreift die **Schilddrüse** die Trachea hufeisenförmig. Eine Kompression ist durch eine

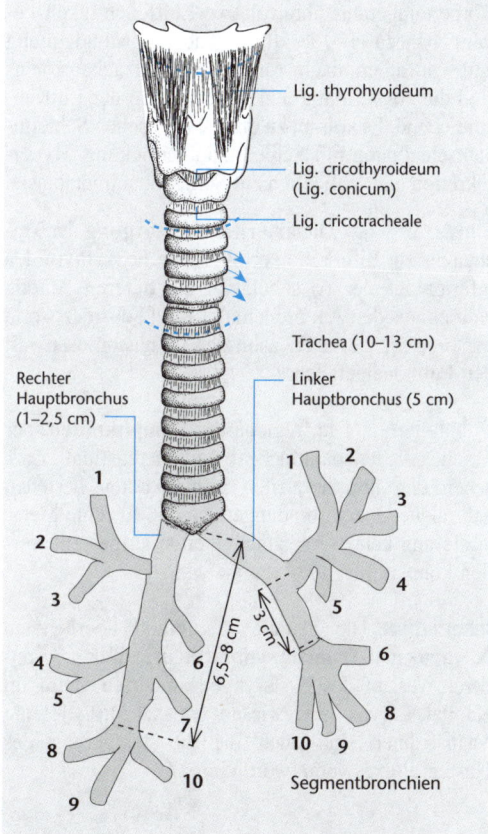

Lig. thyrohyoideum

Lig. cricothyroideum (Lig. conicum)

Lig. cricotracheale

Trachea (10–13 cm)

Rechter Hauptbronchus (1–2,5 cm)

Linker Hauptbronchus (5 cm)

1   2
3
1
2
4
3   5
4   6   6
5   8
7   10   9
8   Segmentbronchien
9   10

Abb. 6.1: Anatomie von Trachea und Bronchialbaum.

vergrößerte Schilddrüse im Halsabschnitt und durch retrosternale Schilddrüsenanteile möglich. Der distale Trachealabschnitt wird durch die Aorta nach rechts verlagert (Abb. 6.1).

Der Bifurkationswinkel zwischen den Hauptbronchien beträgt 40 – 65°, der Abgang des rechten Hauptbronchus ist steiler, deshalb gelangen aspirierte Fremdkörper meist in diesen, ☞ 6.4.3. Die drei rechtsseitigen Hauptbronchien teilen sich in 10 Segmentbronchien, die zwei linksseitigen in 9 Segmentbronchien. Es werden intra- und extrapulmonale Verlaufsabschnitte unterschieden.

Histologie/Physiologie. Trachea und Bronchien sind mit **respiratorischer Schleimhaut** ausgekleidet; durch einen hochaktiven **Mukoziliarapparat** werden kleine aspirierte Partikel in Richtung Kehlkopf transportiert, größere Fremdkörper werden durch **Hustenstöße** (☞ 5.1) ausgeworfen.

Die Atemluft in der Trachea hat bei Nasenatmung Körpertemperatur, ihre relative Luftfeuchtigkeit beträgt nahezu 100 %. Bei ständiger Mundatmung und vor allem nach Anlage eines Tracheostomas sind die Anwärmung und Anfeuchtung der Luft unzureichend. Es kommt zu einer chronischen Schleimhautschädigung mit Schleimhautverdickung, Hypersekretion und schließlich zur Schleimhautmetaplasie.

Blutversorgung. Die **arterielle Versorgung** der Trachea bis zur Bifurkation erfolgt über die A. thyroidea inferior aus der A. subclavia, die tieferen Anteile werden aus den Aa. bronchiales direkt aus der Aorta versorgt. Es bestehen zahlreiche Anastomosen mit den Pulmonalgefäßen.

Lymphknoten. Die regionären **Lymphknoten** der Trachea liegen paratracheal und mediastinal. Zwischen den intrathorakalen Lymphknoten bestehen zahlreiche Querverbindungen, so daß für eine Metastasierung keine Gesetzmäßigkeiten aufgestellt werden können.

Innervation. Die neurale Regulation übernehmen **N. vagus** und **Truncus sympathicus,** auf den besonderen Verlauf des N. laryngeus recurrens wird im Kapitel Larynx hingewiesen (☞ 5.1.5). Afferente Vagusbahnen sind auch für die Triggerung des Hustenreflexes verantwortlich.

6.2 Leitsymptome

6.2.1 Schmerzen

Schmerzen werden **meist retrosternal** lokalisiert und sind atemabhängig. Langsam zunehmende Schmerzen mit Husten und Auswurf sowie begleitende Entzündungen des Nasen- und Rachenraumes weisen auf eine Schleimhautentzündung hin. **Ringförmig in den Rücken ausstrahlende Schmerzen** sind Ausdruck von Entzündungen, Fremdkörpern oder Tumoren, die in den Mediastinalraum durchgebrochen sind (Interkostalnerven).

6.2.2 Hustenreiz

Trockener Reizhusten ist ein Hinweis auf eine entzündliche Ursache im glottischen und subglottischen Bereich, **produktiver Husten** wird meist in den tieferen Abschnitten des Respirationstraktes verursacht (Bronchitis).

Stärkster Hustenreiz wird durch aspirierte Fremdkörper ausgelöst. Ein begleitendes Hautemphysem ist Hinweis auf eine Perforation.

6.2.3 Stridor und Dyspnoe   **!!**

Stridor ist ein Geräusch, das während der Atmung im Bereich von Stenosen und dadurch bedingter Luftturbulenzen zustande kommt. **Inspiratorischer** oder gemischt in- und exspiratorischer **Stridor** entsteht bei einem Atemwegshindernis in den oberen Abschnitten der Atemwege (Pharynx, Larynx, Trachea), ein **exspiratorischer Stridor** ist Ausdruck einer chronisch-obstruktiven Atemwegserkrankung der tiefen Atemwege (Bronchien).

6.2.4 Hämoptoe

Blutungen aus der Trachea resultieren meist aus Tumorarrosionsblutungen. Am häufigsten ist ein Schilddrüsen- oder Ösophaguskarzinom dafür verantwortlich, das in die Trachea infiltriert ist. **Bronchiale Blutungen** sind vor allem Folge eines Bronchialkarzinoms oder einer tuberkulösen Kavernenblutung.

Ausgehustetes Blut ist aber in nicht wenigen Fällen aspiriert und stammt aus einer proximal gelegenen Blutungsquelle, oft der Nase.

Tab. 6.1: Ursachen eines inspiratorischen Stridors.

Stenosen im Bereich von Oro- und Hypopharynx	• Diphtherie • Peritonsillar- und Parapharyngealabszeß • Zurückgefallene Zunge bei Bewußtlosigkeit • Zungengrundstruma, -abszeß (ausgeprägte Schluckstörung) • Raumforderungen durch Tumoren
Stenosen im Bereich des Larynx, ☞ 5.2.2	
Stenosen der Trachea	• Tracheitis (durch Schleimhautschwellung und Borken) • Fremdkörper (anfänglich starker Hustenreiz, der dann abklingt) • Kompression durch Raumforderungen von außen (z.B. Struma) • Trachealtumor • Narbenstenose (postinfektiös, nach Langzeitintubation oder Tracheotomie) • Traumen

Blutiger Auswurf bei Tracheotomierten kann Folge einer Tracheitis oder einer kanülenbedingten Schleimhautverletzung sein.

6.3 Diagnostik

6.3.1 Tracheobronchoskopie

Mit der indirekten Spiegeluntersuchung (☞ 5.3.2) können allenfalls Aussagen über den proximalen Abschnitt der Trachea gemacht werden, sie ist für die Beurteilung nicht ausreichend.

Die **flexible Tracheobronchoskopie** erfolgt mit dem Fiberendoskop in Sedierung pernasal oder in Vollnarkose durch den liegenden Atemtubus. Durch Zusatzkanäle in der Optik kann eine Biopsie oder eine Spülung vorgenommen werden.

Das **starre Beatmungsbronchoskop** wird ähnlich wie das entsprechende Laryngoskop gehandhabt und mit Winkeloptiken zur Inspektion der Bronchienabgänge kombiniert. Es können Fremdkörper entfernt und eine transbronchiale Biopsie sowie eine Laseranwendung durchgeführt werden. Das starre Endoskop ist aufwendiger in der Handhabung, seine Reichweite in der Peripherie begrenzter als die des flexiblen Bronchoskops.

6.3.2 Bildgebende Untersuchungsverfahren

Tracheazielaufnahmen und **konventionelle Röntgentomographie** werden zur Beurteilung von Einengungen des Tracheallumens durch narbige, tumoröse oder fremdkörperbedingte Stenosen angefertigt. Von außen das Tracheal- oder Bronchiallumen infiltrierende Prozesse können besser durch ein **CT** oder **MRT** dargestellt werden (Abb. 6.2).

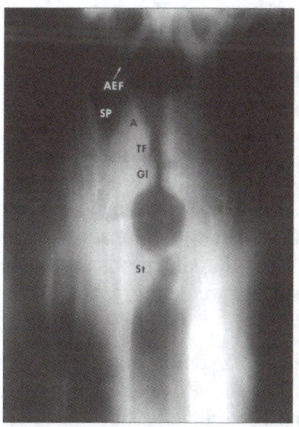

A	Aryknorpelschatten
AEF	Aryepiglottische Falte
Gl	Glottis
St	Stenosebezirk
TF	Taschenfalte
SP	Sinus piriformis

Abb. 6.2: Trachealstenose in der konventionellen Tomographie.

6.3.3 Mediastinoskopie

Die Mediastinoskopie wurde zur Biopsie der paratrachealen Lymphknoten eingeführt, wird aber auch im Rahmen der Diagnostik zystischer Veränderungen, von Thymomen, Teratomen, retrosternalen Strumen und Pneumokoniosen eingesetzt.

Ausgehend von einem Hautschnitt oberhalb des Manubrium sterni kann das Mediastinoskop in das obere Mediastinum bis zu den Abgängen der Oberlappenbronchien, teilweise über den Bifurkationsbereich hinaus bis zum Perikard vorgeschoben werden.

6.4 Klinik

6.4.1 Kongenitale Anomalien

Krankheitsbilder. Unterschieden werden:
- **Membranen der Trachea**
- **Trachealagenesie:** häufig kombiniert mit anderen Organfehlbildungen, stellt eine Rarität dar
- **Trachealatresie/ösophagotracheale Fistel:** die Trachealatresie ist eine seltene Urdarmfehlbildung infolge einer fehlerhaften Ausbildung des tracheoösophagealen Septums. Meist besteht eine ösophagotracheale Fistel. Der häufigste Typ dieser kongenitalen Anomalie (1:2000 bis 1:3000) ist die Kombination eines blind endenden proximalen Ösophagusanteils und einer Fistel zwischen Trachea und dem distalen Ösophagusanteil. Auch **tracheobronchiale Fisteln** sind möglich.

Klinik. Bei Membranbildungen und einer Agenesie treten unmittelbar post partum alle Zeichen einer maximal ausgeprägten Dyspnoe auf.

Bei einer ösophagotrachealen Fistel fällt meist zunächst ein Speichelfluß aus Mund und Nase auf. Milch wird regurgitiert, bei dem am häufigsten gesehenen Fisteltyp (s.o.) kommt es zur Aspiration von Magensaft und Hustenanfällen.

Diagnostik/Therapie. Während die Prognose einer **Agenesie** infaust ist, können **membranöse Verschlüsse** im Rahmen eines Notfalleingriffs mit einem starren Endoskop gesprengt werden (ggf. vorübergehende Intubation).

Fisteln werden meist primär durch Sondierung der Speiseröhre diagnostiziert. Eine weitere Diagnostik durch Endoskopie und Breischluck schließt sich an. Der Fistelverschluß erfolgt operativ über einen zervikalen oder thorakalen Zugang.

6.4.2 Verletzungen

Ätiologie. Durch stumpfe oder spitze Gewalteinwirkungen kommt es zu Verletzungen im zervikalen Abschnitt der Trachea oder zur Ruptur der großen Bronchien, im Maximalfall zum Abriß. Verletzungen von innen sind iatrogen im Rahmen diagnostischer Maßnahmen oder einer Intubation bzw. durch Fremdkörper bedingt.

Klinik. Häufig bedrohliches Krankheitsbild mit Dyspnoe, Aspiration, Hämoptoe. Je nach Höhe der Verletzung kann sich ein Hautemphysem oder ein Pneumothorax ausbilden.

Diagnostik. Befundsicherung durch:
- Untersuchung auf äußere Verletzungen, aus denen Luft austritt.
- Nachweis eines Hautemphysems
- Auskultation
- Röntgenuntersuchung des Thorax und der Trachea
- Tracheobronchoskopie

Therapie. Sicherung der Vitalfunktionen bei Schocksymptomatik. **Intubation und Beatmung mit Abdichtung eines Lecks!** Sonst droht ein Mediastinalemphysem oder ein Pneumothorax. Ggf. Drainage eines Pneumothorax. Nach Lage der Verletzung hals- oder thoraxchirurgischer Eingriff mit plastischer Defektdeckung oder Reanastomosierung.

6.4.3 Fremdkörper   !

Ätiologie. Fremdkörper, die die Glottisbarriere als größte Enge passieren können, werden v.a. von kleinen Kindern und alten Menschen aspiriert. Besondere Gefahr droht von scharfen und quellungsfähigen Stoffen. Häufigster Sitz sind die rechtsseitigen Bronchien (☞ Abb. 6.1), die Lokalisation ist abhängig von der Größe und Form des Fremdkörpers.

Klinik. Meist typische Anamnese mit Erstickungsanfall und stärkstem Husten. Später unterschiedlich ausgeprägte Dyspnoe, evtl. Schmerzen.

> **Merke!**
>
> Nach der Akutphase kann ein peripher lokalisierter bronchialer Fremdkörper symptomlos sein und zeitlich versetzt durch eine Pneumonie/Atelektase des abhängigen Lungensegmentes imponieren!

Diagnostik/Therapie
- Auskultation
- Röntgen des Thorax

> **Merke!**
> Eine Tracheobronchoskopie ist bei jedem begründeten Verdacht auf eine Fremdkörperaspiration indiziert!

6.4.4 Tracheitis

Ätiologie. Virale oder bakteriell superinfizierte Entzündung der Trachealschleimhaut meist als Begleiterkrankung einer Infektion der oberen oder unteren Luftwege, aber auch nach Inhalation von Reizgasen, bei Rauchern oder nach einer Tracheotomie. Seltener bei Mundatmern („Tracheitis sicca") durch mangelhafte Anwärmung und Wasserdampfsättigung der intratrachealen Luft. Der Prozeß kann chronifizieren.

Klinik/Diagnostik. Reizhusten, Auswurf ist möglich. Retrosternale Schmerzen. Heiserkeit ist Ausdruck einer begleitenden Laryngitis. Die Diagnose wird endoskopisch gesichert.

Therapie. Möglichst ursachenorientiert mit Therapie einer Sinusitis, Ausschaltung von Inhalationsnoxen oder Nikotin. Symptomatisch sekretolytisch-antiphlogistische, ggf. antibiotische Behandlung. Schleimhautbefeuchtende Inhalationen (NaCl, Salbei).

Sonderformen stellen die Laryngitis subglottica acuta (Pseudokrupp) und die Diphtherie dar (☞ 5.4.4).

6.4.5 Tracheomalazie und chronische Trachealstenose

Ätiologie. In **80 % der Fälle** entsteht eine Trachealstenose durch eine **Langzeitintubation** (Tubusmanschettendruck) oder durch eine **unsachgemäß oder nach Langzeitintubation durchgeführte Tracheotomie.** Pathogenetisch spielt heute seltener eine Kompression der Trachea von außen (z.B. Struma, Tumoren) eine Rolle.

Infolge einer Langzeitintubation entsteht zunächst eine Schleimhautentzündung, hieraus entwickeln sich eine Perichondritis und dann eine Trachealknorpelmalazie mit Kollapsbildung als weiche Stenose

(☞ Abb. 47 im Farbbogen). Durch konzentrische narbige Organisation und Schrumpfung bildet sich eine harte Stenose.

Klinik. Langsam zunehmende Dyspnoe. Inspiratorischer oder in- und exspiratorischer Stridor.

Diagnostik. Röntgenologische Befundsicherung (Zielaufnahmen, Tomographie), zur Darstellung einer weichen Stenose unter Saugen und Pressen
- Endoskopie
- Ausschluß einer Kompression von außen mit Schilddrüsendiagnostik, Halssonographie, Hals-Thorax-CT und MRT

Therapie. Bei hochgradiger Luftnot vorübergehende Dilatation des stenotischen Bezirks durch Trachealkanülen (nach Tracheotomie) oder Endoprothesen (Silikon). Bei Kompression von außen Operation einer Struma etc.

Umschriebene, insbesondere narbige Stenosen werden quer reseziert und End-zu-End anastomosiert (**Tracheopexie**) oder durch eine Rinnenbildung mit Ausnaht der Trachealwände therapiert. Bei **langstreckigen Stenosen** über 4,5 cm muß eine zusätzliche Mobilisation des Larynx durch Durchtrennung der infrahyoidalen Muskulatur oder der distalen trachealen Aufhängung im Bereich der Lungenwurzel erfolgen. **Weiche Stenosen** und solche, die chirurgisch nicht resezierbar sind, können durch selbstexpandierende netzartige Metallendoprothesen (**Stent**) dilatiert werden, die gegenüber anderen Endoprothesen den Vorteil haben, daß der mukoziliare Transport durch Schleimhautüberwachung des Gitternetzes nicht unterbrochen wird.

6.4.6 Trachealtumoren !!

Ätiologie. Tumoren der Trachea sind insgesamt sehr selten. Zu den gutartigen Geschwülsten zählen Adenome, Papillome, Fibrome und intratracheale Strumen. Das häufigste Malignom ist das adenoidzystische Karzinom, weitere sind das Plattenepithelkarzinom und das Adenokarzinom.

Häufiger als primäre Trachealkarzinome manifestieren sich Schilddrüsen- oder Ösophaguskarzinome, die in die Trachea einwachsen.

Klinik/Diagnostik. Typische Symptome sind Husten, evtl. mit Abgang von blutigem Schleim, inspiratorischer oder gemischter Stridor und zunehmende Dyspnoe.

Wichtigste diagnostische Maßnahme ist die endoskopisch-histologische Befundsicherung. Immer erforderlich bei malignen Tumoren sind CT oder MRT und Staginguntersuchungen.

Therapie. Gutartige Tumoren werden nach Möglichkeit endoskopisch abgetragen, sonst Operation von außen.

Umschriebene Malignome operiert man auf dem Wege einer Tracheateilresektion mit Lymphbahnsanierung (Nachbestrahlung).

Bei inoperablen Tumoren kann eine Palliativbestrahlung durchgeführt werden. Droht eine Verlegung des Lumens, ist eine Überbrückung der Stenose durch einen Tubus oder Stent erforderlich. Insgesamt ist die Prognose schlecht.

6.5 Wichtige operative Verfahren

6.5.1 Koniotomie

Der Eingriff ist heute ein **reiner Notfalleingriff,** der durchgeführt wird, wenn eine Intubation oder eine reguläre Tracheotomie nicht möglich ist und eine Erstickung durch eine meist larnygeale Obstruktion droht.

Bei der **Koniotomie nach Denker** wird ein spitzer Trokar in einer Kanüle durch das von außen gut tastbare Ligamentum cricothyreoideum (Lig. conicum) in den subglottischen Raum eingeführt. Der Trokar kann im Notfall auch durch andere scharfe Instrumente ersetzt werden (Abb. 6.3).

> **Merke!**
> Wegen der nach einer Koniotomie drohenden Larynxperichondritis und einer dadurch bedingten narbigen Stenose sollte so bald wie möglich eine reguläre Tracheotomie erfolgen.

6.5.2 Tracheotomie/Tracheostomie !!

Indikationen

Hauptsächliche Indikation für eine Tracheotomie ist heute die erforderliche **Langzeitbeatmung.** Tracheotomien erfolgen außerdem wegen einer Obstruktion der oberen Atemwege beispielsweise durch einen Tumor oder nach Operationen eines Kopf-Hals-Tumors.

Die korrekt durchgeführte Tracheotomie:
* vermeidet Schleimhautkomplikationen mit Stenosebildung (☞ 6.4.5)

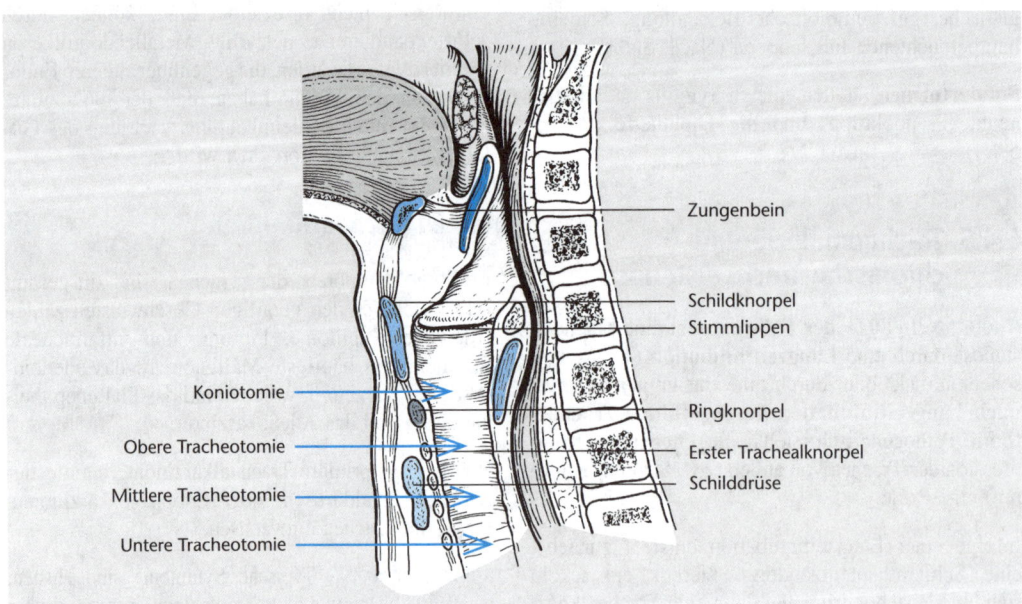

Abb. 6.3: Koniotomie und Tracheotomie.

- vermindert das Totraumvolumen gegenüber einer oro- oder nasotrachealen Intubation um 70–100 ml
- verhindert Aspirationen
- verbessert die Bronchialtoilette

> **Merke!**
>
> Ist eine Langzeitbeatmung von mehr als 48–72 Stunden beim Erwachsenen oder von 1–2 Wochen beim Kind erforderlich, sollte wegen der Gefahr einer subglottischen Trachealstenose eine Tracheotomie erfolgen.

Durchführung

Die Operation erfolgt heute nahezu ausschließlich als mittlere Tracheotomie, untere und obere Tracheotomien werden wegen zahlreicher Komplikationsmöglichkeiten nur selten durchgeführt. Bezugspunkt ist der Schilddrüsenisthmus.

Ausgehend von einem horizontalen Hautschnitt oberhalb des Jugulums werden die infrahyoidale Muskulatur gespalten, der Schilddrüsenisthmus reseziert und die Tracheavorderfläche dargestellt. Die Eröffnung der Trachea erfolgt in Höhe des 3. und 4. Trachealknorpels. Zur Vermeidung einer Kehlkopfperiostitis muß der 1. Trachealknorpel unberührt bleiben. Die eigentliche Eröffnung der Trachea kann über die Resektion eines vertikal-rautenförmigen Teils der Tracheavorderwand (Tracheotomie) oder durch Ausnaht eines umschnittenen Fensters der Vorderwand und Fixierung desselben an der vorderen Halshaut (Tracheostomie) erfolgen.

Insbesondere zur Erleichterung des Kanülenwechsels sollte der zweiten Methode bei jeder für längere Zeit geplanten Tracheotomie der Vorzug gegeben werden. Bei der kindlichen Tracheotomie erfolgt ausgehend von einem vertikalen Hautschnitt die vertikale Spaltung der Tracheavorderseite, die Ränder werden subkutan fixiert.

Komplikationen

Lokal gut beherrschbare Blutungen, Wundinfektionen und Halshautemphyseme sind relativ häufige, Trachealstenosen seltene Komplikationen nach einer Tracheotomie. Stenosen treten insbesondere nach vorheriger peroraler oder pernasaler Langzeitintubation auf.

Kanülen

Zur maschinellen Beatmung oder bei Aspirationsgefahr (Schluckstörung) werden **Kunststoffkanülen mit aufblasbaren Weichkunststoffmanschetten** eingesetzt. Bei ausreichend wachen Patienten finden **Silberkanülen** Anwendung. Sog. **Sprechkanülen** verfügen über einen Ventilmechanismus, der die Ausatemluft durch den Kehlkopf entweichen läßt. Vor dem Einsetzen dieser Kanülen muß sichergestellt sein, daß exspiratorisch relevantes kein Atemhindernis oberhalb des Tracheostomas vorliegt (Abb. 6.4).

Alternativen

Als alternatives Verfahren insbesondere zur kurzzeitigen Tracheostomabeatmung wird die **perkutane Dilatationstracheotomie** durchgeführt. Nach Punktion der Trachealvorderwand und Einführung eines Führungskatheters wird die Punktionsstelle aufbougiert, bis eine Kanüle eingesetzt werden kann.

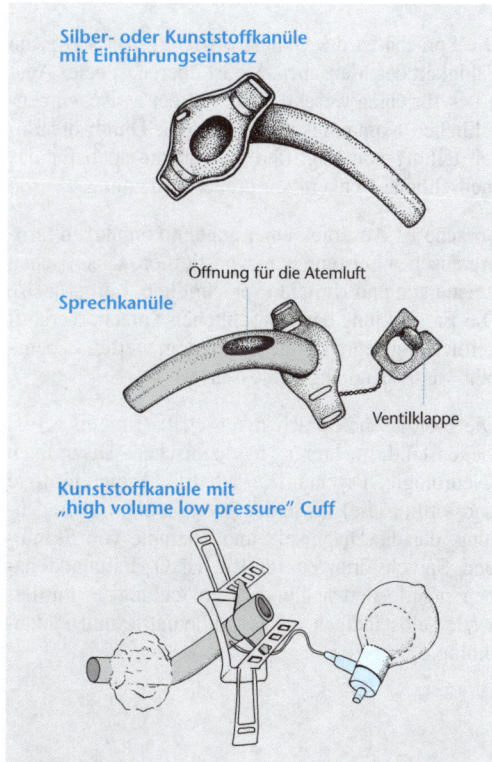

Silber- oder Kunststoffkanüle mit Einführungseinsatz

Öffnung für die Atemluft

Sprechkanüle

Ventilklappe

Kunststoffkanüle mit „high volume low pressure" Cuff

Abb. 6.4: Unterschiedliche Trachealkanülen.

7 Stimm-, Sprech- und Sprachstörungen

7.1 Sprache und Sprachbeurteilung

Die Sprache ist die vielleicht wichtigste spezifische Fähigkeit des Menschen. Sie ist übergeordneter Ausdruck für einen wesentlichen Teil der zwischenmenschlichen Kommunikationsfähigkeit. Durch die Bereitstellung von Begriffen ist Sprache auch für das menschliche Denken von großer Bedeutung.

Sprache ist Ausdruck einer äußerst komplexen hirnorganischen Leistung, von Konstitution, sensorischen Leistungen und Umfeld (Sprachmilieu, Lernprozeß). Die Entwicklung der menschlichen Sprache verläuft zeitlich eng begrenzt und ist mit dem vierten Lebensjahr weitgehend abgeschlossen.

Die biologische Sprachwissenschaft (Linguistik) ist Gegenstand mehrerer medizinischer Disziplinen (Neurologie, Psychiatrie, Pädiatrie, Kieferchirurgie und -orthopädie) sowie der Psychologie. Die Bedeutung, die die Diagnostik und Therapie von Stimm- und Sprachstörungen für die HNO-Heilkunde haben, manifestiert sich in der Entwicklung des mittlerweile selbständigen Faches „Phoniatrie und Pädaudiologie".

7.1.1 Sprechakt

Die Sprachproduktion, das Sprechen, ist von einem differenzierten anatomischen Aufbau des Stimm- und Sprachapparates abhängig.

Bei der Beurteilung pathologischer Veränderungen wird entsprechend dem Aufbau des Stimm- und Sprechapparates unterschieden zwischen:
- Stimmstörungen
- Sprechstörungen
- Sprachstörungen

Am Sprechakt sind neben dem Windkessel der Lunge der Kehlkopf im Rahmen der Ton-(Stimm-)Erzeugung und das proximal gelegene „Ansatzrohr" (Pharynx, Mundhöhle und Nase) für die Artikulation beteiligt.

Ein **Ton** entsteht, indem die Randkanten der aneinanderliegenden Stimmlippen (Phonationsstellung) durch die Ausatemluft angeblasen und in periodische Schwingungen versetzt werden (☞ 5.1.8).

Der zunächst weitgehend monomorphe Ton wird durch die Veränderung des proximal der Stimmlippenebene gelegenen Resonanzkörpers (**Ansatzrohr**) moduliert (**Artikulation**). Die koordinierten Bewegungsfolgen von Lippen, Zunge, Weichgaumensegel, Pharynxwänden, Kehlkopf und Unterkiefer sind für den Sprachklang entscheidend. Bei der Bildung der Nasallaute (m, n, ng) fungieren die Nasen-

Tab. 7.1: Artikulationszonen und Lautbildung.

Artikulationszone	Ort der Lautbildung	Laut
Labiale und labiodentale Zone	Zwischen Lippen und Zahnreihe	B, P, M, W, F, V
Linguodentale Zone	Zwischen Zungenspitze und oberen Schneidezähnen/Alveolarrand	D, T, L, S, Zungen-R
Palatine Zone	Zwischen Zungenrücken und Gaumen	G, K, Ch, R
dorsofaukale Zone	Zwischen Zungengrund und Rachenwand	Ch
laryngeale Zone	Zwischen den Stimmlippen	H

haupthöhlen als zusätzlicher Resonanzkörper, es entsteht eine gewollte Nasalität der Laute. Die Nasennebenhöhlen spielen für den Stimmklang kaum eine Rolle.

Vokale sind akustisch zusammengesetzte Klänge, die durch die Resonanz des laryngealen Stimmtones im gesamten, jeweils typisch konfigurierten Ansatzrohr erzeugt werden.

Bei der Bildung der **Konsonanten** unterscheidet man nach dem Ort der Lautbildung fünf **Artikulationszonen** (Tab. 7.1).

7.1.2 Diagnostik und Therapie

Für die Diagnostik und Therapie ist ein **umfassender, ganzheitlicher Ansatz** erforderlich. Ein organzentriertes Vorgehen ist nicht zielführend.

Für den HNO-Arzt sind neben einer **ausführlichen Anamnese** einschließlich des Sprachumfeldes und der wesentlichen Kontaktpersonen eine vollständige **Spiegeluntersuchung,** die Beurteilung von muskulären Fehlspannungen beim Sprechen und Atmen sowie **audiometrische Untersuchungen** (Tonschwellen-, Sprachaudiogramm, ggf. objektive Hörprüfungen) von Bedeutung.

Funktionelle Stimmprüfungen sollen Stimmumfang und -klang sowie Tonhaltedauer und Belastbarkeit der Stimme überprüfen. Die Schwingungsabläufe der Stimmlippen im Rahmen der Tonerzeugung (Phonation) werden durch die **Stroboskopie** untersucht (☞ 5.3.4).

Die Therapie von Stimm- und Sprachstörungen liegt in Händen von **Logopädie** und verschiedenen päd-

agogischen Disziplinen. Operative und medikamentöse Maßnahmen erfolgen meist kombiniert mit einer Stimmübungsbehandlung.

7.2 Stimmstörungen/ Dysphonien   !!

Es handelt sich um pathologische **Veränderungen des Stimmklangs** aufgrund anatomisch-dysplastischer, organischer, neurogener, hormoneller oder funktioneller Störungen.

Leitsymptome sind:
- Heiserkeit mit Tonlosigkeit (Aphonie)
- Veränderungen der Stimmlage
- Stimmermüdung
- Laryngeale Mißempfindungen

7.2.1 Anatomisch-dysplastische Dysphonie

Angeborene Anomalien des Kehlkopfs sind:
- die Hypoplasie oder Asymmetrie der Epiglottis
- die Stimmlippenfurche (Sulcus glottis)

Mutationsstörungen sind entwicklungsbedingte Formanomalien in der Phase des Stimmwechsels. Der entwicklungsbedingte, hormonell gesteuerte Stimmwechsel (Stimmbruch) führt bei Jungen zu einer Senkung der Sprechstimme um nahezu eine Oktave, bei Mädchen um eine Terz. Der normale Stimmbruch verläuft meist weitgehend unbemerkt. Während Phasen leichter Heiserkeit oder das gelegentliche „Umkippen" der Stimme sicher normal sind, können diese Symptome besonders bei sehr

7

schnellem Kehlkopfwachstum besonders ausgeprägt und/oder lang anhaltend sein. Man spricht von einer **funktionellen Mutationsstörung** im Rahmen des pubertären Kehlkopfwachstums. Identifikationsstörungen von Jungen führen gelegentlich auch bei stattgefundenem Kehlkopfwachstum zu einer verspäteten Stimmmutation (**Mutatio tarda**). Wird die Stimme sogar höher, handelt es sich um eine **Mutationsfistelstimme.** Bei Mutationsstörungen sollte stets auch an **endokrine Mutationsstörungen** gedacht werden.

7.2.2 Organische Erkrankungen des Kehlkopfes

Eine Dysphonie als Folge einer organischen Erkrankung des Kehlkopfes entsteht im Rahmen einer akuten oder chronischen Laryngitis, von gutartigen oder bösartigen Neubildungen und Verletzungen, hierbei insbesondere in Zusammenhang mit einer Intubation (☞ 5.4, s. a. Abb. 43, 44 und 45 im Farbbogen).

7.2.3 Neurogene Stimmstörungen

Peripher-neurogene Stimmstörungen betreffen die Kehlkopfnerven und führen zum klinischen Bild einer Kehlkopflähmung, die nach Ausprägung der Störung weiter differenziert wird (☞ 5.4.2).

Zentral-neurale Stimmstörungen führen nicht nur zu Stimmstörungen und Koordinationsstörungen des Phonationsprozesses insgesamt, sondern auch zu weiteren neurologischen Funktionsstörungen (☞ 5.4.2). Typische Krankheitsbilder sind u.a.:
- chromosomale Störungen (z.B. Cri-du-chat-Syndrom)
- Pyramidenbahnschädigungen (spastische Dysphonie)
- zerebelläre Läsionen (Stimmtremor)
- Morbus Parkinson (zittrig-monotone Stimme)
- Bulbär- und Pseudobulbärparalyse (aphone, unartikulierte Stimme)

7.2.4 Hormonelle Dysphonie

Eine Dysphonie durch **physiologische hormonelle Umstellungen** entsteht während der Menstruation, Schwangerschaft und im Alter, bei **Erkrankungen der Schilddrüse** (Hypo- und Hyperthyreose) und der **Hypophyse** (hypophysärer Kleinwuchs, Akromegalie, Hypogonadismus) und als **Nebenwirkung von Hormonpräparaten.**

In der Praxis bedeutsam sind vor allem hormonelle Stimmstörungen bei Frauen, bei denen beruflich eine hohe Anforderung an die Stimme besteht. Zyklusabhängige Stimmstörungen entstehen durch eine Ödembildung der Stimmlippen, die während einer Schwangerschaft noch erheblich ausgeprägter sein kann (**Laryngopathia gravidarum**). Während die Einnahme von Ovulationshemmern keine Auswirkung auf die Stimme hat, können anabole Steroide (z.B. als Dopingmittel) die Stimme teilweise ganz erheblich verändern.

7.2.5 Funktionelle Dysphonie

Ätiologie
Bei einer funktionellen Dysphonie handelt es sich um konstitutionelle, habituelle, durch beruflich hohe Stimmbelastung bedingte, psychogene und symptomatische Stimmstörungen mit Veränderungen des Stimmklanges und der Stimmleistungsfähigkeit **ohne primär organische Veränderungen** der Stimmlippen. Die Störungen betreffen nicht nur die Glottisebene, sondern auch Atemapparat und Artikulationsmuskulatur.

Hyperfunktionelle Dysphonie

Häufigste Stimmstörung mit wechselnd ausgeprägter Heiserkeit und Stimmermüdung, mit vermehrtem Organgefühl, Halskratzen und Räusperzwang. Die Stimmstörung entsteht durch einen unbewußt **erhöhten Tonus der Phonationsmuskulatur** und meist auch der Atem-, Artikulations-, Hals- und Schultermuskulatur. Es besteht eine Diskrepanz zwischen der individuellen Stimmleistungsfähigkeit und den Anforderungen an die Stimme.

Wichtige **hyperfunktionelle Phonationsfehler** sind:
- zu lautes Sprechen
- falsche, meist zu hohe Stimmlage beim Sprechen
- falsche Atemtechnik
- falsche Artikulation

Stroboskopisch findet man verkleinerte und asymmetrische Schwingungsamplituden. Bei **langen Verlaufsformen** kommt es zu **organischen Stimmlippenveränderungen** wie Knötchen oder Kontaktulzera (☞ 5.4.5).

Taschenfaltenstimme

Hochgradig heisere und gepreßte Stimme durch bis zur Mittellinie gedrückte Taschenfalten, deren vordere zwei Drittel angeblasen werden. Hinten verbleibt eine Schlußinsuffizienz während der Phonation. Die Taschenfaltenstimme ist unerwünscht, wenn schlußfähige Stimmlippen vorhanden sind, und stellt eine **Extremform der hyperfunktionellen Dysphonie** dar. Bei primärer Glottisschlußinsuffizienz kann andererseits die Taschenfaltenstimme zur Kompensation logopädisch genutzt werden.

Der Befund ist meist nur laryngoskopisch, wegen mangelnder Synchronisationsmöglichkeiten des Mikrophons nicht stroboskopisch nachweisbar.

Hypofunktionelle Dysphonie

Stimmstörung mit leiser, verhauchter und vermindert steigerungsfähiger Stimme bei herabgesetztem Tonus der Muskulatur des gesamten Phonationsapparates. Häufig handelt es sich um eine Stimmstörung, die zu weiteren konstitutionellen oder psychischen Merkmalen der betroffenen Person paßt.

Stroboskopisch weite Schwingungsamplituden, in mittlerer Stimmlage unvollständiger Stimmlippenschluß mit ovalärem Spalt („Wilde Luft" bei der Stimmerzeugung).

Eine primär hyperfunktionelle Dysphonie kann dekompensieren und in eine hypofunktionelle übergehen, umgekehrt ist eine Kompensation insbesondere intermittierend möglich.

Diagnostisch abgegrenzt werden muß die **Phonasthenie**, bei der ein leistungsschwach angelegtes Stimmorgan zu einer konstitutionell schwachen Stimme führt.

Die **psychogene Aphonie** ist eine Erlebnisreaktion, die meist durch die willkürliche Auslösung eines Hustenstoßes therapiert werden kann.

7.2.6 Therapieprinzipien

Die gewählte Therapie richtet sich zunächst nach der Genese der vorgefundenen Stimmstörung. Eine organisch bedingte oder mitbedingte Dysphonie wird in der Regel mikrochirurgisch angegangen (☞ 5.4.5, 5.4.6), medikamentös (Kortikoide) sowie logopädisch mitbehandelt.

Klinik!

Organische Stimmlippenveränderungen, die primär Folge einer funktionellen Stimmstörung sind, müssen vor und nach einer chirurgischen Sanierung logopädisch therapiert werden.

Eine Ausnahme stellen **kindliche Schreiknötchen** dar, da hier aufgrund fehlenden Problembewußtseins keine Veränderung des ursächlichen Sprechverhaltens zu erwarten ist. Es erfolgt in der Regel weder eine logopädische noch eine chirurgische Therapie. Wichtig ist bei Kindern allerdings der Ausschluß einer Hörstörung, die zu einer falschen Einschätzung der Lautstärke des eigenen Sprechens und so zu einer Stimmüberlastung führt.

Hormonelle Stimmstörungen behandelt man soweit möglich ursächlich, sonst logopädisch.

Die **logopädische Behandlung** spielt bei der Therapie aller Stimmstörungen, besonders aber bei den funktionellen Dysphonien, die wichtigste Rolle. Durch Bewußtmachung und geeignete Übungen werden Atmung, Muskeltonus und Artikulation ausgleichend beeinflußt; störende Umwelteinflüsse sollten, wenn möglich, ausgeschaltet werden. Von großer Bedeutung für den Therapieerfolg sind das Problembewußtsein und die Motivation des Patienten.

7

7.3 Sprach- und Sprechstörungen !!

7.3.1 Sprachentwicklungsstörungen !!

Definition. Bei Sprachentwicklungsverzögerungen (SEV) oder Sprachentwicklungsstörungen (SES) liegt eine zeitliche oder inhaltliche Abweichung vom normalen Spracherwerb vor, die sekundär zu einer Retardierung der geistigen Fähigkeiten führen kann (Tab. 7.2).

Aus linguistischer Sicht können von einer SEV oder SES vier Sprachebenen betroffen sein:
- phonetische Ebene in Form von **Dyslalien**
- syntaktische Ebene in Form des **Dysgrammatismus**
- semantisch-lexikalische Ebene mit einem **eingeschränkten Wortschatz**
- **satz- und textsemantische Ebene**

Tab. 7.2: Normale Sprachentwicklung (Tabelle nach Wendler/Seidler).

Bis 2. Monat	Schreiperiode
Ab 2. Monat	Lallperiode
Ab 8. Monat	Echolalie, beginnendes Sprachverständnis
Ab 9.Monat	Selbständiges Sprechen, Einwortsätze
12–18 Monate	Einwortsätze, gesicherte Symbolfunktion
18–24 Monate	Zweiwortsätze, Wortaggregate ohne grammatischen Bezug
36 Monate	Mehrwortsätze, grammatisch geformt
48 Monate	Nebensätze
60 Monate	Erweiterung des Wortschatzes, zunehmender Denk-Sprach-Bezug

Bei der Beurteilung der Sprachentwicklungsstörungen ist eine ganzheitliche Betrachtung des Menschen in seinem sozialen Umfeld von großer Bedeutung.

Diagnostik. Eine Diagnostik wird erforderlich:
- bei Verdacht auf Schwerhörigkeit unmittelbar post partum
- mit dem 18. Lebensmonat, wenn weniger als 10 Wörter sinnbezogen gesprochen werden
- nach dem 2. Lebensjahr, wenn der Sprachrückstand mehr als 6, später mehr als 12 Monate beträgt

Ursachen. Eine SEV oder SES kann durch sehr unterschiedliche Ursachen ausgelöst werden, die im Rahmen einer vielschichtigen Diagnostik geprüft werden müssen:
- familiäre Sprachgestaltungsschwäche
- frühkindliche Hirnschädigungen (prä-, peri- und postnatal)
- minimale zerebrale Dysfunktionen
- Intelligenzminderungen (Dyslogien)
- periphere Anomalien (z.B. Gaumenspalten)
- Umgebungsfaktoren, mangelnde und inkorrekte Sprachanregung oder mehrsprachige Erziehung vor dem 4. Lebensjahr
- periphere Hörstörungen, in 50 % der Fälle zumindest als Co-Faktor

Die **Funktionsfähigkeit des Hör-Sprach-Kreises** ist für den normalen Sprech- und Spracherwerb Voraussetzung, obwohl die grundsätzliche Fähigkeit zu sprechen beim Menschen angeboren ist. Schon leichtgradige Hörstörungen, etwa durch einen Paukenerguß können, wenn sie über längere Zeit bestehen, zu einer SEV oder SES führen. Weniger bedeutsam sind Sehstörungen.

Dyslalie

Definition. Bei einer Dyslalie – **Stammeln** – liegt eine **Störung des Lauterwerbs oder -gebrauchs** vor, einzelne Laute (Phoneme) können vollständig fehlen oder durch einen anderen Laut ersetzt werden. Es handelt sich um zentrale phonetische Musterstörungen. Zerebrale Bewegungsstörungen oder defekte Sprechorgane liegen nicht vor. Physiologische Formen treten in der Phase des zeitgerechten Spracherwerbs bis zum 4. Lebensjahr auf und bedürfen dann keiner Therapie.

Formen und Einteilung. Die Klassifikation der Dyslalien erfolgt nach quantitativen und qualitativen Kriterien. Die Störung kann **konstant** oder **inkonstant** ausgeprägt sein, nach der Zahl der betroffenen Laute unterscheidet man zwischen **partieller, multipler** oder **universeller Dyslalie.**

Bezeichnet werden die Dyslalien durch Anhängen der Silben „-tismus" oder „-zismus" an den griechischen Namen des betroffenen Phonems. Häufigste Formen des Stammelns sind Zischlautstörungen (**Lispeln**) wie **Sigmatismus** (s, z, ß), **Schetismus** (sch) und **Chitismus** (ch). Weitere Beispiele sind **Kappazismus** (k), **Deltazismus** (d) oder **Lambdazismus** (l).

Durch einen Zusatz (z.B. „interdentalis") wird die Form der Fehlbildung angegeben, also die Hemmstelle oder Überwindungsart.

Ursachen. Die Ursachen der Sprachentwicklungsstörungen, wie oben angegeben, gelten grundsätzlich auch hier. Besonders hinzuweisen ist auf die Bedeutung schlechter **sprachlicher Vorbilder** in der Umgebung und mundartliche Besonderheiten. Außerdem ist in der Phase des kindlichen Spracherwerbs bereits eine länger bestehende **leichtgradige Hörminderung** für die Entstehung eines Sigmatismus ausreichend.

Diagnostik/Therapie. Die spezielle logopädische Diagnostik überprüft den Lautbestand beim spontanen Sprechen und Benennen, die Therapie schließt Übungen im nichtsprachlichen Bereich zum Training der Artikulationsorgane ein. Hörstörungen müssen selbstverständlich zunächst behoben werden. Die Prognose ist gut. Die Störung sollte bis zur Einschulung ausgeglichen sein.

Dysgrammatismus

Diese Sprachstörung geht mit Gestaltungsfehlern bei der morphologischen und syntaktischen Umsetzung der Gedanken in Sprache einher. Die Störung ist in der Regel kombiniert mit anderen Sprachentwicklungsstörungen. Diagnostisch hinweisgebend ist eine deutlich verkürzte Hör-Merk-Spanne (Nachsprechaufgaben).

Eingeschränkter Wortschatz

Der Erwerb des Wortschatzes **spiegelt die geistige Entwicklung des Kindes** wider. Im Normalfall beginnt das Kind im Alter von ungefähr einem Jahr zu sprechen. Wenn mit 18 Monaten noch keine Wörter gesprochen werden, sollte eine intensive audiologische Diagnostik durchgeführt werden. Andererseits ist bei Normalhörigkeit und fehlenden weiteren Entwicklungsstörungen eine Verzögerung bis zu einem Alter von 24–32 Monaten noch physiologisch, eine intensive Beobachtung jedoch erforderlich. Bei der Beurteilung des Wortschatzes ist zwischen Substantiven, Verben und Adjektiven sowie aktivem und passivem Wortschatz zu unterscheiden. Der passive Wortschatz sollte mit 2 Jahren ca. 300, mit 3 Jahren ca. 1200 und mit 5 Jahren ca. 2100 Wörter umfassen.

7.3.2 Dysarthrie !

Einer Dysarthrie liegt eine **sensomotorische Bewegungsstörung** der Stimme, der Artikulation und der Sprechatmung durch eine Erkrankung des Zentralnervensystems zugrunde. Die meisten Patienten sind ältere Menschen mit Gefäßinsulten oder neurologischen Erkrankungen. Es handelt sich um Störungen der Bewegungsausführung.

Die folgend genannten Ursachen und klinischen Bilder werden unterschieden:
- **spastische Form** (pyramidale Schädigung)
- **Dyskinesie** (extrapyramidale Schädigung, wechselnder Muskeltonus)
- **Ataxie** (zerebellär, unkoordinierter Bewegungsablauf)
- **bulbäre/pseudobulbäre Form** (Hirnnervenkernschädigung, auch Schluckstörung)
- **kortikale Form** (meist kombiniert mit einer Broca-Aphasie, Artikulations- und Rhythmusstörung der Sprache)

Insbesondere bei Kindern fallen frühzeitig motorische Störungen beim Saugen, Schlucken und in der Körperkontrolle auf.

7.3.3 Dysglossie

Eine Dysglossie ist eine periphere Artikulationsstörung durch direkte Schädigung an peripheren Nerven, Muskeln oder Artikulationsorganen. Unterschieden werden eine:
- **labiale** Dysglossie (bei Spalten ☞ Abb. 27 im Farbbogen, Lippentumoren oder -operationen, Fazialisparese)
- **dentale** Dysglossie (breite kindliche Zahnlücken)
- **linguale** Dysglossie (verkürztes Zungenbändchen, Makroglossie)

Bei einer fehlerhaften Sprachlautproduktion durch eine Schädigung von Nerven ist der Umstand diagnostisch hinweisgebend, daß dieselbe Parese auch außersprachlich auftritt. Eine anatomisch-funktionelle Störung ist durch die klinische Untersuchung nachweisbar.

7.3.4 Orofaziale Dysfunktion

Orofaziale Dysfunktionen treten bei Kindern auf und sind **fehlerhafte Bewegungsmuster** von Zunge, Lippen und Unterkiefer. Es besteht eine Wechselbeziehung mit **Fehlentwicklungen der Kieferbildung.** Neben seltenen konnatalen Kieferfehlbildungen (Pierre-Robin-Syndrom) sind prolongierte kindliche Saug- und Nuckelgewohnheiten und eine Tonsillenhyperplasie ätiologische Faktoren (☞ Abb. 11 und 48 im Farbbogen). Klinische Zeichen sind ein fehlender Lippenschluß oder ein offener Biß mit Zungenprotrusion, Zusammenpressen der Lippen beim Schlucken und ein hoher Gaumen wegen stän-

7

diger Mundatmung. Eine logopädische und eine kieferorthopädische Therapie sind erforderlich.

7.3.5 Rhinophonie (Näseln)　　!

Rhinophonie ist eine Störung des Stimmklanges und der Artikulation und entsteht durch eine fehlerhafte Nasenresonanz.

Beim offenen Näseln (**Rhinophonia aperta**) ist die Nasenresonanz zu stark. Durch den **mangelhaften Abschluß des Nasen- vom Mundrachen** kommt es bei der Bildung von Orallauten zu einem Luftaustritt aus der Nase. Bei einem ausgeprägten Befund ist besonders die Bildung von Plosiven und Frikativen (P, T, K, Ch, S, Z) erheblich erschwert. Ursächlich können neurologische Störungen mit Paresen der Gaumenmuskulatur, Spalten, aber auch funktionelle Gründe wie Schonhaltungen nach Adenotonsillektomien sein.

Das geschlossene Näseln (**Rhinophonia clausa**) wird durch eine **Verlegung der Nasenhaupthöhlen** verursacht. Nasallaute (m, n, ng), bei deren Bildung normalerweise Luft durch die Nase entweicht, werden durch Plosive ersetzt.

Die Störung tritt auch gemischt auf (**Rhinophonia mixta**), Ursache ist zumeist eine Tonsillenhyperplasie. Diagnostisch ist neben der klinischen Untersuchung die Erhebung des Lautstatus erforderlich. Es erfolgen eine logopädische und ggf. eine chirurgische Therapie.

7.3.6 Poltersyndrom

Poltern ist eine meist angeborene, konstitutionelle **Störung des Sprechvorganges und der Sprachgestaltung** in Rede und Schrift mit überhastetem, undeutlichem Redefluß, Formulierungs- und Aussprachefehlern sowie besonderen **Persönlichkeitsmerkmalen** wie Zerfahrenheit, Ideenflucht und einem meist fehlenden Problembewußtsein. Physiologisch ist der Befund bis zum dritten Lebensjahr, die pathologische Form des Poltersyndroms kann bei unterschiedlichen psychologischen und organischen Störungen auftreten.

Im Rahmen der logopädischen Diagnostik wird u.a. der Redefluß überprüft. Es erfolgt eine logopädische Behandlung.

7.3.7 Balbuties (Stottern)　　!!

Definition. Beim Stottern liegt eine **Störung des Redeflusses** mit plötzlichen, unwillkürlichen Unterbrechungen vor, die oft situationsabhängig in der mitteilenden Rede und in stark wechselnder Stärke auftreten. **Tonische** Erscheinungsformen mit lockeren Wiederholungen (**Iterationen**) von Silben und Wörtern oder **klonische** mit krampfartigen Blockierungen des Redeflusses sowie **gemischte** Formen werden unterschieden. Dazu treten Störungen der Sprechatmung, der Stimme und Artikulation, der Mimik und Gesamtmotorik, des Vegetativums und der Psyche auf. Die Intelligenz ist nicht betroffen. Die Häufigkeit in der Bevölkerung insgesamt liegt bei 1 %, unter Kindern bei 4 % (75 % Knaben).

Ätiologie. Als Ursache wird ein Zusammenwirken von genetischen (30 % Stotterer in der Verwandtschaft), organischen und Umweltfaktoren dikutiert. Am häufigsten (80 % der Fälle) beginnt das Stottern in der Phase des Spracherwerbs um das 4. Lebensjahr (**Entwicklungsstottern**). Andererseits kann das Symptom auch noch bei Erwachsenen nach Hirntraumen, Hirnoperationen oder in der Rückbildungsphase nach Aphasien entstehen.

Diagnostik/Therapie. Diagnostisch und therapeutisch ist eine umfassende Beurteilung von organischen, psychischen und psychosozialen Details von großer Bedeutung. Während die Prognose bei Kindern durch eine hohe Spontanremissionsrate gut ist, können auch durch eine umfassende Therapie beim Erwachsenen nur 1/3 der Fälle gebessert und 1/3 der Fälle nahezu zur Rückbildung gebracht werden.

7.4 Aphasie

Definition. Eine Aphasie ist eine **zentrale Sprachstörung** durch eine akute (meist Apoplex) oder eine chronische Erkrankung des Gehirns mit Befall der Sprachzentren, die im Bereich der präfrontalen Rinde, der Region um den Sulcus lateralis und Anteilen des Frontal- und Temporallappens der dominanten Hemisphäre liegen. Betroffen sind alle linguistischen Komponenten des Sprachsystems, also Lautbildung, Wortschatz, Syntax und Semantik sowie Sprachmelodie sowohl beim Sprechen als auch beim Verstehen. (☞ auch Lehrbücher der Neuroanatomie und Neurologie.)

Die **Diagnose** einer Aphasie ist meist bereits durch ein Interview möglich, durch besondere Testverfahren (z.B. Token-Test) wird die Diagnose erhärtet und einem aphasischen Syndrom (☞ 7.4.1–7.4.5) zugeordnet.

7.4.1 Broca-Aphasie

Vornehmlich **expressive Sprachstörung** durch Schädigung des motorischen Sprachkortex im Frontalhirn (Gebiet der A. prerolandica). Im Vordergrund der Symptomatik stehen eine **große Sprachanstrengung** und eine stark vereinfachte syntaktische Satzstruktur mit oft fehlenden Funktionswörtern und Flexionsformen (**Agrammatismus**).

Therapie. Eine intensive **logopädische Rehabilitation** mit dem Ziel, daß der Aphasiker in Alltagssituationen zurechtkommt, sollte unter Ausnutzung der zur Verfügung stehenden Möglichkeiten baldmöglichst einsetzen.

7.4.2 Wernicke-Aphasie

Perzeptive und expressive Sprachstörung, der alte Begriff sensorische Aphasie ist mißverständlich! Schädigungsort ist das Wernicke-Zentrum im Temporallappen im Versorgungsgebiet der A. temporalis posterior.

Die Betroffenen weisen eine normale oder überschießende Sprachproduktion auf, die Wörter sind jedoch lautlich verändert (**phonematische Paraphasie**), teilweise wird das gemeinte Wort durch ein ähnlich klingendes ersetzt (**semantische Paraphasie**). Wird durch eine Vielzahl von Paraphasien die Sprache vollkommen unverständlich, spricht man von einem **„Jargon".** Darüber hinaus treten grammatikalische Fehler auf (**Paragrammatismus**). Das Benennen von Gegenständen und das Sprachverständnis sind gestört.

Therapie. ☞ 7.4.1.

7.4.3 Globale Aphasie

Die Störung ist Folge einer ausgedehnten Schädigung im gesamten Ausbreitungsgebiet der A. cerebri media und **betrifft alle sprachlichen Leistungen.** Die spontane Sprachproduktion ist auf Stereotypien wie Floskeln und Automatismen mit aneinandergereihten Einzelsilben reduziert, Wortneuschöpfungen (Neologismen) sind vermehrt nachweisbar. Das Sprachverständnis ist erheblich beeinträchtigt, Lesen und Schreiben sind unmöglich. Weitere neurologische Ausfälle sind üblich.

Therapie. ☞ 7.4.1.

7.4.4 Amnestische Aphasie

Dies ist die dezenteste und in der Diagnostik schwierigste aphasische Störung, die in 50 % der Fälle nicht ischämisch, sondern durch einen **hirnorganischen oder atrophischen Prozeß** bedingt ist. Es bestehen Wortfindungsstörungen bei Aussagewörtern, Satzabbrüche sind die Folge. Die fehlenden Wörter werden durch semantische Paraphrasien, die jedoch oft aus demselben Bedeutungsfeld stammen, oder durch allgemeine Floskeln („das Ding") ersetzt.

Zur Diagnosefindung wird das Benennen überprüft.

Therapie. ☞ 7.4.1.

7.4.5 Sonderformen

Sonderformen der Aphasie sind die **Leitungsaphasie** mit einer Schädigung der Bahnen zwischen Broca- und Wernicke-Zentrum und die **transkortikale Aphasie** mit einer Schädigung der Bahnen zwischen den Sprachregionen und dem sensorischen Assoziationskortex.

7

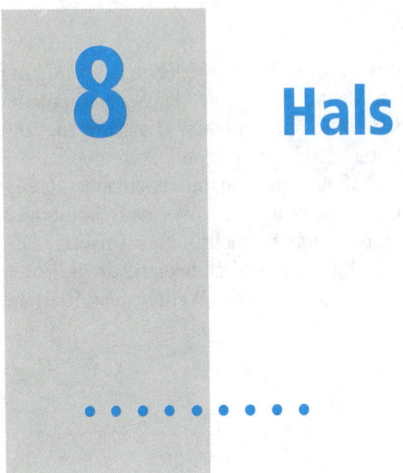

8 Hals

8.1 Anatomische und physiologische Grundlagen

8.1.1 Topographie

Die obere Begrenzung des Halses wird durch eine schräg verlaufende Ebene zwischen dem horizontalen Ast der Mandibula, der Mastoidspitze und der Protuberantia occipitalis externa gebildet. Die kaudale Begrenzung stellt die obere Thoraxapertur dar.

Der Hals besteht aus einem **osteomuskulären Stützgerüst**, das den Kopf trägt, und einem **viszeralen Anteil** mit den Halseingeweiden.

Das **Stützgerüst** liegt dorsal der tiefen Halsfaszie und besteht aus der Halswirbelsäule mit dem Rückenmark und den lateral austretenden peripheren Nerven sowie der geraden Halsmuskulatur.

Der **viszerale Raum** ist der für den HNO-Arzt bedeutsamere Teil des Halses. Seine Strukturen werden von **drei Faszienblättern** umhüllt, es entstehen **interfasziale Räume** (Spatien), die gegeneinander verschieblich sind und durch die die Ausbreitung von Krankheitsprozessen gelenkt wird.

Unter der Haut und dem unterschiedlich entwickelten Platysma (Hautmuskel) liegt die **oberflächliche Faszie** (Fascia colli superficialis), die den M. sternocleidomastoideus und den M. trapezius einscheidet.

Die **mittlere Halsfaszie** umhüllt die infrahyoidale Muskulatur. Zwischen dieser und der tiefen, **prävertebralen Faszie** liegen alle Halsorgane: zentral gelegen Schilddrüse, Kehlkopf, Trachea, Pharynxschlauch und Ösophagus.

Beidseits paramedian liegen von einer separaten Faszienaussackung umhüllt die Strukturen der Gefäß-Nerven-Straße: A. carotis, V. jugularis interna und N. vagus. Auf den Gefäßen und unter dem M. sternocleidomastoideus liegen die tiefen jugulären Lymphknoten, die wesentlichen regionären Lymphknotenstationen des Halses (Abb. 8.1).

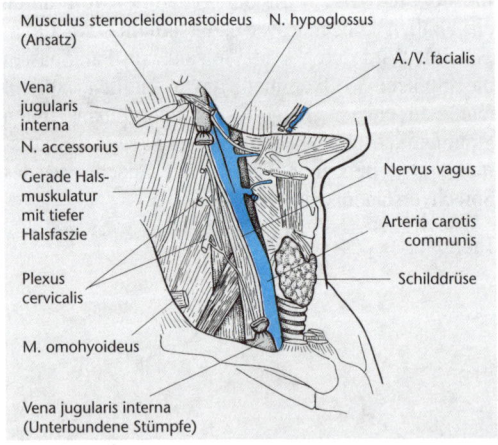

Abb. 8.1: Topographie des seitlichen Halses nach einer Neck dissection.

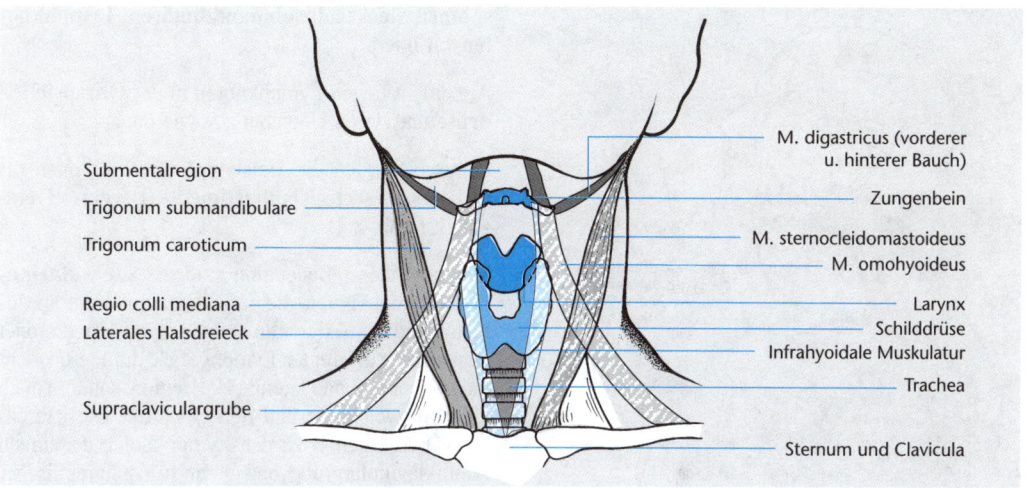

Submentalregion

Trigonum submandibulare

Trigonum caroticum

Regio colli mediana
Laterales Halsdreieck

Supraclaviculargrube

M. digastricus (vorderer u. hinterer Bauch)

Zungenbein

M. sternocleidomastoideus
M. omohyoideus

Larynx
Schilddrüse
Infrahyoidale Muskulatur

Trachea

Sternum und Clavicula

Abb. 8.2: Topographische Regionen des Halses.

Durch die **Muskeln des Halses** werden teilweise auch von Faszienausläufern eingescheidete **topographische Regionen** gebildet. Das **Trigonum caroticum** liegt beidseits zwischen dem Vorderrand des M. sternocleidomastoideus, dem hinteren Bauch des M. digastricus und dem M. omohyoideus, zwischen beiden die **Regio colli mediana.** Zwischen M. digastricus und horizontalem Unterkieferast liegt beiderseits das **Trigonum submandibulare,** dazwischen die **Submentalregion.** Lateral des M. sternocleidomastoideus liegen oberhalb des M. omohyoideus das **laterale Halsdreieck** und unterhalb die **Supraklavikulargrube.** Die **Nuchalregion** schließt sich nach dorsal an (Abb. 8.2).

8.1.2 Gefäßversorgung

Das wichtigste arterielle Blutgefäß des Halses ist die **A. carotis communis**, die sich in Höhe des Zungenbeines in die Aa. carotes interna und externa teilt. Die anatomische Lagebeziehung der beiden Endäste zueinander ist inkonstant. Die wichtige Identifizierung der A. carotis externa vor einer Ligatur (z.B. bei Blutung, Tumorinfiltration) erfolgt durch den Nachweis von mindestens zwei extrakraniellen Gefäßabgängen. Während die Aa. carotes communis und interna in der Regel in ihrem Halsabschnitt keine Äste abgeben, werden Halseingeweide und Gesichtsregion durch zahlreiche Gefäße aus der **A. carotis externa** versorgt. Die arterielle Versorgung wird durch die **Trunci thyrocervicales** und die **Vertebral-**

arterien komplettiert. In der Karotisgabel liegt das **Glomus caroticum**, ein ca. 5 mm großer Chemorezeptor mit chromaffinen Zellen zur Messung und Regulation von wesentlichen Kreislaufparametern. Durch z.B. intraoperative Druck auf den Karotissinus kann es zu einem Kreislaufstillstand kommen.

Der größte Teil des venösen Rücktransports erfolgt über die **Vv. jugulares internae** und deren große, unregelmäßig angelegte Zuflüsse. Das übrige Blut fließt über venöse Geflechte der Halswirbelsäule **(Plexus cervicalis).**

Klinik!

Nach Verschluß der Jugularvenen (z.B. Neck dissection) ist der venöse Plexus cervicalis kompensatorisch stark erweitert und transportiert das Blut aus dem Schädelinneren.

8.1.3 Lymphgefäße und Lymphknotenstationen

Das stark entwickelte zervikale Lymphsystem erhält nicht nur Zufluß aus den Organen des Halses und aus den lymphoepithelialen Organen des Waldeyer-Rachenrings, sondern im Bereich der supraklavikulären Lymphknoten auch von infraklavikulär (Abb. 8.3).

Die **wichtigsten Lymphknotenstationen** sind die auf der V. jugularis interna gelegene **Jugulariskette**

8

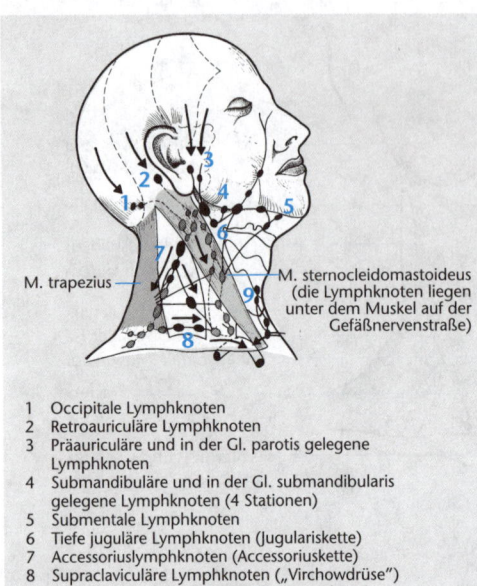

1 Occipitale Lymphknoten
2 Retroauriculäre Lymphknoten
3 Präauriculäre und in der Gl. parotis gelegene
   Lymphknoten
4 Submandibuläre und in der Gl. submandibularis
   gelegene Lymphknoten (4 Stationen)
5 Submentale Lymphknoten
6 Tiefe juguläre Lymphknoten (Jugulariskette)
7 Accessoriuslymphknoten (Accessoriuskette)
8 Supraclaviculäre Lymphknoten ("Virchowdrüse")
9 Paratracheale Lymphknoten (Recurrenskette)

Abb. 8.3: Lymphknotenstationen des Halses (☞ 8.4.3).

(Nn. jugulares profundi), bei der drei Niveaus unterschieden werden, die Lymphknoten der **Akzessoriuskette** und der **Rekurrenskette** (paratracheale und prätracheale Lymphknoten) mit direktem Anschluß an das mediastinale Lymphknotensystem sowie die

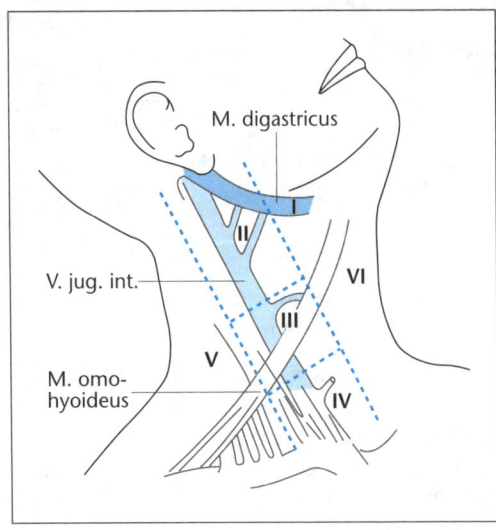

Abb. 8.4: Einteilung der zervikalen Lymphknoten-Kompartimente nach dem American Joint Commitee of Cancer (AJCC).

submentalen und **submandibulären Lymphknotenstationen.**

Außerdem liegen Lymphknoten in der **Ohrspeicheldrüse** und deren Umgebung sowie nuchal.

Klinisch werden die Halslymphknotenstationen oft in insgesamt **sechs Kompartimente** (Level I–VI) eingeteilt (Abb. 8.4).

Von besonderer Bedeutung sind die **supraklavikulären** Lymphknoten, die dem Trigonum omotrapezoideum und dem Trigonum omoclaviculare zugeordnet werden. Die afferenten Lymphgefäße drainieren nicht nur die vordere und laterale Halsregion, sondern auch die Brustweichteile und den Oberarm. Die „Virchhow-Drüse" gehört zu den Lymphknoten der linken Supraklavikulargrube und steht in topographischer Beziehung zum Ductus thoracicus (**Daniel-Biopsie**).

Bedeutsam für eine Metastasierung von Tumoren in die Halslymphknoten sind zahlreiche Verbindungen zwischen den lymphatisch drainierten Organen und den Lymphknotenstationen. Außerdem gibt es zahlreiche Verbindungen zwischen Venen und Lymphgefäßen, so daß eine **Unterscheidung zwischen lymphogenen und hämatogenen Metastasen aufgegeben** wurde. Andererseits wird das Gebiet der primären Tumorlokalisation im oberen Aerodigestivtrakt i.d.R. von einer regionären Lymphknotenstation drainiert. Von einer Mittellinienschranke kann aber nicht gesprochen werden. Mittellinienüberschreitende Tumoren (z.B. von Epipharynx oder Zungengrund) haben darüber hinaus eine besondere Bedeutung. Störungen der normalen Lymphdrainage werden besonders nach Operationen und Strahlentherapie beobachtet.

8.1.4 Nerven

Die **sensible Versorgung** der Halshaut erfolgt durch die Endäste des **Plexus cervicalis (C1–5),** die im Erb-Punkt am Hinterrand des M. sternocleidomastoideus an die Oberfläche treten. Äste des Plexus cervicalis, besonders der N. auricularis magnus, werden als autologe Transplantate zur Rekonstruktion von Hirnnerven, besonders der Nn. VII, X, XII, verwandt.

An der **motorischen Versorgung der Halsmuskulatur** sind N. accessorius (M. sternocleidomastoideus und M. trapezius), N. hypoglossus (Zunge und Mundboden), Ansa cervicalis profunda (infrahyoidale Muskulatur) sowie N. trigeminus und N. facialis beteiligt.

Der N. phrenicus zieht unter der tiefen Halsfaszie zum Zwerchfell.

Als **gemischte Nerven** versorgen N. vagus und N. glossopharyngeus die Halseingeweide, die Funktionen im einzelnen werden im Rahmen der Organkapitel erwähnt.

Der **Sympathikusgrenzstrang** liegt mit mehreren eingeschalteten Ganglien in der Tiefe an der seitlichen Vorderfläche der Wirbelkörper.

8.2 Leitsymptome

8.2.1 Schwellung/Tumor

Eine **umschriebene, gut abgrenzbare Schwellung** tritt vor allem im Bereich der Kieferwinkel im Rahmen von Infektionen der oberen Luftwege (z.B. kindliche Anginen) auf. Meist handelt es sich um eine **Lymphadenitis colli**. Submental oder submandibulär vergrößerte Lymphknoten lassen an Mundhöhlenprozesse, z.B. im Bereich des Mundbodens oder der Zähne, denken.

Rezidivierende elastische und teilweise **schmerzhafte Schwellungen** vor dem M. sternocleidomastoideus oder oberhalb des Kehlkopfs sind typisch für laterale oder mediane **Halszysten**, die spontan drainieren können (Halsfisteln).

Langsam wachsende derbe Tumoren ohne spontane Rückbildungstendenz, die im Verlauf zunehmend schlechter verschieblich sind, sind typisch für **Lymphknotenmetastasen.**

8.2.2 Schmerzen

Lokalisierbare Schmerzen sind Hinweis für einen organbezogenen, entzündlichen Prozeß. Ausstrahlende Schmerzen der lateralen Schildknorpeloberkante oder des seitlichen Zungenbeinhorns treten bei einer Neuralgie des N. laryngeus superior auf (☞ 5.4.4).

Häufig imitieren ausstrahlende Schmerzen von der Halswirbelsäule oder dem Kiefergelenk Organschmerzen des Kopfes und Halses.

8.3 Untersuchungsmethoden

8.3.1 Inspektion und Palpation

Hautveränderungen können von einer Infiltration der Haut durch einen primär subkutan gelegenen Prozeß mittels Prüfung der Hautverschieblichkeit unterschieden werden. Raumforderungen, Lymphknoten und Schilddrüse werden zur Beurteilung von Schmerzhaftigkeit, Verschieblichkeit und Konsistenz palpiert. Die Strukturen der Submental- und Submandibularregion werden bimanuell von außen gegen einen in der Mundhöhle liegenden Finger getastet (☞ 9.3.1).

Zur orientierenden Untersuchung der Halswirbelsäule gehört neben der Überprüfung der Rotationsfähigkeit und Druckschmerzhaftigkeit die Palpation der kleinen Wirbelgelenke. Ausstrahlende Schmerzen durch funktionelle Störungen der Wirbelsäule sind von großer differentialdiagnostischer Bedeutung im Praxisalltag und für zahlreiche Schmerzzustände verantwortlich, die einen Patienten zum HNO-Arzt führen.

8.3.2 Bildgebende Untersuchungsverfahren

B-Scan-Sonographie, Farbduplexsonographie

Zur Untersuchung der Halsweichteile, nicht nur in Hinblick auf Größe und Form, sondern auch auf die innere Struktur (Sonomorphologie), ist die B-Scan-Sonographie ein aussagestarkes, nebenwirkungsfreies und kostengünstiges diagnostisches Verfahren. Bei der differentialdiagnostischen Untersuchung von entzündlichen **Weichteilprozessen** (abszedierend/nicht abszedierend, der Kopfspeicheldrüsen) von **Halszysten** oder **Schilddrüsenveränderungen** ist die Sonographie von wesentlicher Bedeutung.

Im Rahmen der **Metastasendiagnostik** maligner Kopf-Hals-Tumoren (Staging) können Lymphknoten jenseits eines Durchmessers von 9 mm in 95 % der Fälle dargestellt werden. Die Sensitivität der Palpation auch des erfahrenen Untersuchers liegt deutlich unter der der Sonographie (75 % gegenüber 93 %). Über eine Ermittlung des Verhältnisses von Maximal- und Querdurchmesser (entzündliche Lymphknoten eher längsoval, Metastasen rund) sowie des Binnenechomusters ist die erzielte Spezifität mit 94 % sehr hoch.

8

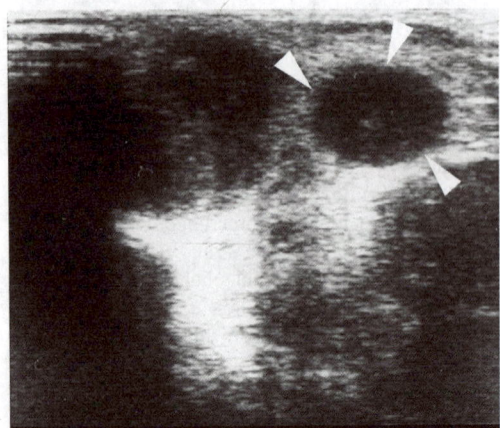

Abb. 8.5: Ultraschall von vergrößerten Halslymphknoten.

Während die verschiedenen Impedanzen der Halsweichteilstrukturen Basis der B-Scan-Sonographie sind, ist die Detektion bewegter zellulärer Blutbestandteile Grundlage der Doppler-Sonographie. Beide Verfahren werden in der **farbkodierten Duplexsonographie** miteinander verbunden. Einsatzbereiche des Verfahrens sind die Diagnostik pathologischer Gefäßprozesse im Rahmen der otoneurologischen Diagnostik und die Darstellung tumorbedingter Gefäßwandeinbrüche. Durch die Darstellung von Tumor- und Lymphknotenvaskularisation werden gegenüber der B-Scan-Sonographie zusätzliche differentialdiagnostische Hinweise in Hinblick auf die Gut- oder Bösartigkeit einer Struktur gegeben (Abb. 8.5).

Angiographie, digitale Subtraktionsangiographie (DSA)

Zur Diagnostik pathologischer Veränderungen der großen Gefäße wird weiterhin die Angiographie, besonders als digitale Subtraktionsangiographie (DSA), eingesetzt. Große Bedeutung hat das Verfahren bei **Glomustumoren,** da über die Darstellung der Vaskularisation hinausgehend eine **Embolisation des Tumors** durchgeführt werden kann.

Computertomogramm (CT), Magnetresonanztomogramm (MRT)

Insbesondere in der Diagnostik tief gelegener Weichteilprozesse, der Kopfspeicheldrüsen und infiltrierend wachsender Tumoren des oberen Aerodigestivtrakts

werden weiterhin die Computertomographie und zunehmend auch die MRT eingesetzt. Aufgrund der im **MRT** möglichen **multiplanaren Schichtführung** und der deutlich **besseren Weichteildifferenzierung** mit Erkennbarkeit auch kleiner Gewebsinfiltrationen ist das Verfahren der CT bei der Weichteildiagnostik bezüglich Sensitivität und Spezifität überlegen. Im CT werden die Strukturen an der Grenze zwischen Knochen und Weichteilgewebe und vor allem eine Knocheninfiltration durch Tumoren besser dargestellt. Moderne **Spiral-CTs** haben die diagnostischen Möglichkeiten des Verfahrens noch verbessert. Außerdem ist das CT meist eher verfügbar und kostengünstiger als das MRT und entscheidend für die **Bestrahlungsplanung.**

Positronenemissionstomographie (PET)

Die Positronenemissionstomographie (PET) ist ein Untersuchungsverfahren, bei dem das Radionuklid und Glucoseanalogon Fluorodesoxyglucose (FDG) eingesetzt wird. Es wird von sich schnell teilenden Zellen mit hoher Stoffwechselaktivität aufgenommen und läßt eine **Unterscheidung** zwischen sich **schnell teilenden Zellen** (z.B. Tumorzellen) und anderen Zellen zu. Die PET dient der **Lokalisation** von klinisch **nicht bekannten Primärtumoren** und Metastasen (☞ CUP-Syndrom, 8.4.3).

8.3.3 Sentinel-node-Biopsie

Die Sentinel-node-Biopsie ist ein neues Untersuchungsverfahren zur **Identifizierung von metastatisch befallenen Lymphknoten.** Die Untersuchung geht von der Erfahrung aus, daß das Gebiet der primären Tumorlokalisation im oberen Aerodigestivtrakt i.d.R. von einer regionären Lymphknotenstation drainiert wird (☞ 8.1.3). Somit ist der **erste im Abflußgebiet gelegene Lymphknoten** (Sentinel node, „Schildwächter") mit großer Wahrscheinlichkeit der als erster metastatisch infiltrierte. Die Anzahl von Metastasen, die den Sentinel node überspringen (**„Skip-Metastasen")** ist in den durchgeführten Untersuchungen gering.

Der Sentinel node wird nach vorheriger Lymphoszintigraphie und interstitieller Injektion von technetiummarkiertem Radiokolloid dargestellt und kann dann visuell während der Operation oder mit der Gamma-Sonde aufgesucht werden.

8.4 Klinik

8.4.1 Fehlbildungen !!

Mediane Halszysten und Fisteln, Zungengrundstruma !!

Ätiologie. Mediane Halszysten und -fisteln sind **Relikte des Ductus thyreoglossus,** der sich normalerweise nach dem Deszensus der Schilddrüse während der 6.–10. Embryonalwoche vom Zungengrund in ihre endgültige Position vollständig zurückbildet. Er verbleibt bei 30 % aller Erwachsenen. Aus verbliebenen Gangepithelien kann sich eine mediane Halszyste oder nach Infektionen oder Punktionen eine Fistel ausbilden, die sich im Bereich des mittleren oberen Halses als elastischer Tumor meist in kurzer Zeit entwickelt. Es besteht eine enge topographische Beziehung zum Zungenbein. Betroffen sind meist Kinder oder Jugendliche.

Schilddrüsengewebe kann aber auch in anderer Lokalisation des embryonalen Ganges als ektopes Gewebe proliferieren oder bei **ausbleibendem Deszensus** eine Zungengrundstruma bilden.

Klinik/Diagnostik. Die mediane Halszyste imponiert als typischer, unter der Halshaut gut palpabler und sonographisch darstellbarer, 2–3 cm großer, schluckverschieblicher Tumor, der meist unterhalb des Zungenbeins in der Medianlinie oder bis zu 2 cm paramedian lokalisiert ist. Ektopes Schilddrüsengewebe verursacht seltener infolge der Raumforderung Beschwerden. Meist handelt es sich um einen Zufallsbefund im Rahmen einer Schilddrüsendiagnostik (☞ 8.4.5).

Therapie. Die **mediane Halszyste** sollte möglichst frühzeitig unter Resektion des zentralen Zungenbeinkörpers (Epithelverklebungen) und evtl. auch eines Muskelzylinders von der Zunge operiert werden. Wegen der Nachblutungs- und Schwellungsgefahr mit Verlegung der oberen Luftwege sind Drainage und Überwachung wichtig.

Die Indikation zur Operation einer **Zungengrundstruma** sollte wegen der nicht unerheblichen und teilweise bedrohlichen Nachblutungsgefahr streng gestellt werden. Heute wird zunehmend der Operationslaser eingesetzt.

Laterale Halszysten und Fisteln !!

Ätiologie/Klinik. Eine laterale Halszyste liegt in unterschiedlicher Höhe am **Vorderrand des M. sternocleidomastoideus,** ist glatt begrenzt, elastisch und verschieblich und von wechselnder Größe (☞ Abb. 49 im Farbbogen). Bei einer akuten Entzündung kann sie schmerzhaft, gerötet und überwärmt sein. Eine Größenzunahme wird aber auch bei Infektionen der oberen Schluck- und Atemwege beobachtet. Betroffen sind meist jüngere Erwachsene. Die Pathogenese ist nicht eindeutig geklärt: entweder **branchiogene** Genese durch einen **persistierenden Ductus cervicalis** aus Anteilen des 2., 3. oder 4. Kiemenbogens oder Ausbildung durch den zystischen Umbau eines Halslymphknotens (**„tonsillogene Lymphknotenerkrankung"**). Fisteln bilden sich vor allem nach Punktion.

Diagnostik

- Typische Klinik und Palpationsbefund
- Sonographisch glatt begrenzter echoarmer Tumor

Therapie. Operative Entfernung im entzündungsfreien Intervall mit Resektion des gesamten Ganges einschließlich Tonsillektomie. Bei (abszedierender) Entzündung zunächst Drainage und Antibiose.

Vaskuläre kongenitale Fehlbildungen

Hämangiom

Ätiologie/Histologie. Angeborener, zumeist oberflächlicher Tumor, der als **Feuermal** oder **Storchenbiß** symmetrisch im Bereich der Kopf- und Halshaut oder Schleimhaut lokalisiert ist (☞ Abb. 35 im Farbbogen). Eine **größere Tiefenausdehnung,** teilweise mit Einwachsen in die Halsmuskulatur, ist **selten.** Nur ca. 30 % sind bei Geburt, aber nahezu alle werden während des ersten Monats erkennbar und wachsen während des ersten Lebensjahres. Das gemeinsame Auftreten mit anderen Fehlbildungen (**Sturge-Weber-Syndrom, Klippel-Trénaunay-Syndrom**) ist selten.

Histologisch unterscheidet man:
- kapilläre Hämangiome
- kavernöse Hämangiome
- arteriovenöse Malformationen
- venöse Malformationen

8

Diagnostik
- Bildgebende Untersuchungsverfahren
- Angiographie vor allem in Zusammenhang mit einer – präoperativen – Embolisation

Verlauf/Therapie. Hohe spontane Rückbildungstendenz, deshalb zunächst abwartendes Vorgehen. Bei schnellem Wachstum, gehäuften Blutungen oder Infektionen chirurgische oder laserchirurgische (Argon- oder Neodym-YAG-Laser mit hoher Affinität zum roten Farbstoff) Therapie evtl. bereits im Kindesalter. Ggf. alternativ Kortikoidgabe zur Proliferationshemmung.

Lymphangiom
Ätiologie. Angeborene, meist bis zum 2. Lebensjahr klinisch manifest werdende **kongenitale Fehlbildung** mit Ausbildung von **teilweise ausgedehnten Raumforderungen** überwiegend im Bereich des lateralen Halsfeldes.

Histologisch unterschieden werden:
- kapilläre Lymphangiome
- kavernöse Lymphangiome
- zystische Hygrome

Klinik/Diagnostik. Subkutan tastbarer fluktuierender, teilweise wegdrückbarer Tumor von mitunter beachtlicher Größe. Symptome durch Verdrängungserscheinungen (Dysphagie, Luftnot).

Bildgebende Diagnostik: Die Befunde imponieren zystenähnlich.

Therapie. Da i.d.R. keine spontane Rückbildungstendenz besteht, **komplette chirurgische Resektion.** Aus verbleibendem Gewebe resultieren Rezidive.

Infektionen der Hautanhangsgebilde, vor allem der Haarbälge, sind **Staphylokokkeninfektionen**. Abwehrgeschwächte Personen (Diabetiker, Alkoholiker) sind am häufigsten betroffen. Klinisch wird unterschieden zwischen:
- **Follikulitis:** schmerzhaft-gerötete Schwellung
- **Furunkel:** abszedierende Entzündung
- **Karbunkel:** konfluierende Furunkel
- **Furunkulose:** multiple oder rezidivierende Furunkel

Phlegmonöse **Streptokokkeninfektion** der Haut (Erysipel) treten nach oft nur kleinen Verletzungen auf.

Das **Skrofuloderm**, das als **kutane Manifestation einer Tuberkulose** interpretiert wird, ist heute selten. Klinisch findet man blau-rötliche Knötchen, die häufig einschmelzen und Fisteln ausbilden.

Klinik/Diagnostik. Umschriebene, schmerzhafte Rötung und Schwellung.

Evtl. Fieber.

> **Merke!**
> Für das therapeutische Procedere ist die klinische, ggf. sonographische Unterscheidung zwischen einer Weichteilinfektion und einem Abszeß wichtig!

Therapie
- Lokale Behandlung mit antibiotikahaltiger Salbe
- Alkoholverbände bei nicht-abszedierenden Infektionen
- Bei Risikopatienten frühzeitig auch systemische Antibiose: betalactamasestabiles Staphylokokkenpenicillin, Cephalosporine bei Haarbalgentzündungen und infizierten Atheromen, Penicillin oder Cephalosporine beim Erysipel
- Inzision bei Abszedierung
- Exzision von Furunkeln, Karbunkeln und Atheromen im entzündungsfreien Intervall

8.4.2 Entzündungen der Halsweichteile

Oberflächliche Entzündung

Ätiologie. Eine oberflächliche Entzündung der Halsweichteile tritt auf als:
- Infektion der Hautanhangsgebilde
- infiziertes Atherom (☞ Abb. 8 im Farbbogen)
- Erysipel
- Skrofuloderm

Tiefe Halsentzündung

Ätiologie/Einteilung. Die Lokalisation und Ausbreitung von Infektionen der Halsweichteile werden durch die Topographie der interfaszialen Räume (Spation) bestimmt, zu denen typische Ausgangsbefunde einer Infektion gehören:

- **Parapharyngealraum**
  - Tonsillen, lymphatisches Drainagegebiet des gesamten Oropharynx und des Mundraums, Halszysten
- **Retropharyngealraum**
  - Schleimhautverletzungen durch Fremdkörper und iatrogen, Parotis, Lymphknoten
- **Submandibularloge**
  - Mundboden, Gl. submandibularis und sublingualis, Zähne
- **Parotisloge**
  - Parotis, Parapharyngealraum

Die wichtigsten Eintrittspforten der ursächlichen Erreger dürften Zähne und Tonsillen sein. Häufigste Erreger sind Staphylokokken und Streptokokken, oft als Mischinfektionen.

Klinik. Die Symptomatik hängt von der betroffenen Loge ab.

Stark schmerzhafte Funktionseinschränkungen beim Schlucken, bei der Kopfrotation oder Kieferöffnung, kloßige Sprache.

Bei Luftnot sollte an eine Ausbreitung in das Mediastinum gedacht werden.

Fieber.

Blutbildveränderungen, Entzündungsparameter erhöht.

Äußerliche Schwellungen sind nicht immer zu beobachten, Hautveränderungen fehlen i.d.R.

Diagnostik. Spiegeluntersuchung und ggf. Endoskopie. Bildgebende Diagnostik mit Sonographie; wegen der Abszeßlage oft auch CT oder MRT erforderlich, ggf. unter Einschluß des Mediastinums. Laborchemie.

Therapie. Hochdosierte Antibiose. Bei Abszedierung sofortige operative Eröffnung und Drainage von außen oder peroral in Abhängigkeit von der Befundausdehnung.

Aktinomykose

Ätiologie. Durch den Anaerobier **Actinomyces israelii** verursachte Infektion, die meist von enoralen Verletzungen ausgeht. Die zervikofaziale Manifestation ist die häufigste (☞ Abb. 30 im Farbbogen).

Klinik. Typisches bretthartes und wulstförmiges, meist subkutan im Bereich des seitlichen Halses gelegenes Infiltrat. Später Einschmelzung und spontane Eröffnung. Im Sekret finden sich nach Eröffnung **gelbgrüne Actinomyceskolonien (sog. Drusen)** von 2–3 mm Durchmesser.

Therapie. Operative Ausräumung und Drainage. Mehrwöchig Penicillin. Alternativ Tetracyclin kombiniert mit Metronidazol oder Clindamycin.

8.4.3 Halslymphknotenerkrankungen !!

Differentialdiagnostik der Halslymphknotenvergrößerungen

Allgemeines. Vergrößerungen der Halslymphknoten sind häufig Anlaß für einen Arztbesuch und beunruhigen den betroffenen Patienten oft ganz erheblich. Das Spektrum der in Frage kommenden Ursachen ist breit. Darüber hinaus müssen andere Raumforderungen der Halsweichteile, z.B. Halszysten oder Neurinome, differentialdiagnostisch abgegrenzt werden. Es ist wichtig, auf dem Wege einer möglichst rationalen Diagnostik banale Ursachen von ernsthaften abzugrenzen (☞ Abb. 8.3).

Ätiologie. **Halslymphknotenschwellungen entstehen:**
- als **Lymphadenitis colli** bei viralen und bakteriellen Infekten des oberen Aerodigestivtrakts und Zahnerkrankungen
- als **spezifische Erkrankung** bei einer Tuberkulose, Lues oder Sarkoidose
- im Rahmen anderer **Infektionskrankheiten** wie Toxoplasmose, Tularämie, Katzenkratzkrankheit, Brucellose, Borreliose und Listeriose oder Tropenkrankheiten
- im Lymphadenopathiestadium einer **HIV-Infektion**
- als **zervikale Lymphknotenmetastase** von Malignomen des oberen Aerodigestivtraktes

- als **Fernmetastasen** intrathorakal, abdominell und retroperitoneal gelegener Primärtumoren
- als Manifestation eines **malignen Lymphoms** (ca. 30 % Erstmanifestation im Halsbereich)

Klinik/Anamnese. Der Vielzahl möglicher Ursachen einer Halslymphknotenvergrößerung entsprechend sind Anamnese und Klinik im Einzelfall sehr verschieden. Eine erste Orientierung ist neben der Lokalisation des vergrößerten Lymphknotens und dem damit verbundenen Hinweis auf das Drainagegebiet das **Alter des Patienten:**

- < 15 Jahre → ganz überwiegend kongenitale oder entzündliche Erkrankungen
- 16–40 Jahre → seltener kongenitale, zunehmend maligne Erkrankungen
- > 40 Jahre → maligne Tumoren als häufigste Ursache

Große Bedeutung im Rahmen der Diagnosefindung haben **anamnestische Angaben:**

- zeitlicher Verlauf (Dauer, Wachstumsgeschwindigkeit)
- Infektionen der oberen Atem- und Speisewege
- Zahnerkrankungen
- Dysphonie oder Dysphagie
- Nikotin- oder Alkoholabusus
- Allgemeinerkrankungen, Gewichtsverlust
- Abwehrlage/-schwäche
- Auslandsaufenthalte
- Tierkontakte
- B-Symptomatik (Fieber, Nachtschweiß, Gewichtsabnahme)

Diagnostik. Das diagnostische Spektrum umfaßt zahlreiche Untersuchungen und sollte schrittweise und systematisch erweitert werden.

Am Anfang stehen die **HNO-Spiegeluntersuchung** und die Suche nach einer Infektion oder einem Neoplasma des oberen Aerodigestivtraktes (☞ 8.3.1).

Laboruntersuchungen umfassen die Bestimmung von Entzündungsparametern, Blutbild und serologische Untersuchungen (Suchtests und Antikörpernachweis).

Bildgebende Untersuchungen betreffen zunächst die Kopf-Hals-Region, bei TBC- oder Sarkoidose-Verdacht ist eine Röntgen-Thoraxkontrolle bedeutsam, bei supraklavikulär gelegenen Lymphomen ist die Diagnostik der thorakalen, abdominellen oder retroperitonealen Organe wichtig (☞ 8.3.2).

Da eine sichere Diagnose letztendlich nur **histologisch** gestellt werden kann, wird i.d.R. vor Absolvierung sämtlicher aufgezählter Untersuchungen eine morphologische Diagnostik entweder durch eine **Feinnadelpunktion** oder **Entnahme eines kompletten Lymphknotens** erfolgen. Auch wenn ein Patient durch einen klinisch unverdächtigen Lymphknoten stark beunruhigt ist **(Karzinophobie),** sollte der Befund entfernt und histologisch untersucht werden.

Therapie. Das therapeutische Vorgehen richtet sich nach der Grunderkrankung.

Karzinommetastase bei unbekanntem Primärtumor (CUP-Syndrom), branchiogenes Karzinom

Ätiologie. Eine klinisch solide oder zystische Raumforderung des Halses wird meist unter der **Verdachtsdiagnose Halszyste** oder „unklare Lymphknotenschwellung" exstirpiert. Die Untersuchung ergibt ein ggf. zystisch umgebautes Karzinom. Histologisch liegt meist ein Plattenepithelkarzinom vor. Bleibt der Primärtumor auch nach erschöpfender Diagnostik unbekannt, spricht man von einem **CUP-Syndrom.**

Diagnostik. Meist (> 90 %) liegt der Primärtumor im Kopf-Hals-Bereich – Ausnahme sind supraklavikulär gelegene Metastasen. Die nach Diagnose der Metastase erforderliche Primärtumorsuche zielt deshalb auch auf diese Region und besteht in einer **Panendoskopie** des oberen Aerodigestivtraktes und **bildgebenden Untersuchungen.**

Bei den nachfolgend genannten Tumoren ist eine **Halslymphknotenmetastase** gehäuft die **erste klinische Tumormanifestation:**

- Nasopharynxkarzinome → ca. 50 %
- Tonsillenkarzinome → < 30 %
- Zungengrundkarzinome → ca. 25 %
- Schilddrüsenkarzinome → ca. 25 %
- Hypopharynxkarzinome → ca. 20 %

Ist ein tumorverdächtiger Befund bei der **Panendoskopie** nicht nachweisbar, werden tiefe Probeexzisionen aus den genannten typischen Regionen (außer Schilddrüse) entnommen und eine **Tonsillektomie** durchgeführt. In Ergänzung der histologischen Routinediagnostik sollten **immunhistochemische** Untersuchungen insbesondere mit Hinblick auf ein Nasopharynx- oder Schilddrüsenkarzinom erfolgen.

Der Primarius einer **supraklavikulären Metastase** ist meist ein **Mamma- oder Bronchialkarzinom.** Die Primärtumorsuche muß also auf diese Organe ausgedehnt werden. Eine bildgebende Diagnostik der Thorax-, Bauch- und Retroperitonealorgane erfolgt routinemäßig selbstverständlich auch bei Metastasen in anderer Lokalisation sowohl im Rahmen der Primärtumorsuche als auch des Stagings. In neuerer Zeit wird auch die **Positronenemissionstomographie** (PET) zur Primärtumor- und Metastasensuche mit Erfolg eingesetzt (☞ 8.3.2).

Therapie. Bleibt der Primärtumor auch nach erschöpfender Diagnostik unbekannt – 5–10 % der Fälle –, werden eine **Neck dissection** und eine Nachbestrahlung durchgeführt. Außerdem erfolgen engmaschige endoskopische und bildgebende Kontrollen während der nachfolgenden Monate und Jahre.

> **Klinik!**
>
> Die oft diskutierte maligne Entartung einer lateralen Halszyste („branchiogenes" Karzinom) konnte bisher **nicht** als eigenständige Krankheit belegt werden.

Halslymphknotenmetastasen

Die Einstufung der regionären Lymphknotenmetastasen (N) im Rahmen der TNM-Klassifikation (T = Tumor, N = Node, M = Metastase) erfolgt für

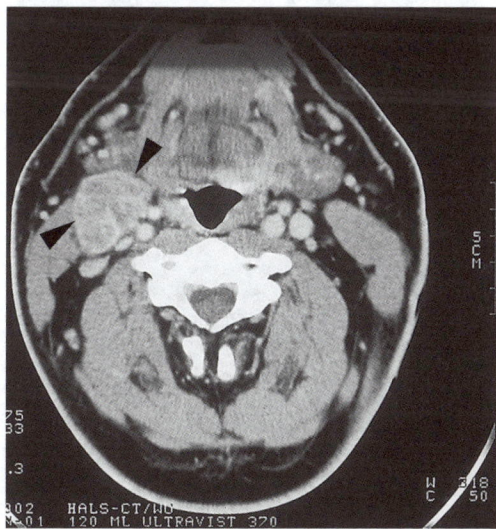

Abb. 8.6: CT: Lymphknotenmetastasen der Gefäßscheide.

alle Kopf-Hals-Tumoren einheitlich. Das Vorhandensein oder Fehlen von Halslymphknotenmetastasen ist für die **Prognose** eines Kopf-Hals-Karzinoms von entscheidender Bedeutung (Abb. 8.6, s. a. Abb. 40 und 41 im Farbbogen). Die 5-Jahres-Überlebensdauer reduziert sich bei einer lymphoregionären Metastasierung um ca. 50 %!

> **Klinik!**
>
> **TNM-Klassifikation für Halslymphknotenmetastasen**
> - N0   kein Metastasennachweis
> - N1   ein ipsilateraler Lymphknoten von weniger als 3 cm Durchmesser
> - N2a ein ipsilateraler Lymphknoten zwischen 3 und 6 cm Durchmesser
> - N2b multiple ipsilateral gelegene Lymphknoten von weniger als 6 cm Durchmesser
> - N2c kontralateral oder ipsi- und kontralateral gelegene Lymphknoten
> - N3   Lymphknotenmetastasen über 6 cm Durchmesser

Neck dissection

Allgemeines. Die Neck dissection ist die **wichtigste Maßnahme zur Behandlung der regionären Lymphknotenmetastasen von Kopf-Hals-Tumoren.** Die Ansprechrate von Halslymphknotenmetastasen auf eine Bestrahlung beträgt nur ca. 50 % der Ansprechrate des Primärtumors.

Indikation/OP-Durchführung. Die Indikation zur Neck dissection besteht beim Nachweis von metastasenverdächtigen Lymphknoten und bei Tumoren, bei denen eine hohe Metastasierungsfrequenz bekannt ist (**elektive Neck dissection**). Neuerdings wird versucht, den Elektiveingriff durch die Bestimmung des Sentinel node (☞ 8.3.3) ggf. zu vermeiden (☞ auch Einzeldarstellungen der Tumoren in den jeweiligen Kapiteln).

Die **Ausdehnung des Eingriffs** auf die einzelnen Halslymphknotenstationen wird nach dem tatsächlichem **Lymphknotenbefall** und nach **Lage des Primärtumors** individuell variiert. Auch die Radikalität der Operation richtet sich nach der tatsächlich vorgefundenen Situation. Dies betrifft vor allem die Resektion von V. jugularis interna, M. sternocleidomastoideus, Plexus cervicalis und N. accessorius (**radikale/konservative Neck dissection**).

8

Operationsfolgen/Komplikationen. Die Operationsfolgen sind abhängig von der individuellen Ausdehnung der Operation. Immer wird der Hals schlanker, eine Taubheit der Halshaut resultiert aus der Resektion des Plexus cervicalis, durch Narbenbildung kommt es zu Myogelosen. Bei Funktionsverlust des N. accessorius kann der Betroffene den Arm nicht mehr über die Horizontale heben, der Verschluß der V. jugularis interna geht mit einer vorübergehenden Gesichtsschwellung einher. Die Resektion beider Jugularvenen in einer Sitzung muß auf jeden Fall vermieden werden, um teilweise letal endende intrazerebrale Drucksteigerungen zu verhindern.

Bei **Nachweis von Halslymphknotenmetastasen** im Neck-dissection-Präparat ist in der Regel eine **Nachbestrahlung** indiziert.

Maligne Lymphome

Prinzipiell können alle malignen Lymphome sowohl als Ort der Primärmanifestation als auch im weiteren Verlauf der Erkrankung im Kopf-Hals-Bereich auftreten (☞ Abb. 35 im Farbbogen). In 70 % sind die Halslymphknoten betroffen, in 30 % extranodale Organe, vor allem die des Waldeyer-Rachenrings, der Gl. parotis (☞ 9.4.6), selten aber auch die Nasennebenhöhlen oder der Larynx. Die Einteilung der malignen Lymphome erfolgt in zwei Gruppen, den **Morbus Hodgkin** und die **Non-Hodgkin-Lymphome**, die beide wiederum in mehrere Subformen eingeteilt werden (Details ☞ Hämatopathologie). Im Bereich der Halslymphknoten findet man Vertreter beider Gruppen. Während die Erstmanifestation eines Morbus Hodgkin in einer Halslymphknotenstation geradezu typisch ist, sind extranodale Lymphome im Kopf-Hals- Bereich bis auf wenige Ausnahmen Non-Hodgkin-Lymphome, meist der B-Reihe und vom **MALT-Typ** (☞ Kap. 3).

Der HNO-Arzt ist nicht selten in einem frühen Stadium der Diagnostik eines malignen Lymphoms beteiligt. Die Diagnose eines Lymphoms kann Zufallsbefund nach einer diagnostischen Lymphknotenbiopsie sein. Wegen der unproblematischen Erreichbarkeit eines Halslymphknotens erfolgt eine Entnahme bei bestehendem Lymphomverdacht, im Rahmen des Stagings oder der Verlaufskontrolle.

Für die **Therapie** und **Prognose** eines malignen Lymphoms ist neben der exakten histologischen Typisierung die Stadieneinteilung von erheblicher Bedeutung, die durch Hämatoonkologen vorgenommen wird (Stadieneinteilung nach **Ann-Arbor**).

Es erfolgen eine Bestrahlung und/oder Chemotherapie.

8.4.4 Gutartige Tumoren der Halsweichteile

Glomus-caroticum-Tumor (Paragangliom, Chemodektom)   **!!**

Ätiologie. Im Kopf-Hals-Bereich seltener, von den **adrenergen Paraganglien (Chemorezeptoren)** ausgehender, teilweise multizentrischer und erheblich vaskularisierter Tumor. Betroffen sind meist jüngere Patienten, eine familiäre Häufung wird beschrieben. Lokal invasives Wachstum und Metastasen sind in seltenen Fällen möglich (Paragangliome des Mittelohrs, ☞ 1.7.6).

Klinik. Klinische Manifestation als langsam wachsender, schmerzloser, pulsierender Tumor im Bereich der Karotisgabel. Bei großen Tumoren Vagus- oder Hypoglossusparese, sehr selten ist ein Horner-Syndrom möglich.

Diagnostik. Palpation und Auskultation, Farb-Doppler-Sonographie, CT, MRT, präoperativ auch invasive Gefäßdarstellung.

Therapie. Operatives Vorgehen bei jüngeren Patienten mit subadventitieller Ausschälung (Blutungsgefahr, gefäßchirurgische Erfahrung erforderlich). Die Operation von klinisch stummen Tumoren älterer Patienten sollte unterbleiben (☞ 1.7.6).

> **Klinik!**
>
> Ein Glomustumor sollte bei unklaren Raumforderungen in der Nachbarschaft der A. carotis in die Differentialdiagnose einbezogen werden. Wegen der starken Tumorvaskularisation drohen ansonsten intraoperative Komplikationen.

Neurogene Tumoren

Ätiologie/Einteilung. Neurogene Tumoren des Halses sind selten und gehen vom Hüllgewebe peripherer Nerven, besonders den Schwann-Zellen, aus. Die meist solitären Tumoren der **lateralen Gruppe** gehen von den Plexus brachialis und cervicalis, die der **medialen Gruppe** (parapharyngeale Schwannome) von den Hirnnerven IX–XII und dem Halssympathikus aus. **N. vagus** und der **Sympathikusgrenzstrang** sind insgesamt am häufigsten betroffen (☞ Abb. 50 im Farbbogen). Es können aber auch andere Hirnnerven (Ausnahme N. opticus), die Nasennebenhöhlen und der Larynx Ausgangspunkt sein.

Histologisch handelt es sich um **solitäre, gutartige Schwannome** (Neurinome, Neurilemmome) oder **Neurofibrome,** die meist im Rahmen einer Neurofibromatose (v. Recklinghausen), häufiger multipel auftreten. Nach Halsoperationen sind auch Nervenstumpfneurinome möglich. Eine sekundäre Entartung primär gutartiger Tumoren wird nicht angenommen, es handelt sich dann meist um primär maligne Tumoren **(Schwann-Zell-Sarkom, Neurofibrosarkom).**

Klinik. Derbe, schmerzlose Tumoren des seitlichen Halses, bei großen, medial gelegenen Tumoren ist auch eine Vorwölbung des Parapharyngealraumes möglich. Präoperativ sind neurologische Ausfälle eine Rarität.

Diagnostik. Trotz Einsatz bildgebender Untersuchungsverfahren (Sonographie, CT, MRT) wird die Diagnose präoperativ meist nicht gestellt. Eine präoperative bioptische Diagnostik (Feinnadelbiopsie, Stanzbiopsie) ist problematisch und verbietet sich wegen einer möglichen Verlagerung der A. carotis bei parapharyngealen Befunden überhaupt.

Therapie. Operative Resektion von außen, wenn möglich mit Erhaltung der Nervenkontinuität, sonst evtl. Rekonstruktion durch ein autologes Tranplantat.

Lipome

Einteilung/Klinik. Am Hals insgesamt seltene Geschwulst des Fettgewebes, die in der Regel gutartig bleibt. Unterschieden werden:
- Lipome
- Lipomatose, Doppelkinn
- Madelung-Fetthals (☞ Abb. 51 im Farbbogen)

Lipome sind solitäre, gekapselte, subkutan gelegene Tumoren. Eine **Lipomatose** entsteht als diffuse Fettgewebswucherung bevorzugt im vorderen Halsbereich, ein **Fetthals** kann extreme Dimensionen erreichen, ist besonders nuchal ausgebildet und tritt gehäuft bei Alkoholikern auf.

Diagnostik. Meist klinisch evident. In Zweifelsfällen, häufig bei Befunden in der Parotisregion: Sonographie mit typischem Bild.

Therapie. Operation solitärer Befunde aus kosmetischen Gründen, beim Fetthals auch wegen des verdrängenden Wachstums. Diffuse Wucherungen können auch abgesaugt werden (Liposuktion). Es besteht eine Rezidivneigung.

Schiefhals (Torticollis)

Ätiologie
- **Muskulär** durch neurologische, rheumatische, tumoröse oder primär muskuläre Erkrankungen des M. sternocleidomastoideus
- **Ossär** nach Halswirbelsäulenluxation
- **Symptomatisch** als Schonhaltung oder bei okulomotorischen Störungen
- **Torticollis atlantoepistrophealis (Grisel-Syndrom)** nach Operation oder Bestrahlung des Nasen-Rachen-Raumes

Klinik/Therapie. Typische Kopfdrehung zur kranken und Kinndrehung zur gesunden Seite.

Bei angeborenen Befunden operatives Vorgehen mit plastischer Verlängerung des M. sternocleidomastoideus, sonst möglichst entsprechend den Ursachen.

8.4.5 Schilddrüse   **!!**

Die Schilddrüse als endokrines Halsorgan ist diagnostisch und therapeutisch von interdisziplinärem Interesse für Internisten, Nuklearmediziner, HNO-Ärzte und Allgemeinchirurgen. Für den HNO-Arzt ist sie sowohl bei differentialdiagnostischen Überlegungen („Tumoren" des Halses, Dysphagie, Kehlkopflähmung) als auch im Rahmen der chirurgischen Therapie bedeutsam.

8

Anatomisch-funktionelle Bemerkungen !!

Topographie. Die zweilappige Schilddrüse umgreift hufeisenförmig den unteren Anteil des Schildknorpels und die proximale Trachea. Der zentrale Drüsenteil (Isthmus) kann kranial in einen Lobus pyramidalis als Relikt des Ductus thyreoglossus übergehen (☞ 8.4.1). Die Schilddrüsenlappen haben eine Höhe von ca. 5 cm und einen Durchmesser von ca. 3 cm. Organvergrößerungen sind nicht unbedingt von außen als Kropfbildung sichtbar, Vergrößerungen können auch aus einem Wachstum nach retrosternal oder dorsal um die Trachea herum resultieren. Es besteht eine topographisch wichtige Beziehung zwischen **N. recurrens** und **A. thyroidea inferior** (☞ 5.1.5).

Funktion. Die **Produktion** der Schilddrüsenhormone **Thyroxin (T4)** und **Trijodthyronin (T3)** ist jodabhängig, die Hormone sind im Follikelkolloid gebunden und werden als Thyreoglobulin gespeichert. Die Freisetzung wird über den **Hypothalamus-Hypophysen-Regulationsmechanismus** (TRH/TSH-System) gesteuert. Funktionsstörungen mit pathologischen Veränderungen der peripheren Hormonkonzentration sind als **Hyperthyreose** und **Hypothyreose** möglich. Sie müssen nicht notwendigerweise mit einer Vergrößerung der Schilddrüse einhergehen.

Anamnese/Diagnostik

Hinweise auf Funktionsstörungen ergeben sich bereits bei der Anamneseerhebung und körperlichen Untersuchung (Kreislaufregulation, Hautbeschaffenheit, Schweißneigung, Gewichtsverhalten u.a.m.). Bei **erheblichen Organvergrößerungen** kommt es zu **Dysphagie** und **Dyspnoe (Kontrastbreischluck, Tracheazielaufnahme).** Laborchemische Untersuchungen der peripheren Hormonkonzentration, von Thyreoglobulin und deren Regulation (TSH, TRH-Test, Provokationstests) geben Aufschluß über Funktionsstörungen.

Mit der **B-Scan-Sonographie** können sowohl diffuse Vergrößerungen des Organs als auch Knotenbildungen gut dargestellt werden. Zur Beurteilung des Speicherverhaltens und zur Planung einer Operation ist die **Szintigraphie** mit Technetium 99 erforderlich.

Erkrankungen

Struma !!

Ätiologie. Diffuse oder knotige **Anpassungshyperplasie der Schilddrüse** infolge einer vermehrten TSH-Produktion bei peripherem Hormonmangel. Strumen treten **endemisch gehäuft durch Jodmangel** (15 % der Bevölkerung, z.B. Bayern, Eifel) oder sporadisch auf. Die periphere Hormonkonzentration bei den meisten Strumen ist normal (euthyreot).

Klinik. Sichtbarer Halsbefund (Kropfbildung), meist ohne subjektive Beschwerden oder Kompression von Trachea oder Ösophagus durch ein Wachstum nach dorsal oder retrosternal. Ggf. Zeichen einer peripheren Funktionsstörung.

Therapie

- **Konservativ** durch Jodgabe (v.a. bei diffusen Strumen junger Menschen) oder Suppressionstherapie mit Schilddrüsenhormonen
- **Operativ** bei Knoten > 2 cm, autonomen Adenomen und szintigraphisch nicht speichernden („kalten") Knoten oder anderen Gründen für einen Malignomverdacht sowie Kompression benachbarter Organe. Postoperative Suppressionstherapie mit Schilddrüsenhormonen als Rezidivprophylaxe über Jahre.

Entzündungen der Schilddrüse

Entzündungen der Schilddrüse werden durch **Viren, Bakterien und Autoimmunprozesse** hervorgerufen. Man unterscheidet akute, subakute und chronische Formen.

Bei den meist viralen hochfieberhaften **akuten** und **subakuten Entzündungen** stehen starke Schmerzen, eine Schwellung und Rötung der vorderen Halshaut sowie laborchemisch erhöhte Infektparameter im Vordergrund. Therapeutisch wird mehrwöchig Cortison gegeben; Antibiotika sind selten erforderlich. Bei der Verlaufskontrolle spielt die sonographische Darstellung von echoarmen Bezirken eine Rolle, die bei einer Befundnormalisierung nicht mehr nachweisbar sind.

Eine **De-Quervain-Thyreoiditis** ist eine klinisch subakut verlaufende, nicht-eitrige Entzündung mit morphologisch nachgewiesenen Riesenzellen und Granulomen.

Eine **chronische** Thyreoiditis weist keine klinischen Entzündungszeichen auf und geht auch nicht aus einer akuten Entzündung hervor. Es besteht immer eine Hypothyreose mit erniedrigten Thyroxin- und erhöhten Thyreotropinspiegeln. Die Therapie besteht in einer Hormonsubstitution, Kortikoide sind selten erforderlich.

Bei der **Strumitis lymphomatosa Hashimoto** verdrängen lymphozytäre Infiltrate das Follikelgewebe. Sie stellt die häufigste Ursache einer primären Hypothyreose dar.

Die sehr seltene („eisenharte") **Thyreoiditis Riedel** ist durch einen chronisch-invasiven fibrösen Umbau gekennzeichnet, der die Trachea komprimieren und auch extrathyroidal vorkommen kann. Eine Arteriitis ist manchmal assoziiert. Zur Dekompression der Trachea kann eine Operation erforderlich werden.

Maligne Schilddrüsentumoren

Pathologie. Wie die gutartigen Adenome sind die Malignome der Schilddrüse überwiegend differenzierte epitheliale Tumoren.
- **Papilläre** Karzinome (40 %) → frühzeitig regionäre Lymphknotenmetastasen
- **Follikuläre** Karzinome (30 %) → Kropfendemiegebiete, Gefäßeinbrüche und frühzeitige hämatogene Metastasierung
- **Undifferenzierte** Tumoren
- **Medulläre (C-Zell-)**Karzinome → familiäre Häufung (20 %), Calcitoninproduktion

Klinik. Meist langsame Strumabildung mit Ausbildung eines derben Knotens ohne funktionelle Auffälligkeiten (Ausnahme Calcitoninwirkung bei C-Zell-Karzinom).

Spätsymptome als Ausdruck infiltrativen Wachstums sind eine Rekurrensparese, Luftnot und Schluckbeschwerden.

Metastasen entstehen zunächst in den regionären Lymphknotenstationen des Halses (Jugularislymphknoten, Rekurrenskette, ☞ 8.1.3).

Diagnostik. **Szintigraphisch** verdächtig auf ein Malignom ist ein kalter Knoten. In 10 % der Fälle handelt es sich um ein Malignom, die histologische Klärung des Befundes muß immer angestrebt werden! **Schilddrüsen-Laborparameter** und **Staginguntersuchungen**. Bei C-Zell-Karzinomen Calcitoninbestimmung im Rahmen der Tumordiagnostik, der postoperativen Kontrolle und des Familienscreenings.

Therapie
- Totale Schilddrüsenentfernung, bei kleinen, einseitig lokalisierten Tumoren evtl. nur Lobektomie, bei Metastasennachweis konservative Neck dissection mit Entfernung der paratrachealen Lymphknoten
- Postoperative Radiojodbehandlung, bis kein ^{131}J-speicherndes Gewebe mehr nachweisbar ist
- Hormonsubstitution
- Strahlentherapie bei undifferenzierten Karzinomen
- Während die differenzierten Malignome eine sehr gute Prognose haben, sind undifferenzierte Karzinome prognostisch infaust.

8

9 Kopfspeicheldrüsen

9.1 Morphologie und Physiologie

Zu den großen, paarig angelegten Kopfspeicheldrüsen gehören die **Ohrspeicheldrüse** (Glandula parotis), die **Unterkieferspeicheldrüse** (Glandula submandibularis) und die **Unterzungenspeicheldrüse** (Glandula sublingualis). Außerdem liegen **ungefähr 1000 kleine Speicheldrüsen** in der Schleimhaut der Mundhöhle und des gesamten Rachenraumes (Abb. 9.1).

Gemeinsames morphologisches Bauprinzip der großen Speicheldrüsen ist eine Gliederung der Drüsen in:

- **Drüsenazini** (Bildung des Primärspeichels, der Proteoenzyme und Sialomuzine)
- **Speichelgangsystem** (Elektrolyt- und Wasserregulation)
- **Drüseninterstitium**
- **Ausführungsgang**

Pro Tag werden **1000–1500 ml Speichel** produziert, der im wesentlichen aus Wasser besteht. Weitere Bestandteile sind Elektrolyte, Eiweiß, Amylase, Immunglobulin A, Albumin, Lysozym, Kallikrein und Proteaseninhibitor. Die physiologischen Aufgaben des Speichels bestehen in der **Schleimhautprotektion** und dem **Zahnschutz** durch mechanische Reinigung und **immunologische Abwehr,** der **Primärverdauung** von Kohlenhydraten und in der **Exkretion** körpereigener und -fremder Stoffe. Lösliche Geschmacksstoffe werden darüber hinaus zu den Geschmacksknospen transportiert.

Zusammensetzung des Speichels und Flußrate unterliegen einem zirkadianen Rhythmus und werden durch zahlreiche Faktoren beeinflußt. So steigert bereits der Anblick von Nahrungsmitteln, Schwangerschaft oder nervöse Erregung die Speichelflußrate **(Sialorrhö),** während ein Hypertonus, schwere Allgemeinerkrankungen, eine depressive Stimmungslage, eine stattgehabte Bestrahlung und verschiedene Medikamente (z.B. Betablocker, Sympathomimetika) zu einer Reduktion des Speichelflusses führen **(Sialopenie).**

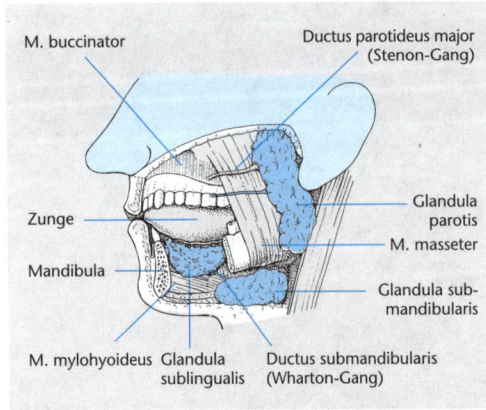

Abb. 9.1: Anatomie der Kopfspeicheldrüsen.

9.1.1 Glandula parotis !!

Der kraniale Anteil der Ohrspeicheldrüse liegt unmittelbar präaurikulär auf dem M. masseter, die Vorderkante des aufsteigenden Unterkieferastes und der äußere Gehörgang sind dorsal-medial benachbart. Der Halsteil der Drüse wird begrenzt von Kieferwinkel, Warzenfortsatz, Vorderrand des M. sternocleidomastoideus und hinterem Bauch des M. digastricus. Insbesondere für die Parotischirurgie bedeutsam ist die **topographische Beziehung zum N. facialis** (Abb. 9.2 und Abb. 1 im Farbbogen). Der Nerv verläßt die Schädelbasis durch das Foramen stylomastoideum, tritt als kurzer Stamm (ca. 1 cm) in die Drüse ein und teilt sich fächerartig in seine Endaufzweigungen zur mimischen Muskulatur (**Pes anserinus**). Sowohl die Lokalisation des Nerveneintritts in die Drüse als auch das Muster, nach dem sich der Nerv in der Drüse aufzweigt, unterliegen einer großen anatomischen Schwankungsbreite. Durch das Niveau des Fazialisfächers wird die Drüse topographisch in einen medialen und einen lateralen Anteil unterteilt (☞ Parotischirurgie). Mit dem Nerv verlaufen auch die **vegetativ-sekretorischen Fasern vom Ganglion oticum** zur Drüse (☞ 1.5).

> **Merke!**
>
> Bei der topographischen Unterscheidung eines medialen und eines lateralen Parotislappens handelt es sich um eine willkürliche Einteilung. Anatomische Barrieren zwischen den Lappen bestehen nicht!

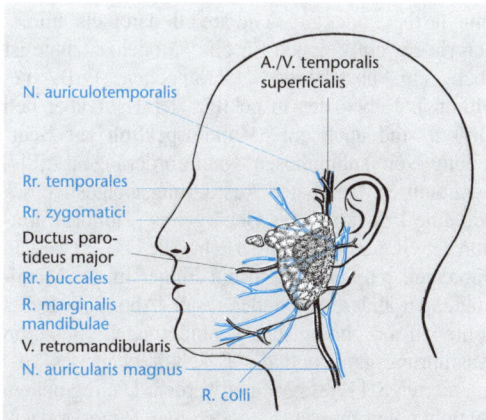

N. auriculotemporalis

A./V. temporalis superficialis

Rr. temporales
Rr. zygomatici
Ductus parotideus major
Rr. buccales
R. marginalis mandibulae
V. retromandibularis
N. auricularis magnus
R. colli

Abb. 9.2: Topographische Beziehung zwischen N. facialis und Gl. parotis.

Die Glandula parotis wird von Bindegewebe umgeben, das **lateral** so dicht ist, daß der Eindruck einer **Pseudokapsel** entsteht. Zur Tiefe kann von einer kapselähnlichen Struktur nicht gesprochen werden, besonders nicht von einer Barriere, die bei Tumorwachstum besteht. Der Drüsenausführungsgang (**Ductus parotideus – stenonianus, Stenon**) hat eine Länge von ca. 6 cm, verläßt die Drüse am Vorderrand, kreuzt den M. masseter und tritt durch den M. buccinator gegenüber dem zweiten oberen Molaren in die Mundhöhle.

Das Sekret der Gl. parotidea ist überwiegend **serös** und macht unter Ruhebedingungen etwa 30 % der Gesamtspeichelmenge aus, während der Nahrungsaufnahme steigt die sezernierte Speichelmenge erheblich an.

9.1.2 Glandula submandibularis !!

Die Kapsel der Unterkieferspeicheldrüse befindet sich unmittelbar unter der äußeren Halsfaszie zwischen horizontalem Unterkieferast und M. digastricus auf dem M. hyoglossus. Ein **akzessorischer Drüsenanteil** liegt neben dem 5 cm langen Ausführungsgang (**Ductus submandibularis, Wharton**) unmittelbar unter der Mundbodenschleimhaut. Der schräg nach medial aufsteigende Gang mündet in der Caruncula neben dem Zungenbändchen. Direkt unter dem Platysma gelegen, hat der Ramus marginalis mandibulae des N. facialis eine enge, für die Operation bedeutsame topographische Beziehung zur Drüse. Arteria und Vena faciales kreuzen den lateralen Drüsenanteil.

Sekretorische Fasern werden mit dem N. lingualis transportiert, der unmittelbar medial der Drüse gelegen ist und im **Ganglion submandibulare** umgeschaltet wird. Von der Gl. submandibularis wird mehr als die Hälfte der Ruhespeichelmenge produziert, die Qualität ist **seromukös.**

9.1.3 Glandula sublingualis !!

Die Unterzungenspeicheldrüse liegt direkt unter der vorderen Mundbodenschleimhaut auf dem M. mylohyoideus. Mehrere kleine Ausführungsgänge münden in den Ductus submandibularis und sofort in die Mundhöhle. Die Drüseninnervation entspricht der der Gl. submandibularis. Der **muköse** Speichel macht ca. 5 % der Gesamtspeichelmenge aus.

9

9.1.4 Kleine Speicheldrüsen !!

Kleine Speicheldrüsen liegen in der gesamten **Schleimhaut des oberen Aerodigestivtraktes** einschließlich des Lippenrots. Obwohl sie zusammen nur etwa 5 % der Gesamtspeichelmenge (mukös) produzieren, gewährleisten sie das **feuchte Schleimhautmilieu** zwischen den Mahlzeiten. Werden diese Drüsen beispielsweise infolge einer Strahlentherapie zerstört, ist eine unangenehme Mundtrockenheit (**Xerostomie**) die Folge.

9.1.5 Lymphknoten

In der **Ohrspeicheldrüsenregion** liegen im Mittel **ca. 20 Lymphknoten,** die teilweise infolge einer entwicklungsgeschichtlich späten Kapselbildung auch im Parenchym der Drüse liegen können. Diese Lymphknoten sind primäre Drainagestation vor allem der frontalen, temporalen und präaurikulären Region, erhalten aber auch Lymphe aus der Wangenregion, aus dem Bereich der Augen, der Oberlippe und des Ohres. So ist es möglich, daß maligne Tumoren vor allem der genannten Regionen in die **Ohrspeicheldrüse metastasieren** (☞ 9.4.6). In der Umgebung der Gl. submandibularis befinden sich Lymphknoten der submandibulären und submentalen Lymphknotenstationen, die vor allem Lymphe der Mundhöhle und des Oropharynx drainieren.

9.2 Leitsymptome

9.2.1 Schwellung, Tumor

Es wird zwischen einer **Größenzunahme der gesamten Drüse** und einer **umschriebenen Tumorbildung** in einer Drüse unterschieden (☞ Abb. 52 und 53 im Farbbogen).

Eine langsame Größenzunahme spricht für einen gutartigen Tumor, primär schnelles Tumorwachstum oder eine plötzliche Änderung der Wachstumsgeschwindigkeit für eine bösartige Geschwulst.

Eine derbe Vergrößerung der gesamten Drüse ist Hinweis auf eine chronische Entzündung, **rezidivierend** bei Mahlzeiten auftretende, **schmerzhafte Schwellungen** sind typisch für eine Steinbildung (**Sialolithiasis**). Für entzündliche Erkrankungen spricht auch eine über dem Befund gerötete und überwärmte Haut. **Doppelseitige Schwellungen** treten bei einer Sialadenose oder Mumps auf.

> **Merke!**
> Eine periphere Fazialisparese in Zusammenhang mit einem Parotistumor ist nahezu immer ein Hinweis auf ein Malignom und spricht gegen eine Entzündung oder einen benignen Tumor!

9.2.2 Schmerzen

Akut auftretende Schmerzen und Hautrötungen sind Hinweise auf eine **entzündliche Genese,** Schmerzen in Zusammenhang mit der Nahrungsaufnahme für ein **Steinleiden.** Allmählich zunehmende Schmerzen in Zusammenhang mit einer Tumorbildung treten aber auch bei **infiltrierend wachsenden Tumoren** auf.

9.2.3 Mundtrockenheit (Xerostomie)

Es handelt sich um ein Symptom, das i.d.R. nicht durch eine Schädigung der großen, sondern meist durch eine Funktionsstörung der kleinen Speicheldrüsen bedingt ist. Ursachen sind unterschiedliche internistische Krankheitsbilder, die besonders aus dem rheumatischen Formenkreis stammen, eine stattgehabte Bestrahlung (z.B. eines Oropharynxkarzinoms) oder längerfristige Medikamenteneinnahme (z.B. Betablocker, Neuroleptika).

9.3 Untersuchungsmethoden

9.3.1 Inspektion und Palpation

Eine tastbare oder gar sichtbare Gl. parotis ist immer vergrößert, ein Zeichen für eine Größenzunahme ist auch ein abstehendes Ohrläppchen (z.B. bei Mumps). Neben der Inspektion der Haut über den Drüsen sind auch eine Mundinspektion zur Beurteilung von submukösen Raumforderungen („Eisbergtumoren") und der Ausführungsgangostien sowie eine Inspektion des Gehörgangs (Tumorinfiltration der Gl. parotis) erforderlich. Alle Drüsen werden bimanuell palpiert, indem ein Finger in der Mundhöhle, der andere von außen tastet (Abb. 9.3). Dabei sollte auf morphologische Veränderungen, Steine im Ausführungsgang und die Beschaffenheit des ausmassierten Sekretes geachtet werden. Die regionären Lymphknoten müssen besonders bei Tumorverdacht ebenfalls beurteilt werden.

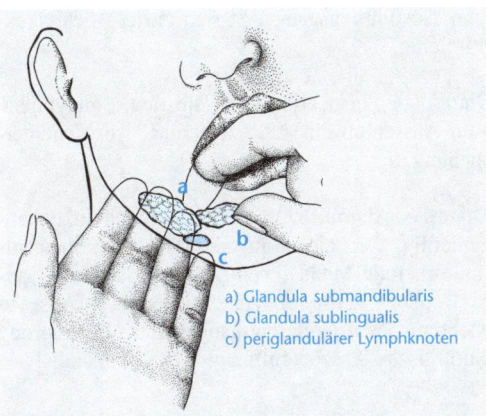

Abb. 9.3: Bimanuelle Palpation von Gl. submandibularis und Gl. sublingualis einschließlich des Ausführungsganges.

9.3.2 Speicheluntersuchungen (Sialometrie)

Der Speichel wird durch in den Ausführungsgang eingebrachte Kunststoffkatheter aufgefangen und vor und nach Stimulation (z.B. durch Ascorbinsäure) hinsichtlich der Menge und der Zusammensetzung (Elektrolytgehalt, Albumin) beurteilt. Darüber hinaus kann eine bakteriologische und immunologische Diagnostik betrieben werden. Die Aussagefähigkeit der Untersuchung ist beschränkt.

9.3.3 Bildgebende   !!!   Untersuchungsverfahren

Die **Ultraschalldiagnostik** (B-Scan-Verfahren) mit dem 7,5- und 10-MHz-Linearscanner ist das wichtigste bildgebende Untersuchungsverfahren insbesondere in der Diagnostik von Speicheldrüsentumoren (☞ Abb. 9.5). Auch Steine in der Drüse und im Ausführungsgang können mit hoher Treffsicherheit durch den Nachweis eines typischen **Auslöschphänomens** nachgewiesen werden.

Röntgenleeraufnahmen dienen dem Nachweis röntgendichter Konkremente, die Bedeutung ist heute gering.

Mit der **Sialographie** wird das intra- und extraglanduläre Gangsystem der Speicheldrüsen durch retro-

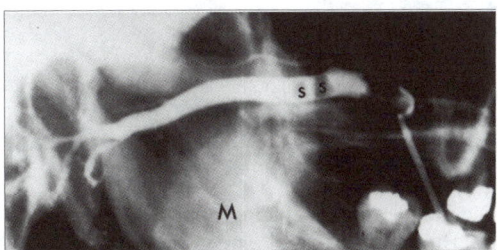

S = Speichelsteine der Gl. parotis
M = Mandibula

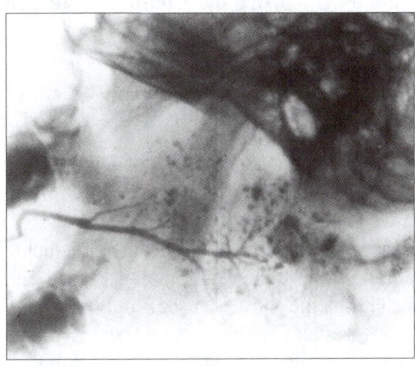

chron. rezidivierende Parotitis mit Bild des belaubten Baumes

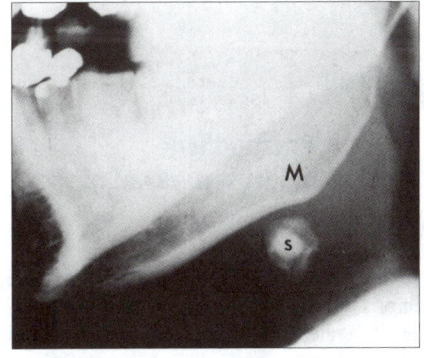

Mundbodenleeraufnahme
S = Speichelstein der Gl. submandibularis
M = Mandibula

Abb. 9.4: Sialographie und Mundbodenleeraufnahme.

9

grade Kontrastmittelfüllung dargestellt. Das normale Sialogramm ist einem Baum vergleichbar; insbesondere Steine (Kontrastmittelstop), chronische Entzündungen („belaubter Baum") und Sialadenosen („entlaubter Baum") können mit hoher Treffsicherheit diagnostiziert werden (Abb. 9.4).

> **Klinik!**
>
> Bei akuten Entzündungen der Speicheldrüsen ist die Durchführung einer Sialographie kontraindiziert, weil Kontrastmittel in die entzündete Drüse eingespritzt werden müßte.

Die **Magnetresonanztomographie (MRT)** wird bei der Diagnostik von infiltrierend wachsenden Tumoren der Speicheldrüsen und insbesondere bei Verdacht auf M. Sjögren eingesetzt. Weitere bildgebende Verfahren sind die **Computertomographie** und die **Szintigraphie**.

9.3.4 Histologische Diagnostik

Zur präoperativen morphologischen Diagnostik eines Speicheldrüsentumors insbesondere der Ohrspeicheldrüse wird die **Feinnadelbiopsie** eingesetzt; das gewonnene Aspirat wird zytologisch untersucht. Das Verfahren gilt als sicher und aussagekräftig, diagnostische Probleme bestehen bei polymorphen und undifferenzierten Tumoren und bei Lymphomen. Eine Histologiegewinnung durch Probeexzision oder Stanzbiopsie ist komplikationsträchtig, da die Gefahr einer Nervenverletzung oder einer Tumorzellverschleppung besteht.

9.4 Klinik

9.4.1 Akut entzündliche Speicheldrüsenerkrankungen   !!

Akute eitrige Sialadenitis

Ätiologie. Bakterielle Entzündung, insbesondere der Gl. parotis. Häufig verursacht durch eine verminderte Speichelflußrate, allgemeine Dehydratation, schwere Allgemeinerkrankungen und Operationen.

Klinik. Akut auftretende, schmerzhafte Schwellung der betroffenen Drüse, gerötete und überwärmte Haut. Erreger sind meist Staphylokokken. Aus dem Ausführungsgang läßt sich eitriges Sekret exprimieren.

Diagnostik. Inspektion und Palpation, Sonographie zum Ausschluß eines Abszedierung, Abstrichuntersuchung.

Therapie. Antibiose mit einem Staphylokokkenpenicillin, Cephalosporin oder Makrolid, speichelflußfördernde Maßnahmen (Flüssigkeitszufuhr, saure Bonbons, Zitrone), Ausstreichen der Drüse in Richtung des Ausführungsganges. Bei Abszedierung chirurgische Abszeßeröffnung. Cave N. facialis!

Mumps (Parotitis epidemica)   !!

Ätiologie. Durch neurotrope Viren ausgelöste, meist im Kindesalter auftretende Erkrankung. Die Erkrankung der Ohrspeicheldrüse (75 % bilateral) steht klinisch im Vordergrund. Es können jedoch sämtliche Speicheldrüsen, Pankreas, Testes, Ovarien, ZNS und Hirnnerven betroffen sein. Häufig lokale Epidemien (Schulen, Kindergärten). 2- bis 3wöchige Inkubationszeit, wahrscheinlich lebenslange Immunität.

Klinik. Nach einem Prodromalstadium mit allgemeinem Krankheitsgefühl und Fieber schmerzhafte Parotisschwellung mit typischem Abstehen der Ohrläppchen (**„Hamsterbacken"**). Meist Fieber.

Diagnostik. Bei der Mundinspektion geröteter Drüsenausführungsgang, klares Sekret exprimierbar. Regionäre Lymphknotenschwellungen. Virusnachweis bei Krankheitsbeginn möglich. Die Erhöhung der Amylase in Blut und Urin erreicht am 3.–4. Krankheitstag ihr Maximum.

Therapie. Symptomatisch mit Breikost und feuchtwarmen Umschlägen, Analgetika, Antipyretika.

Komplikationen. Im Kindesalter stehen z.T. irreversible **Hörschäden** im Vordergrund. Eine Mumpserkrankung ist heute die **häufigste Ursache für eine einseitige Ertaubung,** die bei Kindern oft unerkannt bleibt. Deshalb sind audiometrische Kontrollen bis drei Monate nach Krankheitsende erforderlich (☞ 1.3.6)! Auch eine Mitbeteiligung der anderen genannten Organe, die besonders bei Erkrankungen im Erwachsenenalter eine Rolle spielen, muß ggf. durch Hinzuziehung internistischer oder pädiatrischer Fachkollegen ausgeschlossen werden.

Neben der im Kindesalter üblichen **Impfung** können nicht-immunisierte Erwachsene nach Kontakt mit Erkrankten geimpft werden.

Virale Infektionen der Kopfspeicheldrüsen sind auch mit **Coxsackie**- und **Zytomegalieviren** möglich.

9.4.2 Chronisch entzündliche Speicheldrüsenerkrankungen

Chronisch-sklerosierende Sialadenitis der Gl. submandibularis (Küttner-Tumor)

Ätiologie. Wahrscheinlich auf Sekretionsstörungen und Immunreaktionen zurückzuführende Entzündung, die mit einer **fokalen lymphozytären Reaktion** beginnt, in eine **chronisch-sklerosierende Form** übergeht und mit einem **zirrhotischen Drüsenumbau** endet (☞ Abb. 52 im Farbbogen).

Klinik/Therapie. Zunehmende, mäßig schmerzhafte, derbe Drüsenvergrößerung, die nur schwer von einem Tumor abgrenzbar ist.

Die Therapie besteht in der **Exstirpation der Drüse.**

Chronisch-rezidivierende Parotitis

Ätiologie. Meist einseitige, rezidivierende entzündliche Schwellung der Gl. parotis unklarer Genese. Neben pathologischen Veränderungen des Drüsenausführungsganges (Ektasien, Stenosen) sollen funktionelle Störungen eine Rolle spielen. Mit Hinblick auf mögliche therapeutische Konsequenzen wird zwischen einer **kindlichen** (Alter < 15 Jahre) und einer **adulten Verlaufsform** unterschieden.

Klinik/Diagnostik. Typischer Verlauf mit schmerzhaften Drüsenschwellungen in unterschiedlichen Intervallen mit milchiger bis putrider Speichelproduktion. Im Sialogramm typischer „belaubter Baum" durch Gangektasien, im Speichel besteht eine erhöhte Albuminkonzentration.

Therapie/Prognose. Kausaltherapie nicht möglich. Speichelflußanregende (☞ 9.4.1) und antibiotisch-antiphlogistische Maßnahmen während eines Schubes. Nach langem Verlauf ist bei Erwachsenen ein degenerativer Umbau des Drüsenparenchyms möglich, eine Parotidektomie kann erforderlich werden. Bei der **kindlichen Form** kommt es in vielen Fällen

zu einer **spontanen Ausheilung,** die Operation sollte vermieden werden. Die Bestrahlungsbehandlung, die früher gelegentlich versucht wurde, ist kontraindiziert.

Myoepitheliale Sialadenitis (Sjögren-Syndrom)

Ätiologie. **Autoimmunsialadenitis** mit Drüsenparenchymatrophie, interstitieller lymphozytärer Infiltration und myoepithelialer Zellproliferation. Krankheitsbild aus dem **rheumatischen Formenkreis,** der HNO-Arzt wird meist nur konsiliarisch hinzugezogen.

Klinik

- Meist beidseitige Schwellung in erster Linie der Gl. parotis, später Drüsenatrophie. Wegen Beteiligung der kleinen Speicheldrüsen Mundtrockenheit **(Xerostomie)**
- Chronisch **rezidivierende Gelenkentzündungen** und andere Symptome eines rheumatischen Krankheitsbildes
- **Keratoconjunctivitis sicca**

Diagnostik

- Überwiegend internistisch
- Sonographie der Speicheldrüsen und der Halslymphknoten
- MRT mit hoher Spezifität
- Im Sialogramm typischer „entlaubter Baum".
- Sialometrie (verminderte Speichelmenge)
- Schirmer-Test zur Bestimmung der verminderten Tränenproduktion (☞ 1.5.2)
- Evtl. histologische Sicherung

Therapie. Symptomatisch durch den HNO-Arzt mit künstlichem Speichel, Anregung der Speichelproduktion (z.B. Pilocarpin-Tropfen). Systemische internistische Therapie.

Im Rahmen eines Sjögren-Syndroms treten gehäuft Non-Hodgkin-Lymphome auf. Deshalb müssen Halslymphknoten und Speicheldrüsen regelmäßig nachuntersucht werden!

9

Mikulicz-Syndrom

Das Mikulicz-Syndrom beschreibt einen Symptomenkomplex mit symmetrischer Schwellung von Tränen- und Speicheldrüsen unterschiedlicher Genese. Es ist meist identisch mit dem Sjögren-Syndrom. Der Begriff sollte vermieden werden.

Seltene Formen chronisch entzündlicher Speicheldrüsenerkrankungen

Epitheloidzellige Sialadenitis (Heerfordt-Syndrom, Febris uveoparotidea)

Als **extrapulmonale Manifestation des M. Besnier-Boeck-Schaumann** (Sarkoidose) mit meist bilateraler Schwellung der Parotiden und der Tränendrüsen, Uveitis und Fazialislähmung einhergehendes Krankheitsbild. Gelegentlich ZNS-Beteiligung und Schwerhörigkeit.

Therapie der Grunderkrankung mit Steroiden.

Melkersson-Rosenthal-Syndrom

Bei diesem primär neurologischen Krankheitsbild können das ZNS und neben dem **N. facialis** (intermittierend auftretende Parese) weitere Hirnnerven betroffen sein. Im HNO-Bereich treten außerdem rezidivierende Schwellungen der Lippe, der Wange und der Ohrspeicheldrüsen sowie eine Faltenzunge auf.

Die Abgrenzung gegenüber intrakraniellen Prozessen ist interdisziplinär erforderlich.

Strahlensialadenitis

Im Rahmen einer Radiatio von HNO-Tumoren auftretende Schwellung sämtlicher Kopfspeicheldrüsen. In Abhängigkeit von der Strahlendosis kommt es zu einer **zunehmenden Atrophie und interstitiellen Fibrose.** Leitsymptom ist die **Xerostomie** durch eine Schädigung der kleinen Speicheldrüsen. Symptomatische Therapie mit künstlichem Speichel und Pilocarpin-Tropfen.

> **Merke!**
> Bei allen chronisch entzündlichen Speicheldrüsenerkrankungen muß ein maligner Tumor ausgeschlossen werden! Wegen der schwierigen klinischen Abgrenzung wird nach Möglichkeit eine histologische Klärung angestrebt.

9.4.3 Sialolithiasis !!!

Ätiologie. Bei der Speichelsteinbildung spielen zunächst **aktive enzymatische Prozesse** eine Rolle. Die Mineralisation erfolgt sekundär als physikalisches Phänomen. Sekretionsstörungen und Entzündungen begünstigen den Prozeß. Aufgrund der schon physiologisch höheren Viskosität des von der **Gl. submandibularis** produzierten Speichels bilden sich Steine meist in dieser Drüse (> 80 %).

Klinik. Typischerweise in Abhängigkeit von Mahlzeiten oder gustatorischen Reizen auftretende schmerzhafte Schwellung der betroffenen Drüse. Bei kompletter Gangobstruktion rezidivierende Entzündungen und später persistierende, derbe Drüsenschwellung.

Diagnostik. Palpation eines größeren Steines unter der Mundboden- (Gl. submandibularis) oder Wangenschleimhaut (Gl. parotis). Auslöschungsphänomen im B-Scan-Ultraschallbild: Steine ab ca. 5 mm Durchmesser sind sonographisch gut darstellbar. Bei ausreichender Mineralisation Nachweis auch in der Röntgenleeraufnahme. Die zuverlässigste Nachweismethode bleibt die Sialographie.

Therapie. Bei akut entzündlichen Komplikationen Gabe eines Breitbandantibiotikums und speichelflußanregende Maßnahmen (☞ 9.4.1). Evtl. operative Entfernung eines im distalen Ausführungsgang erreichbaren Steines über eine **Gangschlitzung von enoral.** Zur Vermeidung einer narbigen Gangobstruktion sollte der geschlitzte Ganganteil eröffnet bleiben und ausgenäht werden. Gelegentlich wird die Steinzertrümmerung mit dem Lithotripter versucht. Da ursächlich eine Speichelbildungspathologie vorliegt, muß die Drüse letztendlich oft vollständig mit ihrem Ausführungsgang entfernt werden.

9.4.4 Sialadenose

Ätiologie. Nicht-entzündliche, parenchymatöse Erkrankung mit meist rezidivierender, schmerzloser Drüsenschwellung, die auf einer Stoffwechsel- und Sekretionsstörung infolge neurovegetativer Veränderungen beruht. Vorwiegend ist die Gl. parotis betroffen.

Pathogenetisch bedeutsam sind endokrine Störungen (Diabetes mellitus, hormonelle Umstellungen), dystrophisch-metabolische Entgleisungen (bei Alkoholikern, Krebspatienten, Vitamin- oder Eiweißmangel) oder Medikamentennebenwirkungen (Antihypertensiva, Antidepressiva).

Diagnostik/Therapie. Ausschlußdiagnostik durch den HNO-Arzt.

Nach Möglichkeit Behandlung der genannten Grunderkrankungen.

9.4.5 Ranula (Fröschleingeschwulst) **!!**

Ätiologie. Durch eine Verlegung der Ausführungsgänge bedingte, schleimgefüllte Retentionszyste der Gl. sublingualis, die meist bei älteren Kindern manifest wird. Die Geschwulst liegt blau durchscheinend gut sichtbar unmittelbar unter der Mundbodenschleimhaut.

Therapie. Die Therapie besteht in einer wegen Zerreißung der Kapsel oft schwierigen operativen Exstirpation oder sonst einer **Marsupialisation** mit Resektion der mundbodenseitigen Zystenwand und Integration der hinteren Wand in die Mundbodenschleimhaut.

9.4.6 Tumoren

Vorkommen/Einteilung/Histologie

80 % aller Speicheldrüsentumoren entstehen in der Ohrspeicheldrüse, jeweils 10 % in der Gl. submandibularis und den kleinen Speicheldrüsen. In der Gl. sublingualis ist ein Tumor eine Rarität. Der Anteil maligner Tumoren ändert sich mit der Lokalisation und liegt in der Gl. parotis bei 20 %, in den übrigen Speicheldrüsen bei ca. 50 %.

> **Merke!**
> Es gilt: je kleiner die Speicheldrüse, desto größer die Inzidenz maligner Tumoren.

Die **morphologische Vielfalt der Speicheldrüsentumoren** ist außergewöhnlich groß. Im wesentlichen kann zwischen den nachfolgend genannten Tumorarten unterschieden werden:

- benigne epitheliale Tumoren (Adenome)
- maligne epitheliale Tumoren (Karzinome)
- nicht-epitheliale (mesenchymale) Tumoren
- sekundäre Tumoren (primär periglanduläre Tumoren und Metastasen)
- maligne Lymphome
- tumorähnliche Neubildungen (z.B. Küttner-Tumor, ☞ 9.4.2)

Die Histologie eines Speicheldrüsentumors ist für die Prognose entscheidend, die TNM-Klassifikation ist weniger bedeutsam.

Benigne epitheliale Tumoren

Hierzu zählen das **pleomorphe Adenom**, mit ca. 46 % der häufigste Speicheldrüsentumor überhaupt, der **Warthin-Tumor** (Zystadenolymphom) und andere erheblich seltenere monomorphe Adenome wie **Basalzelladenome** und **Onkozytome**. Die Tumoren treten zumeist in der Gl. parotis auf, in den kleinen Speicheldrüsen und der Gl. submandibularis sind sie erheblich seltener. Die folgenden Kapitel berücksichtigen diesen Umstand.

9

Pleomorphes Adenom (sog. Mischtumor)

Klinik/Histologie. Dieser **häufigste gutartige Speicheldrüsentumor** entwickelt sich langsam wachsend meist in der Ohrspeicheldrüse und kann bei langem Verlauf eine beträchtliche Größe erreichen („**Gigantome**" mit mehreren Kilogramm Gewicht). Ohne nennenswerte Bevorzugung eines Geschlechts tritt der Tumor meist in jüngerem Lebensalter auf (☞ Abb. 53 im Farbbogen).

Der Tumor ist histologisch vielgestaltig. Nach der Verteilung von Epithel- und Stromaanteilen werden drei Subtypen unterschieden:

- Typ I → Gleichverteilung von Stroma und Epithel (ca. 30 %)
- Typ II → stromareich (ca. 55 %)
- Typ III → stromaarm (ca. 15 %)

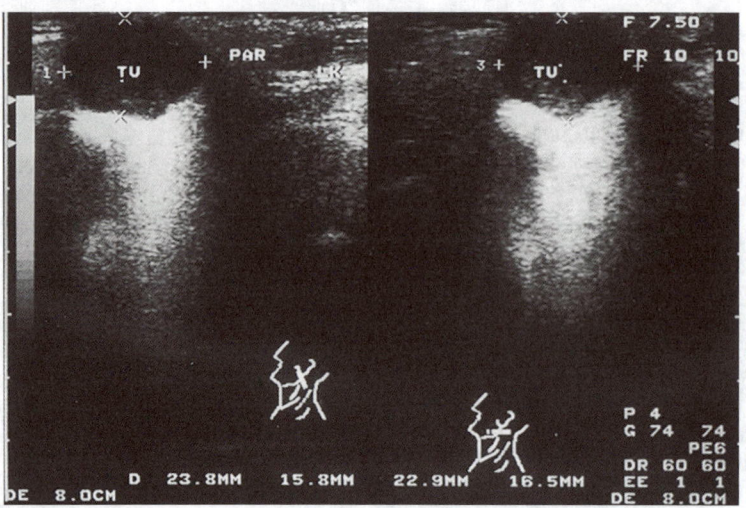

Abb. 9.5: Ultraschall der Parotis, pleomorphes Adenom mit typischer dorsaler Schallverstärkung.

Diagnostik. Typisches klinisches Bild mit schmerzlosem, derbem Tumor meist im kaudalen Anteil einer Gl. parotis. Sog. „Eisbergtumoren" mit parapharyngealer Wachstumstendenz müssen ausgeschlossen werden (Mund-, Racheninspektion). Eine Fazialisparese ist auch bei sehr großen Tumoren lediglich kasuistisch beschrieben und muß an ein Malignom denken lassen. Im B-Scan-Sonogramm typische echoarme Raumforderung mit dorsaler Schallverstärkung, weitere bildgebende Untersuchungsverfahren (CT, MRT) sind meist nicht erforderlich (Abb. 9.5).

Therapie. Partielle, meist aber (sub)totale Parotidektomie mit Erhalt des N. facialis (☞ Abb. 1 im Farbbogen). Der Tumor muß mit einer umgebenden Schicht normalen Speicheldrüsengewebes entfernt werden. Eine alleinige Enukleation ist wegen der netzartigen Kapselbeschaffenheit und Tumorausläufern in die Umgebung nicht ausreichend. Wird der Tumor während der Operation verletzt, sind die Implantation von Tumorzellen in der Umgebung und sogar die Entstehung von Fernmetastasen möglich.

In **ca. 6 %** entwickelt sich besonders nach langem Tumorwachstum, bei jugendlichen Tumorträgern und im stromaarmen Subtyp III ein **Karzinom** unterschiedlichen histologischen Typs.

> **Merke!**
> Die Karzinomentstehungsrate in Rezidiven pleomorpher Adenome liegt bei ca. 20 %. Die komplette Tumorentfernung im Ersteingriff ist entscheidend.

Warthin-Tumor (Zystadenolymphom)

Epidemiologie/Pathologie. Der Warthin-Tumor ist der zweithäufigste Parotistumor überhaupt, tritt in **12 % der Fälle multizentrisch** auf und in **5–13 % bilateral.** Betroffen sind meist Männer in höherem Lebensalter. Der schmerzlose, langsam wachsende Tumor verfügt neben einer **epithelialen Tumorkomponente** über **lymphatische Bestandteile.** 10 % der Tumoren bilden sich in den periglandulären Lymphknoten. Eine Besonderheit des Tumors ist eine gelegentlich beobachtete **Infektion/Inkarzerierung,** die zu einer Fazialisparese führen kann.

Diagnostik. Gleiches diagnostisches Vorgehen wie beim Mischtumor. Der Tumor ist palpatorisch weicher als das pleomorphe Adenom.

Therapie. Parotidektomie. Maligne Entartung und Rezidive sind selten, auf multiple Primärtumoren muß geachtet werden. Von der Tumorschnittfläche fließt rahmiges weißlich-gelbes Sekret.

Besonderheiten bei Tumorbefall der Gl. submandibularis und der kleinen Speicheldrüsen

Die Operation der Gl. submandibularis erfolgt als komplette Drüsenresektion. Wichtige Strukturen, die geschädigt werden können, sind der R. marginalis mandibulae und der N. lingualis.

Die Operation von Tumoren der kleinen Speicheldrüsen erfolgt in Abhängigkeit vom Entstehungsort.

Benigne nicht-epitheliale Tumoren

Es handelt sich um eine heterogene Gruppe zumeist **mesenchymaler Tumoren.** Von besonderer Bedeutung sind **Hämangiome** und **Lymphangiome**, die ca. 50% der kindlichen Parotistumoren ausmachen. Meist sind die Tumoren angeboren und haben nur eine geringe Wachstumstendenz. Sie infiltrieren andererseits oft auch das umgebende Weichteilgewebe. Eine Operation sollte, wenn möglich, wegen der äußerst schwierigen Fazialispräparation vermieden werden.

Maligne epitheliale Speicheldrüsentumoren

Histologie/Verhalten

Mehr noch als bei den benignen Speicheldrüsentumoren besteht bei den malignen Speicheldrüsentumoren eine **große histologische Vielfalt.** Selbst innerhalb einer Tumorentität weisen hochdifferenzierte Varianten ein anderes biologisches Verhalten auf als niedrigdifferenzierte.

> **Merke!**
>
> Die Prognose eines Speicheldrüsenkarzinoms korreliert mit der Tumormorphologie, die durch Differenzierungsgrad und Proliferationsaktivität bestimmt wird, und weniger mit der Tumorgröße.

Häufigste Tumorentitäten sind das **Mukoepidermoidkarzinom** und das **Karzinom im pleomorphen Adenom.**

Eine Ausnahmestellung hat das hochdifferenzierte **adenoidzystische Karzinom**, das letztendlich **trotz eines langen Verlaufes kaum heilbar** ist. Der Tumor wächst in typischer Weise **perineural infiltrierend** und **metastasiert frühzeitig** sowohl lymphogen in die regionären Lymphknoten des Halses als auch hämatogen in Lunge, Gehirn und Skelett. Aus diesem Grund sollte die alte Bezeichnung **Zylindrom** nicht mehr verwandt werden.

Prognose. Mit Hinblick auf ihr biologisches Verhalten lassen sich **vier Prognosegruppen** unterscheiden, von denen jeweils einige Vertreter genannt werden:

- **Gruppe I**
  - hochdifferenziertes Azinuszellkarzinom
  - hochdifferenziertes Mukoepidermoidkarzinom
  - tubuläres adenoidzystisches Karzinom
- **Gruppe II**
  - niedrigdifferenziertes Azinuszellkarzinom
  - solides und kribriformes adenoidzystisches Karzinom
  - onkozytäres Karzinom
- **Gruppe III**
  - niedrigdifferenziertes Mukoepidermoidkarzinom
  - Adenokarzinom
  - Plattenepithelkarzinom
- **Gruppe IV**
  - Karzinom im pleomorphen Adenom
  - undifferenziertes Karzinom
  - kleinzelliges Karzinom

Während die 5-Jahres-Überlebensrate bei den Tumoren der ersten Gruppe bei annähernd 100 % liegt, fällt sie bis zur Gruppe IV auf 25 % ab.

Die **TNM-Klassifikation** der Speicheldrüsenkarzinome richtet sich nach der Tumorgröße:

- T1 größter Durchmesser weniger als 2 cm
- T2 Tumordurchmesser 2–4 cm
- T3 Tumordurchmesser 4–6 cm
- T4 Tumordurchmesser über 6 cm

Klinik/Diagnostik

Diagnostisch sind neben den klinischen und bildgebenden Untersuchungsverfahren, die auch bei den gutartigen Tumoren Anwendung finden, zusätzlich **Staginguntersuchungen** der regionären Lymphknoten, der Lunge, der Oberbauchorgane und evtl. des Skelettsystems erforderlich (Abb. 9.6). Auf die Möglichkeiten der präoperativen histologischen Diagnostik wurde bereits hingewiesen (☞ 9.3.4). Oft wird die Diagnose intraoperativ (Schnellschnitt) oder postoperativ gestellt, ggf. ist eine Zweitoperation erforderlich.

9

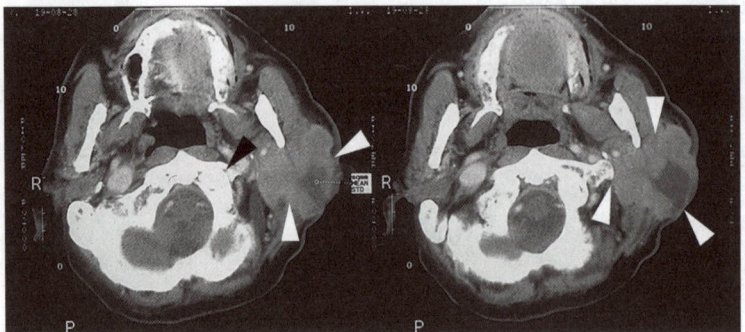

Abb. 9.6: CT eines infiltrierend wachsenden Parotiskarzinoms.

Klinische Hinweise auf ein Speicheldrüsenmalignom:

- schnelles Tumorwachstum (Ausnahme: adenoidzystisches Karzinom) oder plötzliche Wachstumsschübe bei bis dahin langsam wachsenden Tumoren (Karzinom in einem pleomorphen Adenom)
- infiltratives Tumorwachstum in die Haut, den Gehörgang oder die Schleimhaut der Wange
- Schmerzen oder Parästhesien durch eine Nerveninfiltration
- Fazialisparesen in 10–25 % der Fälle

Regionäre Metastasen werden wie die anderer Kopf-Hals-Tumoren klassifiziert (☞ 8.4.3).

Therapie

Operation der Gl. submandibularis und der kleinen Speicheldrüsen. Die Operation der Gl. submandibularis erfolgt wie bei den benignen Speicheldrüsentumoren als komplette Drüsenresektion und wird in Abhängigkeit von der individuellen Tumorsituation nach den Kauteln der Radikalität auf das umgebende Weichteilgewebe ausgedehnt. Gleiches gilt für die Tumoren der kleinen Speicheldrüsen.

Operation der Gl. parotis. Die Operation **gutartiger Parotistumoren** erfolgt unter Schonung des N. facialis (☞ Abb. 1 im Farbbogen). Da die meisten gutartigen Parotistumoren in der lateralen Drüsenportion entstehen, wird unter Darstellung des Fazialisfächers lediglich die laterale Drüsenportion reseziert (**laterale Parotidektomie**). Bei der **totalen Parotidektomie** werden die tiefen Drüsenanteile zwischen den Fazialisästen entfernt.

Die Schonung des N. facialis gelingt bei der Parotidektomie am sichersten, wenn zunächst der Stamm des Nerven aufgesucht wird.

Bei der Operation **maligner Parotistumoren** ist eine solche konservative Vorgehensweise mit Erhaltung des N. facialis nur bei Tumoren mit guter Prognose oder kleinen und günstig gelegenen Tumoren mit mittlerer Prognose gerechtfertigt. Sind der N. facialis oder seine Äste von dem Tumor infiltriert oder handelt es sich um einen Tumor mit schlechter Prognose, ist eine Nervenresektion erforderlich. Diese **radikale Parotidektomie** wird ggf. auf das periparotideale Weichteilgewebe und den Unterkiefer bzw. die laterale Schädelbasis ausgedehnt. In Abhängigkeit vom Befund kann eine Fazialisrekonstruktion durch einen Ast des Plexus cervicalis erfolgen (meist N. auricularis magnus).

Eine Ausnahme stellt auch in diesem Zusammenhang das hochdifferenzierte **adenoidzystische Karzinom** dar; ob vor dem Hintergrund der Langzeitprognose eine supraradikale Operation angestrebt werden sollte, ist zumindest zweifelhaft.

Lymphbahnsanierung/Strahlentherapie. Liegen regionäre **Lymphknotenmetastasen** vor, ist eine Neck dissection indiziert. Eine elektive Neck dissection sollte auch bei Tumoren mit schlechter Prognose erfolgen. Eine **Nachbestrahlung** der Primärtumorregion und ggf. auch der Halsfelder wird bei Tumoren mittlerer und schlechter Prognose durchgeführt.

Komplikationen

Der Patient muß vor jeder Parotisoperation immer über eine mögliche **Fazialisläsion** und Sensibilitätsstörungen durch eine Resektion des N. auricularis magnus aufgeklärt werden.

Häufige postoperative Komplikation ist das **Frey-Syndrom (gustatorisches Schwitzen).** Durch eine fehlerhafte Reinnervation von operativ durchtrennten parasympathischen Fasern zur Gl. parotis und sekretorischen Fasern zu den Schweißdrüsen der Wangenhaut kommt es zur Schweißsekretion bei der Nahrungsaufnahme, die in den meisten Fällen von Betroffenen jedoch nicht wahrgenommen wird.

Sekundäre maligne Tumoren (Metastasen)

Metastatische Tumoren betreffen die Ohrspeicheldrüse, der Anteil unter den malignen Geschwülsten liegt bei immerhin 25 %. Primärtumoren sind in ca. 60 % Hautkrebserkrankungen, in deren lymphatischem Drainagegebiet die Drüse liegt (☞ 9.1.5). Histologisch werden entsprechend am häufigsten **maligne Melanome** und **Plattenepithelkarzinome** nachgewiesen (☞ Abb. 17 im Farbbogen).

Das weitere Procedere hängt vom Primärtumor ab.

> **Merke!**
>
> Die Möglichkeit der Metastasierung sollte bei allen Tumoren der Gl. parotis, die nicht eindeutig glandulären Ursprungs sind, berücksichtigt werden.

Maligne Lymphome

Maligne Lymphome betreffen die Ohrspeicheldrüse, der Anteil unter den malignen Geschwülsten liegt bei ca. 10 %. Insbesondere bei den malignen Lymphomen der Gl. submandibularis ist der Zusammenhang mit einer **Autoimmunerkrankung** von Bedeutung. Histologisch überwiegen **Non-Hodgkin-Lymphome**. In der Regel handelt es um einen postoperativen Zufallsbefund.

Staging und Therapie liegen in der Hand von Hämatoonkologen und Strahlentherapeuten.

9

10 Begutachtung

Die körperliche Unversehrtheit ist eines der höchsten Rechtsgüter, so daß der materielle Anspruch auf Entschädigung für verursachte körperliche Schäden in allen bekannten Rechtssystemen verankert ist. Auch für den HNO-Arzt ist die gutachterliche Tätigkeit von großer Bedeutung, die häufigsten Fragestellungen betreffen den **chronischen Lärmschaden.**

Allgemeine Gesichtspunkte/ Rechtsgrundlagen

Typische **Gutachtenformen** sind das Attest, Formular-, Akten-, freie, Ober-, Neben- und Hauptgutachten.

Rechtsgrundlagen für die Erstellung von Gutachten sind das **Soziale Entschädigungsrecht** mit (u.a.) dem Soldatenversorgungsrecht (Bundeswehrbeschädigungen), dem Bundesversorgungsgesetz (Kriegsfolgen) und dem Bundesentschädigungsgesetz (Folgen des Naziterrors).

Beim **Schwerbehindertengesetz** ist die Ursache einer Behinderung unwichtig, bei der **gesetzlichen Unfallversicherung** geht es um die Begutachtung von **Berufskrankheiten**, der Kausalzusammenhang steht im Mittelpunkt.

Gutachterliche Tätigkeit erfolgt außerdem im Rahmen der **gesetzlichen Rentenversicherung**, der **privaten Unfallversicherung** und zivil- sowie strafrechtlicher Auseinandersetzungen (**Sachverständiger** bei Gericht).

Grundbegriffe

- **Krankheit** im Sinn der gesetzlichen Krankenversicherung ist ein regelwidriger körperlicher oder geistiger Zustand, der eine **Arbeitsunfähigkeit** zur Folge hat („Alles-oder-Nichts-Entscheidung").
- Die dauerhafte Beeinträchtigung der körperlichen oder geistigen Leistungsfähigkeit (Invalidität) in der privaten Unfallversicherung wird als abstraktes Maß nach der sog. **Gliedertaxe** nach festen **Invaliditätsgraden** (in %) abgestuft.
- **Berufsunfähigkeit und Erwerbsunfähigkeit** sind Begriffe der Rentenversicherung (Rentenreformgesetz von 1992). Berufsunfähig sind Versicherte, deren Erwerbsfähigkeit wegen Krankheit auf weniger als die Hälfte gesunder Versicherter gesunken ist. Erwerbsunfähig ist der Versicherte, der wegen Krankheit auf unabsehbare Zeit nicht regelmäßig erwerbstätig sein kann oder nur ein Arbeitseinkommen erzielt, das nicht größer als 1/7 der monatlichen Bezugsgröße ist.
- Die **Minderung der Erwerbsfähigkeit (MdE)** ist ein Begriff der gesetzlichen Unfallversicherung und des sozialen Entschädigungsrechts. Beurteilt wird die Einschränkung der potentiellen Entfaltungsmöglichkeiten des Individuums durch Schädigungsfolgen in Prozent. Im Schwerbehindertengesetz spricht man in Anlehnung hieran vom **Grad**

der **Behinderung (GdB)**. Im Gegensatz zum Schwerbehindertengesetz gibt die MdE in der Unfallversicherung und im sozialen Entschädigungsrecht den Maßstab für den Leistungsumfang (Rentenhöhe!) an. **Rentenzahlungen erfolgen ab einer MdE von 20 %** oder wenn die Erwerbsfähigkeit infolge mehrerer Berufskrankheiten jeweils um mindestens 10 % eingeschränkt wird (Stütz-MdE).

- Da die eindeutige Beantwortung von Zusammenhangsfragen in der Medizin schwierig ist, genügt für die Feststellung, ob eine Gesundheitsstörung Folge einer Schädigung oder eines Unfalls ist, die **Wahrscheinlichkeit des ursächlichen Zusammenhangs.**

10.1 Berufskrankheiten in der HNO-Heilkunde

Für den HNO-Arzt bedeutsame Berufskrankheiten sind in der **Berufskrankenverordnung (BKV)** unter folgenden Ziffern aufgeführt:

- 2301 Lärmschwerhörigkeit
- 4301 Atemwegserkrankungen durch allergisierende Stoffe
- 4104 Kehlkopfkrebs durch Asbest
- 4109 Kehlkopfkrebs durch Nickel
- 4110 bösartige Neubildungen der Atemwege durch Kokereigase
- 4203 Adenokarzinome der Nasenhaupt- und Nebenhöhlen durch Hartholzstaub

10.2 Lärmschwerhörigkeit (BK 2301)

Ätiologie. Verursachender Faktor ist eine langjährige Lärmexposition. Die Ermittlung des Risikomaßes bei einheitlicher Exposition erfolgt nach einer Tabelle, in der die **Anzahl der Lärmjahre** dem **persönlichen Beurteilungspegel,** d.h. der individuellen Lärmexposition, gegenübergestellt wird (Tab. nach **von Lübke**). Obwohl Dauer und Stärke der Lärmexposition wegen großer individueller Schwankungen nicht in linearem Zusammenhang zum Ausmaß der Schwerhörigkeit stehen, ist eine **entschädigungspflichtige Lärmschwerhörigkeit bei einer Belastung von <85 dB(A) unwahrscheinlich** (☞ 1.8.2).

Wahrscheinlich auf einer Stoffwechselstörung der Haarzellen beruhende, zunächst vorübergehende, dann dauerhafte Hörschwellenverschiebung. Anfangs Hochtonsenke bei 6–8 kHz, die dann breiter und tiefer wird.

Die individuelle Lärmexposition wird durch den **Technischen Aufsichtsdienst der Berufsgenossenschaft** beurteilt. Lärmexponierte Personen nehmen heute an jährlichen Vorsorgeuntersuchungen teil und sind gehalten, persönlichen Lärmschutz zu tragen.

Die **ärztliche Anzeige über das Vorliegen einer Berufskrankheit** erfolgt durch einen HNO-Arzt, aufgrund einer solchen Anzeige wird ein Gutachten erstellt. Die **Begutachtung der Lärmschwerhörigkeit** wird nach den Empfehlungen der gewerblichen Berufsgenossenschaften, dem **Königsteiner Merkblatt** (1996), vorgenommen.

Zusammenhangsfrage. Im Mittelpunkt der gutachterlichen Untersuchung steht die Beurteilung der Zusammenhangsfrage:

- Es muß eine adäquate Lärmexposition bestanden haben.
- Die Schwerhörigkeit muß sich während der Lärmarbeit entwickelt haben.
- Es muß eine reine Schallempfindungsschwerhörigkeit vorliegen.
- Der Hörkurvenverlauf muß typisch sein.
- Der Hörkurvenverlauf muß symmetrisch sein.
- Ein positives Recruitment muß nachweisbar sein.

Zusätzlich kann ein Ohrgeräusch bestehen. Andere Ohrerkrankungen, insbesondere eine Altersschwerhörigkeit, müssen ausgeschlossen bzw. abgegrenzt werden. Dies ist möglich, wenn sich andere mögliche Ursachen entweder mit Hinblick auf den zeitlichen Rahmen ihrer Entwicklung oder klinisch-audiologischer Befunde abgrenzen lassen. Anzumerken ist, daß der Arbeitnehmer versicherungsrechtlich mit allen ihm eigenen gesundheitlichen Risiken vollen Versicherungsschutz genießt.

MdE-Berechnung. Die Berechnung der aus der Lärmschwerhörigkeit resultierenden MdE erfolgt nach den **Tabellen von Boenninghaus und Röser** (Tab. 10.1) auf der Basis des Sprachaudiogramms. Aus dem Gesamtwortverstehen bei 60, 80 und 100 dB(A) und dem Hörverlust für Zahlen wird zunächst der prozentuale Hörverlust beider Ohren ermittelt. Aus dem prozentualen Hörverlust beider Ohren wird tabellarisch die prozentuale MdE abgelesen (Abb. 10.1). Für einen

10

Tab 10.1: Berechnung des prozentualen Hörverlustes aus dem Sprachaudiogramm (Boenninghaus und Röser 1973).

Gesamtwort-verstehen	Hörverlust für Zahlen in dB											
	< 20	ab 20	ab 25	ab 30	ab 35	ab 40	ab 45	ab 50	ab 55	ab 60	ab 65	ab 70
< 20	100	100	100	100	100	100	100	100	100	100	100	100
ab 20	95	95	95	95	95	95	95	95	95	95	95	100
ab 35	90	90	90	90	90	90	90	90	90	90	95	100
ab 50	80	80	80	80	80	80	80	80	80	90	95	100
ab 75	70	70	70	70	70	70	70	70	80	90	95	100
ab 100	60	60	60	60	60	60	60	70	80	90	95	
ab 125	50	50	50	50	50	50	60	70	80	90		
ab 150	40	40	40	40	40	50	60	70	80			
ab 175	30	30	30	30	40	50	60	70				
ab 200	20	20	20	30	40	50	60					
ab 225	10	10	20	30	40	50						
ab 250	0	10	20	30	40							

Tinnitus kann eine MdE von 5–10 % angerechnet werden. Liegt kein Sprachaudiogramm vor oder kann ein Sprachaudiogramm nicht durchgeführt werden (☞ 1.3.6), erfolgt die Berechnung aus dem Tonaudiogramm nach der **Drei-Frequenz-Tabelle** von Röser (Tab. 10.2).

Tab. 10.2: Berechnung des prozentualen Hörverlustes aus dem Tonaudiogramm nach der Drei-Frequenz-Tabelle (Röser 1980).

Summe der Hörverluste bei 2 und 3 kHz	dB	Tonhörverlust bei 1 kHz			
		5 15 / 0 10 20	25 35 45 / 30 40 50	55 65 75 / 60 70 80	85 95 / 90 100
	0–15	0 0 0	0 5 15		Hörverlust in
	20–35	0 0 0	5 10 20	30	Prozent
	40–55	0 0 0	10 20 25	35 45	
	60–75	0 0 10	15 25 35	40 50 60	
	80–95	0 5 15	25 30 40	50 60 70	80
	100–115	5 15 20	30 40 50	55 70 80	90 100
	120–135	10 20 30	35 45 55	65 75 90	100 100
	140–155	20 25 35	45 50 60	75 85 95	100 100
	160–175	25 35 40	50 60 70	80 95 100	100 100
	180–195	30 40 50	55 70 80	90 100 100	100 100
	ab 200	40 45 55	65 75 90	100 100 100	100 100

Rechtes Ohr / Hörweite für Umgangssprache		Hörverlust in %	Normalhörigkeit	Geringgradige Schwerhörigkeit	Mittelgradige Schwerhörigkeit	Hochgradige Schwerhörigkeit	An Taubheit grenzende Schwerhörigkeit	Taubheit
	Normalhörigkeit	0–20	0	0	10	10	15	20
4 m	Geringgradige Schwerhörigkeit	20–40	0	15	20	20	30	30
1 m	Mittelgradige Schwerhörigkeit	40–60	10	20	30	30	40	40
0,25 m	Hochgradige Schwerhörigkeit	60–80	10	20	30	45	50	50
ac	An Taubheit grenzende Schwerhörigkeit	80–95	15	30	40	50	70	70
∅	Taubheit	100	20	30	40	50	60	80
	Hörverlust in %		0–20	20–40	40–60	60–80	80–95	100

Diagonalwerte: 10, 20, 40, 60, 80

Linkes Ohr – Hörweite für Umgangssprache: 4 m, 1 m, 0,25 m, ac, ∅

Spaltenköpfe (Linkes Ohr): Normalhörigkeit, Geringgradige Schwerhörigkeit, Mittelgradige Schwerhörigkeit, Hochgradige Schwerhörigkeit, An Taubheit grenzende Schwerhörigkeit, Taubheit

Abb. 10.1: Berechnung der MdE aus den Schwerhörigkeitsgraden beider Ohren.

10.3 Weitere gutachterlich wichtige Gesundheitsstörungen (Auswahl)

Innenohrschwerhörigkeiten

- Innenohrschwerhörigkeiten entstehen nach einem **akuten Schalltrauma** (Knalltrauma, Explosionstrauma, akustischer Unfall, Innenohrtrauma mit oder ohne Otobasisfraktur, ☞ Kap. 1).
  Die MdE-Berechnung erfolgt wie beim chronischen Lärmschaden.
- Bei der Schadensbewertung in der **privaten Unfallversicherung** wird eine beiderseitige komplette Ertaubung mit einem Invaliditätsgrad von 60 %, eine einseitige mit 15 % bewertet.
- Beim **M. Menière** werden monatlich mehrmalige, schwere Anfälle mit einer MdE bis zu 50 % bewertet.

Geschwulstkrankheiten

Geschwulstkrankheiten werden nach dem Schwerbehindertengesetz beurteilt. Bis zum 5. Jahr wird eine **Basis-MdE** gewährt, die nach der Prognose abgestuft ist und Organ- bzw. Gliedmaßenschäden, die für sich allein keine MdE von wenigstens 50 % rechtfertigen, mit umfaßt.

- Basis-MdE von 50 % bei Tumoren mit günstiger Prognose
- Basis-MdE von 60 % bei Tumoren mit relativ günstiger/zweifelhafter Prognose
- Basis-MdE von 80 % bei Tumoren mit ungünstiger Prognose

Dies bedeutet z.B. für einen Patienten nach Operation eines kleinen Stimmlippenkarzinoms (T1, Chordektomie) eine MdE von 50 %, nach totaler Laryngektomie von 100 % in den ersten 5 Jahren.

Nach 5 Jahren Rezidivfreiheit (**Heilungsbewährung**) wird die MdE ausschließlich nach dem verbliebenen Organverlust bewertet.

10

Ärztliche Behandlungsfehler

Zunehmende Bedeutung gewinnt die Beurteilung von ärztlichen Behandlungsfehlern sowohl vor **Schlichtungsstellen** (Einrichtung der ärztlichen Selbstverwaltung) als auch in Zusammenhang mit zivil- oder strafrechtlichen Auseinandersetzungen.

Den größten Stellenwert hat hierbei der **Verstoß gegen die Aufklärungspflicht** des Arztes über typische Risiken etwa einer Operation. Der Vorwurf der **Fahrlässigkeit** resultiert aus einem Verstoß gegen die **Sorgfaltspflicht**. Weitere Probleme sind die **mangelhafte präoperative Diagnostik** (z.B. fehlende Gerinnungsdiagnostik vor TE) und ein **Übernahmeverschulden** des Arztes bei mangelhafter persönlicher Erfahrung oder unzureichenden infrastrukturellen Voraussetzungen.

Tab. 10.3: MdE und Schwerhörigkeitsgrad bei symmetrischen Hörschäden in Abhängigkeit vom Hörverlust (Brusis/Mertens).

Hörverlust (%)	MdE (%)	Schwerhörigkeitsgrad
0	0	Normalhörigkeit
< 20	< 10	Beginnende Schwerhörigkeit
20	10	Knapp geringgradige Schwerhörigkeit
30	15	Geringgradige Schwerhörigkeit
40	20	Gering- bis mittelgradige Schwerhörigkeit
45	25	Knapp mittelgradige Schwerhörigkeit
50	30	Mittelgradige Schwerhörigkeit
60	40	Mittel- bis hochgradige Schwerhörigkeit
65	45	Knapp hochgradige Schwerhörigkeit
70	50	Hochgradige Schwerhörigkeit
80	60	Hochgradige Schwerhörigkeit bis an Taubheit grenzend
85	65	Knapp an Taubheit grenzend
90	70	An Taubheit grenzend
95	80	Taubheit mit Hörresten
100	80	Taubheit

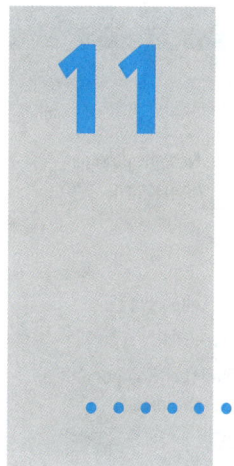

11 Arzneimitteltherapie, Notfälle

11.1 Arzneimitteltherapie

Im folgenden Kapitel sollen wesentliche Grundzüge der antibiotischen und der analgetischen Therapie und eine Auswahl der für den HNO-Arzt wichtigsten Medikamente dargelegt werden.

11.1.1 Analgetika

Schmerzen im Kopf-Hals-Bereich entstehen durch:
- banale Infektionen
- nach Operationen
- Neuralgien
- Halswirbelsäulenerkrankungen
- Tumoren

Bei **90 % der Tumorpatienten** muß, zumindest in der Spätphase, mit **schwersten Schmerzen** gerechnet werden. Neoplasien von Mundhöhle und Pharynx werden bei der Einschätzung der Schmerzprävalenz an zweiter Stelle nach dem Pankreaskarzinom eingeordnet. Die Schmerzen entstehen meist durch infiltratives Tumorwachstum in ortsständige Nerven oder über Nervenkompression durch die Tumormassen.

> **Merke!**
> Durch angemessene Behandlung der Karzinomschmerzen könnte in den allermeisten Fällen eine

weitgehende Beschwerdefreiheit erreicht werden kann. Trotzdem stirbt heute noch nahezu die Hälfte der Tumorpatienten mit Schmerzen.

Andererseits werden aber auch Schmerzen infolge banaler entzündlicher Erkrankungen (z.B. Otitis externa oder media, Tonsillitis) oder nach eher kleinen Operationen (z.B. Tonsillektomie) von den betroffenen Patienten oft als sehr unangenehm empfunden und bedürfen einer suffizienten analgetischen Therapie durch den HNO-Arzt.

Die medikamentöse Schmerztherapie erfolgt heute nach einem **Stufenplan der WHO**. Durch eine **Kombination von Monosubstanzen**, die nach einem festen Zeitplan verabreicht werden, wird die Schmerzleitung auf mehreren Ebenen unterbrochen und durch die Addition analgetischer Effekte **Dosis eingespart**.

Zusätzlich zu rein analgetisch wirksamen Substanzen finden sog. **Koanalgetika** Anwendung, die selbst nur eine schwache oder überhaupt keine schmerzstillende Wirkung haben, aber in Kombination mit einem echten Analgetikum dessen Wirkung potenzieren können. Zu diesen Medikamenten zählen:
- Psychopharmaka
- Neuroleptika
- nicht-steroidale Antiphlogistika (besonders bei Knocheninfiltration)

Tab. 11.1: Stufenplan der Schmerztherapie nach den Maßgaben der WHO.

Stufe I: Peripher wirksame Analgetika

Wirksubstanz	Einzeldosis	Intervall	Bemerkungen
Acetylsalicylsäure (z.B. Aspirin®)	500–1000 mg	3- bis 4stündlich	Gastrointestinale Nebenwirkungen, Blutungen, Bronchospasmen
Paracetamol (z.B. Ben-u-ron®)	500–1000 mg	4stündlich	
Metamizol (Novalgin®)	500–1000 mg	4- bis 5stündlich	Bei i.v. Gabe in seltenen Fällen Agranulozytose
Diclofenac-Na (Voltaren®)	50–100 mg	4- bis 8stündlich	Bes. bei entzündlicher Komponente, Ulkusprophylaxe erforderlich

Stufe II: Zentral wirksame Analgetika und schwache Opioide

Wirksubstanz	Einzeldosis	Intervall	Bemerkungen
Tilidin (Valoron N®)	50–100 mg	4stündlich	Tropfen, gut geeignet auch bei Schluckstörungen (sondengängig)
Tramadol (Tramal®)	50–100 mg	3stündlich	☞ Tilidin
Dihydrocodein (DHC 60®)	60 mg	8stündlich	Unsichere enterale Resorption

Die Präparate der Gruppe II werden mit denen der Gruppe I kombiniert, um die analgetische Wirkung zu potenzieren.

Stufe III: Vollopiate

Wirksubstanz	Einzeldosis	Intervall	Bemerkungen
Buprenorphin (Temgesic®)	0,2–0,6 mg	6stündlich	Gute sublinguale Resorption
Morphin-Lösung	5–10 mg	4stündlich	
Morphinsulfat (MST®, Capros®)	10–120 mg	4- bis 12stündlich	Orale Gabe, Capros® ist gut sondengängig
Pentazocin (Fortral®)	60 mg	3- bis 4stündlich	Schnell wirksam, dreifache Dosis bei oraler Gabe
Pethidin (Dolantin®)	100 mg	3- bis 4stündlich	☞ Pentazocin

Die Präparate der Gruppe III werden mit denen der Gruppe I kombiniert, so kann die analgetische Wirkung potenziert werden. Zusätzlich sollte immer eine Obstipationsprophylaxe (z.B. Lactulose) erfolgen.

Weitere Maßnahmen im Rahmen einer Schmerztherapie sind:
- Bestrahlung (besonders bei Knochenmetastasen)
- Operationen (Nervenresektion)
- Chemotherapie (Tumorregression)
- Neuraltherapie
- Krankengymnastik
- Lymphdrainage

11.1.2 Antibiotika

Antibiotika gehören zu den am häufigsten eingesetzten Medikamenten im HNO-Bereich. Entsprechend den Leitlinien der deutschen Gesellschaft für HNO-Heilkunde werden im folgenden die allgemeinen Empfehlungen zum rationalen Einsatz von Antibiotika im HNO-Bereich wiedergegeben.

Allgemeines. Zu den allgemeinen Grundsätzen der antibiotischen Therapie gehört, daß der **Einsatz eines Antibiotikums kurativ** ist und sich hinsichtlich seiner Auswahl nach den Gesichtspunkten von Effektivität und Kosten richtet. Im Problemfall muß die Therapie nach einer gezielten mikrobiologischen Diagnostik korrigiert werden. Pharmakoökonomische Empfehlungen dürfen nicht zu Lasten des Patienten gehen.

Bei **leichten Infektionen** (z.B. Sinusitis, Otitis media) ist in der Regel eine **orale Therapie** ausreichend.

Mittelschwere bis schwere Infektionen (z.B. Orbitaphlegmone) erfordern eine **Sequentialtherapie.** Hierbei wird nach einer intravenösen Anfangs-therapie (1–3 Tage) zur Erzielung hoher Wirkspiegel auf eine orale Therapie umgestellt. Die orale Folgetherapie muß nicht mit dem parenteral applizierten Antibiotikum identisch sein.

Bei **schweren Infektionen** (z.B. Labyrinthitis, Bezold-Senkungsabzeß) ist eine **Interventionstherapie** als Mono- oder Kombinationstherapie mit einem hochwirksamen Antibiotikum angezeigt.

Eine antibiotische Behandlung kann nie die erforderliche operative Intervention z.B. bei abszedierenden Entzündungen oder einer Mastoiditis ersetzen. Sie ist in diesen Fällen **Begleitmaßnahme.** Antibiotika werden auch im Sinne einer **perioperativen Prophylaxe,** insbesondere bei Tumoroperationen nach dem Single-Shot- oder Double-Shot- Verfahren, eingesetzt.

Bei der Therapie **kindlicher Infektionskrankheiten** ist zu beachten, daß **Tetracycline ab** dem 3. Schwangerschaftsmonat und bei Kindern bis zum 10. Lebensjahr nicht eingesetzt werden dürfen. Die Anwendung **oraler Chinolone** ist bei Kindern ebenfalls bis auf wenige Ausnahmen nicht statthaft.

Tab. 11.2: Häufige Erreger in der HNO und gebräuchliche Antibiotika.

Erkrankung	Erreger	Antibiotikum
Perichondritis	Staph. aureus Pseudomonas aeruginosa Proteus mirabilis	Orale Chinolone (Ofloxacin, Ciprofloxacin), i.v. Antibiose mit Penicillin oder Cephalosporin mit Pseudomonaswirksamkeit
Gehörgangsfurunkel	Staph. aureus	Betalactamasestabiles Staphylokokkenpenicillin, Cephalosporine
Otitis externa diffusa	Pseudomonas aeruginosa (bis 60 %)	Orale Chinolone (Ofloxacin, Ciprofloxacin), i.v. Antibiose mit Penicillin oder Cephalosporin mit Pseudomonaswirksamkeit (Ceftazidim, Azlocillin, Piperacillin)
Otitis externa maligna	Pseudomonas aeruginosa (100 %)	Orale Chinolone (Ofloxacin, Ciprofloxacin), i.v. Antibiose mit Penicillin oder Cephalosporin mit Pseudomonaswirksamkeit
Otitis media acuta	Strept. pneumoniae (ca. 30 %) Haemophilus influenzae (ca. 20 %)	Aminopenicillin, Cephalosporine, Makrolide, Chinolone. Bei Therapieversagen Antibiogramm
Otitis media chronica	Pseudomonas aeruginosa (60–90 %)	Orale Chinolone (Ofloxacin, Ciprofloxacin). Bei Therapieversagen Antibiogramm
Mastoiditis		Operationsbegleitend Aminopenicilline und Betalactamaseinhibitor, Cephalosporine, Chinolone
Sinusitis acuta purulenta	Strept. pneumoniae (40 %)	Aminopenicillin, Oralcephalosporine, Makrolide, Atemwegschinolone
Sinusitis chronica	Staph. aureus (30–50 %)	Aminopenicillin + Betalactamaseinhibitor, Makrolide, Chinolone, Cephalosporine, Clindamycin

11

Tab. 11.2: Fortsetzung.

Erkrankung	Erreger	Antibiotikum
Nasenfurunkel	Staph. aureus	Betalactamasestabiles Staphylokokkenpenicillin, Oralcephalosporine
Tonsillitis acuta	Betahämolysierende Streptokokken der Gruppe A (80 %)	Penicillin V über zehn Tage, Oralcephalosporine, Makrolide
Epiglottitis	**Bei Kindern:** Haemophilus influenzae (100 %) **Bei Erwachsenen:** Streptokokken, Staph. aureus	Aminopenicillin und Betalactamaseinhibitor, Cephalosporine
Erysipel	Betahämolysierende Streptokokken der Gruppe A	Penicillin, Cephalosporine
Lyme-Borreliose	Borrelia burgdorferi	**Stadium I:** Aminopenicillin, Makrolide, Cefuroximaxetil, Doxycyclin ab dem 9. Lebensjahr **Stadium II und III:** Ceftriaxon oder Cefotiam
Sialadenitis	Staph. aureus	Staphylokokkenpenicillin, Cephalosporine, Makrolide
Aktinomykose	Actinomyces israelii	Amoxicillin, Metronidazol + Doxycyclin, Clindamycin + Doxycyclin
Scharlach	Toxinbildende A-Streptokokken	Penicillin V, Oralcephalosporine, Makrolide
Angina Plaut-Vincenti	Aerob-anaerobe Mischinfektion Fusobakterien Treponemen	Penicillin, Cephalosporine, Makrolide
Mundbodenphlegmone	Anaerobier Streptokokken Staphylokokken	Aminopenicillin + Betalactamaseinhibitor, Zweit- oder Drittgenerationscephalosporin, ggf. Metronidazol, Clindamycin

11.2 HNO-ärztliche Notfälle !!!

Im folgenden werden die wesentlichen Notfallsituationen im Kopf- und Halsbereich noch einmal kurz vorgestellt und auf die entsprechenden Textstellen in den voranstehenden Kapiteln verwiesen. Hinsichtlich einer ggf. erforderlichen Antibiose ☞ 11.1.

11.2.1 Ohr

Äußeres Ohr

Traumatologie (☞ 1.6.2)

- **Schnittwunden, Rißwunden** einschließlich **Bißwunden** werden nach Wundreinigung primär readaptiert. Selbst subtotal abgerissene Ohrmuschelanteile heilen meist wieder an. Der Knorpel von total abgerissenen Ohrmuscheln sollte unter die retroaurikuläre Haut implantiert werden (sekundärer Ohrmuschelaufbau).

- Bei einer **Beteiligung von Concha** und **Gehörgangseingang** wird eine Gehörgangsstenose durch Einlage einer Tamponade vermieden.
- **Othämatome** müssen über Knorpelfenster von retroaurikulär entlastet werden, ein Rezidiv wird durch das Aufnähen von Tupfern verhindert.
- Bei **Verletzungen der Gehörgangshaut** erfolgen eine Schienung und sterile Tamponade des Gehörgangs (ggf. Reimplantation abgeledeter Areale). Gehörgangsverletzungen treten auch bei Pyramidenlängsfrakturen auf (Stufenbildung).
- **Gehörgangsfremdkörper** entfernt man mit Saugern, Häkchen und evtl. durch Ohrspülungen.
- Bei einem **plötzlichen Hörverlust** („Hörsturz") sollte immer auch ein Zeruminalpfropf ausgeschlossen werden.
- Erfrierungen, Verbrennungen ☞ 1.6.2

Otitis externa maligna !!
(☞ 1.6.3)

Eine **schwerwiegende granulierende Otitis** mit Weichteil- und Knochendestruktion bei Diabetikern oder aus anderen Gründen abwehrgeschwächten Patienten muß hochdosiert antibiotisch und oft operativ behandelt werden. Diabeteseinstellung!

Zoster oticus !
(☞ 1.6.3)

Bei einer **Otitis externa,** die durch Varicella-Zoster-Viren verursacht wird, muß eine Beteiligung insbesondere des **VII. und VIII. Hirnnervs** ausgeschlossen und ggf. therapiert werden. Lokale und virostatische Therapie.

Trommelfell (☞ 1.7.2)

Frische Trommelfellverletzungen durch direkte Gewalt (z.B. unsachgemäße Reinigungsversuche) oder indirekte Gewalt (z.B. Ohrfeige) können nach Aufrichtung der Wundränder geschient werden.

> **Merke!**
> Eine Läsion der Ossikelkette und des Innenohres ist unbedingt auszuschließen.

Schweißperlenverletzung ☞ 1.7.2

Mittelohr

Komplikationen einer Mastoiditis !!!
(☞ 1.7.4)

Im Rahmen einer osteolytischen Mastoiditis sind sowohl Beteiligungen der umgebenden **Weichteile** (Bezold-Senkungsabszeß) als auch **intralabyrinthäre** Komplikationen (Labyrinthitis, Fazialisparese) und **intrakranielle** Komplikationen (Meningitis, Sinusthrombose) möglich.

Bei Komplikationen ist eine sofortige Operation unter massivem antibiotischen Schutz erforderlich.

Cholesteatom !!!
(☞ 1.7.4)

Durch knöcherne Destruktionen sind **intralabyrinthäre** (meist durch Arrosion des lateralen Bogenganges) und **intrakranielle Komplikationen** möglich, die eine sofortige Operation erforderlich machen.

Innenohr

Traumatologie (☞ 1.8.2)

Es werden **mechanische Traumen** im Rahmen eines stumpfen Schädeltraumas, einer Pyramidenquerfraktur und als Perilymphfistel (☞ 1.8.2) von **akustischen Traumen** (Knalltrauma, akustischer Unfall, akutes Lärmtrauma, Explosionstrauma) einschließlich des Barotraumas (Caissonkrankheit ☞ 1.8.3) unterschieden.

Hörorgan (Schallempfindungsschwerhörigkeit, Tinnitus) und **Gleichgewichtsorgan** (Schwindel mit Ausfallnystagmus in das gesunde Ohr) sind getrennt oder gemeinsam betroffen.

Es wird eine rheologische Infusionsbehandlung durchgeführt, ggf. sollte nach einer Perilymphfistel (Rundfenstermembranruptur) gefahndet werden.

Labyrinthitis (☞ 1.8.3)

Entzündliche Innenohrerkrankungen treten bei bakteriellen und viralen Infektionen sowie im Rahmen einer Lyme-Borreliose auf. Neben einer Schallempfindungsschwerhörigkeit kommt es zu einer Schädigung des Gleichgewichtsorgans (zunächst Reiznystagmus in das betroffene Ohr, dann Ausfallnystagmus).

Es erfolgt eine antibiotische und rheologische (☞ 1.8.7) Behandlung.

Immunerkrankungen ☞ 1.8.4

Ototoxische Medikamente ☞ 1.8.5

Hörsturz (☞ 1.8.7) !!

Innerhalb von Sekunden bis Stunden (seltener) auftretende, meist einseitige kochleäre Schwerhörigkeit, die bis zur Ertaubung fortschreiten kann („sudden deafness"), Tinnitus in ca. 30 %.

Therapie. Nach Ausschluß anderer Ursachen erfolgt eine medikamentöse Verbesserung der Mikrozirkulation durch Infusion von niedermolekularem Dextran oder Pentoxifyllin, die Gabe von Vitamin-B-Komplex sowie Cortison über ca. zehn Tage.

Ggf. Ausschluß einer Perilymphfistel (Rundfenstermembranruptur).

11

M. Menière (☞ 1.8.6)

Diese klassische Innenohrerkrankung umfaßt in wechselnder, anfallsartig auftretender Kombination **Drehschwindel** mit Nystagmus, **Tinnitus** und **Schwerhörigkeit**. Gelegentlich beginnt der Anfall mit einem Druckgefühl in der Tiefe des Ohres.

Therapie. Im Anfall erfolgen eine Behandlung unter stationären Bedingungen mit zentral wirksamen Antivertiginosa (z.B. Diphenhydrazin), Antiemetika (z.B. Metoclopramid) oder Sedativa (z.B. Triflupromazin, Diazepam) sowie eine rheologische Infusionstherapie mit niedermolekularem Dextran oder Rheomacrodex®.

Neuropathia vestibularis (☞ 1.8.9)

Akuter einseitiger Ausfall des peripheren Gleichgewichtsorgans letztlich unklarer Ätiologie mit akut beginnendem, heftigem, horizontalem Drehschwindel mit vegetativen Symptomen und Decrescendocharakter. Das Hörvermögen ist nicht eingeschränkt!

Therapie. Die Therapie besteht in einer vorübergehenden Gabe von Antivertiginosa und Sedativa. Es kommt meist zu einer raschen Erholung v.a. durch Kompensationsmechanismen.

Otobasisfrakturen (☞ 1.7.2)

Allgemeines. Meist handelt es sich um Berstungsbrüche bei polytraumatisierten Patienten oder bei isolierten Schädel-Hirn-Traumen. In 50 % der Schädelbasisfrakturen ist die Otobasis beteiligt.

Eine Fraktur der Oto- und auch der Rhinobasis muß bei jedem Schädeltrauma so bald wie möglich durch eine fachärztliche Untersuchung ausgeschlossen werden.

Pyramidenlängsfraktur. In **85 %** liegt eine **Pyramidenlängsfraktur** (Frakturlinienverlauf parallel zur Pyramidenhinterkante) mit einer Gehörgangsfraktur (Stufenbildung) und im Vordergrund stehender Mittelohrbeteiligung vor. Fazialisparese, meist verzögert eintretend (☞ 1.5.3).

Pyramidenquerfraktur. Bei der **Pyramidenquerfraktur** verlaufen die Frakturlinien quer zur Pyramidenhinterkante und strahlen in das Labyrinth oder den inneren Gehörgang. Im Vordergrund steht die Innenohrsymptomatik (Schwerhörigkeit oder Taubheit, Vestibularisausfall mit Spontannystagmus zur gesunden Seite). Oft kommt es zur primären Fazialisparese.

Therapie. Die Therapie durch den Otologen muß wegen oft lebensbedrohlicher weiterer Verletzungen in ein Gesamtkonzept eingepaßt werden. Ausgedehnte Duraverletzungen, Meningitiden, Hirnverletzungen, Sinusblutungen und eingedrungene Fremdkörper machen eine sofortige chirurgische Intervention erforderlich.

Bei Trommelfellperforation und besonders bei Liquorrhö systemische Antibiose (Meningitisgefahr). Bei Labyrinthtraumen rheologische Maßnahmen (☞ 1.8.7) und symptomatische Schwindelbehandlung (☞ 1.8.6).

Periphere Fazialisparese (☞ 1.5.3) !!!

Ätiologie. In ca. **70 % der Fälle** handelt es sich um eine idiopathische Fazialisparese (**Bell-Parese**). Andere Ursachen wie traumatische Schädigungen nach Schädelbasisfrakturen (☞ 1.7.2) oder iatrogene Schädigungen, Raumforderungen (Akustikusneurinom, Parotismalignom, Cholesteatom), neurologische Krankheitsbilder (z.B. Apoplex) und Infektionskrankheiten müssen ausgeschlossen werden.

Therapie. Die heute übliche Therapie (nach Stennert) besteht in der Gabe von Kortikosteroiden (250 mg Prednisolon in absteigender Dosis über 10 Tage) und einer rheologisch-antiphlogistischen Infusionstherapie (Dextran 40, Pentoxifyllin) nach Vorspritzen von 10 ml Promit® zur Anaphylaxieprophylaxe.

11.2.2 Gesichtshaut

Gesichtsverletzungen

Bei Weichteilverletzungen des Gesichts einschließlich Bißverletzungen erfolgt nach Wundreinigung ein direkter, ggf. schichtweiser Wundverschluß. Bei Lippenverletzungen muß die Haut-Schleimhaut-Grenze beachtet werden. Sind Hautresektionen erforderlich, sollten diese sehr sparsam durchgeführt werden, außerdem muß der Verlauf der Hautspannungslinien beachtet werden. Ggf. Tetanusprophylaxe und Antibiose.

Entzündliche Erkrankungen (☞ 2.5.2)

Therapie. Phlegmonöse Streptokokkeninfektion der Haut (Erysipel), von den Haarbälgen ausgehende Staphylokokkeninfektionen besonders im Bereich des Nasenvorhofs, an der Oberlippe oder im Nacken (Follikulitis und Furunkel/Furunkulose) sowie infizierte Atherome sollten lokal mit antibiotikahaltiger Salbe, Alkoholverbänden und frühzeitig auch systemisch antibiotisch behandelt werden. Ein Abszeß wird eröffnet.

Es erfolgt eine Ruhigstellung (flüssige Kost, Sprechverbot) bei paranasal und im Bereich der Lippen gelegenen Befunden.

Komplikationen. Endokranielle Komplikationen entstehen durch eine aufsteigende Infektion über die V. angularis und V. ophthalmica zum Sinus cavernosus (☞ 2.5.6).

11.2.3 Nase

Fremdkörper (☞ 2.5.5)

Ätiologie. Meist sind Kindern betroffen. Beim Einbringen von Spielzeug besteht Verletzungsgefahr durch scharfe Kanten. Nahrungsmittel sind teilweise stark quellfähig. Zeitlich versetzt entsteht eine einseitig behinderte Nasenatmung (Schnupfen, Sinusitis).

Therapie. Sichtbare Fremdkörper werden mit Sauger oder Häkchen entfernt. Bei tiefsitzenden, nicht sichtbaren Fremdkörper und begründetem Verdacht, insbesondere bei Kindern, ist gelegentlich eine Narkose erforderlich.

Nasenpyramidenfraktur (☞ 2.5.4) !!

Man unterscheidet geschlossene oder offene Frakturen der Nasenpyramide und/oder des Septums, die nach direkter Gewalteinwirkung isoliert oder im Rahmen von Mittelgesichtsfrakturen entstehen. Von besonderer Bedeutung ist das leicht übersehene kindliche Nasentrauma.

Therapie. Die Therapie besteht in einer Wundversorgung bei offener Fraktur, ein Septumhämatom muß sofort drainiert und anschließend die Nase tamponiert werden (☞ 2.5.5). Die Reposition der Fragmente kann innerhalb von fünf Tagen erfolgen.

Septumhämatom und -abszeß !
(☞ 2.5.5)

Ätiologie. Ein subperichondrales Septumhämatom tritt nach stumpfen Traumen, Nasenbeinfrakturen oder Septumoperationen auf.

Therapie. Zur Verhinderung einer sekundären Infektion und Abszedierung sind eine sofortige Drainage mit Einlegen einer Lasche und eine Tamponade sowie eine systemische Antibiose erforderlich.

Mittelgesichtsfrakturen/ !!
Schädelbasisfrakturen
(☞ 2.5.10)

Ätiologie. Mittelgesichtsfrakturen sind überwiegend Folge von Verkehrsunfällen mit frontalem Aufprall des Kopfes und werden nach Le Fort in drei Gruppen eingeteilt (I–III). Die Frakturlinien verlaufen meist in transversaler Richtung. Strahlen die Frakturlinien in die Schädelbasis ein, liegt eine Schädelbasisfraktur vor.

Es kommt zu Weichteilverletzungen mit Brillen- oder Monokelhämatomen, Gesichtsdeformitäten und Blutungen aus Nase und Mund. Eine Rhinoliquorrhö entsteht bei Verletzung der Dura.

Therapie. Zur Therapie durch den HNO-Arzt gehören Blutstillung, eine Antibiose besonders bei Duraverletzungen (liquorgängige Antibiotika), der Verschluß von Liquorfisteln, eine „Enttrümmerung" von Knochenfragmenten, die Reposition und ggf. Osteosynthese von dislozierten Orbita- und Nasenbeinfrakturen.

Kieferfrakturen und Okklusionsstörungen (z.B. Maxillarabriß) müssen kieferchirurgisch versorgt werden. Bei **Bulbusverletzungen** ist die Hinzuziehung eines Ophthalmologen erforderlich.

Jochbeinfraktur ☞ 2.5.10

Orbitabodenfraktur !!
(Blow-out-Fraktur, ☞ 2.5.10)

Ätiologie. Entstehung im Rahmen einer Mittelgesichts-/Jochbeinfraktur oder durch direkte Gewalteinwirkung auf den Bulbus („Squashballverletzung"). Sollbruchstelle der Orbita ist der dünne Boden. Im Frakturspalt können sich Fettgewebe, Augenmuskeln (Doppelbilder, Inkarzerationsgefahr!) und der N. infraorbitalis (Sensibilitätsstörungen) einklemmen.

11

Therapie. In die Kieferhöhle verlagerte Weichteile werden reponiert und der Orbitaboden stabilisiert (Unterfütterung, Miniplattenosteosynthese). Der N. infraorbitalis muß dekomprimiert werden.

Epistaxis (☞ 2.5.5) !!

Es wird zwischen lokal bedingtem und symptomatischem Nasenbluten unterschieden, die Blutungsquelle liegt meist in den vorderen Nasenabschnitten (Locus Kiesselbachii).

Therapie. Bei der Therapie ist das Vorgehen abgestuft, bei symptomatischen Blutungen sollte nach Möglichkeit die Ursache behandelt werden (z.B. Blutdrucksenkung).

Komplikationen einer Sinusitis

Weichteilentzündungen, Stirnbeinosteomyelitis (☞ 2.5.7).

Es handelt sich um per continuitatem fortgeleitete Weichteilentzündungen und -abszesse sowie eine Osteomyelitis des Os frontale.

Therapie. Eine Stirnbeinosteomyelitis stellt eine dringliche Operationsindikation dar. Bei nicht abszedierender Weichteilinfektion Antibiose.

Zelen ☞ 2.5.7

Orbitale Komplikationen (☞ 2.5.7)

Meist harmlose orbitale Komplikationen bei einer kindlichen Sinusitis ethmoidalis müssen unbedingt von bedrohlichen Verläufen (häufiger bei Erwachsenen) abgegrenzt werden. Man teilt die orbitalen Komplikationen in vier Schweregrade mit allerdings fließenden Übergängen ein. Eine genaue Diagnosestellung und sofortige Therapie sind von großer Bedeutung.

Therapie. Während beim **Orbitaödem** noch eine konservative Sinusitistherapie ausreichend ist, stellen eine **Periostitis**, ein **subperiostaler Abszeß** und eine **Orbitalphlegmone** dringende Operationsindikationen dar.

Notfallmäßiges operatives Vorgehen ist außerdem bei einem sinugenen **Orbitaspitzensyndrom** und einer sinugenen **Neuritis nervi optici** erforderlich.

Endokranielle Komplikationen (☞ 2.5.7)

Ätiologie. Von der Stirnhöhle, den Siebbeinzellen, der Keilbein- und der Kieferhöhle (in absteigender Häufigkeit) können eine **Meningitis**, ein **epi- oder subduraler Abszeß**, **Hirnabszeß oder** eine **Thrombose des Sinus sagittalis superior** bzw. **cavernosus** ausgehen.

Therapie. Neben der Sicherung der Vitalfunktionen sind die sofortige operative Sanierung der Nasennebenhöhlen mit Freilegung der Dura bei einem epiduralen Abszeß oder Eröffnung der Dura bei einem subduralen Abszeß, eine hochdosierte Antibiose mit einem liquorgängigen Antibiotikum und eine Intensivüberwachung erforderlich.

Bei einem Hirnabszeß kombiniertes rhino- und neurochirurgisches Vorgehen.

Thrombose des Sinus cavernosus (☞ 2.5.7)

Ätiologie. Septische Thrombose des Sinus cavernosus, fortgeleitet über V. facialis, V. angularis und V. ophthalmica, ausgehend von einem Weichteilabszeß des Mittelgesichtes (z.B. Nasen-Oberlippen-Furunkel). Rhinogene Ursache als Komplikation einer Sinusitis, eines Septumabszesses oder indirekt über die orbitale Komplikation einer Sinusitis. Fortgeleitet über den venösen Plexus des Pharynx (z.B. Parapharyngeal-, Peritonsillarabszeß), nach Zahnwurzelprozessen, Ohrinfektionen oder hämatogen.

Therapie. Die Therapie besteht in einer notfallmäßigen Sanierung des Ausgangsherdes, einer hochdosierten Antibiotikagabe und Antikoagulation.

11.2.4 Mundhöhle und Oropharynx

Verletzungen/Blutungen (☞ 3.5.2)

- **Wenig tiefgreifende Schleimhautverletzungen** bluten häufig kurzfristig heftig, nach Sistieren der Blutung ist aber meist keine weitere Therapie erforderlich.
- **Tiefgreifende Verletzungen,** besonders der Zungenmuskulatur, müssen mehrschichtig genäht werden.
- **Diffuse Schleimhautblutungen** treten im Rahmen einer Stomatitis ulcerosa oder als symptomatische Blutung bei einer Gerinnungsstörung (Leukose, Thombozytopenie, Antikoagulanzientherapie) auf. Neben einer lokalen Ätzung (Silbernitrat 10 %)

sollte nach Möglichkeit eine ursächliche Behandlung erfolgen. Bei massiven Blutungen ggf. Rachentamponade (☞ Tumorarrosionsblutungen).

- **Nachblutungen** nach einer Tonsillektomie (☞ 3.5.5) treten meist am Operationstag auf und müssen nach Versagen konservativer Maßnahmen (Eisbeutel im Nacken, Blutdrucksenkung) durch Umstechungsnähte, das Vernähen der Gaumenbögen und bei fortbestehender Blutung durch Ligatur der A. carotis externa versorgt werden.
- **Tumorarrosionsblutungen** sind durch Umstechungen meist nicht beherrschbar. Nach Intubation bzw. Tracheotomie erfolgt eine Tamponierung des gesamten Rachens und der Mundhöhle.

Fremdkörper (☞ 3.5.2)
Spitze Fremdkörper sind meist entweder in der Gaumen- oder der Zungengrundtonsille eingespießt und werden mit einer Pinzette oder einer gebogenen Faßzange entfernt.

Verbrennungen/Verbrühungen (☞ 3.5.2)
Ingestion von Flüssigkeiten oder Dämpfen. Die Therapie besteht in lokal kühlenden, desinfizierenden und analgetischen Maßnahmen.

Bei einem **Tubusbrand** (laserchirurgische Eingriffe) sind eine sofortige Reintubation (Schwellungsgefahr) und antibiotisch-antiphlogische Therapie erforderlich.

Verätzungen ☞ 4.4.2

Entzündliche Erkrankungen
Quincke-Ödem (☞ 3.5.4). Bei einem Quincke-Ödem ist die Zunge das Schockorgan (allergische Glossitis). Ist die Kehlkopfschleimhaut beteiligt, entwickelt sich unter Umständen ein dramatisches Krankheitsbild mit **teilweise hochgradiger Dyspnoe!** Zahlreiche Allergene (Medikamente, Nahrungsmittel) sind möglich.

Die **Therapie** besteht in einer Sicherung der Atemwege und einer antiphlogistisch-antiallergischen Therapie (Cortison, Antihistaminika, Calcium) unter stationären Bedingungen.

Abszedierende entzündliche Erkrankungen. !!
(☞ 3.5.4). Es handelt sich um einschmelzende Entzündungen der Skelettmuskulatur der Zunge und des lockeren Mundbodengewebes (**Mundbodenabszeß**) sowie der Zungengrundtonsille (**Zungengrundabszeß**).

Die **Therapie** besteht in einer operativen Drainge nach außen (Mundbodenabszeß) bzw. einer endoskopischen Abszeßspaltung (Zungengrundabszeß) und einer Antibiose.

Am häufigsten tritt ein **Peritonsillarabszeß** (☞ 3.5.5) als lokale Komplikation einer Angina mit Abszeßbildung im peritonsillären Weichteilgewebe auf.

Gut erreichbare Peritonsillarabszesse werden in Lokalanästhesie (bei Kindern in Allgemeinnarkose) gespalten und i.v. antibiotisch nachbehandelt. Alternativ erfolgt eine Tonsillektomie.

> **Merke!**
> Von der oberen Schluckstraße in die Halsweichteile fortschreitende **Parapharyngealabszesse** werden operativ von außen, von einschmelzenden Lymphknoten ausgehende **Retropharyngealabszesse** von innen eröffnet.

Bei einer tonsillogenen Sepsis sind eine sofortige Tonsillektomie und i.v. Antibiose erforderlich (☞ 3.5.5).

Diphtherie ☞ 3.5.8

11.2.5 Larynx, Trachea und Bronchialbaum !!
Kongenitale Erkrankungen

Atresien und Membranen (☞ 5.4.1)
Ätiologie. Durch Verwachsungen, fehlerhafte Anlage oder Membranbildung bedingte, im Bereich des Kehlkopfes oder der Trachea gelegene Stenose der oberen Luftwege mit inspiratorischem Stridor und Dyspnoe bis zur Apnoe.

Therapie. Sofortige direkte Laryngoskopie und gleichzeitige Aufsprengung eines membranösen Hindernisses, ggf. Plazieren eines Platzhalters (Stent) oder Tracheotomie (☞ 6.5.2).

11

Laryngomalazie (☞ 5.4.1)

Ätiologie. Unzureichende Mineralisation des Kehlkopfskeletts, insbesondere der Epiglottis, mit Kollapsneigung durch unzureichende Stabilität (funktionelle Stenose).

Therapie. Meist ist ein unmittelbares Eingreifen nicht erforderlich, es kann evtl. unter klinischer Kontrolle und Intubationsbereitschaft zugewartet werden.

Traumen und Fremdkörper
Innere Kehlkopftraumen ☞ 5.4.3

Ätiologie. Die Traumen entstehen durch Inhalation von Reizgasen oder ätzenden Substanzen, Insektenstiche und Verbrühungen (Aspiration), häufig bei Intubationsnarkosen als Schleimhautläsionen oder Aryknorpelluxationen (selten).

Therapie. Bei frischer Schädigung antibiotisch-antiphlogistische (Kortikosteroid-)Therapie, bei massiver Schwellung evtl. sogar vorübergehende Intubation oder Tracheotomie (☞ 6.5.2).

Ein **luxierter Aryknorpel** muß sofort endoskopisch reponiert werden.

Äußere Kehlkopftraumen (☞ 5.4.3)

Ätiologie. Durch stumpfe Gewalteinwirkung entsteht eine Kehlkopfprellung mit Ödem- oder Hämatombildung, durch scharfe Gewalteinwirkung eine offene Verletzung. Frakturen entstehen auch durch Druck des Kehlkopfes gegen die Wirbelsäule.

Therapie. Sicherung der Atmung! Evtl. Tracheotomie (☞ 6.5.2). Sonst antiphlogistisch-antibiotische Therapie unter stationären Bedingungen. Engmaschige Kontrollen. Baldige operative Versorgung bei Frakturen und penetrierenden Verletzungen.

Bei einem selten kombinierten **Trachealabriß** (☞ 6.4.2) mit starker Dyspnoe, inspiratorischem Stridor und Hautemphysem wird eine Tracheotomie (☞ 6.5.2) nach Einführung eines starren Beatmungstracheoskops durchgeführt.

Fremdkörper (☞ 6.4.3)

Ätiologie. In Abhängigkeit von ihrer Größe bleiben Fremdkörper entweder auf Glottisniveau (größte Enge) oder im Bereich der Bronchien (meist rechtsseitig) stecken.

Therapie. Kann ein Larynxfremdkörper nicht ausgehustet werden, droht die Erstickung. Der Fremdkörper muß sofort endoskopisch entfernt werden, ggf. ist auch eine Koniotomie (☞ 6.5.1) erforderlich. Die Durchführung des Handgriffs nach Heimlich ist obsolet (Milzruptur).

> **Merke!**
>
> Nach der Akutphase mit Erstickungsanfall und stärkstem Husten kann ein peripher lokalisierter Fremdkörper symptomlos sein und deutlich zeitlich versetzt durch eine Pneumonie/Atelektase des abhängigen Lungensegmentes imponieren!

Eine Tracheobronchoskopie ist bei jedem begründeten Verdacht auf eine Fremdkörperaspiration indiziert!

Bei einer **Aspiration von Mageninhalt** sind eine möglichst endoskopische Absaugung und Lavage sowie Antibiose erforderlich.

Massive Blutungen aus dem Tracheobronchialbaum können wegen der Gefahr einer Erstickung lebensbedrohlich sein. Kann die Blutungsquelle nicht bronchoskopisch koaguliert werden, erfolgt eine Kompression mit einem Fogarty-Katheter.

Entzündliche Kehlkopferkrankungen

Laryngitis subglottica acuta **!!**
(Pseudokrupp, ☞ 5.4.4)

Ätiologie. Meist durch Virusinfektionen ausgelöste, stenosierende Schwellung der subglottischen Schleimhaut bei Kleinkindern mit bellendem Husten, je nach Ausprägungsgrad in- und exspiratorischem Stridor und eher geringgradiger Dyspnoe.

Therapie. In leichten Fällen Hochlagerung, Sedierung und medikamentöse Unterdrückung des Hustenreizes. Eine ggf. stationäre Beobachtung muß gewährleistet sein. Neben einer Sedierung (z.B. Chloralhydrat) erfolgen unter Krankenhausbedingungen eine Kortikoidgabe, Inhalationen mit Sekretolytika und Alphasympathomimetika. Kontrollierte Sauerstoffgabe.

Eine Intubation ist nur selten erforderlich und sollte wegen drohender narbig stenosierender Defektheilungen nach Möglichkeit vermieden werden.

Diphtherie (echter Krupp, ☞ 3.5.8 und 5.4.4)

Symptome. Bei der toxischen Verlaufsform entwickelt sich nach kurzer Zeit ein schweres Krankheitsbild mit hohem Fieber, Schüttelfrost und Bewußtseinseintrübung. Neben den typischen, membranösen Schleimhautveränderungen und dem süßlichen Mundgeruch kann sich im Rahmen der Generalisation des Krankheitsgeschehens eine toxische Neuropathie mit Befall der Hirnnerven (z.B. doppelseitige Rekurrensparese) entwickeln.

Therapie. Schon bei Krankheitsverdacht muß das Diphtherie-Antitoxin (200–1000 IE/kg) gegeben werden!

Bei einer **doppelseitigen Stimmlippenlähmung** ist eine Tracheotomie (☞ 6.5.2) erforderlich.

Epiglottitis (☞ 5.4.4)   !!

Ätiologie. Meist bakteriell verursachte, ödematösphlegmonöse, teilweise auch abszedierende Infektion der Epiglottis und/oder des gesamten Larynxeingangs. Betroffen sind meist Kinder unter 10 Jahren, oft im Rahmen von anderen Infekten der oberen Luftwege. Insbesondere bei Kindern entwickelt sich nach anfänglich im Vordergrund stehenden Schluckstörungen wegen der Enge der oberen Luftwege nicht selten ein bedrohliches Krankheitsbild. Es kommt zu einem rasch zunehmenden inspiratorischen Stridor und Dyspnoe (**Epiglottitis acuta** bzw. **acutissima**)!

Therapie
- Bei einer kindlichen Epiglottitis müssen umfangreichere Manipulationen unbedingt vermieden werden. Sämtliche Maßnahmen sollten in einer Fachklinik erfolgen, da eine Intubation oft nur mit einem starren Laryngotracheoskop von einem Geübten durchgeführt werden kann!
- Hochdosierte antibiotisch-antiphlogistische Behandlung
- Vorübergehend parenterale Ernährung
- Ggf. endoskopische Abszeßspaltung

Bilaterale Stimmlippenlähmung (☞ 5.4.2)

Symptome. Bei einer beidseitigen Lähmung mit Stillstand der Stimmlippen in Medianstellung ist eine teilweise hochgradige Dyspnoe mit inspiratorischem Stridor das vorrangige Problem. Die Stimme ist, soweit beurteilbar, normal.

Therapie. Besonders nach plötzlichem Eintritt der Lähmung (z.B. nach Strumaoperation) ist eine sofortige Intubation oder Tracheotomie (☞ 6.5.2) erforderlich.

Larynxkarzinom (☞ 5.4.6)   !!!

Symptome. Auch ein stenosierend wachsendes Larynxkarzinom kann zu einer teilweise akut entstehenden Dyspnoe mit Stridor führen.

Therapie. Oft ist eine Intubation dann nur mit einem starren Tracheoskop möglich. Eine Tracheotomie (☞ 6.5.2) oder sofortige Laryngektomie sollte alsbald erfolgen.

Tracheotomierte Patienten. Bei einem laryngektomierten oder aus anderen Gründen tracheotomierten Patienten ist die Verlegung der Kanüle, meist durch Borken, möglich. Es entwickelt sich u.U. eine ausgeprägte stridoröse Dyspnoe.

Ist eine Absaugung mit einem flexiblen Sauger nicht möglich, können Borken sehr schnell durch das Einspritzen eines Sekretolytikums (z.B. Tacholiquin®) gelöst werden. Sonst Kanülenwechsel oder/und endoskopische Kontrolle.

11.2.6 Hypopharynx und Ösophagus

Fremdkörper (☞ 4.4.2)

Fremdkörper bleiben in der Regel in der oberen Ösophagusenge stecken.

Therapie. Auch bei einem negativen röntgenologischen Ergebnis (Kontrastmittelbreischluck) muß schon bei begründetem Verdacht eine sofortige endoskopische Untersuchung erfolgen. Dabei wird der Fremdkörper am sichersten im Rahmen einer starren Endoskopie mit einer geeigneten Faßzange entfernt.

Komplikationen. Besteht eine **Perforation** oder kann eine Perforation nicht ausgeschlossen werden, muß eine Hospitalisierung in Hinblick auf eine oft

11

lebensbedrohliche Mediastinitis erfolgen. Hochdosierte Antibiose.

Klinische Zeichen einer **Mediastinitis** sind retrosternale, in den Rücken ausstrahlende Schmerzen, Fieber und Luftnot.

Verätzungen (☞ 4.4.2)

Ätiologie. Besonders häufig sind Kinder, die haushaltliche Reinigungsmittel essen oder trinken, aber auch Erwachsene mit suizidalen Absichten betroffen. Durch Ingestion von Säuren und Laugen werden Schleimhautschädigungen bevorzugt im Bereich der tieferen Schluckstraße verursacht.

Therapie. Am Unfallort Verdünnung durch reichliches Trinken (nicht bei Ingestion von Schaumbildnern), Neutralisation von Laugen durch säurehaltige Getränke, von Säuren durch Magnesia usta u.ä. Es sollte keinesfalls Erbrechen ausgelöst oder eine Magenspülung vorgenommen werden.

Liegt der Zeitpunkt der Ingestion nicht länger als ca. sechs Stunden zurück, sollte eine direkte Endoskopie erfolgen, um das Ausmaß der Ösophagusbeteiligung (potentieller Hauptschädigungsort) zu beurteilen und ggf. eine Magensonde zu plazieren.

Bei nicht-perforierenden Verletzungen Antibiotikagabe, möglichst als Saft. Kortikosteroide nach dem Verätzungsschema (1 mg Prednisolonäquivalent pro Kilogramm Körpergewicht) zur Vermeidung einer narbigen Stenose.

Komplikationen. Bei einer nachgewiesenen Perforation hochdosierte, systemische Antibiose und Überwachung in Hinblick auf eine drohende Mediastinitis. Kein Cortison!

Index

A

Abstehende Ohren 29
Abszeß
– subperiostaler 87, 218
Adaptation 7
Adenoide 36
Adenoide Vegetationen 105
Adenokarzinom, Nase 92
Adhäsivprozeß 38
Aditus ad antrum 2
Ageusie 101
Aktinomykose 109, 187
Akustikusneurinom 58
Akustische Traumen 49
Allergietest 68
Amnestische Aphasie 179
Analgetika 211
Anaplastisches Karzinom, Nasen-
  nebenhöhlen 92
Angina
– agranulocytotica 113
– tonsillaris, akute 111
– ulceromembranacea 108
Anosmie 64
Anotie 30
Anulus fibrosus 3
Aphasie, globale 179
Aphonie 173
Aphthen, habituelle 116
Arzneimitteltherapie 211
Aspiration von Mageninhalt 220
Atemnot 142

Atresien 219
– Larynx 145
Aurikularanhängsel 29

B

Balbuties (Stottern) 178
Barosinusitis 85
Barotrauma 38
Basaliom 73
Basilarmembran 6
Bauchpresse 142
Beck-Bohrung 71
Begutachtung 206
Bell-Parese 28
Benigner paroxysmaler Lagerungs-
  schwindel 54
BERA 20, 23
Berufsunfähigkeit 206
Bezold-Mastoiditis 39
Bißwunden 214
Bilaterale Stimmlippenlähmung
  221
Blindgang 24
Blow-out-Fraktur 94, 217
Blutungen aus dem
  Tracheobronchialbaum 220
Bogengangsorgan 5
Branchiogenes Karzinom
  188–189
Broca-Aphasie 179

Bronchialbaum
– Anatomie 165
Bursa pharyngealis 104

C

Caissonkrankheit 49
Candida-Soor-Ösophagitis 134
Cerumen 2
– obturans 31
Cheilitis 108
– granulomatosa 108
Chemotherapie 160
Chitismus 176
Choanalatresie 71
Choanalbellocq-Tamponade
  78
Cholesteatom 40, 215
– Chirurgie 45
Cholesteringranulom 45
Chondrodermatitis nodularis
  helicis chronica 32
Chorda tympani 2
Chordektomie 161
Cochlear Implant 57
Commotio labyrinthi 48
Computertomographie 14
Corti-Organ 6
Crib-o-gramm 23
CT 14
CUP-Syndrom 135, 188

D

Darwin-Höcker 29
De-Quervain-Thyreoiditis 192
Deiters-Stützzellen 6
Deltazismus 176
Dentogene Sinusitis maxillaris 85
Dermatosen, blasenbildende 117
Digitale Subtraktionsangiographie
  14
Diphtherie 116
– echter Krupp 151, 221
Direkte Laryngoskopie 144
Diskriminationsverlust 16
Diskriminationsvermögen 16
Drehstuhlprüfung 26
DSA 14
Ductus cochlearis 6
Dynamikbereich 7
Dysarthrien 177
Dysglossien 177
Dysgrammatismus 177
Dyslalien 176
Dysostosis mandibulofacialis 30
Dysphagia lusoria 130
Dysphagie 127
Dysphonie 174
Dyspnoe 142, 166, 219

E

Echter Krupp (Diphtherie)
  151, 221
Eingeschränkter Wortschatz 177
Elektrogustometrie 103
Elektrokochleographie 21
Elektronische Sprechhilfen 163
Endolymphe 5
Endolymphhydrops 5
Epiglottiszysten 155
Epiglottitis 152, 221
Epistaxis 77, 218
– Therapie 78
Epitheloidzellige Sialadenitis 200
Epitympanum 2
ERA (elektrische Reaktionsaudio-
  metrie) 20
Erfrierung, Ohr 31
Ertaubung 10
Erwerbsunfähigkeit 206
Erysipel 32, 72, 186
Escher-Einteilung der Rhinobasis-
  frakturen 93
Eustachi-Röhre 4
Explosionstrauma 49

F

Facialisparese
– periphere 195–196
Fazialisparese
– periphere 28, 216
– zentrale 28
Febris uveoparotidea 200
Fehlbildungen
– Mundhöhle 103
– Pharynx 103
Felsenbeinfrakturen 35
Fenster rundes 2
Fetthals (Madelung) 191
Feuermal 185
Finger-Nase-Versuch 24
Fistelsymptom 12
Foetor ex ore 102
Follikulitis 72
Fowler-Test 18
Freiburger Sprachtest 16
Fremdkörper
– Aspiration 169
– Hypopharynx und Ösophagus 221
– Larynx 220
– Mundhöhle 105, 219
– Nase 77
– Ösophagus 130
– Trachea 168
Frenzel-Brille 24
Frenzelschema 25
Frequenzunterscheidungsvermögen 7
Frey-Syndrom 205
Fröschleingeschwulst 201
Funktionelle Dysphonie 174
Furunkel 33, 72
Furunkulose 72

G

Ganglion spirale cochleae 6
Gehörgangsexostose 31
Gehörgangsfremdkörper 32, 214
Gehörgangsstenose und -atresie 30
Gehörgangsverletzungen 31
Gellè-Versuch 15
Geräuschaudiometrie nach Langen-
  beck 19
Geruchsstörung 65
Geschmacksprüfung 103
Geschmackssinn 100
Geschmacksstörungen 101
Gesichtskopfschmerzen 65
Gesichtsspalten 71
Gesichtsverletzungen 216

Gingivitis 108
Gingivostomatitis herpetica 115
Glandula parotis 195
Glandula sublingualis 195
Glandula submandibularis 195
Gleichgewichtsorgan 5, 8
Globus nervosus 100
Globusgefühl 100
Glomustumor 46, 190
Glossitis 109
– allergisch 110
– rhomboidea mediana 101
Gradenigo-Syndrom 45
Granuloma gangraenescens 82
Grippeotitis 34
Gustometrie 103

H

Haarzellen 6
Hals
– Anatomie 180
– Lymphknotenerkrankungen 187
– Lymphknotenmetastasen 189
– Lymphknotenschwellungen 187
– Schmerzen 100
– Weichteile, Entzündungen 186
– Zysten, laterale 185
– Zysten, mediane 185
Hämangiome 185
– Mundhöhle 119
Hämatotympanon 12
Heerfordt-Syndrom 200
Heiserkeit 142, 159
Helicotrema 6
Herpes zoster 34, 115
Hirnabszeß 218
Hirnrindenpotential 21
Hirnstamm
– Audiometrie 21
– Potentiale (BERA) 20
Hitzelberger Zeichen 2
HIV 118
Hörbahn, zentrale 8
Hörermüdung 7, 19
Hörorgan 6
– Diagnostik und Funktions-
  prüfungen 12
Hörprüfungen
– elektroakustische 16
– klassische 15
Hörstörungen, kindliche 30
– Screening 22
Hörsturz 54, 215
Hörvorgang 6

Hörweitenprüfung 15
Hustenreflex 2, 142
Hustenreiz 143, 166
Hypergeusie 101
Hyperplasien der lymphoepithelialen
  Organe 105
Hyperrecruitment 18
Hyperreflektorische (vasomot.)
  Rhinopathie 81
Hypogeusie 101
Hypopharynx
– Anatomie 125
– Divertikel (Zenker) 132

I

IgE-Bestimmung 68
Impedanzmessung 19
Indirekte Laryngoskopie 143
Infektiöse Mononukleose 112
Innenohr 4
Intensitätsunterschiedsschwelle 7

J

Jochbeinfraktur 94
Juvenile Papillomatose 156
Juveniles Nasenrachenfibrom 119

K

Kadaverstellung 147
Kakogeusie 101
Kakosmie 64
Kaposi-Sarkom 118
Kappazismus 176
Kehlkopf
– Lähmung 148
– Muskulatur 140
– Perichondritis 153
– Teilresektion, horizontale 162
– Teilresektion, vertikale 161
– Traumen 220
– Traumen, äußere 150
Keilbeinhöhle 62
Keratoakanthom 74, 120
Keratosis actinica 73
Kieferhöhle 61
Kieferhöhlenpunktionen 71
Kleinsasser-Grading 158

Knalltrauma 49
Knocheneiterung, chronisch 40, 215
Knochenleitung 7
Knollennase 72
Koniotomie 170
Kontaktulcus 155
Kontrastmittelbreischluck 129
Kopfschmerzklassifikation 65
Kopfspeicheldrüsen, Anatomie 194
Krupp, echter 116
Kunststoffkanülen 171
Küttner-Tumor 199

L

Labyrinth 4
– thermische Prüfung 26
Labyrinthitis 50, 215
– viral 51
Lagenystagmus 25
Lagerungsnystagmus 25
Laimersches Dreieck 126
Lambdazismus 176
Lärmschwerhörigkeit 207
– chronische 50
Lärmtrauma, akutes 49
Laryngeale Mißempfindungen 173
Laryngektomie 161–162
Laryngitis
– akute 150
– chronisch unspezifische 153
– chronische 153
– subglottica acuta (Pseudokrupp)
  151, 220
Laryngofissur 161
Laryngomalazie 146, 220
Laryngopathia gravidarum 154
Laryngoskopie
– direkte 144
– indirekte 143
Laryngozele 146
Larynx
– Anatomie 138
– Karzinom 221
– Stenose 149
– innere Traumen 149
Laterale Halszysten und Fisteln 185
Lateralisation 15
Laterofixation 149
Lautbildung 100
Lautstärke 7
Le-Fort-Einteilung 93
Lentigo maligna (Dubreuilh) 73
Lermoyez-Syndrom 54
Leukoplakien 120

Lichen ruber planus 118
Lichtdermatosen 72
Lingua geographica 101
Lingua plicata 101
Lipom 191
Lipomatose 191
Lippen-Kiefer-Gaumenspalten 103
Lippenkarzinome 122
Locus Kiesselbachii 61
Lues 117
Luftleitung 7
Lupus erythematodes 118
Lüscher-Zwislocki-Test 18
Lyme-Borreliose 51
Lymphadenopathie, generalisierte
  118
Lymphangiome 119, 186
– Mundhöhle 119

M

Madelung-Fetthals 191
Magnetresonanztomographie 14
Malignes Melanom 74
Masernotitis 39
Mastoid 2
Mastoidektomie 44–45
Mastoiditis 39
– Komplikationen 215
Mediane Halszysten und Fisteln 185
Mediastinitis 222
Mediastinoskopie 168
Medikamente, ototoxische 52
Melkersson-Rosenthal-Syndrom 200
Membrana tectoria 6
Membranen 219
– Larynx 145
Meningitis 218
Meningoenzephalozele 71
Mesotympanum 2
Metastasenchirurgie 162
Mißbildungen
– äußeres Ohr 29
– Hals 185
– Innenohr 47
– Mittelohr 34
– Nase 71
Midline Granuloma 82
Migraine cervicale 54
Mikrochirurgie 160
Mikrotie 30
Mikulicz-Syndrom 200
Minderung der Erwerbsfähigkeit
  (MdE) 206
Mittelgesichtsfraktur 92, 217

Mittelohr 2
– Blutversorgung 4
– Histologie 4
– Karzinom 47
– Sensible Nerven 4
Modiolus 6
Möller-Hunter-Glossitis 110
Morbus Behçet 116
Morbus Bowen 73
Morbus Meniére 52, 216
Motilitätsstörung, Ösophagus 133
MRT 14
Mucosus-Otitis 39
Mumps (Parotitis epidemica)
51, 198
Mundboden
– Abszeß 219
– Abszess 110
– Karzinome 123
Mundhöhle, Anatomie 96
Mundtrockenheit (Xerostomie) 196
Muschelbehandlung 81
Myoepitheliale Sialadenitis 199
Myringoplastik 42

N

N. cochlearis 8
N. vestibulokochlearis 6
Nahrungsaufnahme 99
Nase
– Anatomie 59
– Formvarianten 75
Näseln 178
Nasenatmung 63
– behinderte 64
Nasenbluten 77
Nasenfisteln 71
Nasennebenhöhlen 61
Nasenpolypen 81
Nasenpyramidenfraktur 75, 217
Nasentamponade 78
Nasenzysten 71
Nasopharynxmalignome 124
Neck dissection 181, 189
Nervus facialis 26
Neuralgie N. laryngeus superior
154
Neuritis nervi optici 87
Neuropathia vestibularis 55, 216
Notfälle 211
Nystagmus 11
– Prüfung 24

O

Oberlippenbändchen 104
Ohr
– Anatomie 1
– Blutungen 10
– Geräusche 10
– Schmerz 9
Ohrenlaufen 10
Ohrmuschel
– Dysplasien 29
– Entzündungen 32
– Fehlstellung 11
– Verletzungen 31
Okulomotorik 9
– Prüfung 26
Olfaktometrie (Riechprüfung) 68
Optokinetische Prüfung 26
Orbita
– Bodenfraktur 94, 217
– Ödem 87, 218
– Spitzensyndrom 87, 218
Orbitalphlegmone 87
Ösophagus
– Anatomie 125
– Divertikel 132
– Heruie 133
– Karzinome 136
– Stenosen 129
– Varizen 134
Ossikel-Binnenohrmuskel-System 4
Ostiomeatale Einheit 62
Otalgie 9
Othämatom 1, 30, 214
Otitis
– externa 32
– externa bullosa/hämorrhagica 34
– externa circumscripta 33
– externa maligna 215
– externa maligna/necroticans 33
Otitis media
– akute 38
– chronisch mesotympanale 40
– chronische 40
– Komplikationen 45
otoakustische Emissionen 8
otoakustischen Emissionen 23
Otobasisfrakturen 216
Otoliquorrhoe 10
Otolithenorgan 5
Otorrhoe 10
Otosklerose 45
Otoskopie 12
Otserom 30
Ozaena (Stinknase) 80

P

Pädaudiologie 23
Papillome
– Larynx 156
– Mundhöhle 119
Paragangliom (Glomustumor) 46
Parageusie 101
Parapharyngealabszesse 219
Parosmie 64
Parotitis epidemica (Mumps) 198
– chronisch-rezidivierende 199
Pars flaccida 3
Pars tensa 3
Paukenerguß 12
Paukenfibrose 45
Perichondritis 32
Perilymphe 5
Perilymphfisteln 48, 215
Periostitis 87, 218
Peritonsillarabszeß 112, 219
Persistierendes Frenulum 104
Pfeiffer-Drüsenfieber 112
Pharyngitis 110
Pharynx, Anatomie 98
Phlegmone 32
Phon 7
Phonation 141
Phonationstrauma 155
Pilzerkrankungen, Mundhöhle 109
Plattenepithelkarzinom 74
– Nasennebenhöhlen 91
Pleomorphes Adenom 201
Politzer-Manöver 15
Poltersyndrom 178
Polypen 105
Polyposis nasi 81
Porus acusticus internus 1
Präaurikuläre Fisteln und Zysten 29
Präkanzerosen 73, 120
Prick-Test 68
Promontorium 2
Provokationsnystagmus 25
Provox-Prothese 164
Pseudofistelsymptom 12
Pseudokrupp (Laryngitis subglottica
acuta) 151, 220
Pyramidenlängsfraktur 35, 216
Pyramidenquerfraktur 35, 216
Pyramidenspitzeneiterung (Petrositis)
45

Q

Quincke-Ödem 151, 219

R

Rachenmandelhyperplasie 105
Randkantenphänomen 141, 145
Ranula 201
Recruitmentuntersuchung 17
Refluxösophagitis 134
Regio olfactoria 61
Rehabilitation 163
Reinke-Ödem 154
Reissner-Membran 6
Reizstrombehandlung 148
Rhinitis
– akute 79
– allergica 80
– atrophicans 80
– chronica simplex 79
– sicca anterior 80
Rhinomanometrie 67
Rhinopathie, chronische 79
Rhinophonie (Näseln) 178
Rhinophym 72
Rhinorrhoe 64
Rhinoskopie, anterior 67
Rhinoskopie, posterior 67
Riechen 63
Rinne-Versuch 15
Romberg-Versuch 24
Röntgenaufnahme, Schüller 13
Röntgenaufnahme, Stenvers 13
Rosacea 72
Röteln 51
Ruktusstimme 163

S

Sacculus 5
Scala tympani 6
Scala vestibuli 6
Schädeltrauma, stumpfes 48
Schall
– Druck 7
– Druckpegel 7
– Leitung 7
– Verarbeitung 7
– Wellen 6
Scharlach 112
– Otitis 39

Schetismus 176
Schiefhals (Tortikollis) 191
Schilddrüse 191
– Entzündungen 192
– Malignome 193
Schirmer-Test 27
Schlaf-Apnoe-Syndrom 106
Schleimhautverletzungen, Mund-
    höhle 218
Schluckstörungen 127
Schmerzen
– Halsbereich 183
– im tiefen Halsbereich 128
– Kehlkopfbereich 143
– Kopfspeicheldrüse 196
– retrosternale 166
– Therapie (WHO) 211
Schmincke-Regaud-Karzinom 91
Schneckenfenster 2
Schnittwunden 214
Schreiknötchen 155
Schwellenschwund 7
Schwellung
– Hals 183
– Kopfspeicheldrüse 196
Schwerhörigkeit 10
– Hörgeräteversorgung 56
– kombinierte 16
– Presbyakusis 56
Schwindel 11
Screening bei kindlichen Hör-
    störungen 22
Seborrhoische Alterswarzen 73
Septum
– Deviation 76
– Hämatom und -abszeß 76, 217
– Perforation 77
Seromukotympanon 37
Serotympanon 37
Sialadenitis
– akute eitrige 198
– chronisch-sklerosierende 199
– epitheloidzellige 200
– myoepitheliale 199
– Radiatio 200
Sialadenose 201
Sialographie 197
Sialolithiasis 196, 200
Sialometrie (Speicheluntersuchun-
    gen) 197
Siebbeinzellen 62
Sigmatismus 176
Silberkanülen 171
Simulationsprüfung 23
Sinubronchiales Syndrom 86
Sinugene Neuritis Nervi optici
    218

Sinus
– cavernosus, Thrombose 72, 88, 218
– ethmoidales 62
– frontalis 62
– maxillaris 61
– sphenoidalis 62
Sinusitis
– akute 83
– chronische 84
– endocranielle Komplikationen 87
– kindliche 85
– Komplikationen 218
– lokale Komplikationen 86
– maxillaris (dentogene) 85
SISI-Test (Short-Increment-
    Sensitivity-Index) 19
Sjögren-Syndrom 199
Sklerodermie 118
Speicheluntersuchungen (Sialo-
    metrie) 197
Spinozelluläres Karzinom 74
Spontannystagmus 25
Sprach- und Sprechstörungen 175
Sprachaudiometrie 16
Sprache 63, 172
Sprachentwicklungsstörungen 175
Sprachverzögerungstest nach Lee 24
Sprechkanülen 171
Ständig offene Tube 37
Stapediusreflexmessung 20
Stapesplastik 46
Stenger-Test 23
Stimmerzeugung 141
Stimmgabelprüfungen 15
Stimmklang 142
Stimmlippen
– Funktion, Störungen 146
– Karzinome 158
– Knötchen 155
– Lähmung 147
– Polypen 154
– Zysten 155
Stimmprothese 163
Stimmrehabilitation 163
Stimmstörungen 173
Stirnbeinosteomyelitis 86, 218
Stirnhöhle 62
Stomatitis
– aphthosa 115
– nekrotisierende (Plaut-Vincent) 108
– simplex 108
Storchenbiß 185
Stottern 178
Strahlensialadenitis 200
Strahlentherapie 162
Stridor 142, 166, 219
Stroboskopie 145

Struma 192
Strumitis lymphomatosa Hashimoto 193
Stützlaryngoskopie nach Kleinsasser 144
Subglottisches Karzinom 158
Subperiostaler Abszeß 87
Supraglottisches Karzinom 158

T

Taschenfaltenstimme 175
Taschenohr 29
Tassenohr 29
Taucherkrankheit 49
Telekobaltbestrahlung 160
TEOAE 21
Thyreoiditis 192
Thyroxin 192
Tinnitus 10
Tinnitus, chronisch 55
Tonotopie 8
Tonschwellenaudiometrie 16
Tonsillektomie 114
– Nachblutungen 219
Tonsillen
– Hyperplasie 106
– Karzinome 123
Tonsillitis 111
– chronische 113
Tonsillogene Sepsis 219
Tornwaldt-Krankheit 104
Tortikollis (Schiefhals) 191
Totale Laryngektomie 161
Toxische Innenohrschädigungen 52
Toynbee-Manöver 14
Trachea, Anatomie 165
Trachealatresie 168
Trachealkanülen 171
Trachealstenose 171
– chronische 169
Trachealtumoren 169
Tracheitis 169
Tracheo-Bronchoskopie 167
Tracheomalazie 169
Tracheotomie 170
Tragusdruckschmerz 9
Trommelfell 3
– Perforation, Verschluß 42
– Quadranteneinteilung 3
– Retraktion 38
– Verletzungen 34, 215

Trommelfellbefunde 12
Trommelfellperforation 12
Tube 4
Tubenfunktionsprüfungen 14
Tubenfunktionsstörungen 36
Tubenventilationsstörungen 38
Tuberkulose 45, 117
Tumorarrosionsblutungen 219
Tumoren
– Akustikusneurinom 58
– Hals 185
– Hypopharynx und Ösophagus, gutartige 134
– Hypopharynx, maligne 134
– innere Nase und Nasennebenhöhlen 88
– Kopfspeicheldrüse 201
– Larynx, gutartige 154
– Larynx, maligne 156
– Mundhöhle, gutartige 119
– Mundhöhle, maligne 120
– neurogene 191
– Ösophaguskarzinome 136
– Schilddrüse 193
– Therapie 160
– Trachea 169
Tympanogramm 19
Tympanometrie 19
Tympanoplastik 43
Tympanoplastik nach Wullstein 43–44
Tympanosklerose 45

U

Überschwelliger Hörtest 17
Umbo 3
Unbehaglichkeitsschwelle, herabgesetzte 18
Unterberger-Tretversuch 24
Utriculus 5

V

Valsalva-Manöver 14
Velotraktion 102
Verätzungen 31, 222
– Ösophagus 130
Verbrennungen
– Ohr 31

Verbrühungen
– Mundhöhle 104
Verletzungen
– Mundhöhle 105
– Trachea 168
Vertikale Hemilaryngektomie 161
Vertikale Teilresektion 161
Verucca seborrhoica senilis 73
Vestibuläre Kompensation 9
Vestibulospinale Reflexe 24
Virchowdrüse 183
Vorlesetest nach Lombard 24

W

Waldeyer-Rachenring 99
Wanderwelle 8
Warthin-Tumor 202–203
Weber-Versuch 15
Weichteilentzündungen 86, 218
Wernicke-Aphasie 179
Wickham-Zeichen 118
Wortschatz, eingeschränkter 177

X

Xerostomie (Mundtrockenheit) 196

Z

Zelen 86
Zenker-Divertikel 132
Zoster oticus 34, 215
Zungenbändchen, verkürztes 104
Zungenbrennen 100
Zungengrund
– Abszeß 110, 219
– Karzinome 124
– Struma 185
Zungenkörperkarzinome 123
Zungenveränderungen 101
Zygomatizitis 39
Zystadenolymphom 202–203